EPIDEMIOLOGIA
Abordagem Prática

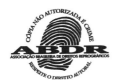

EPIDEMIOLOGIA – Abordagem Prática

Isabela M. Benseñor
Paulo A. Lotufo

Sarvier, 1ª edição, 2005
Sarvier, 2ª edição, 2011

Projeto Gráfico
CLR Balieiro Editores

Revisão
Maria Ofélia da Costa

Impressão/Acabamento
Bartira Gráfica e Editora

Direitos Reservados
Nenhuma parte pode ser duplicada ou
reproduzida sem expressa autorização do Editor

sarvier

Sarvier Editora de Livros Médicos Ltda.
Rua dos Chanés 320 – Indianópolis
04087-031 – São Paulo – Brasil
Telefax (11) 5093-6966
sarvier@uol.com.br
www.sarvier.com.br

Dados Internacionais de Catalogação na Publicação (CIP)
(Câmara Brasileira do Livro, SP, Brasil)

Epidemiologia : abordagem prática / editores Isabela M. Benseñor, Paulo A. Lotufo. -- 2. ed. -- São Paulo : SARVIER, 2011. -- (Medicina : ciência e arte)   Vários colaboradores.   ISBN 978-85-7378-220-2   1. Epidemiologia clínica I. Benseñor, Isabela M.. II. Lotufo, Paulo A.. III. Série.   CDD-616.047   11-01892   NLM-WA 100

Índices para catálogo sistemático:
1. Epidemiologia clínica : Medicina   616.047

EPIDEMIOLOGIA
Abordagem Prática

Isabela M. Benseñor
Professora-Associada da Disciplina de Socioeconomia
e Epidemiologia em Clínica Médica da FMUSP.

Paulo A. Lotufo
Professor Titular da Disciplina de Socioeconomia
e Epidemiologia em Clínica Médica da FMUSP.

2ª edição

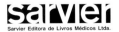

Sarvier Editora de Livros Médicos Ltda.

Títulos da série **MEDICINA "CIÊNCIA E ARTE"**

PERIOPERATÓRIO Procedimentos Clínicos
Fábio Santana Machado / Milton de Arruda Martins / Bruno Caramelli

ORIENTAÇÃO NUTRICIONAL Perda de Peso e Saúde Cardiovascular
Euclides Furtado de Albuquerque Cavalcanti / Isabela M. Benseñor

EPIDEMIOLOGIA Abordagem Prática
Isabela M. Benseñor / Paulo A. Lotufo

HIPERTENSÃO ARTERIAL Diagnóstico e Tratamento
Robespierre da Costa Ribeiro / Paulo A. Lotufo

MEDICINA EM AMBULATÓRIO Diagnóstico e Tratamento
Isabela M. Benseñor / Iolanda de Fátima Calvo Tibério / Márcia Martins Silveira Bernik / Fernando Marcuz Silva / Egídio Lima Dórea / Paulo A. Lotufo

Manual de TÉCNICA CIRÚRGICA para a Graduação
Luís Marcelo Inaco Cirino

FISIOTERAPIA DO SISTEMA RESPIRATÓRIO
Naomi Kondo Nakagawa / Viviani Barnabé

INFECTOLOGIA AMBULATORIAL Diagnóstico e Tratamento
José Angelo Lauletta Lindoso / Margareth da Eira / Jorge Casseb / Ana Carla Carvalho de Mello e Silva

CLÍNICA MÉDICA Diagnóstico e Tratamento
Itamar de Souza Santos / Leonardo Borges de Barros e Silva / Paulo A. Lotufo / Isabela M. Benseñor

CARDIOLOGIA da Fisiologia à Prática Clínica
Luciano F. Drager / Tatiana F. G. Galvão

Manual Prático de OTORRINOLARINGOLOGIA
Douglas Salmazo Rocha Morales / Ricardo Ferreira Bento / Francine Grecco de Mello Pádua

UTI-ADULTO Manual Prático
Francisco Garcia Soriano / Antonio Carlos Nogueira

Para
Laura, Inês e Érico

AGRADECIMENTOS

À equipe do Serviço de Clínica Geral do Hospital das Clínicas e da Superintendência da Divisão de Clínica Médica do Hospital Universitário

COLABORADORES

Airlane Alencar
Professora Doutora do Instituto de Matemática e Estatística da USP.

Alessandra Carvalho Goulart
Médica Assistente do Hospital Universitário da USP e do Hospital das Clínicas da FMUSP. Doutora pelo Departamento de Clínica Médica da FMUSP.

Amaro Nunes Duarte Neto
Médico Assistente do Hospital das Clínicas da FMUSP.

Andre Russowsky Brunoni
Residência em Clínica Médica e Psiquiatria pela Faculdade de Medicina da USP. Pós-Graduando no Núcleo de Neurociências e Comportamento do Instituto de Psicologia da USP. Pesquisador colaborador do Hospital Universitário da USP e do Setor de Interconsultas do Departamento e Instituto de Psiquiatria do Hospital das Clínicas da FMUSP.

Flávia Barros de Azevedo
Médica Assistente do Hospital das Clínicas da FMUSP.

Herlon Saraiva Martins
Médico Assistente do Hospital das Clínicas da FMUSP.

Isabela M. Benseñor
Professora-Associada da Disciplina de Socioeconomia e Epidemiologia em Clínica Médica da FMUSP.

Laura Helena Silveira Guerra de Andrade
Médica Assistente do Instituto de Psiquiatria do Hospital das Clínicas da FMUSP. Doutora pelo Departamento de Psiquiatria da FMUSP. Coordenadora do Núcleo de Epidemiologia Psiquiátrica (LIM-23) da FMUSP.

Luciano F. Drager
Médico Assistente do INCOR. Doutorado pelo Departamento de Cardiopneumologia da FMUSP.

Mílton de Arruda Martins
Professor Titular da Disciplina de Clínica Geral e Propedêutica da FMUSP.

Paulo A. Lotufo
Professor Titular da Disciplina de Socioeconomia e Epidemiologia em Clínica Médica da FMUSP.

Rodrigo Brandão Neto
Médico Assistente do Hospital das Clínicas da FMUSP.

Rodrigo Díaz Olmos
Professor Doutor da Faculdade de Medicina da USP. Médico Assistente do Hospital Universitário da USP.

Veruska Menegatti Anastacio Hatanaka
Médica Assistente do Hospital das Clínicas da FMUSP.

Yuan-Pang Wang
Médico Assistente do Instituto de Psiquiatria do Hospital das Clínicas da FMUSP. Mestre e Doutor pelo Departamento de Psiquiatria da FMUSP. Membro do Núcleo de Epidemiologia Psiquiátrica (LIM-23) da FMUSP.

PREFÁCIO

Cada vez mais os profissionais de saúde necessitam de constante atualização, e têm consciência de que sua prática profissional será melhor quanto mais baseada em conhecimentos gerados em estudos científicos de boa qualidade. Os conhecimentos de epidemiologia são cada vez mais essenciais aos médicos e demais profissionais da área da saúde. Muitas decisões clínicas serão mais adequadas se forem baseadas nos melhores conhecimentos disponíveis.

Por outro lado, saber ler de forma crítica um artigo científico e selecionar a informação relevante para a prática profissional é cada vez mais importante no meio do enorme e crescente número de estudos existentes.

O livro Epidemiologia – Abordagem Prática foi redigido especialmente para estudantes e profissionais da saúde, a partir da experiência de dois médicos clínicos e epidemiologistas, Isabela M. Benseñor e Paulo A. Lotufo, da Faculdade de Medicina da Universidade de São Paulo. Essa experiência surgiu tanto de sua atividade como pesquisadores como dos vários cursos de epidemiologia clínica que ministraram a médicos nos últimos anos.

Para entender este livro, não há necessidade de conhecimentos prévios profundos de epidemiologia ou estatística. Os capítulos iniciais abordam aspectos básicos da epidemiologia como o próprio conceito de epidemiologia clínica, tipos de variáveis, medidas de tendência central e de dispersão e medidas de frequência. Os tipos de estudos são analisados em profundidade e há vários capítulos sobre como ler (e analisar) um artigo científico.

No empenho que devemos ter em promover a saúde, diagnosticar e tratar doenças e contribuir para a reabilitação e reintegração à vida social, ter uma atuação baseada nos melhores estudos disponíveis certamente aumentará, em muito, a qualidade de nosso trabalho.

Mílton de Arruda Martins

APRESENTAÇÃO

A epidemiologia é uma ciência nova. Sua inserção nos currículos de graduação e pós-graduação é também recente. Com frequência, nas escolas da área da saúde, a epidemiologia é ainda confundida com a estatística ou com a aplicação da sociologia nas ciências da saúde. Sua participação no currículo médico é pequena. A pesquisa epidemiológica ainda é restrita a alguns poucos centros, com poucos pesquisadores. No entanto, sua utilização na residência médica e na pós-graduação é cada vez mais frequente e intensa.

O texto que apresentamos é decorrência de uma trajetória iniciada nas unidades de terapia intensiva, de internação e no ambulatório do Hospital das Clínicas da Faculdade de Medicina da Universidade de São Paulo que se seguiu no Hospital Universitário da Universidade de São Paulo e nas Unidades Básicas de Saúde do bairro do Butantã, na cidade de São Paulo. Somou-se então a experiência clínica à atividade dos programas de saúde pública na área de adultos, motivando a procura por cursos de epidemiologia. Nos anos 1980, as atividades de especialização e pós-graduação na Faculdade de Saúde Pública da Universidade de São Paulo, onde o contato com Cecília Amaro de Lolio, Jair Lício Ferreira dos Santos e Ruy Laurenti foi da maior importância para o conhecimento de estatística de saúde, demografia e epidemiologia básica. Na mesma época, o contato com os pesquisadores da Universidade Federal do Rio Grande do Sul – Maria Inês Schmidt e Bruce Duncan – permitiu a iniciação nas bases da epidemiologia clínica. Após o doutoramento, pudemos no final dos anos 1990 avançar no conhecimento epidemiológico em estágio de pós-doutoramento na Division of Preventive Medicine da Harvard Medical School, com os professores JoAnn Manson, Julie Buring e Charles Hennekens. No retorno ao Brasil, em 2000, houve contato intensivo com residentes e preceptores do Serviço de Clínica Geral do Hospital das Clínicas dirigido pelo Professor Milton de Arruda Martins, o que motivou a realização de cursos e reuniões semanais sobre epidemiologia. Dessas atividades surgiu o material que, com a colaboração da maioria dos participantes, permitiu a 1ª edição deste livro e a formação de pesquisadores da área como Alessandra Carvalho Goulart, Rodrigo Díaz Olmos e Itamar Souza Santos, todos atuando na Divisão de Clínica Médica do Hospital Universitário.

A partir de 2004, iniciamos um dos maiores empreendimentos em epidemiologia, o Estudo Longitudinal de Saúde do Adulto (ELSA), em conjunto com colegas de outros cinco estados e, com apoio do Ministério da Saúde, com a firme liderança de Reinaldo Guimarães que dirigiu a Secretaria de Ciência e Tecnologia. A instalação de área para as atividades do ELSA no Hospital Universitário da USP possibilitou a criação do Centro de Pesquisa Clínica participante da Rede Nacional de Pesquisa Clínica, que passou a acolher outras pesquisas com seres humanos de várias unidades da USP e do Instituto Butantan.

Desde 2002, ministramos cursos de epidemiologia em pós-graduação em vários programas, principalmente no de "Ciências Médicas", com quatro cursos: bioestatística, demografia, estudos observacionais e ensaios clínicos sempre com grande procura e participação. Nesses cursos, comentários e observações de alunos foram de grande valia para corrigir erros e melhorar a apresentação para essa 2ª edição.

Esta obra não tem como objetivo inscrever-se em nenhuma adjetivação – quase sempre desnecessária – da epidemiologia. Apesar de alguns pontos de semelhança com movimentos como "epidemiologia clínica" e "medicina baseada em evidências", consideramos que, por ser nova e jovem, a epidemiologia necessita, como em qualquer ciência, ser aprimorada e desenvolvida. Por isso, todos os conhecimentos advindos, por exemplo, da matemática, da genética, da antropologia, da psicologia, da sociologia serão sempre bem-vindos ao arsenal investigativo da epidemiologia.

Concluindo, o objetivo deste livro é permitir aos alunos de graduação e pós-graduação, em todos os cursos da área da saúde, a iniciação em epidemiologia, uma trajetória que estimule a aumentar o conhecimento da epidemiologia em nosso país.

Paulo A. Lotufo
Isabela M. Benseñor

CONTEÚDO

1. Clínica e Epidemiologia: a Observação e a Experimentação 1
   Paulo A. Lotufo e Isabela M. Benseñor

2. Epidemiologia Clínica e Medicina Baseada em Evidências 6
   Isabela M. Benseñor, Alessandra Carvalho Goulart e Paulo A. Lotufo

3. Tipos de Variáveis e Medidas de Tendência Central e de Dispersão ... 30
   Isabela M. Benseñor e Paulo A. Lotufo

4. Medidas de Frequência 44
   Yuan-Pang Wang e Laura Helena Silveira Guerra de Andrade

5. Medidas de Associação 57
   Alessandra Carvalho Goulart, Amaro Nunes Duarte Neto e
   Flávia Barros de Azevedo

6. Delineamento de Estudos em Epidemiologia 90
   Isabela M. Benseñor e Paulo A. Lotufo

7. Estudos Transversais 124
   Isabela M. Benseñor e Paulo A. Lotufo

8. Estudos de Coorte 134
   Isabela M. Benseñor, Rodrigo Brandão Neto e Paulo A. Lotufo

9. Estudos de Caso-Controle 160
   Alessandra Carvalho Goulart

10. Ensaios Clínicos – Princípios Teóricos 182
    Rodrigo Díaz Olmos, Herlon Saraiva Martins, Paulo A. Lotufo e
    Isabela M. Benseñor

11. Ensaios Clínicos – Cálculo do Número Necessário para Tratar.......... 216
Isabela M. Benseñor e Paulo A. Lotufo

12. Revisão Sistemática e Meta-Análise: Juntando Maçãs e Laranjas....... 247
Andre Russowsky Brunoni

13. Avaliação de Testes Diagnósticos 272
Veruska Menegatti Anastacio Hatanaka e Isabela M. Benseñor

14. Estudos de Prognóstico 303
Luciano F. Drager, Alessandra Carvalho Goulart e Airlane Alencar

15. P e Intervalo de Confiança – Significado e Aplicação 330
Isabela M. Benseñor e Paulo A. Lotufo

16. Tipos de Vieses.. 337
Isabela M. Benseñor e Paulo A. Lotufo

17. Como Ler um Artigo ou Diretriz sobre Rastreamento 351
Isabela M. Benseñor e Paulo A. Lotufo

18. Diretrizes – Utilidade e Importância Prática 371
Isabela M. Benseñor e Paulo A. Lotufo

ÍNDICE REMISSIVO 381

1. CLÍNICA E EPIDEMIOLOGIA: A OBSERVAÇÃO E A EXPERIMENTAÇÃO

Paulo A. Lotufo
Isabela M. Benseñor

Hoje, sabemos que água encanada e tratamento adequado de dejetos são indicadores de qualidade de vida de uma população. Também reconhecemos que há mosquitos que transmitem doenças. E orientamos que todos os profissionais de saúde devam sempre lavar as mãos antes e depois de procedimentos em seus pacientes. Essas afirmações não soariam como pletitudes há 200 anos. Elas somente foram incorporadas recentemente nas políticas de governos. Esse conhecimento foi obra de pesquisadores que mostraram que, ao contrário de miasmas, de fato existiam micro-organismos que eram levados pela água, por mosquitos e pela mão de cirurgiões. Assim, os mecanismos de transmissão da cólera, da febre amarela e da febre puerperal foram identificados. Tudo isso, antes da teoria microbiológica de Louis Pasteur[1].

FASE INICIAL DA EPIDEMIOLOGIA OBSERVACIONAL

A transmissão da cólera foi desvendada por John Snow em 1854, quando analisou os casos da doença em Londres e concluiu que a transmissão era hídrica[2]. Na mesma época, Ignaz Semmelweis em Viena mostrava que a infecção puerperal podia ser prevenida com a lavagem das mãos por parte dos parteiros[3]. No mesmo momento, Carlos Finlay em Cuba lançava a hipótese de que a febre amarela seria transmitida por um mosquito que, picando um doente e em seguida um sadio, transmitiria a doença. Somente em 1900, Walter Reed, bacteriologista americano, conseguiu mostrar que havia transmissão da febre amarela pelo mosquito[4]. Esses estudos são considerados marcos da fase inicial da epidemiologia observacional.

ESTUDOS DE COORTE

Hoje, em todos os consultórios médicos, a pressão arterial é aferida, solicitam-se dosagens de colesterol total e suas frações e identifica-se a presença ou não de diabetes. Recomendação para cessar de fumar, seguida de tratamento para a dependência da nicotina também são rotinas. Para muitos iniciantes, tais condutas talvez remontem a muitas décadas. Mas a prática da procura de fatores de risco cardiovascular é recente, como também é contemporâneo o conceito de fator de risco. O reconhecimento de que as doenças cardiovasculares seriam mais frequentes em pessoas com colesterol e pressão arterial elevados e que fumam se comprovou em estudos epidemiológicos, mas a pergunta básica surgiu da observação clínica.

Cornelis Langen, na década de 1920, verificou que a incidência de doença cardiovascular era menor na Indonésia em relação a Holanda e levantou a hipótese de que dieta diferente entre os dois países seria um determinante importante. Posteriormente, Isadore Snapper, médico holandês que atuava na China, nos anos 1940 criou a hipótese de que as baixas taxas de aterosclerose em Pequim eram devidas ao consumo baixo de gordura saturada e colesterol pelos chineses quando comparado ao que era ingerido nos Estados Unidos e Europa[5]. Essa hipótese – dieta rica em gordura e doença cardíaca – veio da observação clínica –, mas somente estudos comparativos entre países como o *Seven Countries Study*[6] nos anos 1950 e estudos longitudinais a longo prazo como o *Framingham Heart Study* – iniciado em 1948, e primeiros resultados em 1962 – concluiriam que há risco elevado de doenças cardiovasculares quando há consumo maior de gorduras saturadas, níveis elevados de colesterol, medidas de pressão arterial elevada e tabagismo[7]. Esses dois estudos dariam início à segunda fase da epidemiologia, a dos grandes estudos longitudinais, ou coortes.

ESTUDOS DE CASO-CONTROLE

Em todos os países há restrições cada vez maiores aos fumantes. Na década de 1990, ainda se fumava no interior de aviões. Hoje, a publicidade de cigarros foi banida, a venda restrita e o uso em local público cada vez mais limitado. O hábito de fumar alastrou-se após a Primeira Guerra Mundial e teve seu pico diferenciado por gênero: primeiro os homens, depois as mulheres. Não se precisa ser da área da saúde para conhecer os males causados pelo uso do tabaco apresentados nas embalagens de cigarros.

Em 1912 por Isaac Adler, nos Estados Unidos e, em 1930, por Franz Muller, na Alemanha, já havia evidências que apontavam para o risco do tabagismo. Em 1948, Ernest Wynder era estudante de medicina que assistia a muitas autópsias e ficou intrigado com um caso de neoplasia de pulmão no qual o restante do parênquima era preto. Pensando ser um caso associado à poluição atmosférica, foi questionar à viúva, que exclamou ser o marido um fumante de dois maços por dia, para quem o cigarro era como o "osso para um cão". Intrigado, Wynder passou a procurar outros casos e convenceu um cirurgião torácico, Evarts Graham, a rever os prontuários de pacientes com câncer de pulmão. Com o auxílio de um estatístico, Lester Breslow, em 1950, eles publicaram o primeiro artigo sobre a associação cigarro e câncer. No mesmo ano, Richard Doll e Austin Bradford-Hill divulgariam na Inglaterra estudo semelhante feito de forma independente, mas com resultados semelhantes. Ambos os estudos, compararam os casos de câncer de pulmão com outros pacientes sem câncer[8]. Iniciava-se a fase dos estudos de caso-controle na epidemiologia observacional.

As razões para que tanto tempo transcorresse até que ações preventivas fossem adotadas na questão "tabagismo" foi descrita em carta de Ernest Wynder para Richard Doll: "Na minha opinião, a reação cética de cientistas médicos é parcialmente explicada porque eles próprios fumam, ainda não se acostumaram a interpretação da epidemiologia, e entendem causalidade somente pelos postulados de Kock. E dentro de governos há receio de redução de impostos vindos da indústria do tabaco."

Esse arrazoado histórico mostra que a clínica centrada no indivíduo doente e a epidemiologia são disciplinas que necessitam conversar durante todo o tempo. Nos tempos atuais, a divisão social do trabalho na área médica está levando cada vez menos médicos a participarem das atividades essenciais, seja na bancada, seja no campo. No entanto, a pergunta básica e fundamental de um estudo epidemiológico encontra-se no cotidiano de consultórios, enfermarias, centros cirúrgicos e terapias intensivas. Mas o mais importante é reconhecer a sabedoria da frase de Louis Pasteur: "no campo da observação, a sorte favorece as mentes preparadas".

PRIMÓRDIOS DA EXPERIMENTAÇÃO

Um bom exemplo de mente preparada foi Lawrence Craven, médico americano na década de 1950, em relação ao uso da aspirina. Hipócrates foi o primeiro a prescrever a casca e a folha de salgueiro, rica em salicina, para a dor e a febre. A aspirina foi sintetizada no final do século XIX, e seu uso corrente para febre e dor espalhou-se mundo afora. Craven notou que havia sangramento excessivo em crianças submetidas a tonsilectomia que mascavam aspirina para reduzir a dor. Ele admitiu por hipótese que a aspirina provocava sangramento, e a administrou a 400 homens, que não sofreram infarto do miocárdio durante 10 anos. A primeira observação foi publicada em 1950, 38 anos antes dos resultados comprobatórios da aspirina na prevenção primária do infarto do miocárdio, no *Physician's Health Study*. Craven publicaria depois seus achados em revista de pouco impacto, mas já em 1950 afirmava que "a trombose coronariana podia ser prevenida"[9]. Não somente vidas poderiam ser salvas, mas a empresa detentora à época da patente da aspirina poderia ter obtido grandes lucros. Iniciava-se o embrião do que seriam os grandes ensaios clínicos modernos.

No final do século XIX, Charles Brown-Séquard, com 72 anos, publicou no *The Lancet* os efeitos da autoadministração de extratos de testículos de cães e cobaias. Depois de três injeções subcutâneas, revela o neurologista e fisiologista francês *"que uma modificação radical tomou conta de mim. Voltei a ter a força que possuía muitos anos atrás, a força das pernas medida previamente ao teste com um dinamômetro aumentou e até minha capacidade intelectual que estava declinando voltou a ser semelhante à de anos passados"*. Devido ao prestígio de Brown-Séquard, esse artigo foi muito divulgado e induziu a onda da *organoterapia* para combater o envelhecimento que perdurou por muitas décadas. Porém, nenhum estudo posterior, observacional, comprovou o benefício da administração de andrógenos[10]. Em 2002, médicos australianos utilizaram o experimento de Brown-Sequard e dosaram a quantidade de andrógenos nas amostras dos testículos. O valor obtido era muito inferior ao fisiológico. E dificilmente provocaria algum tipo de ação em receptores celulares. Na prática, descreveu-se de forma bem detalhada o efeito placebo, não a ação terapêutica de uma substância. Nesse caso, a mera observação dos efeitos mostrou-se insuficiente para permitir uma conclusão adequada[11].

A experimentação terapêutica remonta ao século XVIII, com o Tratado sobre o escorbuto de James Lind, no qual ele descreve a pesquisa com vinagre de frutas cítricas em um barco inglês[12]. Posteriormente, houve pesquisas do médico francês Pierre Louis mostrando que a sangria com navalhas e sanguessugas para o tratamento de pneumonia aumentava o risco de morte[13]. Porém, o avanço terapêutico era muito pequeno, tanto que Oliver Wendell Holmes, diretor da *Harvard Medical School*, lançou sua frase famosa: "se todos os remédios fossem jogados no fundo do mar, seria um bem para a humanidade e um sério risco para os peixes". Ao que consta, essa frase é de 1860. Richard Fischer, em 1935, no livro *The Design of Experiment*, lança os marcos teóricos da experimentação nos fenômenos biológicos, já testada na agricultura[14]. Baseado nos princípios de Fischer, primeiro ensaio clínico da fase moderna foi o teste da estreptomicina na tuberculose estimulado pelo governo britânico em 1948, depois da utilização desastrada de sais de ouro como tuberculostático, no qual o fundamental passou a ser o rigor na seleção de casos e no estabelecimento de grupos ou indivíduos-controle[15].

Inúmeros ensaios clínicos foram realizados com doenças infecciosas, como a estreptomicina e a tuberculose, aspirina e corticoide para cardite reumática e vacina para poliomielite. Com o declínio das doenças infecciosas e a emergência das doenças crônicas, os ensaios clínicos tiveram que se refinar porque os desfechos estudados têm um período de latência mais longo, e as intervenções necessitam ser muito bem definidas desde o início.

CONSAGRAÇÃO DOS ENSAIOS CLÍNICOS

Ano a ano, os ensaios clínicos foram se sofisticando e atingindo novas metas, como, por exemplo, a prevenção primária da doença cardiovascular com um número de participantes que se aproxima da centena de milhar. Hoje, a multiplicidade de ensaios clínicos é de tal monta que há necessidade de métodos rigorosos de recrutamento, seguimento e análise. Essa quantidade imensa de artigos, seguidos de revisões sistemáticas e diretrizes, é a marca atual da pesquisa clínica e epidemiológica. Porém, a experimentação em clínica não se traduz em condutas tão firmes e definitivas como se apresentam os resultados nos artigos quando da sua publicação. A experimentação implica necessariamente seleção tanto de participantes como da intervenção a ser utilizada. Situação que não se reproduz no mundo real. Por esse motivo, a realização de ensaios clínicos é de importância vital para o avanço da prática médica e de todas as ações de saúde. Porém, os resultados quando aplicados precisam ser devidamente acompanhados, em termos semelhantes ao de qualquer estudo observacional.

REFERÊNCIAS BIBLIOGRÁFICAS

1. Pasteur L. Écrits scientifiques et médicaux. Paris: Flamarion; 2010.

2. Snow J. Mode of communication of cholera. 2nd ed. London: John Churchill; 1855. Segunda edição em língua portuguesa. São Paulo: Hucitec-Abrasco; 1990. p.69.

3. Semmelweis IF. Etiology, concept and prophylaxis of childbed fever (tradução para o inglês de Kay C. Carter) in 1983. University of Winsconsin Press (acesso gratuito no google books).

4. Benchimol JL. Dos micróbios aos mosquitos: febre amarela e a revolução pasteuriana. Rio de Janeiro: Livraria FIOCRUZ; 1999.

5. Snapper I. Chinese Lessons to Western Medicine. A contribution to geographical medicine from the clinics of Peking union medical college. New York: Interscience; 1941.

6. Keys A. Seven countries: a multivariate analysis of death and coronary heart disease. Cambridge: Harvard University Press; 1980.

7. Levy D, Brink S. A change of heart. New York: Knopf; 2005.

8. Hill G et al. The great debate? smoking, lung cancer, and cancer epidemiology. CBMH/BCMH 2003;20:367.

9. Miner J, Hoffhines A. The discovery of aspirin's antithrombotic effects. Tex Heart Inst J 2007;34:179.

10. Brown-Séquard CE. Note on the effects produced on man by subcutaneous injections of a liquid obtained from the testicles of animals. Lancet 1889;2:105.

11. Cussons AJ et al. Brown-Séquard revisited: a lesson from history on the placebo effect of androgen treatment. MJA 2002; 177:678.

12. Lind J. A treatise of the scurvy. In three parts. Containing an inquiry into the nature, causes and cure, of that disease. Together with a critical and chronological view of what has been published on the subject. Edinburgh: Printed by Sands, Murray and Cochran for A Kincaid and A Donaldson; 1753.

13. Vandenbroucke JP. Evidence-based medicine and "Médecine d'Observation". J Clin Epidemiol 1996;49:1335.

14. Fisher RA. 1935. The Design of experiments. 9th ed. New York: Hafner Press; 1971 reprinted 1974.

15. Medical Research Council. Streptomycin treatment of pulmonary tuberculosis. BMJ 1948;2:769.

2. EPIDEMIOLOGIA CLÍNICA E MEDICINA BASEADA EM EVIDÊNCIAS

Isabela M. Benseñor
Alessandra Carvalho Goulart
Paulo A. Lotufo

No capítulo anterior apresentamos o histórico da epidemiologia e a relevância da clínica como base para estudos epidemiológicos. Agora, cabe apresentar o inverso: como a epidemiologia passou a interferir na clínica a partir de vários instrumentos que serão apresentados detalhadamente nos capítulos seguintes.

SURGIMENTO DA EPIDEMIOLOGIA CLÍNICA

Na década de 1970, um movimento oriundo do Reino Unido, Canadá e da Universidade da Carolina do Norte, nos Estados Unidos, intitulado "epidemiologia clínica", estabeleceu-se de forma vigorosa nas escolas médicas, depois nas de saúde pública. A visão do que seria "epidemiologia clínica" variava desde Alvan Feinstein, da Universidade Yale, para quem somente ensaios clínicos poderiam estabelecer "relações causais", criticando os estudos observacionais[1], a David Sackett, na Universidade McMaster, preocupado em facilitar a vida dos estudantes de medicina, tornando mais fácil a leitura de artigos científicos e tentando melhorar e valorizar o exame clínico[2]. Outros simplesmente valorizavam os instrumentos da estatística bayesiana nos estudos diagnósticos. Havia um movimento renovador que hoje pode ser visto como sendo o encontro de duas águas, a da epidemiologia e a da clínica.

Até aí, nada que possa significar um novo paradigma na ciência médica. Suzanne e Robert Fletcher, divulgadores da epidemiologia clínica, tornaram-se editores do *Annals of Internal Medicine* – uma revista tradicional – em 1994.

Ou seja, o que seria heterodoxo (o movimento da epidemiologia clínica) foi aceito e incorporado na editoração médica mais clássica. Podemos, de outra forma, considerar que o movimento de quantificar a atividade clínica, utilizando instrumentais epidemiológicos na prática clínica, facilitando a tomada de decisão médica, tinha conseguido se impor diante do conservadorismo existente. As proposições do *Annals of Internal Medicine,* como a de resumo dividido em tópicos e a publicação da estimativa pontual do risco relativo com o intervalo de confiança em vez do nível de significância (p), foram rapidamente seguidas por todas as revistas de qualidade.

EVOLUÇÃO PARA A *EVIDENCE-BASED MEDICINE*

No entanto, em 1992, David Sackett e demais colegas da Universidade McMaster lançaram o manifesto no *Journal of the American Medical Association da Evidence-based Medicine*, cuja pretensão era ser um novo paradigma científico[3]. Quatro anos depois, Sackett, em editorial no *British Medical Journal*[4], apresentou o que é e o que não é a *evidence-based medicine*. Trata-se de texto bem crítico e elucidativo, porém pouco lido e aplicado por aqueles que passaram a divulgar a "medicina baseada em evidências" em todos os países. Posteriormente, em 2000, Sackett irritou-se com a *sackettization* e retirou-se do movimento, negando-se o título de *expert* ou referência no assunto[5].

O movimento *evidence-based medicine* foi traduzido para o português como "medicina baseada em evidências". O vocábulo *evidence* em inglês pode ser traduzido como evidência no sentido de prova, ou seja, no caso da medicina baseada em evidências seria uma medicina baseada em estudos científicos que definiriam as melhores condutas. David Sackett definiu a medicina baseada em evidências como, "... o uso explícito e judicioso da melhor evidência disponível para se tomar uma decisão que envolva pacientes..." Em resumo, a medicina baseada em evidências significa integrar a *expertise* clínica individual com a melhor evidência clínica científica obtida após revisão sistemática e exaustiva da literatura sobre o tema:

1. Por *expertise* individual deve-se entender o grau de conhecimento e de julgamento que o profissional de saúde adquire ao longo da sua prática clínica tanto em termos de eficiência das condutas quantos nos aspectos éticos.
2. Por melhor evidência clínica disponível podem-se incluir os resultados de pesquisas científicas realizadas em pacientes utilizando-se metodologia adequada para chegar ao diagnóstico correto e prescrever a melhor terapêutica baseada nos resultados de estudos de prognóstico (coortes de pacientes com determinada doença) e de estudos sobre terapêutica em que o padrão-ouro são os ensaios clínicos. Dados de história e de exame clínico podem ser testados em relação a sua sensibilidade, espe-

cificidade, valores preditivos positivo e negativo e razões de verossimilhança positiva e negativa de "fechar" ou "afastar" determinado diagnóstico, do mesmo modo que um procedimento diagnóstico.

Além da vertente científica, continua fundamental a prática de uma medicina que respeite o paciente e que garanta os aspectos éticos inerentes a sua
prática[4].

MÉTODO ESTATÍSTICO BAYESIANO NA CLÍNICA

Um dos grandes méritos do movimento "epidemiologia clínica" foi incorporar a estatística bayesiana no contexto do raciocínio médico. A utilização da
metodologia epidemiológica implica assumir o modelo teórico "frequentista"
– hegemônico – na análise dos resultados. Esse modelo, que é amplamente utilizado, permite avaliar estudos etiológicos e de tratamento, porém apresenta
limitação na avaliação de exames diagnósticos. Nesse caso, a probabilidade
pré-teste deve ser sempre considerada para verificar a probabilidade pós-teste.
Ou seja, a opinião do observador, no caso o médico, deve sempre ser considerada anteriormente à realização do teste com a aplicação do método probabilístico. O método bayesiano (de Thomas Bayes, 1702-1761) é empregado na
assim chamada epidemiologia clínica para determinar a probabilidade de uma
doença em particular em um grupo de indivíduos com uma característica específica, baseado na prevalência da doença e nas características específicas de indivíduos sadios e doentes.

A aplicação mais comum da metodologia bayesiana é relacionada à decisão clínica para estimar a probabilidade diagnóstica de um sinal, sintoma ou
exame. Em outros termos, a metodologia bayesiana trabalha com a probabilidade anterior ao teste, a probabilidade condicional e a probabilidade posterior
ao teste. O produto dessa aplicação são as determinações de sensibilidade, especificidade, valor preditivo e razão de verossimilhança, que devem deixar de
ser definições estranhas de aulas de epidemiologia para serem utilizadas na
prática diária em ambulatórios, enfermarias e prontos-socorros.

EPIDEMIOLOGIA AUXILIANDO O DIAGNÓSTICO CLÍNICO

Independente das novas tecnologias que possam ser incorporadas, o diagnóstico é um ponto-chave da medicina e baseia-se fundamentalmente na história clínica (anamnese) e no exame do paciente. Elas são ferramentas que podem
e devem ser interpretadas do mesmo modo que os testes diagnósticos (exames
radiográficos ou laboratoriais). Há excelentes artigos na literatura que avaliam
a sensibilidade, especificidade, valor preditivo positivo e negativo de dados tanto da anamnese como do exame clínico[6]. Por exemplo, um dado frequentemen-

te ensinado aos nossos alunos nas escolas médicas do Brasil é perguntar ao paciente com suspeita de esquistossomose se nadou em "lagoa de coceira". Um epidemiologista brasileiro já respondeu essa pergunta e mostrou que, se o doente respondeu positivamente que nadou em "lagoa de coceira", o valor preditivo positivo dessa informação é muito baixo, entre outros motivos, porque ele não consegue distinguir quais são as "lagoas de coceira" e quais não são[7].

Uma série de artigos publicados em revistas como o *Journal of the American Medical Association* tem-se concentrado nessa linha de pesquisa. Por exemplo, a razão de verossimilhança positiva para a pergunta "você fuma há mais de 40 anos" multiplica por 8,3 o risco de o paciente apresentar doença pulmonar obstrutiva crônica quando comparado àqueles que nunca fumaram[8]. Essa informação, quando acompanhada da presença de sibilos (razão de verossimilhança positiva, de 7,3), da altura máxima da laringe de 4cm (razão de verossimilhança positiva de 2,8) e de idade acima de 45 anos (razão de verossimilhança positiva de 1,3), pode confirmar ou afastar o diagnóstico de doença pulmonar obstrutiva crônica somente com dados de anamnese e exame clínico. A razão de verossimilhança positiva para esses quatro fatores agregados somados é de 220 e a razão de verossimilhança negativa de 0,13, permitindo a confirmação ou a exclusão de um determinado diagnóstico. Há que se considerar as limitações do exame clínico, por exemplo, é difícil fazer o diagnóstico de anemia em pacientes com valores intermediários de hemoglobina. Entretanto, é fácil fazer o diagnóstico de anemia em pacientes com valores muito baixos da hemoglobina e muito fácil afastar o diagnóstico em pacientes com valores normais de hemoglobina[9]. Atualmente, estimula-se a realização de artigos multicêntricos com participação de muitos pesquisadores, incluindo um número pequeno de participantes, o que facilita que se alcance um número de participantes razoável em pouco tempo, sem sobrecarga dos pesquisadores[10].

Outro aspecto da aplicação da estatística bayesiana são os estudos sobre fatores prognósticos, já que essa é uma das primeiras perguntas que o paciente faz ao médico ao receber, por exemplo, um diagnóstico de câncer. Achados do exame clínico podem ser importantes fatores prognósticos. Estudo mostrou recentemente que, em pacientes com insuficiência cardíaca congestiva, o achado de estase jugular e de presença de terceira bulha associa-se de forma independente com fatores de pior prognóstico na evolução da insuficiência, como a deterioração progressiva da função cardíaca[11]. Esse tipo de estudo, que avalia os dados de história e exame clínico comparados a um padrão-ouro, nunca envelhece porque a anamnese e o exame clínico continuam sendo passos fundamentais na avaliação de um paciente. É importante lembrar que a valorização da anamnese e do exame clínico não tem como objetivo reduzir custos ou limitar a solicitação de exames invasivos, mas sim de valorizar observações e procedimentos simples que aumentam a capacidade de resolução do médico.

ENSAIO CLÍNICO MODERNO E AVALIAÇÃO DA TERAPÊUTICA

O movimento "epidemiologia clínica" seguido do "medicina baseada em evidências" foi importante para a valorização dos ensaios clínicos como referência para a opção terapêutica. Começando com o estudo da tuberculose no pós-guerra, os ensaios clínicos[12] tornaram-se o estudo padrão-ouro para avaliar os resultados de determinado tipo de tratamento clínico, no início comparando com um placebo e atualmente sendo cada vez mais frequente a comparação de um novo tipo de tratamento à terapia habitual já utilizada, por que é antiético usar um placebo quando existe um tratamento disponível para a doença. Algumas áreas da medicina, como a cardiologia, rapidamente incorporaram os grandes ensaios clínicos a sua rotina e houve grande progresso no tratamento da hipertensão arterial sistêmica, do infarto agudo do miocárdio e outras síndromes coronárias. Estudos como o SOLVD[13], HOPE[14], PURSUIT[15], ISIS IV[16], CLARIT[17], PLATO[18] e muitos outros passaram a ser nomes de rotina em nosso dia a dia, assim como seus resultados.

Segundo David Sackett, a prática da medicina baseada em evidências é um processo contínuo de toda uma vida na busca constante de novos conhecimentos que solucionem os problemas dos pacientes, tentando responder as dúvidas que surgem no dia a dia sobre diagnóstico, prognóstico, terapêutica, entre outros. Praticar a medicina baseada em evidências é saber buscar as informações de que precisamos, saber julgá-la de forma crítica, integrando-a a nossa experiência pessoal e constantemente avaliando de forma crítica nosso próprio desempenho[19].

CONSENSOS OU DIRETRIZES?

Outro ponto importante a ser discutido são os *guidelines* ou diretrizes/consensos. Diretrizes, se não forem escritas de forma correta, não passam de livros de receita e às vezes com a receita errada. Novamente temos que observar os aspectos críticos, muitas diretrizes podem exprimir opiniões pessoais de um grupo e não as evidências científicas. O conflito de interesse muitas vezes entre os redatores e os participantes de uma diretriz por um lado e o financiador de outro não é perceptível pelo leitor, por isso devemos valorizar diretrizes de grandes instituições e órgãos públicos e colocar em segundo plano as diretrizes elaboradas por sociedades específicas ou de especialidades que tendem sempre a recomendar o produto do patrocinador. Sempre se deve verificar na diretriz onde estão as referências em que se baseiam as informações. A leitura do texto que originou a afirmação pode ser fundamental para avaliar ou não sua qualidade. Não se pode esquecer que na diretriz surge um intermediário entre a informação publicada originalmente e o leitor.

Até pouco tempo atrás, a maior parte das diretrizes para tratamento de enxaquecas dizia que a primeira escolha no tratamento da crise aguda deveria ser a administração de analgésicos associados a metoclopramida e, se não houvesse melhora, utilização de medicamentos específicos como os triptanos. Esse tipo de estratégia era chamado de estratégia em passos (*steps*)[20-22]. Em 2000, um ensaio clínico publicado mostrou que a melhor maneira de se tratar a crise aguda era um pouco diferente. Em primeiro lugar, era fundamental classificar a intensidade das crises que os pacientes apresentavam usando algumas perguntas simples. Os pacientes com crises leves realmente se beneficiavam do tratamento com analgésico mais metoclopramida. Entretanto, nos pacientes com crises moderadas a intensas, o tratamento com analgésico e metoclopramida era na maioria das vezes ineficaz e atrasava o tratamento com medicamentos específicos. Por isso, nesses pacientes com crises de forte intensidade, era melhor começar pelo tratamento específico[23].

LIMITAÇÕES DA MEDICINA BASEADA EM EVIDÊNCIAS

Outra crítica à medicina baseada em evidências é a de que seu único objetivo seria o de diminuir custos. Sua prática pode até levar à redução de custos, já que os recursos passam a ser utilizados de forma mais crítica, mas isso é muitas vezes consequência e não objetivo dessa prática. Outro ponto é que, muitas vezes, a prática da medicina baseada em evidências, na tentativa de se maximizar a qualidade de vida, leva a aumento dos gastos[16]. O quadro 2.1 resume como deve ser a prática clínica em nossa rotina diária.

Quadro 2.1 – Racionalização da prática clínica de rotina.

Ponto 1	Transformar nossas dúvidas, seja sobre diagnóstico, seja sobre terapêutica ou prognóstico em perguntas diretas
Ponto 2	Buscar as melhores evidências para responder à pergunta
Ponto 3	Avaliar a evidência de forma extremamente crítica em relação a sua validade (é verdadeira ou não?), impacto (avaliação quantitativa do tamanho do efeito) e sua aplicabilidade (capacidade de ser incorporada a sua prática diária)
Ponto 4	Integrar o conhecimento adquirido com sua experiência clínica sempre lembrando que cada caso é um caso!
Ponto 5	Sempre tentar melhorar a prática dos pontos descritos acima

Adaptado de Sackett et al., 2000[1].

Nossa prática clínica diária nos leva a buscar informações sobre diagnóstico, tratamento e prognóstico o tempo todo e os métodos convencionais (livros) nem sempre estão suficientemente atualizados para nos dar essa informação. À medida que ficamos mais experientes, como consequência da prática clínica diária, esquecemos muitos dos conhecimentos que tínhamos ou nos falta tempo para atualização em novas técnicas, procedimentos e tipos de tratamento. O tempo diante de cada paciente é curto e as dúvidas sempre muitas. Desse modo, é importante que se crie uma estrutura de atualização contínua que seja rápida e objetiva.

A medicina baseada em evidências também apresenta limitações próprias da ciência, seja ela básica, seja aplicada: a falta em termos quantitativos de informação coerente e consistente de boa qualidade, as dificuldades em aplicar as evidências no cuidado de nossos pacientes (cada caso é um caso) e as dificuldades relacionadas à prática de uma medicina de alta qualidade. Entre as dificuldades específicas da medicina baseada em evidências está a necessidade de que o profissional tem de aprender novas habilidades (fazer a pesquisa utilizando a base PubMed, a internet), aprender a julgar criticamente as evidências, a falta de tempo para realizar a busca da informação e a falta de infraestrutura em muitos locais de trabalho que impedem a busca da informação.

MOTIVO DOS ENSAIOS CLÍNICOS CONTROLADOS

Como o tempo do leitor é restrito, é importante saber identificar as evidências de qualidade. Estudos mostram que o conhecimento que não foi gerado por pesquisas científicas tende a favorecer as respostas positivas ao tratamento e o próprio médico tende a se lembrar mais dos resultados positivos em relação a seus pacientes. Há muitos ensaios clínicos, nos quais pacientes que foram aderentes ao tratamento, mesmo estando no grupo placebo, evoluíram para desfechos mais favoráveis, incluindo maior sobrevida[24,27]. Isso acontece porque só o fato de o paciente que participa de um estudo receber mais atenção mesmo estando no braço placebo interfere e melhora o prognóstico. Como, em geral, o médico associa melhor adesão ao tratamento a melhores desfechos clínicos, frequentemente se acaba concluindo que pacientes aderentes receberam o melhor tratamento, mesmo que o tratamento não funcione[23]. Além disso, há o fenômeno da regressão à média que mostra que, quando existe um resultado muito diferente, a maior possibilidade ao se repetir a medida é que o resultado fique mais próximo do normal. A lógica é que quando uma série de fatores se combina de forma especial, gerando um resultado diferente (nos extremos da curva normal) ao se repetir novamente a operação, o mais provável é que o resultado fique próximo dos valores mais frequentes. O fenômeno de regressão à média será explicado em detalhes no capítulo "Ensaios Clínicos". O fenômeno de regressão à média pode ser interpretado erroneamente como melhora clínica associada ao tratamento recém-iniciado. Além disso, o efeito placebo é outro fator que interfere no resultado de um estudo.

Esses fatores que podem interferir no resultado de um estudo independente da própria intervenção levaram à concepção de um desenho de estudo em que não houvesse esse tipo de interferência. Criou-se então a base metodológica para o surgimento dos ensaios clínicos, estudo padrão-ouro para se avaliar uma intervenção, seja na forma de um novo tipo de terapêutica, seja de uma mudança de hábitos. Os ensaios clínicos são estudos randomizados, controlados e cegos, que avaliam unicamente o efeito da intervenção realizada pelo pesquisador sobre o desfecho a ser estudado.

HIERARQUIA DAS CLASSIFICAÇÕES

As classificações propostas para o nível de evidência são muito semelhantes desde a proposta inicialmente por Cook et al. no quadro 2.2, simplificada no quadro 2.3, incluindo também os estudos de caso-controle[24]. Baseados na estratificação do nível de evidências, eles classificaram os graus de recomendação de determinado tipo de tratamento, procedimento ou conduta preventiva em três níveis: A, B e C (Quadro 2.4)[28]. Essa classificação em níveis tem como principal objetivo gerar recomendações para a melhor intervenção disponível para o tratamento de uma determinada doença. Guayatt et al., em 1995, propuseram uma classificação extremamente detalhada e complexa para a estratificação

Quadro 2.2 – Níveis de evidência para terapêutica.

Se uma revisão sistemática de alta qualidade/meta-análise está disponível	Se uma revisão sistemática de alta qualidade/meta-análise não está disponível
Tratamento traz benefícios clínicos importantes Resultados dos estudos são homogêneos – nível I+ Resultados dos estudos são heterogêneos – nível I–	Ensaios clínicos randomizados com erro alfa < 0,05 e erro beta < 0,20 – nível I
Tratamento traz benefícios clínicos duvidosos Resultados dos estudos são homogêneos – nível II+ Resultados dos estudos são heterogêneos – nível II–	Ensaios clínicos randomizados com erro alfa > 0,05 e erro beta > 0,20 – nível II
	Coortes prospectivas – nível III
	Coortes históricas – nível IV
	Séries de casos – nível V

Adaptado de Cook et al., 1992[28].

Quadro 2.3 – Classificação simplificada dos níveis de evidência.

Nível   I – Revisões sistemáticas ou meta-análises
Nível   II – Ensaios clínicos com alfa < 0,05 e beta < 0,20
Nível   III – Ensaios clínicos com alfa > 0,05 e beta > 0,20
Nível   IV – Estudos de coorte
Nível   V – Estudos de caso-controle
Nível   VI – Séries de casos
Nível VII – Opiniões de especialistas

Adaptado de Cook et al., 1992[28].

Quadro 2.4 – Graus de recomendação em terapêutica.

Grau A – Quando as recomendações provêm de evidências nível I
Grau B – Quando as recomendações provêm de evidências nível II
Grau C – Quando as recomendações provêm de evidências níveis III-VII

Adaptado de Cook et al., 1992[28].

das evidências (Quadro 2.5). A dificuldade é que essas classificações muito complexas perdem sua utilidade prática no dia a dia. Recentemente, vários desses pesquisadores criaram o GRADE – *Grades of Recommendation Assessment, Development, and Evaluation Working Group V* – para desenvolver uma classificação das evidências mais simples e que gerasse recomendações relativas à terapêutica na atualidade[29-32].

O critério GRADE destaca a pergunta clínica, identifica os desfechos associados e orienta uma recomendação. Todos os componentes que definem a qualidade da evidência são considerados: desenho do estudo, consistência dos dados, precisão das estimativas, principais limitações e aplicabilidade prática. A partir dessas características, as evidências são classificadas de forma mais simples, em quatro níveis: alta, moderada, baixa e muito baixa (Quadro 2.6). Embora, os ensaios clínicos sejam o estudo padrão-ouro para a avaliação de uma terapêutica, é preciso avaliar corretamente o desenho do estudo procurando por falhas que possam anular sua importância.

O GRADE considera dois graus de recomendação: forte e fraco. O grau de recomendação forte ocorre quando os efeitos desejáveis de uma intervenção superam os indesejáveis; o grau de recomendação fraco acontece quando ocorre o oposto.

Várias organizações e sociedades da área da saúde utilizam atualmente o critério GRADE para emitir recomendações, como: Organização Mundial da Saúde, *American College of Physicians'*, *American Thoracic Society*, *U.S. Preventive Task Force*, *UpToDate* e *Cochrane Collaboration*. Embora seja bastante utilizada, o *American College of Physicians'* já propôs uma modificação no GRADE mostrada no quadro 2.7[33].

ENSAIOS CLÍNICOS *VERSUS* META-ANÁLISES

Embora os ensaios clínicos sejam o estudo padrão-ouro para avaliação de uma intervenção, meta-análises que reúnem os resultados de vários ensaios clínicos podem ser ainda mais poderosas. Para avaliar melhor a qualidade da evidência, há necessidade de analisar algumas características como a força da evidência e a magnitude do efeito da intervenção. Nem sempre é possível juntar vários ensaios clínicos em uma meta-análise, principalmente quando os resultados desses ensaios clínicos são heterogêneos. Essa heterogeneidade pode ser explicada por diferenças nas populações estudadas, por variações na intervenção ou por diferenças na metodologia empregada.

Quadro 2.5 – Níveis de evidência e graus de recomendação[a-c].

Grau de recomen-dação	Nível de evidência	Terapêutica, prevenção, etiologia, dano	Prognóstico	Diagnóstico	Análise econômica
A	Ia	Revisão sistemática homogênea[d] de ensaios clínicos	Revisão sistemática homogênea[d] de coortes ou um guia de predição clínica[e] validado	Revisão sistemática homogênea[d] de estudos de diagnóstico nível I ou um guia de predição clínica[e] validado	Revisão sistemática homogênea[d] de estudos de análise econômica nível I
	Ib	Ensaio clínico individual com intervalo de confiança estreito[f]	Estudo de coorte com seguimento ≥ 80%	Comparação independente cega em um espectro apropriado de pacientes consecutivos, submetidos ao teste diagnóstico e ao teste padrão-ouro	Análise comparando todos os desfechos possíveis clinicamente validados, com avaliação de custos e incluindo uma análise de sensibilidade a grandes alterações das variáveis
	Ic	Todos ou nenhum[g]	Séries de todos os casos ou nenhum[h]	Alta especificidade/valores positivos e alta sensibilidade/valores negativos[i]	Claramente tão bom ou melhor[j], mas de baixo custo. Claramente tão ruim ou pior, mas mais caro. Claramente melhor ou pior com manutenção dos custos
B	IIa	Revisão sistemática homogênea[d] de coortes	Revisões sistemáticas homogêneas[d] de estudos de coorte retrospectivos ou grupos controles não tratados de ensaios clínicos	Revisões sistemáticas homogêneas[d] de ≥ 2 estudos de diagnóstico	Revisões sistemáticas homogêneas[d] de ≥ 2 estudos de análise econômica
	IIb	Estudo de coorte individual, incluindo um ensaio clínico de má qualidade (< 80% de seguimento)	Estudo de coorte retrospectivo ou estudo de seguimento de grupo controle não tratado em um ensaio clínico randomizado; ou guia de predição clínica não validado	Comparação cega independente em pacientes não consecutivos ou confinados a um espectro estreito de estudos individuais (ou ambos), os quais aplicaram o teste diagnóstico e o teste padrão-ouro; ou um guia de predição clínica não validado	Análises comparando um número limitado de alternativas de desfechos contra mensuração apropriada dos custos, incluindo uma análise de sensibilidade analisando grandes alterações das variáveis
	IIc	Pesquisa de desfechos	Pesquisa de desfechos		

Quadro 2.5 – *Continuação.*

Grau de recomen-dação	Nível de evidência	Terapêutica, prevenção, etiologia, dano	Prognóstico	Diagnóstico	Análise econômica
B (cont.)	IIIa	Revisão sistemática homogênea[d] de estudos de caso-controle			
	IIIb	Estudo de caso-controle individual		Comparação cega independente com espectro apropriado, mas sem aplicação do teste padrão--ouro a todos os indivíduos	Análise econômica sem uma medida de custos acurada, incluindo uma análise de sensibilidade que incorpora grandes alterações das variáveis
C	IV	Série de casos (e estudos de coorte e de caso-controle de má qualidade)[k]	Série de casos (e estudos prognósticos de coorte de má qualidade)[l]	O teste padrão-ouro não foi aplicado de forma independente ou cega	Análise econômica não incluiu análise de sensibilidade
D	V	Opinião de especialistas sem avaliação crítica ou baseada na fisiologia ou pesquisa básica	Opinião de especialistas sem avaliação crítica ou baseada na fisiologia ou pesquisa básica	Opinião de especialistas sem avaliação crítica ou baseada na fisiologia ou pesquisa básica	Opinião de especialistas sem avaliação crítica ou baseada na teoria econômica

Adaptado de Sackett et al., 2000[1].

[a] Esses níveis de evidência foram adaptados do NHS R & D Center for Evidence-Based Medicibe (Chris Ball, Dave Sackett, Bob Phillips, Bryan Haynes e Sharon Straus).

[b] As recomendações baseadas nessa classificação se aplicam à média dos pacientes e podem ser modificadas à luz das características biológicas únicas de cada paciente e suas preferências individuais.

[c] Os usuários podem adicionar um sinal (–) para mostrar o nível que falhou para dar uma resposta conclusiva.

[d] Por homogênea entende-se uma revisão sistemática sem variação na direção dos resultados entre os vários estudos. Estudos com heterogeneidade podem ser marcados com o sinal (–) após o nível designado.

[e] Abrevia-se GPC.

[f] Veja a nota c para marcar os ensaios clínicos ou outros estudos com intervalos de confiança muito amplos.

[g] Alcançado quando todos os pacientes morreram, por exemplo antes de a radiografia estar disponível, mas agora há alguns que sobreviveram a essa etapa, ou quando alguns pacientes morreram antes de a radiografia estar disponível, mas agora nenhum morre mais.

[h] Alcançada quando não há registros de ninguém com a doença com esse desfecho em particular.

[i] Quando a especificidade é tão alta que um resultado positivo faz o diagnóstico; quando a sensibilidade é tão alta que um resultado negativo afasta o diagnóstico.

[j] Bom, melhor, ruim e pior referem-se a comparações entre tratamentos em termos de seus riscos e benefícios.

[k] Por estudo de coorte de má qualidade entende-se aqueles em que não se comparou de forma definida os grupos ou que falhou na avaliação de exposições e desfechos, ou falhou no controle dos fatores de confusão, ou houve um seguimento inadequado dos pacientes. Os mesmos problemas podem aparecer nos estudos de caso-controle.

[l] Por estudo prognóstico de coorte de má qualidade entende-se aqueles em que houve viés na direção dos pacientes que já apresentaram o evento, ou houve perda no seguimento > 20%, ou os desfechos não foram determinados de forma cega, ou não se controlou para fatores de confusão.

Quadro 2.6 – Qualidade das evidências e seu significado.

Alta	Muito improvável que estudos adicionais venham a modificar a confiabilidade na estimativa do efeito
Moderada	Estudos adicionais provavelmente causarão impacto importante na confiabilidade da estimativa do efeito, gerando possíveis alterações
Baixa	Estudos adicionais muito provavelmente causarão impacto importante na confiabilidade da estimativa do efeito, gerando alterações
Muito baixa	Qualquer estimativa de efeito é incerta

Quadro 2.7 – Qualidade das evidências e grau de recomendação: classificação do *American College of Physicians*.

Qualidade das evidências	Graus de recomendação	
	Benefícios claramente superam os riscos e vice-versa	Equilíbrio entre benefícios e riscos
Alta	Forte	Fraca
Moderada	Forte	Fraca
Baixa	Forte	Fraca
Evidência insuficiente para determinar o conjunto de benefícios e riscos	Recomendação I	

Para verificar se há ou não heterogeneidade, em toda a meta-análise se aplica um teste de homogeneidade. Estudos com muita heterogeneidade geram resultados mais fracos. A heterogeneidade é considerada importante quando há diferença grande na redução do risco relativo entre os vários estudos (na prática, quando a diferença entre os dois estudos com resultados mais discordantes é superior a 20%, por exemplo, um estudo com 50% e outro com 20% de redução do risco relativo), ou quando as fronteiras dos intervalos de confiança dos dois estudos com resultados mais discordantes é maior que 5% (a diferença entre os limites inferiores dos intervalos de confiança é de 6%, ou seja, o limite inferior é de 30% no primeiro estudo e de 24% no segundo). Nos estudos observacionais, o potencial de vieses é muito maior que nos ensaios clínicos e, por esse motivo, as meta-análises não necessariamente superam um estudo longitudinal a longo prazo, com variáveis de exposição bem definidas e com grande número de observações e desfechos.

MAGNITUDE DA INTERVENÇÃO

A medicina baseada em evidências destaca muito a meta-análise e os ensaios clínicos controlados. No entanto, a meta-análise é um amálgama de ensaios clínicos e todo ensaio clínico é um estudo de coorte no qual uma variável de exposição foi incluída pelo investigador. A interpretação dos resultados de um ensaio clínico implicam conhecer os significados das medidas de associação, o risco relativo e, principalmente, a redução do risco absoluto (ou risco atribuível).

Sempre há que se pesar os riscos e os benefícios de qualquer tratamento. Por princípio, não há intervenção que não apresente risco. Muitas vezes, os riscos ultrapassam os benefícios.

Para se medir a magnitude do tratamento imposto, é necessário avaliar não a redução do risco relativo, mas o impacto da redução do risco absoluto (ou risco atribuível) pela intervenção testada. Ensaio clínico que testou o uso de alendronato em pacientes com osteoporose consequente à utilização de glicocorticoides mostrou redução de 0,75% na desmineralização óssea comparado ao placebo nesse estudo[34], ou seja, uma redução sem significado clínico.

Uma forma de cálculo da magnitude do tratamento é por meio do inverso da redução do risco absoluto (ou do risco atribuído), definido como o número necessário para o tratamento (NNT). Nesse exemplo, calculando o NNT (1/0,0075) chega-se ao número de 133, ou seja, é necessário tratar 133 pessoas com osteoporose secundária ao uso de glicocorticoides por um ano para que uma apresente diminuição da desmineralização óssea em quadril de 0,75%. Considerando-se o custo elevado do alendronato e os vários efeitos colaterais, não se justificaria seu uso regular.

De forma análoga, definiremos o número necessário para efeito colateral (NNEC) como o inverso da redução do risco absoluto (ou risco atribuível) de um evento indesejável. Novamente, no mesmo exemplo, utilizando-se 1,5% de risco de úlcera péptica associado ao uso do alendronato, conforme consta na bula do medicamento, veremos que o NNEC (1/0,015) é de 66, ou seja, temos que tratar 66 pacientes com alendronato para desencadear uma úlcera como efeito colateral[35]. No exemplo acima, o NNEC é menor que o NNT, ou seja, para melhora de 0,75% na mineralização óssea do quadril corremos o risco de desencadear duas úlceras pépticas.

Essas duas medidas, o NNT e o NNEC, são de grande utilidade tanto para o médico como para o paciente na decisão de utilizar ou não determinado tratamento.

INTERPRETAÇÃO DO GRAU DE EVIDÊNCIA RELACIONADO A CADA TIPO DE ESTUDO

Os níveis de evidência não devem ser interpretados de forma rígida como na frase "somente revisões sistemáticas devem ser valorizadas". Muito pelo contrário, frequentemente não haverá meta-análise disponível para a pergunta que você fez. E, muitas vezes, meta-análises de vários pequenos estudos podem apresentar resultados contraditórios quando comparadas ao resultado de um grande ensaio clínico. Quando se compararam 79 meta-análises com ensaios clínicos com número elevado de participantes, verificou-se discrepância de acordo com o método de meta-análise empregado[36].

Em relação aos estudos observacionais, é importante ressaltar que eles trazem informações muito importantes, que muitas vezes são o ponto de partida para um ensaio clínico. É importante lembrar, entretanto, que a população que participa de um estudo de coorte apresenta um certo viés em relação à população geral, que é o de ser composta por pessoas mais preocupadas com sua própria saúde e com um estilo de vida mais saudável. Os dados vindos de estudos de coorte, especificamente do *Nurses' Health Study*, sugeriam que a reposição hormonal pudesse ser benéfica. Um ensaio clínico posterior avaliando reposição hormonal para prevenção primária (*Women´s Health Initiative*) mostrou que a reposição hormonal aumentava o risco de doença cardiovascular e até de câncer de mama invasivo[37]. Por isso, deve-se ter muito cuidado na extrapolação dos resultados de um estudo observacional. Porém, eles são fonte importante de informações e muito do que se sabe hoje sobre fatores de risco para doença cardiovascular, por exemplo, foram obtidos no *Framingham Heart Study*[38]. Apesar da discrepância no caso da reposição hormonal, há poucas evidências de que os estudos observacionais feitos a partir de 1984 mostrem diferenças exageradas diante dos resultados de ensaios clínicos feitos *a posteriori*[39].

Estudos de caso-controle são muito sujeitos a vieses, mas são a forma mais simples e de mais baixo custo de se estudar doenças raras que não se ajustam a um estudo de coorte. Exemplo disso é a associação de uso materno de dietilestilbestrol e câncer de vagina nas filhas dessas mulheres que foi demonstrada em estudos de caso-controle com poucos pacientes[40]. Outro estudo também publicado em 2000 comparou ensaios clínicos e estudos observacionais sobre o mesmo assunto para verificar se havia superestimativa dos resultados em estudos de coorte e de caso-controle em relação aos ensaios clínicos. As conclusões são: quando bem delineados, tanto um estudo de caso-controle quanto um estudo de coorte não superestimam de forma sistemática os efeitos do tratamento[41].

A conclusão desses dois últimos estudos questiona a construção de uma hierarquia rígida de qualidade das evidências e valoriza o uso de uma boa metodologia no desenho do estudo, seja qual for ele.

O importante de toda essa discussão é estimular o leitor a fazer uma leitura crítica dos artigos que serão lidos, lembrando que às vezes é mais importante valorizar a metodologia correta do estudo que está sendo lido que a categoria em termos de nível de evidência a que ele pertence. E lembrar que muitas das conclusões extrapoladas a partir de estudos observacionais envolvem interesses econômicos e de mercado, entre outros, como no caso da reposição hormonal.

BUSCA DAS EVIDÊNCIAS

Em 1928, Bertrand Russell escreveu "... que as nossas crenças são muito menos baseadas em evidências do que aqueles que nelas acreditam supõem..." Embora as evidências não sejam os únicos instrumentos de que o médico dispõe para cuidar de seus pacientes, elas ajudam em muito na tomada de decisões clínicas que não podem nem devem basear-se somente em intuição ou experiência. Por isso, é extremamente importante que todo profissional de saúde saiba conseguir a melhor evidência na sua busca da literatura, aplicando-a a sua prática clínica[42].

Existem vários bancos de dados disponíveis para a procura de boa literatura científica. O mais utilizado e conhecido de todos é o MEDLINE, que está disponível em forma gratuita em alguns lugares como a *US National Library of Medicine* (http://www.ncbi.nlm.nih.gov/PubMedPubMed) e a *BioMedNet* (http://www.biomednet.com). No MEDLINE, os artigos podem ser selecionados por palavras, por exemplo, aquelas que estão citadas no título ou no corpo do artigo ou pelo nome dos autores ou nome de revistas. Ele contém mais de 10 milhões de referências, mas é necessário aprender a tirar a informação de forma precisa e completa.

Exemplo: você atende uma mulher jovem com queixa de dor muscular moderada, mal-estar e vômitos que correu a maratona de São Paulo na véspera. Foram colhidos vários exames, inclusive creatinofosfoquinase (CPK), que vem no valor de 220mg/dl e persiste alta mesmo após hidratação. Você suspeita de lesão muscular pós-esforço, mas fica em dúvida se a prática de atividade física pode explicar esses valores.Você acessa o MEDLINE com as palavras (em português, causas, CPK elevada; em inglês, *causes, higher creatine phophokinase*). Aparecem 1.372 artigos, o que é demais para você examinar (Fig. 2.1). Você decide restringir a pesquisa acrescentando mais duas palavras: *human adults* (adultos). Aparecem 793 artigos (Fig. 2.2), o que ainda é muito. Você está interessado em lesão muscular, então você acrescenta *muscle* (músculo) na sua busca: ficam somente 206 artigos (Fig. 2.3). Você substitui *causes* por *physical activity* (atividade física), que é a sua principal suspeita: sobram 95 artigos (Fig. 2.4). Você acrescenta *review* para ver se tem alguma revisão recente sobre o assunto. O sistema não acha nenhuma revisão recente. Você começa a analisar os títulos dos artigos e vê que foram publicados poucos artigos sobre o tema. A referência 20 já é de 2006. Você lê o título do artigo 9 e clica em cima para ler o *abstract*. Clicando na página do resumo no ícone em cima à direita na tela – *springerlink* – você consegue acesso à versão integral do artigo[43]. O artigo acompanha a evolução da enzima após exercício intenso e mostra que níveis quatro vezes superiores aos valores de referência podem ser encontrados até vários dias após o esforço. Como todos os outros exames são normais, você conclui que a melhor explicação para o aumento da CPK foi mesmo o esforço muscular.

Um dos problemas de usar o MEDLINE é que são necessários alguns conhecimentos da língua inglesa. Por isso, é sempre bom ter ao lado um bom dicionário de inglês. Muitas vezes, se você erra na grafia da palavra, o programa não acha nenhuma referência sobre o assunto. Em nosso exemplo, é importante grafar corretamente o nome da creatinofosfoquinase. O Google também pode ajudar a encontrar o melhor termo em inglês.

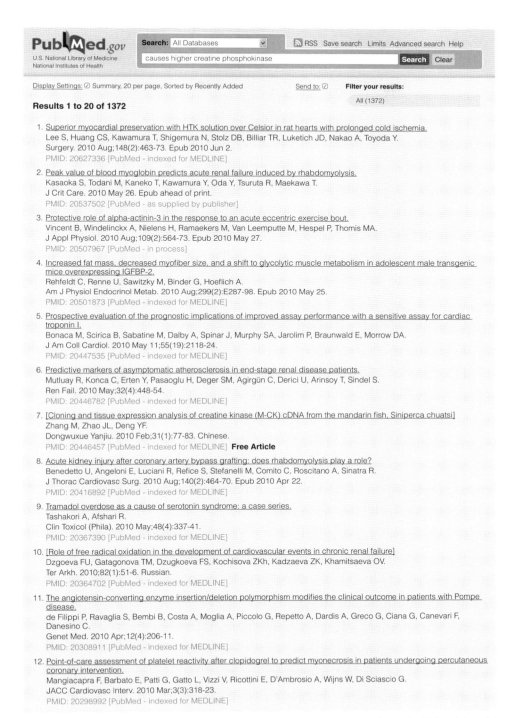

Figura 2.1 – Tela que aparece no MEDLINE usando-se as palavras *causes* (causas), *higher* (elevada) *creatine phosphokinase* (creatinofosfoquinase).

EPIDEMIOLOGIA – ABORDAGEM PRÁTICA

Pub⎍Med.gov
U.S. National Library of Medicine
National Institutes of Health

Search: All Databases

RSS Save search Limits Advanced search Help

causes higher creatine phosphokinase human adults   **Search** Clear

Display Settings: ☑ Summary, 20 per page, Sorted by Recently Added   Send to: ☑   **Filter your results:**

All (793)

Results 1 to 20 of 793

1. Prospective evaluation of the prognostic implications of improved assay performance with a sensitive assay for cardiac troponin I.
   Bonaca M, Scirica B, Sabatine M, Dalby A, Spinar J, Murphy SA, Jarolim P, Braunwald E, Morrow DA.
   J Am Coll Cardiol. 2010 May 11;55(19):2118-24.
   PMID: 20447535 [PubMed - indexed for MEDLINE]

2. Predictive markers of asymptomatic atherosclerosis in end-stage renal disease patients.
   Mutluay R, Konca C, Erten Y, Pasaoglu H, Deger SM, Agirgün C, Derici U, Arinsoy T, Sindel S.
   Ren Fail. 2010 May;32(4):448-54.
   PMID: 20446782 [PubMed - indexed for MEDLINE]

3. Acute kidney injury after coronary artery bypass grafting: does rhabdomyolysis play a role?
   Benedetto U, Angeloni E, Luciani R, Refice S, Stefanelli M, Comito C, Roscitano A, Sinatra R.
   J Thorac Cardiovasc Surg. 2010 Aug;140(2):464-70. Epub 2010 Apr 22.
   PMID: 20416892 [PubMed - indexed for MEDLINE]

4. Tramadol overdose as a cause of serotonin syndrome: a case series.
   Tashakori A, Afshari R.
   Clin Toxicol (Phila). 2010 May;48(4):337-41.
   PMID: 20367390 [PubMed - indexed for MEDLINE]

5. [Role of free radical oxidation in the development of cardiovascular events in chronic renal failure]
   Dzgoeva FU, Gatagonova TM, Dzugkoeva FS, Kochisova ZKh, Kadzaeva ZK, Khamitsaeva OV.
   Ter Arkh. 2010;82(1):51-6. Russian.
   PMID: 20364702 [PubMed - indexed for MEDLINE]

6. The angiotensin-converting enzyme insertion/deletion polymorphism modifies the clinical outcome in patients with Pompe disease.
   de Filippi P, Ravaglia S, Bembi B, Costa A, Moglia A, Piccolo G, Repetto A, Dardis A, Greco G, Ciana G, Canevari F, Danesino C.
   Genet Med. 2010 Apr;12(4):206-11.
   PMID: 20308911 [PubMed - indexed for MEDLINE]

7. Point-of-care assessment of platelet reactivity after clopidogrel to predict myonecrosis in patients undergoing percutaneous coronary intervention.
   Mangiacapra F, Barbato E, Patti G, Gatto L, Vizzi V, Ricottini E, D'Ambrosio A, Wijns W, Di Sciascio G.
   JACC Cardiovasc Interv. 2010 Mar;3(3):318-23.
   PMID: 20298992 [PubMed - indexed for MEDLINE]

8. Pexelizumab and infarct size in patients with acute myocardial infarction undergoing primary percutaneous coronary Intervention: a delayed enhancement cardiac magnetic resonance substudy from the APEX-AMI trial.
   Patel MR, Worthley SG, Stebbins A, Dill T, Rademakers FE, Valeti US, Barsness GW, Van de Werf F, Hamm CW, Armstrong PW, Granger CB, Kim RJ.
   JACC Cardiovasc Imaging. 2010 Jan;3(1):52-60. Epub 2010 Jan 12. Erratum in: JACC Cardiovasc Imaging. 2010 Jul;3(7):796. Velleti, Uma S [corrected to Valeti, Uma S].
   PMID: 20129531 [PubMed - indexed for MEDLINE]

9. Evaluation of gene polymorphisms in exercise-induced oxidative stress and damage.
   Akimoto AK, Miranda-Vilela AL, Alves PC, Pereira LC, Lordelo GS, Hiragi Cde O, da Silva IC, Grisolia CK, Klautau-Guimarães Mde N.
   Free Radic Res. 2010 Mar;44(3):322-31.
   PMID: 20109103 [PubMed - indexed for MEDLINE]

10. Increased serum concentration of immune cell derived microparticles in polymyositis/dermatomyositis.
    Baka Z, Senolt L, Vencovsky J, Mann H, Simon PS, Kittel A, Buzás E, Nagy G.
    Immunol Lett. 2010 Feb 16;128(2):124-30. Epub 2010 Jan 4.
    PMID: 20043950 [PubMed - indexed for MEDLINE]

11. Impact of chronic antithrombotic therapy on hospital course of patients with acute myocardial infarction.
    Bauer T, Gitt A, Zahn R, Jünger C, Koeth O, Towae F, Bestehorn K, Senges J, Zeymer U.
    Clin Cardiol. 2009 Dec;32(12):718-23.
    PMID: 20027657 [PubMed - indexed for MEDLINE]

Figura 2.2 – Tela que aparece no MEDLINE usando-se as palavras *causes* (causas), *higher* (elevada) *creatine phosphokinase* (creatinofosfoquinase) *human adults* (adultos).

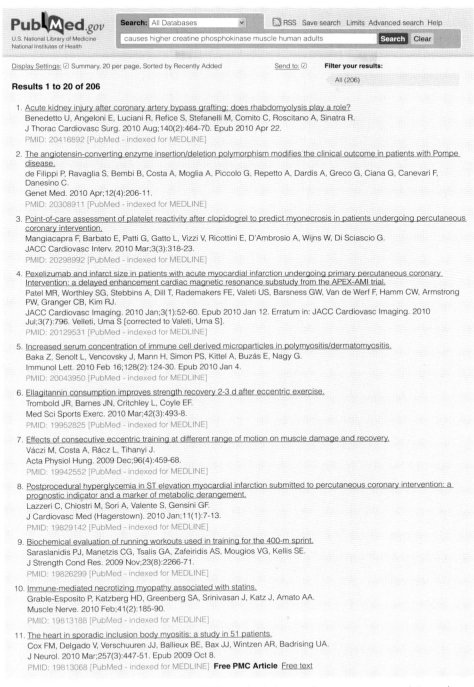

Figura 2.3 – Tela que aparece no MEDLINE restringindo-se a busca para as seguintes palavras: *causes* (causas), *higher* (elevada) *creatine phosphokinase* (creatinofosfoquinase), *muscle* (músculo), *human adults* (adultos).

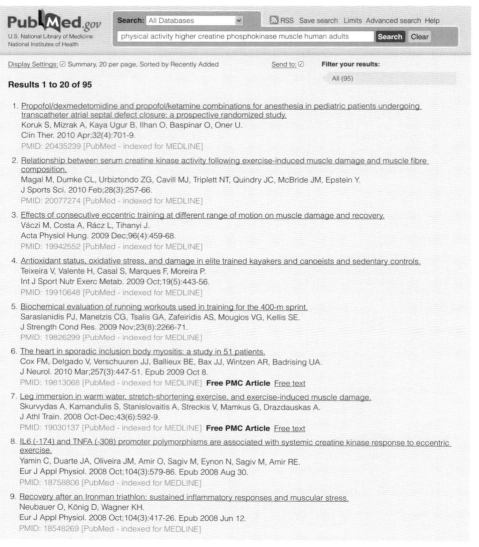

Figura 2.4. Tela que aparece no MEDLINE restringindo-se a busca para as seguintes palavras: *physical activity*, *higher* (elevada), *creatine phosphokinase* (creatinofosfoquinase), *muscle* (músculo), *human adults* (adultos).

O quadro 2.8 resume alguns dos principais problemas que surgem ao se consultar o MEDLINE com as soluções propostas que permite ainda que você limite sua busca a uma determinada língua, ou a um período de tempo específico. Muitas vezes, quando você quer levantar um assunto no MEDLINE é bom pesquisar os dados dos últimos 5 anos. Depois de selecionar os artigos que mais interessam, você pode cruzar as bibliografias e buscar artigos mais antigos de

Quadro 2.8 – Problemas mais frequentes ao consultar o MEDLINE e possíveis soluções.

1. Você está tentando encontrar um artigo conhecido (você sabe o título)	Use para selecionar os artigos palavras do título ou o nome do autor ou a revista em que foi publicado
2. Você deseja responder a uma pergunta específica	Faça como no exemplo do texto, comece com uma seleção ampla e vá restringindo até chegar a um número menor de artigos. Depois verifique os resumos e veja o que realmente interessa
3. Você deseja conseguir informações gerais sobre um tópico definido. Exemplo: efeitos colaterais da utilização do carvedilol	Cruze o nome da droga, no caso carvedilol, e depois *side effects* (em português, efeito colateral). Surgem 473 artigos. Você quer os efeitos colaterais em pacientes com insuficiência cardíaca. Acrescente *heart failure*. Aparecem 257 artigos
4. Sua pesquisa trouxe artigos de pouca relevância	Você deve restringir mais sua pesquisa usando palavras mais específicas. Se você quer artigos que falem de tratamento, acrescente *clinical trial* (em português, ensaios clínicos): a pesquisa ficou resumida a 147 artigos
5. Você conseguiu poucos artigos	Dessa vez você pode ter restringido demais a pesquisa ou ter usado termos inadequados. Você quer pesquisar a associação entre diabetes e transtornos psiquiátricos. Use os termos diabetes *psychiatric disturbs*. Não veio nenhuma referência. Troque para diabetes *depression* (a maior parte da falta de aderência é nos pacientes deprimidos). Você encontrará 5.137 artigos
6. Você não sabe que palavras usar para começar a busca	Use um artigo sobre o tema que você já tenha lido como ponto de partida ou use um dicionário português-inglês
7. Você quer artigos em uma determinada subárea. Exemplo: nutrição no diabético. Você prefere uma revisão sobre o tema	Usando as palavras diabetes *diet* aparecem 28.530 referências. Restrinja associando *review*. Aparecem 5.116 referências. Restrinja ao tipo de alteração na dieta que você quer estudar (gorduras). Restrinja associando *lipid*. Cai para 1.403. Restrinja a um tipo de gordura (*HDL-cholesterol*). Sobram 174 artigos. Não esqueça que ao restringir demais você pode estar perdendo algum artigo importante
8. Você não conseguiu nada no MEDLINE	Quem faz a indexação dos artigos no MEDLINE são bibliotecárias. As palavras-chave pelas quais o artigo é classificado são escolhidas pelos autores ou editores. Isso pode dificultar muito sua pesquisa

Adaptado de Greenhalg T. How to read a paper – the MEDLINE database, 1997[42]. Atualizado em 1/02/2011.

grande importância. Normalmente, esses artigos são encontrados ao cruzar as referências dos artigos mais recentes. Quando você encontra um artigo interessante no MEDLINE, pode clicar no canto superior direito do nome do artigo, em *related articles*, *links*. Aparecerão artigos relacionados ao que você já selecionou.

LIMITAÇÕES DA BASE MEDLINE

Algumas das limitações já foram discutidas anteriormente, como problemas na codificação das palavras-chave do artigo. Alguns artigos mais antigos podem ser conseguidos acessando um dos *links* que aparecem na tela, mas a maioria dos artigos muito antigos só estão disponíveis nas bibliotecas. Dependendo da revista em que foi publicado o artigo, há um tempo maior no processo de indexação e na hora de você fazer seu levantamento não será possível encontrá-lo.

OUTROS BANCOS DE DADOS

Existem outros bancos de dados disponíveis além do MEDLINE listados no quadro 2.9. Alguns desses *sites* são de livre acesso, como o MEDLINE, e outros não. Se você tem dúvidas sobre o acesso a esses bancos de dados, procure uma biblioteca e peça ajuda. Algumas bibliotecas assinam os direitos de usar alguns *sites* pagos como, por exemplo, o OVID. Uma fonte excelente de dados nacionais com todas as revistas brasileiras de destaque pode ser acessada na base SCIELO com acesso gratuito a todo o conteúdo (http://www.scielo.br).

Quadro 2.9 – Outros bancos de dados disponíveis além do MEDLINE.

AIDSLINE – cobre artigos sobre aids e HIV a partir dos anos 80

Allied and Alternative Medicine – cobre artigos sobre medicina alternativa

American Medical Association Journals – contém todos os arquivos do *JAMA (Journal of American Medical Association)*, além das revistas de especialidades desde 1982

ASSIA – banco de dados sobre ciências sociais nas áreas de psicologia, sociologia, política e economia desde 1987

Cancer – CD artigos sobre câncer desde 1984

CINAHL – banco de dados sobre enfermagem, educação em saúde, terapia ocupacional, serviço social na saúde e outros, desde 1983

Cochrane Library (The Cochrane Controlled Trials Register – CCTR), Cochrane Database of Systematic Reviews (CDSR), Database of Abstracts of Reviews of Effectiveness (DARE) atualizados a cada 3 meses

Current Contents Search – indexa artigos de revistas a serem ou já publicados

OUTRAS FONTES

Para acessar *guidelines* (diretrizes) sobre uma determinada doença, há um *site* de consulta (http://www.aan.com/public/practiceguidelines/headache_gl.htm) com mais de 700 consensos disponíveis para consulta.

O *The New England Journal of Medicine* libera livremente via internet artigos publicados há mais de seis meses (http://www.nejm.org). O *The Lancet* libera somente alguns artigos disponíveis no *site* http://thelancet.com.

Um outro tipo de fonte atualmente existente são revistas que selecionam várias outras revistas em busca de artigos relevantes, fazendo uma seleção dos mais interessantes e de maior interesse para o público geral. Um exemplo dessas revistas é o *ACP Journal Club*, uma publicação do *American College of Physicians*, que seleciona, entre 50 revistas de alto impacto (muito lidas), artigos sobre diagnóstico, prognóstico, terapêutica, etiologia, qualidade dos serviços, análise de decisão e farmacoeconomia, temas de grande relevância para o profissional da área da saúde. Uma outra revista, a *Evidence-Based Medicine*, tem estrutura semelhante, mas ainda abrange temas sobre Cirurgia, Obstetrícia, Pediatria e Psiquiatria, sendo editada pelo *British Medical Journal Publication Group* em conjunto com a *McMaster University* (Canadá) e o *Centre for Evidence-Based Medicine at University of Oxford* no Reino Unido.

Para quem quiser manter-se fiel aos livros, é interessante escolher aqueles com atualização no mínimo anual e já há alguns disponíveis no mercado. São opções disponíveis, o *Clinical Evidence* publicado pelo grupo do *British Medical Journal* (*site*: http//www.bmipg.com/index.html), o livro do *American College of Physicians* (*site*: http//www.acponline) e o *Evidence-Based on Call* (*site*: http//cebm.jr2.ox.ac.uk/eboc/eboc.html), desenvolvidos por um grupo de ex-alunos da Oxford University, o *Scientific American Medicine* e a versão via internet do *Harrison's Principles of Medicine*.

LEITURA COMPLEMENTAR

1. Sackett DL et al. Evidence-based medicine. How to practice and teach EBM. Edinburgh, United Kingdom: Churchill Livingstone; 2000.

REFERÊNCIAS BIBLIOGRÁFICAS

1. Feinstein AR. Scientific standards in epidemiologic studies of the menace of daily life. Science. 1988;24283:1257.

2. Sackett DL et al. Clinical clinical epidemiology: a basic science for clinical medicine.New York: Little, Brown; 1985.

3. Evidence-Based Medicine Working Group. Evidence-based medicine: a new approach to teaching the practice of medicine. JAMA 1992;268:2420.

4. Sackett DL. Evidence based medicine: what it is and what it isn't. BMJ 1996;312:71.

5. Sackett DL. The sins of expertness and a proposal for redemption. BMJ 2000;320:1283.

6. Sackett DL, Rosenberg WMC. On the need of evidence-based medicine. J Publ Health Med 1995;17:330.

7. Barreto ML. Use of risk factors obtained by questionnaires in the screening for Schistosoma mansoni infection. Am J Trop Med Hyg 1993;48:742.

8. Straus SE et al, for the CARE-Group. The accuracy of patient history, wheezing, and laringeal measurements in diagnosing obstructive airway disease. JAMA 2000; 283:1853.

9. Wurapa FK et al. Evaluation of conjunctival pallor in the diagnosis of anaemia. J Trop Med Hyg 1986;89:33.

10. Site do Care Study (www.carestudy.com).

11. Drazner MH et al. Prognostic importance of elevated jugular venous pressure and a third heart sound in patients with heart failure. N Engl J Med 2001;345:574.

12. Bradford-Hill A et al. Streptomycin in

Tuberculosis Trial Committee: Streptomycin treatment of pulmonary tuberculosis. Br Med J 1948;2:769.

13. Parker AB et al. The relevance of subgroup-specific treatment effects: the Studies of Left Ventricular Dysfunction (SOLVD) revisited. Am Heart J 2002;144:941.

14. Lamy A et al. Cost implications of the use of ramipril in high-risk patients based on the Heart Outcomes Prevention Evaluation (HOPE) study. Circulation 2003;107: 960.

15. Chang WC et al. Does eptifibatide confer a greater benefit to patients with unstable angina than with non-ST segment elevation myocardial infarction? Insights from the PURSUIT Trial. Eur Heart J 2002;23: 1102.

16. Keavney B et al. Large-scale test of hypothesised associations between the angiotensin-converting-enzyme insertion/deletion polymorphism and myocardial infarction in about 5000 cases and 6000 controls. International Studies of Infarct Survival (ISIS) Collaborators. Lancet 2000;355:434.

17. Sherwood MW et al. Early dynamic risk stratification with baseline troponin levels and 90-minute ST-segment resolution to predict 30-day cardiovascular mortality in ST-segment elevation myocardial infarction: analysis from CLopidogrel as Adjunctive Reperfusion TherapY (CLARITY) – Thrombolysis in Myocardial Infarction (TIMI) 28. Am Heart J 2010;159:964.

18. Cannon CP et al. PLATelet inhibition and patient outcomes investigators. Comparison of ticagrelor with clopidogrel in patients with a planned invasive strategy for acute coronary syndromes (PLATO): a randomised double-blind study. Lancet 2010;375:283.

19. Sackett-DL. Evidence-based medicine. Semin Perinatol 1997;1:3.

20. Silberstein SD, Rosenberg J. Multispecialty consensus on diagnosis and treatment of headache. Neurology 2000;54: 1553.

21. McCrory DC et al. Evidence-based guidelines for migraine headache: overview of program description and methodology, 2000. Site: http://www.aan.com/public/practiceguidelines/headache gl.htm

22. Campbell JK et al. Evidence-based guidelines for migraine headache: behavioral and physical treatments. 2000. Site: http://www.aan.com/public/practiceguidelines/headache gl.htm

23. Lipton RB et al. Disability in strategies of care study group. Stratified care vs step care strategies for migraine: the Disability in Strategies of Care (DISC) Study: A randomized trial. JAMA 2000;284:2599.

24. Gallagher EJ et al. The relationship of treatment adherence to the risk of death after myocardial infarction in women. JAMA 1993;270:742.

25. Glynn RJ et al. Adherence to aspirin in the prevention of myocardial infarction: The Physicians' Health Study. Arch Intern Med 1994;154:2649.

26. Coronary Drug Project Research Group. Influence of adherence treatment and response of cholesterol on mortality in the coronary drug project. N Engl J Med 1980;303:1038.

27. Horwitz RI et al. Treatment adherence and risk of death after myocardial infarction. Lancet 1990;336:542.

28. Cook DJ et al. Rules of evidence and clinical recommendations on the use of antithrombotic agents. Chest 1992;102:305S.

29. Guayatt GH et al., for the Evidence-Based Medicine Working Group. Users' Guide to the Medical Literature. IX. A method for Grading Health Care Recomendations. JAMA 1995;274:1800.

30. Guyatt GH et al., GRADE Working Group. GRADE: an emerging consensus on rating quality of evidence and strength of recommendations. BMJ 2008;336:924.

31. Atkins D et al., GRADE Working Group. Grading quality of evidence and strength of recommendations I: critical ap-

praisal of existing approaches The Grading Working Group. BMC Health Serv Res 2004;4:38.

32. Atkins D et al., GRADE Working Group. Systems for grading the quality of evidence and the strength of recommendations II: pilot study of a new system. BMC Health Serv Res 2005;5:25.

33. http://www.acponline.org/

34. Stoch SA et al. Once-weekly oral alendronate 70 mg in patients with glucocorticoid induced bone loss: a 12-month randomized, placebo-control, led clinical trial. J Rheumatol 2009;36:1705.

35. http://www.medicinanet.com.br/bula/378/alendronato.htm

36. Cappelleri JC et al. Large trials vs meta-analysis of small trials: how do their results compare? JAMA 1996;276:1332.

37. Writing Group for the Women's Health Initiative Investigators. Risks and benefits of estrogen plus progestin in healthy postmenopausal women: principal results From the Women's Health Initiative randomized controlled trial. JAMA 2002;288:321.

38. Stokes J 3rd et al. Blood pressure as a risk factor for cardiovascular disease. The Framingham Study – 30 years of follow-up. Hypertension 1989;13(5 Suppl):I13.

39. Benson K, Hartz A. A comparison of observational studies and randomized controlled trials. N Engl J Med 2000;342:1878.

40. Sharp GB, Cole P. Identification of risk factors for diethylstilbestrol-associated clear cell adenocarcinoma of the vagina: similarities to endometrial cancer. Am J Epidemiol 1991;134:1316.

41. Concato J et al. Randomized, controlled trials, observational studies, and the hierarchy of research designs. N Engl J Med 2000;342:1887.

42. Greenhalg T. How to read a paper – the MEDLINE database. BMJ 1997;315:180.

43. Neubauer O et al. Recovery after na Ironman triathlon: sustained inflammatory responses and muscular stress. Eur J Appl Physiol 2008;104:417.

3. TIPOS DE VARIÁVEIS E MEDIDAS DE TENDÊNCIA CENTRAL E DE DISPERSÃO

Isabela M. Benseñor
Paulo A. Lotufo

TIPOS DE VARIÁVEIS

Quando examinamos um paciente, o universo de análise restringe-se a um indivíduo. Porém, quando avaliamos uma população, um grupo de pacientes, ou seja, um coletivo, necessitamos identificar as informações disponíveis que permitam classificar e agrupar esse coletivo e também identificá-lo em relação aos demais. Por exemplo, podemos comparar a idade média dos brasileiros com a dos argentinos e razão de mulheres e homens entre os dois países.

Nos estudos epidemiológicos são obtidos dados de várias naturezas que podem ser reagrupados de acordo com o objetivo do pesquisador, como, por exemplo, idade e sexo. De acordo com a necessidade do pesquisador, informações numéricas contínuas podem ser transformadas em duas ou mais categorias, por exemplo, costumeiramente se pergunta a idade dos participantes e depois se divide a população por faixas etárias. Ou então mede-se a pressão arterial, um valor contínuo, e se transforma em "normotensão" e "hipertensão", uma variável dicotômica que poderia ser representada por zero ("normotensão") ou por um ("hipertensão"). Ou então em mais categorias incluindo "normotensão", "pré-hipertensão", "hipertensão leve", "hipertensão moderada" e "hipertensão grave". Por outro lado, informações baseadas no exame do paciente por mero reconhecimento de padrão, como a presença de icterícia, cuja descrição é milenar, podem ser transcritas em números ordinais, por exemplo, zero (ausência), um (leve), dois (moderada) e três (grave). Definimos três tipos básicos de variáveis em estudos epidemiológicos: as contínuas, as escalares, as categóricas (nominais) e as ordinais.

VARIÁVEIS CONTÍNUAS

São variáveis em que os números indicam ordenação e magnitude, mas que podem ser expressas em números inteiros ou em frações. É o caso do tempo (horas, minutos, segundos, centésimos de segundos e assim por diante) ou dos níveis séricos de creatinina de um determinado paciente. Muitas vezes, as variáveis contínuas são transformadas em ordinais, como quando categorizamos os pacientes hipertensos de acordo com o nível de pressão arterial, como o JNC 7 (*The Seventh Report of the National Committee on Prevention, Detection Evaluation, and Treatment of High Blood Pressure*), que classifica a pressão em níveis[1] (Quadro 3.1).

Quadro 3.1 – Classificação e terapêutica indicada no tratamento da pressão arterial nos adultos*.

Classificação da PA	PAS* (mmHg)	PAD* (mmHg)	Modificações do estilo de vida	Terapêutica inicial	
				Sem presença de agravantes	Com presença de agravantes
Normal	< 120	< 80	Encorajar	Não há indicação de terapêutica medicamentosa	Indicação terapêutica medicamentosa nas situações agravantes**
Pré-hipertensão	120-139	ou 80-89	Sim		
Hipertensão estágio I	140-159	ou 90-99	Sim	Diuréticos tiazídicos. Pode-se pensar no uso de IECA, ARA, BB, BCC ou uma combinação	Terapêutica medicamentosa nas situações** Outros anti-hipertensivos como IECA, ARA, BB e BCC podem ser necessários
Hipertensão estágio II	≥ 160	ou ≥ 100	Sim	Combinação de dois medicamentos na maioria dos casos*** (usualmente diurético tiazídico e IECA ou ARA ou BB ou BCC)	

Adaptado do JNC 7, 2003[1].

PAS = pressão arterial sistólica; PAD = pressão arterial diastólica; IECA = inibidor da enzima conversora de angiotensina; ARA = inibidor do receptor de angiotensinogênio; BB = betabloqueador; BCC = bloqueador de canal de cálcio.

 * Tratamento indicado pela categoria mais elevada de pressão arterial.
 ** Situações agravantes (insuficiência cardíaca congestiva, pós-infarto agudo do miocárdio, indivíduos com risco de doença isquêmica coronariana elevado, indivíduos com *diabetes mellitus*, presença de insuficiência renal crônica em pacientes com acidente vascular cerebral de repetição).
 *** Nos pacientes com insuficiência renal crônica ou *diabetes mellitus* deve-se manter a pressão arterial < 130/80mmHg.

VARIÁVEIS DISCRETAS

Para as variáveis discretas tanto a ordenação quanto a magnitude são importantes. Nesse tipo de variável, os números representam realmente quantidades e não simplesmente rótulos. Entretanto, variáveis discretas só podem ser expressas por números integrais, não admitindo frações. É o caso, por exemplo, de número de mortes na cidade de São Paulo por acidentes de trânsito. A morte só pode ser expressa por um valor inteiro, não existindo meia morte ou um quarto de morte. Outro exemplo de variável discreta é o número de filhos de um casal.

VARIÁVEIS CATEGÓRICAS (NOMINAIS)

Nesse tipo de variável, os números são utilizados para representar categorias. Ao se montar um banco de dados, é mais fácil categorizar homens e mulheres como 0 e 1, respectivamente. Isso possibilita o uso de qualquer programa estatístico, que sempre trabalha com variáveis numéricas. Na variável nominal, a magnitude e a ordem dos números são pouco importantes. Elas simplesmente servem para caracterizar uma variável que antes era não numérica.

Quando só existem duas opções de categoria, como em relação a gênero, a variável é chamada de dicotômica (grego) ou binária (latim). Mas nem sempre as variáveis nominais são dicotômicas, frequentemente havendo mais de duas categorias. Em relação ao tipo sanguíneo do sistema ABO, há quatro possibilidades, tipos A, B, O e AB. Cada um dos tipos sanguíneos pode ser classificado como um número e novamente nem a ordem nem a magnitude dos números importam. O número serve como um novo rótulo para o tipo sanguíneo antes representado por letras. A vantagem, novamente de transformar nomes em números, é possibilitar a análise dos dados em programas estatísticos que só leem números.

VARIÁVEIS ORDINAIS

Quando a ordem entre as categorias é importante, as variáveis são chamadas de ordinais, como em uma escala de dor (Quadro 3.2). Nesse caso, embora a magnitude em si do número não tenha importância, existe uma ordenação de intensidade da dor em que a dor leve é menos forte que a moderada e a dor moderada menos forte que a intensa. Muitas operações aritméticas não fazem sentido quando se trabalha com variáveis ordinais, já que elas expressam ordenação, mas não magnitude dos valores. Outro exemplo de variáveis ordinais são as queimaduras de 1º, 2º e 3º graus. Embora a magnitude do número não importe, há uma graduação de gravidade entre elas, em que as de 3º grau são mais graves que as de 2º grau que, por sua vez, são mais graves que as de 1º grau.

Quadro 3.2 – Escala de dor para classificação das cefaleias com ordenação de acordo com a intensidade.

Dor leve	Não atrapalha as atividades de rotina	Primeira
Dor moderada	Atrapalha as atividades de rotina	Segunda
Dor intensa	Impede as atividades de rotina	Terceira

MEDIDAS DE TENDÊNCIA CENTRAL

Quando avaliamos um paciente, uma das primeiras informações a serem analisadas é a idade. Seu conhecimento permite a elaboração das primeiras hipóteses diagnósticas. Porém, quando estamos observando um número maior de indivíduos, torna-se necessário utilizar uma ferramenta específica para determinar qual seria o valor mais adequado para representar a idade do grupo em nosso exemplo. Para tanto, há várias formas de se estabelecer esse valor. O mais intuitivo é por meio do cálculo da média aritmética dos valores de todos os pacientes. O outro menos intuitivo, porém o mais adequado em várias situações, principalmente naquelas em que não há determinação exata dos valores mínimos e máximos, trata-se do cálculo da mediana. Por último, podemos verificar qual o valor mais frequente em nossa amostra, no caso chamado de moda.

Vamos supor uma pesquisa sobre o comparecimento de idosos no ambulatório de acordo com o dia da semana e o período do dia (Tabela 3.1). Você está interessado em saber em qual dia a idade dos pacientes atendidos é mais eleva-

Tabela 3.1 – Idade dos 10 primeiros pacientes (P) que frequentaram o ambulatório de um serviço de saúde no período da manhã distribuídos por dia da semana.

	Segunda-feira	Terça-feira	Quarta-feira	Quinta-feira	Sexta-feira
P1	47	23	45	21	58
P2	55	21	19	23	21
P3	62	45	19	25	35
P4	47	65	21	85	85
P5	34	21	45	56	69
P6	24	19	91	24	56
P7	29	18	78	21	75
P8	54	23	54	45	58
P9	63	64	54	56	52
P10	68	86	42	58	21
Total	482	385	468	414	530
Média	48,3	38,5	46,8	41,4	53
Mediana	50,5	23	45	35	57
Moda	47	21 e 23	19, 45 e 54	21 e 56	21 e 58
Desvio-padrão	15,1	24,8	24,2	22,0	21,5

da. Para isso, torna-se necessário calcular a média. A média ou média aritmética é a mais utilizada das medidas de tendência central. Ela é calculada somando-se todas as observações em um conjunto de dados dividindo-se o total pelo número de observações feitas. Em nosso exemplo, a média das idades nos vários dias da semana mostra que os valores mais elevados são encontrados na sexta-feira.

A média pode ser utilizada para caracterizar as variáveis discretas e as contínuas. Entretanto, não pode ser utilizada para variáveis nominais ou ordinais. Uma exceção a essa regra é se, por exemplo, na tabela 3.1 quiséssemos estudar o gênero dos pacientes que vieram na segunda-feira. A variável gênero pode ser codificada como masculino = zero e feminino = 1 (Tabela 3.2). Ou seja, a soma dos valores de 1 (que representam cada uma das mulheres na amostra) dividida pelo número de observações (10) dá 0,6. Isso significa que 60% dos pacientes atendidos na segunda-feira são mulheres (Tabela 3.2).

Tabela 3.2 – Gênero dos 10 primeiros pacientes (P) que compareceram ao ambulatório de um serviço de saúde na segunda-feira.

P1	0
P2	1
P3	1
P4	0
P5	1
P6	1
P7	1
P8	0
P9	1
P10	0
Total	6
Número de observações	10
Média	0,6

A média altera-se muito quando uma das medidas é muito diferente das outras. Vamos supor que eu calculasse a média das idades dos pacientes da sexta-feira e obtivesse os valores citados na tabela 3.3. É claro que houve erro na anotação de uma das medidas, porque o valor da média obtido foi muito discrepante. A partir desse exemplo, pode-se concluir que a média é muito sensível a valores que difiram do resto da amostra. Nesse caso, torna-se fácil perceber que houve um erro, mas isso nem sempre acontece, ou às vezes há um valor que difere em muito dos outros, e isso pode estar correto.

TIPOS DE VARIÁVEIS E MEDIDAS DE TENDÊNCIA CENTRAL E DE DISPERSÃO

Tabela 3.3 – Valores da idade dos 10 primeiros pacientes (P) que compareceram ao ambulatório de um serviço de saúde na sexta-feira.

P1	47
P2	55
P3	62
P4	47
P5	34
P6	24
P7	29
P8	54
P9	63
P10	680
Total	1.095
Número de observações	10
Média	109,6

MEDIANA

A mediana é uma outra medida de tendência central que não se altera tanto quando um dos valores difere muito dos outros. A mediana pode ser utilizada como uma medida que descreve variáveis discretas, contínuas e ordinais. Para calcular a mediana é preciso que todas as observações feitas sejam listadas, por exemplo, do menor valor para o maior. A mediana é definida como o valor que divide a amostra em um número igual de valores acima e abaixo da mediana. Se o número de observações for ímpar, a mediana será o valor do meio, ou seja, $(n + 1)/2$. Se o número de observações for par, o valor da mediana será a média dos dois valores que estão no meio da amostra, ou seja, $n/2$. Fica mais fácil de entender dando um exemplo.

Vamos usar de novo a tabela com as idades dos pacientes atendidos na segunda-feira colocando os valores em ordem progressiva de idade (Tabela 3.4). Os dois valores médios são 47 e 54, que somados dão 101 e dividindo-se esse total por 2 chega-se ao valor médio de 50,5, que representa a mediana de idade dos frequentadores da segunda-feira. Se em vez de 10 pacientes tivéssemos somente 9 variando de P1 a P9, a mediana seria a idade do P5 que deixa quatro valores abaixo da mediana (P1 a P4) e quatro valores acima da mediana (P6 a P9).

MODA

A terceira medida de tendência central é a moda. Ela pode ser usada como um resumo das medidas de qualquer tipo de dados que mostrem uma coleção de valores. A moda é o número de vezes em que a observação com frequência

Tabela 3.4 – Idade dos 10 primeiros pacientes (P) atendidos na segunda-feira.

P1	24
P2	29
P3	34
P4	47
P5	47
P6	54
P7	55
P8	62
P9	63
P10	68

Mediana = 47 + 54 = 101/2 = 50,5

mais elevada aparece. Utilizando-se mais uma vez a tabela 3.4 concluímos que o valor da moda é 47, já que esse é o único valor que aparece duas vezes. Dependendo do tipo de distribuição do seu conjunto de dados, podemos ter vários tipos de curvas (Fig. 3.1).

A curva A mostra uma distribuição unimodal (há somente um pico) e, portanto, os valores de média, mediana e moda serão muito semelhantes. A

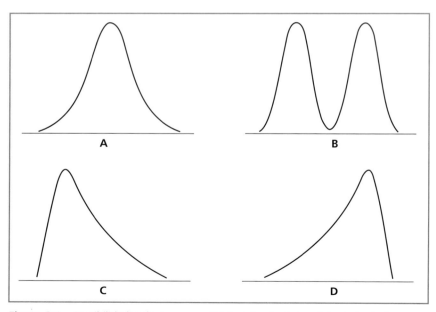

Figura 3.1 – Possibilidades de curvas na distribuição de dados. Adaptado de Pagano e Gauvreau, 1993[2].

curva B mostra uma distribuição simétrica, porém bimodal. Por ser simétrica, os valores da média e da mediana serão aproximadamente os mesmos, mas a distribuição será bimodal (há dois picos de valores). A média e a mediana nessa distribuição poderão estar entre os dois picos. Esse tipo de curva geralmente acontece quando a população de onde os valores são tirados é constituída de dois diferentes subgrupos que diferem em muito nas características mensuradas. Nesses casos, o valor da moda costuma ser mais representativo que o da média ou da mediana. A curva C é desviada para a direita, e a curva D, para a esquerda. Quando os dados não são simétricos, a mediana é frequentemente a melhor medida de tendência central para descrever a amostra. Como a média é muito sensível a valores muito diferentes, ela acaba desviando-se na direção dos valores mais extremos, ficando muito alta ou muito baixa, o que não acontece com a mediana. Note ainda que, quando a curva está desviada para a direita, a média fica à direita da mediana (mais alta) e quando a curva se desvia para a esquerda a média fica à esquerda da mediana (mais baixa).

MEDIDAS DE DISPERSÃO

VARIAÇÃO

Um fato conhecido por todos é de que o valor médio, muitas vezes, esconde as diferenças dentro da amostra. O exemplo da renda *per capita* com certeza é o mais marcante. Por isso, toda medida de tendência central deve vir acompanhada de um valor que indique sua variação. É o número que pode ser utilizado para descrever a variabilidade dos valores de um conjunto de dados. A variação de um grupo de medidas é calculada como a diferença entre o maior e o menor valor observado. Embora a variação seja fácil de computar, ela tem utilização limitada. Do mesmo modo que a média, ela se altera muito na presença de valores extremos. A variação entre o conjunto de idades dos pacientes da segunda-feira é de 68 – 24 = 46.

VARIÂNCIA E DESVIO-PADRÃO

São duas formas de medir a dispersão com o mesmo significado, porque o desvio-padrão é um artifício aritmético para operacionalizar a variância. A variância quantifica a quantidade de variabilidade ou de dispersão dos valores em relação à média da amostra. Ela é calculada determinando-se a diferença entre a medida observada em relação à média da amostra. Todas as diferenças são somadas. Por definição, a soma de todas as diferenças em relação à média menores que a própria média é igual à soma de todas as diferenças em relação à média maiores que a própria média. Por isso, esses dois valores se anulam. Para eliminar esse problema, as diferenças serão elevadas ao quadrado e, portanto, todos os resultados serão sempre positivos. O próximo passo é somar todos os quadrados das diferenças e achar seu valor médio. Esse valor é a variância.

Como calcular a variância passo a passo:

Passo 1 – calcule a média do seu conjunto de medidas.

Passo 2 – subtraia de cada uma das medidas no seu conjunto de dados o valor da média obtendo as diferenças.

Passo 3 – eleve ao quadrado cada uma das diferenças obtidas.

Passo 4 – some todos os valores obtidos das diferenças ao quadrado.

Passo 5 – divida o valor da soma pelo número de medidas do seu conjunto de dados menos 1.

Vamos agora calcular a variância no conjunto de dados composto pela idade dos pacientes atendidos na segunda-feira (Tabela 3.1, coluna da segunda-feira).

$$\text{Variância} = (47 - 48,3)^2 + (55 - 48,3)^2 + (62 - 48,3)^2 + (47 - 48,3)^2 + (34 - 48,3)^2$$
$$+ (24 - 48,3)^2 + (29 - 48,3)^2 + (54 - 48,3)^2 + (63 - 48,3)^2 +$$
$$(68 - 48,3)^2 = 2040,1/9 = 226,6 \text{ ou arredondando } 227$$

O desvio-padrão de um conjunto de medidas é a raiz quadrada da variância. Na amostra acima o desvio-padrão será:

$$\text{Desvio-padrão} = \sqrt{227} = 15,1$$

Quanto menor o desvio-padrão, maior será a homogeneidade de um conjunto de medidas. Quanto maior o desvio-padrão, maior a variabilidade. Não tem sentido comparar os desvios-padrão de dois conjuntos de dados, já que eles se relacionam especificamente com as medidas do conjunto de dados em que foram calculados[2]. Nos exemplos acima e abaixo, as casas decimais < 0,5 foram arredondadas para baixo e as casas decimais ≥ 0,5 foram arredondadas para cima.

COEFICIENTE DE VARIAÇÃO

Para comparar entre si dois conjuntos diferentes de dados, deve-se utilizar o coeficiente de variação, o qual correlaciona o desvio-padrão da amostra com sua média. Calcula-se como:

$$\text{Coeficiente de variação} = \frac{\text{desvio-padrão}}{\text{média}} \times 100\%$$

$$\text{Em nosso exemplo} = \frac{15,1}{48,3} \times 100\% = 31,3 = 31$$

Portanto, o coeficiente de variação mede a variação relativa e pode ser utilizado para a comparação dos conjuntos de dados diferentes. Como o desvio-padrão e a média usam a mesma unidade de medida, as unidades podem ser canceladas, e o coeficiente de variação é uma medida expressa somente como um número, tradicionalmente como uma porcentagem. Em nosso exemplo, na tabela 3.5 nota-se que o coeficiente de variação foi menor na segunda-feira e maior na terça-feira.

Tabela 3.5 – Média e desvio-padrão da idade dos 10 primeiros pacientes atendidos distribuídos pelos dias da semana.

	Segunda-feira	Terça-feira	Quarta-feira	Quinta-feira	Sexta-feira
Média	48,3	38,5	46,8	41,4	53
Desvio-padrão	15,1	24,8	24,2	22,0	21,6
CV (%)	31,3	64,4	51,7	53,1	40,8

ERRO-PADRÃO

O erro-padrão da média é outra medida de variabilidade muito usada em estatística para cálculo dos intervalos de confiança que pode ser calculada do seguinte modo:

$$\text{Erro-padrão} = \frac{\text{desvio-padrão}}{\sqrt{n}}$$

DISTRIBUIÇÃO NORMAL

Uma distribuição é denominada normal quando há uma simetria ao redor da média, e os valores da média, mediana e moda são iguais. Esse tipo de curva tem a forma de um sino. Nesse tipo de curva, 68% dos valores estão dentro do intervalo de ± 1 desvio-padrão da média; 95%, dentro do intervalo de ± 2 desvios-padrão da média; e 99%, dentro do intervalo de ± 3 desvios-padrão da média (Fig. 3.2)[3]. Costumeiramente se avalia a distribuição de uma amostra para verificar a normalidade e daí indicar o tipo de estatística a ser aplicada – paramétrica ou não –, o que foge ao escopo deste livro.

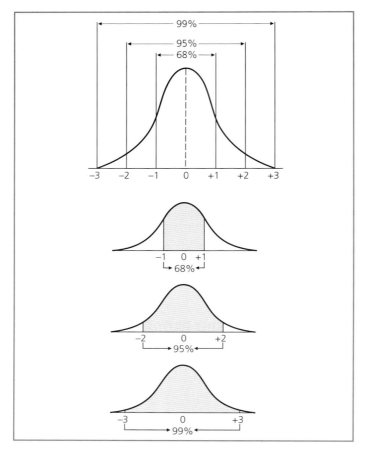

Figura 3.2 – Distribuição normal (curva de Gauss). Adaptado de Hanrahan e Gangadhar, 1994[3].

LEITURA COMPLEMENTAR

1. Pagano M, Gauvreau K. Principles of biostatistics. Belmont, California, USA: Wadsworth Inc; 1993.

REFERÊNCIAS BIBLIOGRÁFICAS

1. Joint National Committee on Detection, Evaluation, and Treatment of High Blood Preeure (JNC-VII): The Seventh Report of the Joint National Committee on Prevention, Detection, Evaluation, and Treatment of High Blood Pressure. JAMA 2003;289: 2560.

2. Pagano M, Gauvreau K. Principles of biostatistics. Belmont, California, USA: Wadsworth Inc; 1993.

3. Hanrahan E, Gangadhar M. Appleton & Lange's Review of Epidemiology & Biostatistics for the USMLE. East Norwalk, Connecticut, USA: Appleton & Lange; 1994.

TIPOS DE VARIÁVEIS E MEDIDAS DE TENDÊNCIA CENTRAL E DE DISPERSÃO

EXERCÍCIOS

1. Classifique o tipo de variável nos exemplos a seguir:
   A) Concentração de monóxido de carbono no ar.
   B) Níveis de escolaridade: fundamental, médio, superior.
   C) Distritos administrativos da cidade de São Paulo.
   D) Locais com risco elevado de assaltos na cidade A.
   E) Número de mortos na epidemia de H1N1.

2. Um estudo avaliou a sobrevida (em meses) de 20 pacientes com insuficiência cardíaca congestiva classe funcional IV: 4, 8, 12, 24, 36, 14, 25, 48, 20, 18, 19, 23, 24, 26, 34, 20, 27, 39, 20, 22.

   Calcule a média, a mediana e a moda, a variação, a variância e o desvio-padrão.

3. Em uma distribuição não normal, a medida de tendência central mais indicada é a:
   A) Média.
   B) Mediana.
   C) Moda.
   D) Desvio-padrão.
   E) Variância.

4. Um pesquisador calculou a média, a mediana e a moda dos níveis de creatinina em uma amostra de pacientes com doença renal crônica. Os resultados estão apresentados no quadro 3.3.

   Quadro 3.3 – Média, mediana e moda da distribuição dos valores de creatinina em uma amostra de pacientes renais crônicos.

	Nível de creatinina (mg/dl)
Média	2,1
Mediana	3,6
Moda	4,5

   A partir desses dados podemos concluir que a distribuição é:
   A) Normal.
   B) Desviada para a esquerda.
   C) Desviada para a direita.
   D) Simétrica.
   E) Impossível de se classificar.

5. Quando em uma distribuição o valor da média, da mediana e da moda coincidem, dizemos que se trata de uma distribuição:
   A) Normal.
   B) Desviada para a esquerda.
   C) Desviada para a direita.
   D) Simétrica.
   E) Não normal.

6. Observe as curvas na figura 3.3 e responda a letra cuja alternativa mais corresponde ao tipo de distribuição:

41

A) Curvas com variâncias iguais, porém com médias diferentes.
B) Curva com valores de média, mediana e moda iguais.
C) Curva desviada para a esquerda.
D) Curvas bimodais.
E) Curvas com médias iguais e diferentes variâncias.
F) Curvas desviadas para a direita.

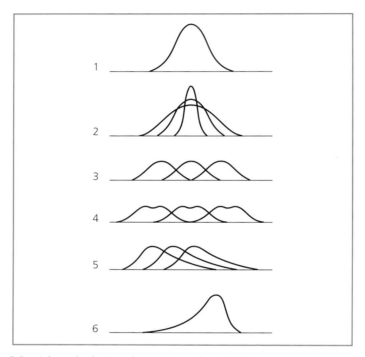

Figura 3.3 – Adaptado de Hanrahan e Gangadhar, 1994[3].

RESPOSTAS

1. A) Variável contínua; B) variável ordinal; C) variável nominal; D) variável nominal; E) variável discreta.

2. A) A média será a soma de todos os valores dividida pelo número de medidas, ou seja, 463/20 = 23,1 meses.

   B) Colocando os números em ordem crescente, como se trata de um conjunto de valores com número par, a mediana será a média dos números localizados nas posições 10 e 11 que são, respectivamente, os números 22 e 23, ou seja, a mediana será 22,5.

   C) A moda será 20, número que se repete por 3 vezes, sendo uma distribuição unimodal.

   D) A variação será 48 – 4 = 44.

TIPOS DE VARIÁVEIS E MEDIDAS DE TENDÊNCIA CENTRAL E DE DISPERSÃO

E) A variância será $(4 - 23,1)^2 + (8 - 23,1)^2 + (12 - 23,1)^2 + (14 - 23,1)^2 + (18 - 28,3)^2 + (19 - 23,1)^2 + (20 - 28,3)^2 + (20 - 23,1)^2 + (20 - 23,1)^2 + (22 - 23,1)^2 + (23 - 23,1)^2 + (24 - 23,1)^2 + (24 - 23,1)^2 + (25 - 23,1)^2 + (26 - 23,1)^2 + (27 - 23,1)^2 + (34 - 23,1)^2 + (36 - 23,1)^2 + (39 - 23,1)^2 + (48 - 23,1)^2 = (-19,1)^2 + (-15,1)^2 + (-11,1)^2 + (-9,1)^2 + (-5,1)^2 + (-4,1)^2 + (-3,1)^2 + (-3,1)^2 + (-3,1)^2 + (-1,1)^2 + (-0,1)^2 + (0,9)^2 + (0,9)^2 + (1,9)^2 + (2,9)^2 + (3,9)^2 + (10,9)^2 + (12,9)^2 + (15,9)^2 + (24,9)^2 = 2.058,6/19 = 108,3.$

F) O desvio-padrão será a raiz quadrada de 108,3, ou seja, 10,4.

3. B.

4. B.

5. A.

6. 1B) Distribuição em que média, mediana e moda são iguais (curva normal).

2E) As curvas simétricas mostradas nesta figura apresentam a mesma média com variâncias e desvios-padrão diferentes entre si.

3A) As curvas simétricas mostram variâncias e desvios-padrão iguais, porém com diferentes médias, medianas e modas.

4D) Curvas bimodais identificadas pela presença de duas corcovas que podem ser de tamanho igual como na figura ou não.

5F) Curvas desviadas para a direita.

6C) Curva desviada para a esquerda.

4. MEDIDAS DE FREQUÊNCIA

Yuan-Pang Wang
Laura Helena Silveira Guerra de Andrade

Para fazer comparações entre duas ou mais populações identificam-se indivíduos e neles verificam-se suas características e a existência ou não de uma variável de interesse, que pode ser uma doença ou não. Costumeiramente em epidemiologia, o termo "evento" é utilizado para a ocorrência de uma doença ou complicação dela, como recidiva ou morte. Os eventos ou indivíduos afetados em duas populações, ou em uma mesma população em momentos distintos, não podem ser considerados individualmente, mas sempre em relação à população na qual estão inseridos.

Essa relação entre os dois números é chamada de razão (*ratio*). Habitualmente, e de forma errônea, a literatura especializada utiliza a palavra taxa (*rate*) para se referir indistintamente à proporção (*proportion*) ou razão (*ratio*). Na figura 4.1 apresentamos uma abordagem simplificada dessas definições[1,2]: na literatura epidemiológica brasileira há uma distinção entre taxas e coeficientes, que serão utilizados de forma intercambiável nesse texto.

O numerador representa a quantidade de eventos que estão sendo mensurados. O numerador contém o número de sujeitos que sofrem de determinada doença ou sofreram algum outro tipo de evento (outro termo seria desfecho), enquanto o denominador se refere à população de que se deriva o numerador (a população total). O denominador representa o total do grupo de referência (usualmente uma população sob risco), dentro da qual os desfechos podem ou não ocorrer[3]. A razão corresponde ao cálculo da proporção entre o número de pessoas ou eventos (o numerador) e o total da população sob risco do desfecho (o denominador).

A taxa mede a frequência de um evento em uma população. O numerador (aqueles indivíduos que sofreram determinado desfecho) de uma taxa deve estar contido no denominador (aqueles indivíduos sob risco do desfecho). Embora todas as razões apresentem numerador e denominador, as taxas têm duas características distintas: tempo e um fator multiplicador. As taxas são expressas

MEDIDAS DE FREQUÊNCIA

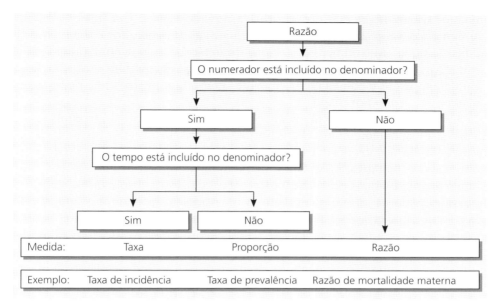

Figura 4.1 – Algoritmo para distinguir taxa, proporção e razão (adaptado do Grimes e Shultz, 2002).

por unidade de tempo (referente ao período de tempo em que os desfechos ocorreram). O multiplicador (em geral, múltiplos de 10) indica o número da população sob risco em que incidiram os desfechos. Um exemplo típico é a taxa de incidência, que indica o número de novos casos de determinada doença em uma população de risco por intervalo de tempo definido, por exemplo, 10 casos de tuberculose por 100.000 pessoas por ano.

A proporção é comumente utilizada como sinônimo de taxa, mas apresenta uma diferença importante: é atemporal. Como a taxa, uma proporção deve ter o numerador contido no denominador[3,4]. Uma vez que tanto o numerador como o denominador apresentam as mesmas unidades, o resultado da divisão é um número adimensional, expresso habitualmente em termos de porcentagem. Um exemplo da proporção é a letalidade – por exemplo, se entre 100 pessoas com leptospirose 15 morrem, a proporção de mortes será de 0,15 ou, mais corriqueiramente, 15%.

Embora todas as taxas e proporções sejam razões, o contrário não é verdadeiro. Em algumas razões, o numerador não está incluído dentro do denominador. Talvez o exemplo mais notório seja a razão da mortalidade materna. Essa definição inclui mulheres que morrem de causas relacionadas à gravidez no numerador e número de nascidos vivos no denominador. No entanto, nem todas as mulheres do numerador estão incluídas no denominador. Por exemplo, uma mulher que morre devido à prenhez ectópica não poderia estar no denominador de mulheres que deram à luz a nascidos vivos. Um outro exemplo comum é a *taxa de admissão hospitalar*, na qual o numerador é o número de admissões, que são o número de *eventos* e não pessoas; e o denominador é uma estimativa da população de onde essas admissões se originaram (*pessoas*). Esse tipo de expressão é equivalente a medidas como quilômetros por hora, custo por metro, e assim por diante.

Os desfechos ou numeradores de uma razão podem ser de diferentes tipos. Expressos usualmente como desfechos/pessoa, tal medida não poderia ser interpretada em termos do indivíduo. Esses desfechos são episódios de doença, admissões hospitalares, e assim por diante, podendo referir-se ao mesmo indivíduo em uma ou mais ocasiões. No caso das admissões hospitalares, o mesmo indivíduo pode ser contado em mais de uma ocasião, portanto, o numerador refere-se ao número total de eventos ou episódios. Alternativamente, alguns estudos fornecem uma contagem não duplicada do número de indivíduos sofrendo daquela doença ou evento durante um período definido. Nesse caso, os indivíduos em questão são contados somente uma vez, independente de quantos episódios possam ter ocorrido. Por exemplo, em uma vila de 100 pessoas onde houve cinco casos de doença em um período definido, dada uma razão de desfecho/pessoa de 5/100, poderá não ser possível dizer se determinada pessoa ficou doente cinco vezes ou se cinco pessoas diferentes apresentaram um único episódio da doença.

Existe um terceiro tipo de numerador no qual somente indivíduos sofrendo de uma doença pela primeira vez são contados. Esse é o caso da taxa de incidência. Comparações desses três tipos de razão ao longo do tempo podem ser muito úteis para esclarecer algumas questões fundamentais, como mudança de padrão de recaída e tendência de cronificação de uma doença dentro de uma comunidade.

O QUE É UM CASO?

Uma das tarefas fundamentais do epidemiologista é estimar a frequência, em outras palavras, a incidência ou a prevalência da doença em populações, para comparar as diferenças entre as taxas para os subgrupos definidos. Isso levanta imediatamente a questão de "o que é um caso?" ou "como a doença é definida?" Os problemas associados com a definição de casos preocupam tanto clínicos como pesquisadores e envolvem todas as áreas da medicina. A mensuração da frequência de uma doença na população requer estipular um critério diagnóstico uniforme. Para definir um "caso" na prática clínica, assume-se que, para qualquer doença, as pessoas são divididas em duas categorias: "afetadas" ou "casos" e "não afetadas" ou "não casos". Esse tipo de afirmação funciona muito bem em ambientes hospitalares e, às vezes, é considerado adequado para a população. Cólera, por exemplo, era identificada somente pelos ataques de diarreia aquosa profusa, muitas vezes fatais, mas sabemos agora que ela pode causar uma forma de diarreia leve. Similarmente, para doenças não infecciosas, reconhecemos hoje a importância diagnóstica de displasias pré-malignas, carcinoma *in situ*, hipertensão arterial leve ou da obstrução pré-sintomática de vias aéreas inferiores. Cada vez mais as doenças que ocorrem na população são descritas como um *continuum* sintomático de gravidade do que um fenômeno tipo tudo ou nada. As raras exceções são as doenças genéticas de alta penetrância, como a acondroplasia. Para a grande maioria das doenças adquiridas na população, a grande questão não é se "esse indivíduo tem tal doença ou não?", mas "como essa pessoa adquiriu essa doença?"

Uma abordagem recomendada, portanto, é utilizar medidas objetivas para avaliar de forma quantitativa a doença. Por exemplo, a distribuição de pressão arterial na população pode ser resumida por meio de sua média e desvio-padrão. Por motivos práticos, é útil sempre categorizar o *continuum* diagnóstico em "casos" e "não casos". Três tipos de abordagens são considerados para definir o ponto de corte dessa divisão:

1. Estatística – o "normal" pode ser definido como o intervalo contido dentro de dois desvios-padrões para mais ou para menos da média específica para a idade, como convencionado na prática clínica. Isso é aceitável como um guia simples para delimitar o que é considerado comum, mas não se deve dar nenhuma outra importância, pois apenas fixa a frequência dos valores "anormais" para cada variável ao redor de 5% em cada população. Mais importante ainda é reconhecer que o que é usual ou comum não é necessariamente bom ou saudável.

2. Clínica – a importância clínica pode ser definida pelo nível de uma dada variável abaixo da qual os sintomas e as complicações se tornam mais frequentes. Assim, em um estudo de casos de osteoartrite de ombro são definidos como casos os indivíduos com um espaço articular menor que 2mm à radiografia de ombro, uma vez que esse nível de estreitamento se associou com aumento importante na manifestação dos sintomas.

3. Epidemiológica – em indivíduos com idade superior a 50 anos, uma pressão sistólica de 150mmHg é comum (isto é, "estatisticamente normal") e clinicamente normal por ser assintomática. No entanto, esse valor apresenta um prognóstico adverso com maior risco de morte por doença cardiovascular quando comparado a indivíduos que apresentam pressão arterial sistólica dentro dos limites da normalidade. Apesar disso, não há um limiar exato de prognóstico, a partir do qual o aumento da pressão arterial influenciaria o risco. Uma definição operacional poderia embasar-se no limiar de tratamento, levando em consideração os sintomas (no caso da hipertensão arterial, isso não se aplica por ela ser assintomática) e o prognóstico, mas muitas vezes não sendo determinada de forma precisa por ambos. Uma pessoa pode ser assintomática e beneficiar-se de um tratamento ou, alternativamente, apresentará aumento de risco sem que se prescreva tratamento.

Cada uma dessas três abordagens para definir um caso se aplica a objetivos diferentes. Para tanto, o pesquisador precisa esclarecer previamente seus objetivos antes de definir os casos que irá estudar. Qualquer que seja a abordagem adotada, a definição de caso deve ser tão precisa quanto possível e desprovida de ambiguidade. Um livro-texto de cardiologia propõe esse critério eletrocardiográfico para o bloqueio do ramo esquerdo: "um aumento da duração da onda QRS com medidas de 0,12 a 0,16 segundo e um grande alargamento da onda R em V_5 ou V_6". Como base para comparações epidemiológicas, essa descrição é desastrosa, porque cada investigador poderia interpretar o "grande alargamento" de forma diferente. Em contraste, o código de Minnesota interpretaria esse alargamento por meio da seguinte definição: "a duração de QRS $\geq$ a 0,12 segundo em qualquer uma ou mais derivações e a onda R com duração $\geq$ a 0,06 segundo em qualquer uma ou mais de uma das seguintes derivações DI, DII, aVL, V_5, ou V_6; cada critério deve ser preenchido na maioria dos batimentos tecnicamente adequados". Quando se comparam diferentes estudos, as definições de caso devem ser rigorosamente padronizadas e livres de imprecisão. As descrições clínicas convencionais não preenchem essa exigência.

Também é essencial definir e padronizar os métodos de mensuração além dos critérios escolhidos. Uma importante característica no diagnóstico de artrite reumatoide, por exemplo, é a rigidez matutina dos dedos; mas dois entrevistadores podem relatar diferentes estimativas de prevalência se um deles se apoiou somente na história clínica e o outro usou um questionário padronizado. Em geral, a definição de casos em pesquisa populacional baseia-se em questionários padronizados, sendo muito mais restritiva e rígida que os critérios clínicos. Essa perda de flexibilidade é o preço de padronização.

Para muitas doenças, ainda não existe uma concordância sobre os critérios diagnósticos. A definição e a uniformização dos critérios diagnósticos são importantes para que conclusões cientificamente válidas possam ser feitas na comparação das taxas entre populações diferentes. Progressos consideráveis foram feitos nos últimos 20 anos, com o desenvolvimento de roteiros padronizados de entrevistas e questionários de rastreamento (*screening* ou triagem), que permitem avaliar sistematicamente a distribuição dos sintomas entre os pacientes[1,5].

INCIDÊNCIA

Para a epidemiologia, a ocorrência de casos de doença deve ser relacionada à "população de risco". Várias medidas de frequência da doença foram definidas, sendo as mais utilizadas a incidência e a prevalência.

A taxa de incidência mede o número de casos novos de uma doença em um período definido de tempo (usualmente um ano). Na figura 4.2, a taxa de incidência para o ano 1 é de 4%, e para o ano 2, de 2%, considerando uma população hipotética de 100 pessoas.

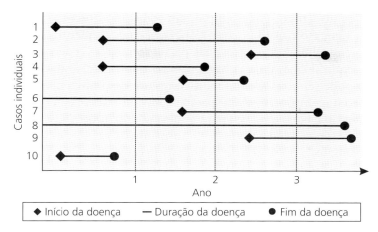

Figura 4.2 – Episódios de uma doença X em uma população hipotética (total da população n = 100, em que 90 indivíduos não adoeceram e não aparecem na figura).

A incidência pode ser descrita em termos de incidência cumulativa em estudos de coorte, porque os casos novos se acumulam ao longo do tempo em um grupo com número fixo de pessoas. Quando a população de risco é relativamente constante, a incidência cumulativa é medida como:

$$\frac{\text{Número de casos novos de uma doença durante um dado período de tempo}}{\text{Total da população de risco}}$$

Muitas vezes, a mensuração de incidência é complicada pelas mudanças da população de risco durante o período em que os casos são avaliados, por exemplo, por nascimentos, mortes ou migração. Essa dificuldade pode ser contornada relacionando-se o número de novos casos a pessoas-ano de risco no denominador, calculado adicionando-se os períodos durante os quais cada membro individual da população apresentou risco no período mensurado. Quando a população é mutável, a incidência pode ser estimada medindo-se os casos novos emergentes, em termos de *densidade de incidência*.

$$\frac{\text{Número de novos casos de uma doença durante um dado período de tempo}}{\text{Total de pessoas-ano de observação}}$$

A *densidade de incidência* é expressa pelo número de casos novos dividido pelo número total de pessoas-ano sob risco. Esse conceito é utilizado principalmente em estudos de sobrevida, em que a população avaliada é variável, com os pacientes entrando em observação em momentos diferentes. Para comparar a contribuição de cada sujeito, proporcional ao seu intervalo de seguimento, o denominador de uma medida de incidência-densidade é expresso como pessoas-tempo em risco para o evento, e não em termos de pessoas sob risco em um período específico do tempo. Por exemplo, um indivíduo observado por 15 anos sem se tornar um caso contribui com 15 pessoas-ano, enquanto aquele seguido por dois anos contribui com apenas duas pessoas-ano para o denominador.

Deve-se lembrar que, uma vez que o indivíduo seja classificado como um caso, ele não pode ser considerado mais como um caso novo nem deve contribuir para a contagem posterior de pessoas-ano de risco. Às vezes, o mesmo evento acontece mais que uma vez para o mesmo indivíduo. Nessas circunstâncias, a definição de incidência é restrita ao primeiro evento, embora algumas vezes (por exemplo, no estudo de doenças infecciosas) seja mais apropriado contar todos os episódios. Quando é possível relatar essa ambiguidade, deve-se afirmar se a incidência se refere somente ao primeiro diagnóstico ou a todos os episódios, uma vez que essa informação pode influenciar sua interpretação. Em, suma, o numerador é o mesmo, mas o denominador é "pessoas" na incidência acumulada e "pessoas-tempo" na densidade de incidência.

PREVALÊNCIA

A prevalência de uma doença é a *proporção de uma população que eram casos da doença em determinado ponto do tempo*. Também chamada de taxa de prevalência, costuma-se referir à proporção de pessoas em uma população definida que é afetada pelo distúrbio em um ponto particular do tempo como taxa de prevalência-ponto. Isso geralmente requer uma medida simples ou transversal do número de indivíduos afetados na população, a qual é expressa tanto como porcentagem ou por 1.000 habitantes. Por exemplo, a prevalência de dispneia persistente em uma grande amostra de crianças de escolas primárias britânicas, levantada durante 1986, foi de aproximadamente 3%. Os sintomas foram definidos por meio da resposta dos pais a um questionário padronizado.

A prevalência é uma medida apropriada somente em condições relativamente estáveis, não sendo adequada para doenças agudas. Mesmo em doenças crônicas, as manifestações clínicas são usualmente intermitentes. Como consequência, a prevalência pontual baseada em um único resultado, em um dado ponto do tempo, tende a subestimar a frequência total dessa condição. Se fosse possível a repetição ou avaliação contínua dos mesmos indivíduos, a melhor medida será a prevalência em determinado período, definida como a *proporção da população que são casos dentro do período de tempo estudado*. Assim, a prevalência no período de 12 meses ou prevalência-ano do uso de bebida alcoólica em altas doses em uma amostra de homens britânicos com idade superior a 25 anos foi de 7%. Porém, pelo custo elevado dos inquéritos populacionais utilizam-se dados de prevalência pontuais aferidas de forma seriada, por exemplo a cada um ou dois anos.

Na figura 4.2 estão representados 10 indivíduos, cada um dos quais desenvolveu uma doença em certo momento em um período de três anos. As linhas horizontais representam a duração da doença de cada indivíduo. Assumindo-se que há mais 90 indivíduos na população sob avaliação que não desenvolveram a doença, no fim do ano 1 pôde-se observar que cinco indivíduos entre uma população de 100 foram afetados e, como resultado, a taxa de prevalência-ponto foi de 5%. No fim do ano 3, a taxa de prevalência pontual foi de 4%.

Em uma doença de longa duração como a esquizofrenia, cujo curso é caracterizado por uma série de recaídas e remissões, uma medida simples, tal como taxa de prevalência pontual, tenderia a subestimar a frequência da doença. Uma medida mais apropriada seria a prevalência-período, ou seja, a proporção de indivíduos que são afetados por essa doença em qualquer época dentro do período estimado. Assim, a prevalência-ano refere-se ao número total de indivíduos sofrendo de tal doença em qualquer época durante aquele ano. Na figura 4.2, para o ano 2, a taxa de prevalência-ano para o período é de 7%, e para o ano 3, de 6%.

Prevalência geralmente é utilizada nos estudos de doenças crônicas raras, tais como esclerose múltipla, na qual poderia ser difícil acumular um grande número de casos incidentes. Novamente, deve-se tomar cuidado na interpretação desses dados. As variações de prevalência entre as diferentes partes do mundo podem refletir diferenças na sobrevida, na recuperação, bem como na incidência das doenças. As principais características da incidência e prevalência estão descritas no quadro 4.1. Algumas taxas habitualmente utilizadas na literatura fazem confusão entre incidência e prevalência, mas algumas delas são, na verdade, medidas de prevalência, como a quantificação do número de defeitos congênitos e da presença de doença à necropsia (Quadro 4.2).

Quadro 4.1 – Características da incidência e da prevalência.

Característica	Incidência	Prevalência
Numerador	Casos novos que ocorrem durante o período de acompanhamento em um grupo inicialmente livre de doença	Todos os casos contados em um único inquérito ou exame de um grupo
Denominador	Todos os indivíduos suscetíveis que estão presentes no início do acompanhamento	Todos os indivíduos examinados, incluindo casos e não casos
Duração	Duração do período	Ponto único
Tipo de estudo	Estudo de coorte	Estudo transversal

INTER-RELAÇÃO DA INCIDÊNCIA, PREVALÊNCIA E MORTALIDADE

Cada caso novo (incidente) entra e permanece no grupo dos casos prevalentes até que se curem (recuperem) ou morram:

$$\text{Incidência} \rightarrow \text{prevalência} \begin{cases} \rightarrow \text{recuperação} \\ \rightarrow \text{morte} \end{cases}$$

Quadro 4.2 – Tipos comuns de taxa de incidência e prevalência.

Taxa	Tipo	Numerador	Denominador
Morbidade	Incidência	Novos casos de doença não fatal	População total sob risco
Letalidade	Incidência	Número de mortes provocadas pela doença	Número de casos da doença
De defeitos congênitos	Prevalência	Número de recém-nascidos com uma dada anormalidade congênita	Número de nascidos vivos
Prevalência-período	Prevalência	Número de casos existentes mais os casos novos diagnosticados durante um dado período de tempo	População total

Se o número de mortes é baixo, então a cronicidade é alta e mesmo uma baixa incidência produzirá alta prevalência:

$$\text{Prevalência} = \text{incidência} \times \text{duração média}$$

TAXA BRUTA E ESPECÍFICA

A incidência, a prevalência e a mortalidade (taxa de mortes) brutas relacionam-se à população vista como um todo, sem subdivisão ou refinamentos. Por vezes, é útil subdividir os resultados obtidos para a população como um todo para obter taxas específicas por faixa etária e gênero. Quando possível, as categorias por década de vida devem ser uniformizadas de 5-14, 15-24, e assim por diante; os quinquênios devem ser de 5-9, 10-14, e assim por diante. A superposição das classes (5-10, 10-15) é incorreta. É muito frustrante para o leitor de artigos científicos se deparar com resultados incomparáveis entre si, pois são mostrados para a faixa de 35-44 anos em um estudo, 30-49 no outro e 31-40 em um terceiro.

Um problema que emerge da comparação de taxas brutas de doença entre duas populações é que os grupos são diferentes em relação a certas características, tais como idade, gênero e raça, que muito influenciam na taxa global da doença[1]. Por exemplo, a mortalidade bruta por câncer de pulmão em homens na Inglaterra e País de Gales durante o período de 1985 a 1989 foi de 1.034/milhão/ano, comparada com 575/milhão/ano durante 1950 a 1954. No entanto, esses dados mascaram um padrão complexo de tendências no qual a mortalidade por câncer de pulmão foi declinando em homens mais jovens e aumentando entre os idosos. Uma vez que a taxa de mortalidade por câncer aumenta dramaticamente com a idade, o crescimento da taxa bruta de mortalidade por câncer no período de 1985 a 1989 é atribuível, pelo menos em parte, ao envelhecimento global da população britânica.

Para entender como a comparação das taxas brutas pode ser afetada pela distribuição das diferentes populações, é preciso reconhecer que qualquer taxa bruta é, na realidade, a média ponderada das taxas individuais específicas para a categoria, com os pesos sendo a proporção da população em cada uma das categorias. A taxa bruta pode ser calculada como[1]:

Taxa bruta = Σ (taxa categoria-específica × proporção da população na categoria)

Onde:

Σ = somatório

EXTENSÕES E ALTERNATIVAS PARA INCIDÊNCIA E PREVALÊNCIA

Os termos incidência e prevalência foram definidos em relação ao início e à presença de doença, mas eles podem ser utilizados para englobar outros eventos e estados. Alguns desfechos de saúde não são descritos pela incidência ou prevalência, por causa da dificuldade na definição da população sob risco. Para esse tipo de desfecho, algumas taxas especiais foram definidas com uma *quasi* população de risco como o denominador (Quadro 4.3).

Quadro 4.3 – Taxas especiais de população específica.

Taxas*	Evento (desfecho)
	Quasi população
Natalidade	Número de nascidos vivos
	População calculada no meio do ano
Fertilidade	Número de nascidos vivos
	Número de mulheres com idade entre 15 e 44 anos
Mortalidade infantil	Número de mortes de crianças (< 1 ano)
	Número de nascidos vivos
Natimortos	Número de mortes intrauterinas após 28 semanas
	Total de nascimentos
Mortalidade perinatal	Número de natimortos + mortes na 1ª semana de vida
	Total de nascimentos

*Em geral, essas taxas são relacionadas ao período de um ano.

Algumas vezes, a população sob risco pode ser satisfatoriamente definida, mas não é possível enumerá-la. Por exemplo, um registro de câncer poderia coletar informações sobre a ocupação dos casos registrados de câncer, mas não possui dados do número de pessoas em cada ocupação dentro da sua área de captação. Assim, a incidência de diferentes tipos de câncer por ocupação não seria possível de calcular. Uma alternativa nessas circunstâncias seria inferir a proporção de diferentes tipos de câncer que atingem cada grupo ocupacional. No entanto, a interpretação das proporções requer cuidados. Uma proporção baixa de câncer prostático em uma população poderia refletir tanto incidência baixa desse câncer como incidência maior de outros tipos de câncer. As medidas de incidência e prevalência são preferíveis à proporção se esta não puder ser adequadamente mensurada[6].

LEITURA COMPLEMENTAR

1. Lilienfeld AM, Lilienfeld DE. Foundations of epidemiology. New York: Oxford University Press; 1980.

2. McMahon B, Pugh TF. Epidemiology: principles and methods. Boston: Little, Brown; 1970.

REFERÊNCIAS BIBLIOGRÁFICAS

1. Hennekens CH, Buring JE. Epidemiology in medicine. Boston: Little, Brown and Company; 1987.

2. Grimes DA, Schulz KF. An overview of clinical research: the lay of the land. Lancet 2002;359:57.

3. Victora CG. What's the denominator? Lancet 1993;324:97.

4. Last JM. A dictionary of epidemiology. New York: Oxford University Press; 2001.

5. Fletcher RH, Fletcher SW, Wagner EH. Epidemiologia clínica: elementos essenciais. Porto Alegre: Editora Artes Médicas; 1996.

6. Kelsey JL. Methods in observational epidemiology. New York: Oxford University Press; 1996.

MEDIDAS DE FREQUÊNCIA

EXERCÍCIOS

1. Considere:

Uma taxa de incidência anual de melanoma de 30 por 100.000 habitantes.

Uma taxa (ou coeficiente) de mortalidade de 5 por 100.000 habitantes.

Uma prevalência de 90 por 100.000 habitantes.

Com base nessa informação, a duração média da doença será de:
- A) 3 anos.
- B) 4 anos.
- C) 5 anos.
- D) 6 anos.
- E) Impossível determinar.

2. Em um bairro de São Paulo, foram relatados 300 pacientes HIV positivos, dos quais 10 morreram em 1991. A letalidade da doença foi de:
- A) 0,33%.
- B) 3%.
- C) 3,3%.
- D) 3,5%.
- E) 33%.

3. Estime a prevalência de hipertensão em uma indústria com 1.000 funcionários em que um exame médico periódico inicial mostrou 150 hipertensos. O seguimento desses indivíduos mostrou o aparecimento de mais 20 casos novos de hipertensão a cada ano. A prevalência de hipertensão no início do seguimento foi de:
- A) 10%.
- B) 15%.
- C) 20%.
- D) 25%.
- E) 30%.

4. A incidência anual de hipertensão nessa indústria (supondo que a população permaneça constante) foi de:
- A) 2,4%.
- B) 5%.
- C) 10%.
- D) 20%.
- E) 25%.

5. Para estimar a rapidez com que uma epidemia de pneumonia asiática se espalha em uma cidade do interior de São Paulo deve-se usar:
- A) Taxa de incidência.
- B) Taxa de prevalência.
- C) Coeficiente de mortalidade.
- D) Número total de casos por mês.
- E) Número total de casos por semana.

RESPOSTAS

1. A prevalência da doença corresponde à incidência x a duração média da doença. Se a prevalência é de 90 e a incidência de 30, a duração só pode ser de 3 anos.

2. A letalidade e o número de mortes pela doença sobre o total de doentes, ou seja, 10/300 = 0,33 ou 3,3%.

3. A prevalência de hipertensão no início do seguimento foi de 15%.

4. A incidência foi de 20 casos de hipertensão nos não hipertensos que são 1.000 – 150 = 850, ou seja, 20/850 = 0,024 ou 2,4%.

5. Para fazer essa estimativa precisaremos da taxa de incidência.

5. MEDIDAS DE ASSOCIAÇÃO

Alessandra Carvalho Goulart
Amaro Nunes Duarte Neto
Flávia Barros de Azevedo

Hoje, há pouca dúvida sobre o risco maior de câncer de pulmão em fumantes do que em não fumantes. Mas, como já apresentado no capítulo 1, essa associação identificada em 1910, comprovada em 1950, somente se tornou – de fato – política pública de saúde em 1990. Quando do surgimento dos primeiros casos daquilo que seria a aids, as possíveis causas da doença eram as mais variadas, até a conclusão de que se tratava de infecção pelo vírus da imunodeficiência. O processo de elucidação do cigarro até o câncer somente foi possível com a utilização de metodologia epidemiológica (ou no caso de Ernest Wynder criando o próprio método). A epidemiologia é um instrumento a mais que o homem utiliza para elucidar a eterna procura pela causa e seu efeito, ou qual seria a causa desse efeito que observo.

Estabelecer uma relação de causa e efeito entre dois fenômenos naturais ou não é parte intrínseca da atividade humana. A ciência como disciplina do conhecimento é a vertente racional dessa ação própria da espécie. Por que as pessoas ficam doentes ou então por que umas adquirem uma doença, enquanto outras ficam incólumes também é motivo de questionamento e documentado desde os primeiros momentos da escrita. A epidemiologia procura conhecer em populações os fatores que induzem ou propiciam o surgimento de uma doença; ou então entre pessoas já enfermas quais os marcadores ou indicadores de melhor ou pior prognóstico. Se de forma genérica na ciência utilizamos "causa" e "efeito", em epidemiologia, os termos equivalentes seriam "exposição" e "desfecho".

Estudos epidemiológicos são planejados para calcular ou estimar o risco de ocorrência maior de um determinado desfecho, na maioria das vezes uma doença, a partir de uma exposição específica (fator de risco). O termo *risco* é geralmente usado para indicar a probabilidade dos indivíduos, que estão expostos a certos fatores, de desenvolver doença[1-3]. Uma medida de frequência habitualmente usada para quantificar o risco é a incidência (seja a incidência cumulativa, seja a densidade de incidência, ver capítulo 4) da doença, definida como o número de casos novos de uma doença ou desfecho, durante um período de tempo especificado, dividido pela população total exposta ao risco[1-3].

Apesar de a formalização do conhecimento ser árida para o iniciante, torna-se muito simples entender que se em uma escola com duas salas de aula, cada qual com 100 alunos, onde em uma delas houve 15 casos de varicela, e na outra, somente cinco, a primeira pergunta seria qual a incidência na escola? A resposta seria (15 + 5) casos dividido por (100 + 100) alunos, ou seja, (20/200) ou 10%. A isso chamamos de "risco absoluto", no caso de varicela. A segunda pergunta seria qual o risco de se contrair varicela na primeira classe (15 casos/100 alunos) em relação à outra (5/100)? A resposta é simples, isto é três vezes. Essa relação obtida da incidência na primeira pela incidência na segunda sala é chamada de "risco relativo". Outra pergunta seria o quanto que frequentar a primeira classe propiciaria adquirir varicela? A resposta também é intuitiva, isto é, a 20/100 menos 5/100, ou seja, 15%. Essa conta representa o que chamamos de "risco atribuível".

Em termos mais formais, quando nos deparamos com os resultados de um estudo, observamos primeiramente aqueles relacionados à ocorrência de um desfecho (geralmente doença) nos grupos analisados (expostos e não expostos) e quase que instintivamente traçamos correlações baseadas no risco absoluto (incidência de um desfecho na população analisada). Apesar de a frequência maior de um evento em um grupo em relação ao outro sugerir um risco (ou um benefício) aumentado a favor do primeiro grupo, a avaliação isolada de medidas de frequência, como incidência ou prevalência, não permite que respondamos algumas perguntas do tipo:

1. Quantas vezes os expostos estão mais propensos a desenvolver um desfecho (benéfico ou maléfico) em relação aos não expostos?
2. Quantas vezes uma exposição é mais provável de ocorrer entre duas populações (doentes e não doentes)?
3. Qual é o verdadeiro risco ou benefício atribuível à exposição nos grupos analisados?

Em estudos epidemiológicos, o cálculo de medidas de frequência apropriadas é a base para a análise dos desfechos entre os grupos ou populações estudadas, permitindo a identificação de determinantes de doença. Apesar desse fato, a maneira de se obter essa informação de forma mais completa e acurada é comparando-se a incidência de doença entre os grupos de expostos e não expostos aos fatores de risco[1-5]. A comparação das medidas de frequência pode ser realizada por meio das medidas de associação, conhecidas também como medidas de efeito[3,5]. Os efeitos podem ser quantificados em termos relativos ou absolutos. Os relativos são apresentados como razões, ou seja, o quociente entre duas medidas de frequência (prevalências ou incidências). As medidas de efeito relativas possuem dois componentes.

1. Razão entre medidas de frequência:

$$\frac{\text{Frequência de um evento entre os expostos}}{\text{Frequência de um evento entre os não expostos}} = (I_e/I_{ne})$$

Ambas as frequências devem ser expressas nas mesmas unidades, de tal forma que a razão pode variar de zero a + infinito, caso a constante (−1) seja omitida dessa medida[1,2,6]. Essa razão de frequências evidencia um risco associado à exposição, a razão de riscos (em inglês *risk ratio*), mais conhecida como risco relativo (RR).

2. A constante (−1): representa a ausência do efeito de uma exposição e subtraindo seu efeito da razão de riscos podemos deduzir o verdadeiro efeito na redução ou aumento do risco. Por exemplo, se calculamos uma razão de frequências (RR) entre expostos e não expostos de 1,5, isso significa que, usando a constante 1,5 − 1 = 0,50, há um risco 50% maior verificado nos expostos em relação aos não expostos, correspondendo ao excesso de risco relativo ou aumento do risco relativo[2,4,5]. No exemplo acima, dos casos de varicela em uma escola, a primeira classe teria 200% a mais de crianças com a doença.

O risco atribuível pode ser expresso, por sua vez, pela diferença entre prevalência, taxas ou razão de chances entre expostos e não expostos.

A fórmula básica, portanto, é a que segue:

$$\frac{\text{Frequência de um evento}}{\text{entre os expostos}} - \frac{\text{Frequência de um evento}}{\text{entre os não expostos}} = (I_e - I_{ne})$$

As medidas de efeito absolutas podem variar de − infinito a + infinito e ser expressas em termos da medida que permitir uma notação melhor. Pode ser porcentagem como nos casos de letalidade, ou por 1.000 como na mortalidade infantil ou por 100.000 como na maioria dos dados de incidência e prevalência[6].

As razões revelam uma relação multiplicativa entre exposição e doença; as diferenças, por sua vez, envolvem uma ideia aditiva. Em estudos etiológicos, as razões são mais utilizadas para indicar a força da associação entre exposição e doença. Em planejamento de saúde e, nos ensaios clínicos, as diferenças são mais apropriadas por estimar o número real de casos de doença que poderiam ser prevenidas por uma dada intervenção[6]. Os estudos epidemiológicos frequentemente são apresentados em uma tabela de contingência (tabela 2 × 2), para facilitar os cálculos das medidas de frequência e de associação de doenças (Quadro 5.1)[1-3].

A opção sobre qual medida de associação é a mais adequada para traduzir o efeito de uma exposição sobre a população analisada, formada por expostos e não expostos, está relacionada ao tipo de estudo e seu delineamento. Em es-

Quadro 5.1 – Apresentação dos dados em uma tabela de contingência para estudos de caso-controle ou coorte.

	Doença		Total
	Sim (casos)	Não (controles)	
Exposição presente	(a)	(b)	(a + b)
Exposição ausente	(c)	(d)	(c + d)
Total	(a + c)	(b + d)	(a + b + c + d)

A = Número de indivíduos que foram expostos e desenvolveram doença.
B = Número de indivíduos que foram expostos e não desenvolveram doença.
C = Número de indivíduos que não foram expostos e desenvolveram doença.
D = Número de indivíduos que não foram expostos nem desenvolveram doença.

tudos com delineamento do tipo caso-controle, nos quais o principal objetivo é analisar a associação, mais que as diferenças, a razão de chances é a medida recomendada, pois o risco relativo e a diferença de risco não podem ser calculados diretamente[1-6]. Em estudos prospectivos (coortes, ensaios clínicos) podemos calcular todas as medidas derivadas do risco absoluto (incidência)[1-6].

RISCO ABSOLUTO

Caracteriza-se pela incidência de um desfecho em um estudo de coorte, geralmente doença. De forma análoga, podemos considerar a prevalência como "risco absoluto" em estudos de desenho transversal. A partir dessa medida básica de frequência são deduzidas outras medidas, que também se prestam a relatar os efeitos de uma exposição nos grupos estudados. São elas: risco relativo, redução do risco relativo, risco atribuível (ou redução do risco absoluto), número necessário para tratar (NNT) e número necessário para causar efeito adverso ou colateral (NNEC, do inglês: NNH = *number necessary to harm*)[7] (Quadro 5.2).

RISCO RELATIVO

O risco relativo (RR) é utilizado em estudos de coorte que utilizam a incidência cumulativa. Nos estudos que utilizam a densidade de incidência, há na literatura de língua inglesa a utilização do termo *hazard ratio*. Para fins didáticos, este livro utilizará sempre o termo "risco relativo". A expressão que traduz o risco relativo é a razão da incidência de desfecho entre os expostos (I_e), dividida pela incidência de desfecho entre os não expostos (I_{ne}), em relação a um determinado fator de risco:

$$RR = \frac{I_e}{I_{ne}}$$

MEDIDAS DE ASSOCIAÇÃO

Quadro 5.2 – Principais medidas de associação.

Medidas de efeito	Pergunta a ser elucidada	Definição	Sinonímia
Risco atribuível (RA)	Qual é a incidência de doença atribuível à exposição?	$RA = |I_e - I_{ne}|$	Diferença de risco, redução do risco absoluto
Risco relativo (RR)	Quantas vezes mais os indivíduos expostos (I_e) apresentam doença em relação aos não expostos (I_{ne})?	$RR = \dfrac{I_e}{I_{ne}}$	Razão de risco
Redução do risco relativo (RRR)	Qual foi a redução (ou o aumento) proporcional na taxa de eventos maléficos (ou benéficos) entre o grupo de expostos e não expostos?	$RRR = 1 - RR$	
Razão de chances (RC)	Qual é a razão de chances de um desfecho (doença) no grupo dos expostos em relação aos não expostos?	$RC = \dfrac{ad}{bc}$	Razão dos produtos cruzados ou estimativa do risco relativo
Número necessário para tratar (NNT)	Qual o número de pacientes que necessitam ser tratados para alcançar um desfecho favorável (benefício)?	$NNT = \dfrac{1}{RRA}$	
Número necessário para causar efeito colateral (NNEC)	Qual o número de indivíduos que, se recebessem o tratamento experimental, desenvolveriam um evento colateral comparados ao grupo controle?	$NNEC = \dfrac{1}{RREC}$	Número necessário para causar efeito colateral

O risco relativo somente poderá ser obtido em estudos nos quais podemos calcular a incidência diretamente, ou seja, em coortes ou em estudos de intervenção (ensaios clínicos)[1-6].

Nos ensaios clínicos como o grupo exposto é aquele no qual se alocou a intervenção que se pretende benéfica, a incidência nos expostos também é citada como taxa de eventos no grupo experimental (TEE), e analogamente a incidência entre os não expostos é conhecida como taxa de eventos no grupo controle (TEC).

61

Em outras palavras, nas coortes observacionais nas quais se procura – na imensa maioria das publicações – fatores de risco, o objetivo é identificar as variáveis com risco relativo maiores do que a unidade. No ensaio clínico, ao contrário, o objetivo é que a razão entre a incidência do grupo exposto ao tratamento e o grupo controle seja inferior à unidade.

Para facilitar o raciocínio clínico diante do que foi exposto, tomaremos como exemplo dados do estudo ALLHAT (*Antihypertensive and Lipid-Lowering Treatment to Prevent Heart Attack Trial*), um dos maiores ensaios clínicos com anti-hipertensivos, aleatorizado, duplo-cego, controlado, para avaliar a eficácia de novos medicamentos para hipertensão arterial comparativamente a medicamentos padronizados em relação à ocorrência de doença isquêmica coronariana aguda e outros desfechos cardiovasculares em pacientes hipertensos de alto risco para doença coronariana[8].

Hypertension 2003;43:239.

Diuretic versus alpha-blocker as first-step antihypertensive therapy: final results from the Antihypertensive and Lipid-Lowering Treatment to Prevent Heart Attack Trial (ALLHAT).

Antihypertensive and Lipid-Lowering Treatment to Prevent Heart Attack Trial Collaborative Research Group.

Abstract

The Antihypertensive and Lipid-Lowering Treatment to Prevent Heart Attack Trial (ALLHAT) was a randomized, double-blind, active, controlled clinical trial conducted to determine whether newer antihypertensive agents, including doxazosin, an alpha-blocker, differ from chlorthalidone, a diuretic, with respect to coronary heart disease (CHD) and other cardiovascular disease (CVD) events in hypertensive patients at high risk of CHD. In February 2000, the doxazosin treatment arm was discontinued, and findings through December 1999 were reported. This report includes an additional 9232 participant-years and 939 CVD events. At 623 clinical centers, patients (aged $\geq$ 55 years) with hypertension and at least 1 other CHD risk factor were randomly assigned to either chlorthalidone or doxazosin. The primary outcome measure was the combined occurrence of fatal CHD or nonfatal myocardial infarction (MI), analyzed by intent to treat; prespecified secondary outcome measures included all-cause mortality, stroke, combined CHD (fatal CHD, nonfatal MI, hospitalized angina, and coronary revascularization), and combined CVD (combined CHD, stroke, angina treated outside the hospital, heart failure, and peripheral arterial disease). Mean follow-up was 3.2 years. There was no difference in primary outcome between the arms (relative risk [RR], 1.02; 95% confidence interval [CI], 0.92 to 1.15). All-cause mortality also did not differ (RR, 1.03; 95% CI, 0.94 to 1.13). However, the doxazosin arm compared with the chlorthalidone arm had a higher risk of stroke (RR, 1.26; 95% CI, 1.10 to 1.46) and combined CVD (RR 1.20; 95% CI, 1.13 to 1.27). These findings confirm the superiority of diuretic-based over alpha-blocker-based antihypertensive treatment for the prevention of CVD.

Hypertension 2003;43:239.

Diurético *versus* alfabloqueador como primeiro passo da terapia anti-hipertensiva: resultados finais do Estudo sobre Tratamento Anti-Hipertensivo e Hipolipemiante para Prevenção de Desfechos Cardiovasculares (ALLHAT).

Grupo Colaborativo de Pesquisa para a Avaliação do Tratamento Anti-Hipertensivo e Hipolipemiante na Prevenção de Desfechos Cardiovasculares.

Resumo

O ensaio clínico Tratamento Anti-Hipertensivo e Hipolipemiante para Prevenção de Desfechos Cardiovasculares (ALLHAT) foi um estudo aleatorizado, duplo-cego, controlado visando determinar se novos medicamentos anti-hipertensivos, incluindo a doxazosina, um alfabloqueador, diferem da clortalidona, um diurético, em relação à incidência de doença coronariana e outros eventos cardiovasculares em pacientes hipertensos com alto risco para doença coronariana. Em fevereiro de 2000, o braço que utilizou a doxazosina foi interrompido, e os resultados até dezembro de 1999 foram analisados. Este artigo inclui 9.232 pessoas-ano e 939 eventos cardiovasculares. Em 623 centros clínicos, os pacientes (com idade $\geq$ 55 anos) com hipertensão e pelo menos um outro fator de risco para doença isquêmica coronariana foram aleatorizados para clortalidona ou doxazosina. O desfecho primário foi a ocorrência combinada de doença isquêmica coronariana fatal ou infarto do miocárdio não fatal, analisados por intenção de tratar; desfechos secundários preestabelecidos incluíram a mortalidade por todas as causas, por acidente vascular cerebral, desfecho combinado (doença isquêmica coronariana fatal, infarto do miocárdio não fatal, angina em paciente hospitalizado e revascularização coronária) e doença cardiovascular combinada, doença isquêmica coronariana combinada, acidente vascular cerebral, tratamento ambulatorial de angina, insuficiência cardíaca e doença arterial periférica. O seguimento médio foi de 3,2 anos. Não houve diferença no desfecho primário entre os braços (risco relativo [RR], 1,02; intervalo de confiança a 95% [IC 95%], 0,92-1,15). Também não houve diferença na mortalidade geral (RR, 1,03, IC 95%, 0,94-1,13). No entanto, o braço doxazosina em comparação com o braço clortalidona apresentou risco aumentado de acidente vascular cerebral (RR, 1,26, IC 95%, 1,10-1,46) e do desfecho combinado (RR 1,20, IC 95%, 1,13-1,27). Esses resultados confirmam a superioridade do tratamento anti-hipertensivo baseado no diurético sobre o tratamento baseado no uso de alfabloqueador na prevenção das doenças cardiovasculares.

Utilizaremos as informações relacionadas à ocorrência de acidente vascular cerebral (AVC) entre os dois grupos para avaliar quantas vezes os expostos ao novo agente anti-hipertensivo (doxazosina) estão mais propensos a desenvolver o desfecho acidente vascular cerebral, em relação aos que usaram a clortalidona.

O primeiro passo para responder essa questão é passar os dados do estudo para uma tabela 2 × 2. A partir daí, teremos as informações disponíveis para calcular as medidas de frequência e, posteriormente, as de associação referentes

Tabela 5.1 – Ocorrência de acidente vascular cerebral entre hipertensos submetidos ao tratamento com doxazosina ou tratamento-padrão para hipertensão arterial sistêmica com clortalidona.

		Acidente vascular cerebral		Total
		Sim	Não	
Tratamento com Doxazosina	Sim	325	8.736	9.061
	Não	434	14.821	15.255
Total		759	23.557	24.316

Adaptado do estudo ALLHART, 2003[8].

ao desfecho acidente vascular cerebral (Tabela 5.1). Para calcularmos a frequência dos expostos à doxazosina e não expostos (tratamento-padrão com clortalidona), utilizaremos a seguinte fórmula:

$$\text{Incidência nos expostos } (I_e) = \frac{\text{Número de pacientes que desenvolveram AVC submetidos ao tratamento com doxazosina}}{\text{Número total de pacientes submetidos a tratamento com doxazosina}} = \frac{325}{9.061} = 0,0359 = 3,59\%$$

$$\text{Incidência nos não expostos } (I_{ne}) = \frac{\text{Número de pacientes que desenvolveram AVC submetidos ao tratamento com clortalidona}}{\text{Número total de pacientes submetidos a tratamento com clortalidona}} = 434 = 0,0284 = 2,84\%$$

Para respondermos à pergunta sobre o risco relativo dos expostos ao tratamento com doxazosina em relação aos não expostos, recorreremos à equação:

$$RR = \frac{I_e}{I_{ne}} = \frac{\text{Incidência de AVC nos pacientes submetidos a tratamento com doxazosina}}{\text{Incidência de AVC nos pacientes submetidos a tratamento com clortalidona}} = \frac{3,59\%}{2,84\%} = 1,26 \text{ (IC 95\%, 1,10-1,46)}$$

Diante desse resultado, podemos então concluir que os pacientes que foram submetidos a tratamento com doxazosina apresentam risco de 1,26 vez maior de apresentar acidente vascular cerebral em relação aos submetidos ao tratamento-padrão com clortalidona[8].

O risco relativo acima da unidade identifica risco aumentado de desenvolver um desfecho na população exposta em relação à não exposta e, portanto, sugere associação causal positiva entre a exposição e a doença[1-7]. Conclui-se que o uso de doxazosina no tratamento da hipertensão arterial se associa a risco aumentado de acidente vascular cerebral. Um risco relativo de 1 representa a ausência de relação ou neutralidade entre exposição e desfecho de interesse[1-7]. Um risco relativo abaixo de 1 representa uma associação inversa entre fator de exposição e desfecho de interesse, em outras palavras, o fator de exposição passa a conferir um efeito protetor nos expostos em relação aos não expostos[1-7,9].

O relato do período de tempo no qual o risco relativo foi calculado é essencial, pois o risco pode modificar-se com o passar do tempo, tendendo à nulidade, ou seja, 1. Por outro lado, se considerarmos o risco cumulativo de mortalidade por toda a vida e por todas as causas, o risco de óbito para indivíduos expostos, como para não expostos, será de 100%[1-3].

Em estudos de coortes prospectivos, a unidade de pessoas-tempo de seguimento é colocada frequentemente no denominador da incidência (chamada por esse motivo de densidade da incidência), consequentemente esse cálculo é computado na fórmula do risco relativo[1-3].

O risco relativo também sofre interferências quanto ao grau de exposição, ou seja, quanto mais exposto for um indivíduo em relação ao outro, o risco entre eles de desenvolver o desfecho de interesse também se modifica proporcionalmente à intensidade da exposição[1-3].

Exemplificando: o risco relativo de infarto do miocárdio (IAM) entre tabagistas em relação a não tabagistas é diferente do risco relativo de infarto do miocárdio em ex-tabagistas em relação aos não tabagistas e essa diferença pode ser explicada pela intensidade da exposição: o ex-fumante no curto intervalo de tempo de 1 a 2 anos apresenta queda importante da incidência de infarto em relação aos ainda fumantes usando-se os nunca fumantes como referência.

$$RR\ (IAM) = \frac{I_e\ IAM\ tabagistas\ ativos}{I_{ne}\ IAM\ não\ tabagistas} = 5$$

$$RR\ (IAM) = \frac{I_e\ IAM\ ex\text{-}tabagistas}{I_{ne}\ IAM\ não\ tabagistas} = 2,5$$

REDUÇÃO DO RISCO RELATIVO

A redução do risco relativo (RRR) é outra maneira de se avaliar o efeito de uma intervenção, geralmente um tratamento, no grupo dos expostos em relação aos não expostos. A redução do risco relativo vem sendo descrita em ensaios clínicos com maior frequência a partir da década de 1990, uma apresentação muito incentivada pela indústria farmacêutica, porém com pouco significado clínico-epidemiológico[1-4,7,9,10].

As medidas de associação relativas geralmente são mais indicadas para resumir os achados de um tratamento ou exposição na população afetada (expostos e não expostos), permitindo a avaliação de causalidade.

Outras terminologias, como aumento do benefício relativo (ABR), aumento do risco relativo (ARR), também são citadas em livros mais recentes sob a mesma fórmula básica:

$$RRR = \frac{|I_e - I_{ne}|}{I_{ne}}$$

$$RRR = \frac{|TEE - TEC|}{TEC}$$

Onde:

TEC = taxa de eventos no grupo controle = I_{ne} = incidência nos não expostos

TEE = taxa de eventos no grupo experimental = I_e = incidência nos expostos

Outra maneira de calcularmos a RRR seria |RR − 1| ou |1 − RR|.

Lembre-se que (−1) corresponde à constante que, subtraída do risco relativo, deduz, no caso, a redução de risco a que está submetido o paciente exposto.

Levando-se em consideração que um tratamento ou intervenção pode tanto reduzir o risco relativo como aumentá-lo, os valores do numerador da equação encontram-se em módulo. Assim, não deve existir resultado negativo e sim mudança na forma de interpretação por parte do leitor ou investigador dos resultados obtidos[1,2,6,11].

Dependendo da pergunta inicial e dos resultados encontrados em um estudo, ou seja, se os pacientes apresentaram malefícios ou benefícios em relação a uma exposição, a maneira de expressar os dados pode diferir, mas o cálculo será o mesmo citado anteriormente.

Para melhor exemplificar a ocorrência que um tratamento pode tanto aumentar como reduzir o risco ou o benefício relativo, retomaremos o exemplo do ensaio clínico ALLHAT[8]. Podemos calcular o aumento do risco relativo (ARR) ou o excesso de risco relativo de acidente vascular cerebral nos pacientes submetidos a tratamento com doxazosina comparados aos submetidos ao tratamento com clortalidona, da seguinte forma:

$$ARR = \frac{|I_e - I_{ne}|}{I_{ne}} = \frac{|3,59\% - 2,84\%|}{2,84\%} = 0,26 \text{ ou } |1,26 - 1| = |1,26 - 1| = 0,26$$

MEDIDAS DE ASSOCIAÇÃO

Esse resultado de 0,26 geralmente é transformado para uma porcentagem; sendo assim teremos aumento do risco relativo de 26% de acidente vascular cerebral nos pacientes tratados com doxazosina usando-se os tratados com clortalidona como referência.

Para melhor fixação desses conceitos, utilizaremos outro ensaio clínico sobre efetividade do uso dos moduladores seletivos de receptor de estrógeno (SERM) como prevenção primária para o câncer de mama em mulheres pós-menopausa[12] (Tabela 5.2).

Tabela 5.2 – Incidência de eventos trombóticos entre pacientes submetidas a tratamento com raloxifeno ou tamoxifeno.

		Desenvolvimento de acidente vascular cerebral		Total
		Sim	Não	
Tratamento	Raloxifeno	154	9.600	9.754
	Tamoxifeno	202	9.534	9.736

Adaptado do estudo STAR P-2 Trial, 2010[14].

Cancer Prev Res (Phila) 2010;3:696.

Update of the National Surgical Adjuvant Breast and Bowel Project Study of Tamoxifen and Raloxifene (STAR) P-2 Trial: Preventing Breast Cancer.

Vogel VG, Costantino JP, Wickerham DL, Cronin WM, Cecchini RS, Atkins JN, Bevers TB, Fehrenbacher L, Pajon ER, Wade JL 3rd, Robidoux A, Margolese RG, James J, Runowicz CD, Ganz PA, Reis SE, McCaskill-Stevens W, Ford LG, Jordan VC, Wolmark N.

Abstract

The selective estrogen-receptor modulator (SERM) tamoxifen became the first U.S. Food and Drug Administration (FDA)-approved agent for reducing breast cancer risk but did not gain wide acceptance for prevention, largely because it increased endometrial cancer and thromboembolic events. The FDA approved the SERM raloxifene for breast cancer risk reduction following its demonstrated effectiveness in preventing invasive breast cancer in the Study of Tamoxifen and Raloxifene (STAR). Raloxifene caused less toxicity (versus tamoxifen), including reduced thromboembolic events and endometrial cancer. In this report, we present an updated analysis with an 81-month median follow-up. STAR women were randomly assigned to receive either tamoxifen (20 mg/d) or raloxifene (60 mg/d) for 5 years. The risk ratio (RR; raloxifene:tamoxifen) for invasive breast cancer was 1.24 (95% confidence interval [CI], 1.05-1.47) and for noninvasive disease, 1.22 (95% CI, 0.95-1.59). Compared with initial results, the RRs widened for invasive and narrowed for noninvasive breast cancer. Toxicity RRs (raloxifene:tamoxifen) were 0.55 (95% CI, 0.36-0.83; P = 0.003) for endometrial cancer (this difference was not significant in the initial results), 0.19 (95% CI, 0.12-0.29) for uterine hy-

*perplasia, and 0.75 (95% CI, 0.60-0.93) for thromboembolic events. There were
no significant mortality differences. Long-termraloxifene retained 76% of the effectiveness of tamoxifen in preventing invasive disease and grew closer over time
to tamoxifen in preventing noninvasive disease, with far less toxicity (e.g., highly
significantly less endometrial cancer). These results have important public health
implications and clarify that both raloxifene and tamoxifen are good preventive
choices for postmenopausal women with elevated risk for breast cancer.*

Cancer Prev Res (Phila) 2010;3:696.

**Atualização dos resultados do Estudo Cirúrgico Nacional de Terapia Adjuvante
do Câncer de Mama e de Intestino com utilização do Tamoxifeno e do Raloxifeno
(STAR) P-2 ensaio clínico: Prevenindo o Câncer de Mama.**

**Vogel VG, Costantino JP, Wickerham DL, Cronin WM, Cecchini RS, Atkins JN,
Bevers TB, Fehrenbacher L, Pajon ER, Wade JL 3rd, Robidoux A, Margolese RG,
James J, Runowicz CD, Ganz PA, Reis SE, McCaskill-Stevens W, Ford LG, Jordan
VC, Wolmark N.**

Resumo

O modulador seletivo de receptor do estrógeno tamoxifeno foi o primeiro a ser
aprovado pela agência americana *Food and Drug Administration* (FDA) para a
redução do risco de câncer de mama, mas não foi aceito de forma ampla na prevenção, principalmente porque ele aumentava o risco de câncer de endométrio e de
eventos tromboembólicos. O FDA aprovou o raloxifeno na prevenção do câncer
de mama após a demonstração da sua efetividade na prevenção do câncer de mama
invasivo no Estudo do Tamoxifeno e Raloxifeno (STAR). O raloxifeno (em comparação ao tamoxifeno) apresenta um perfil de efeitos colaterais mais aceitável,
incluindo um risco menor de eventos tromboembólicos e de câncer de endométrio.
Neste artigo, apresenta-se uma atualização dos dados com uma mediana de 81
meses de seguimento. As mulheres que participaram no STAR foram randomizadas para receber tamoxifeno (20mg/dia) ou raloxifeno (60mg/dia) durante cinco
anos. O risco relativo (RR; raloxifeno:tamoxifeno) para câncer de mama invasivo
foi de 1,24 – intervalo de confiança a 95% (IC 95%, 1,05-1,47) e para doença não
invasiva 1,22 (IC 95%, 0,95-1,59). Comparado aos resultados iniciais, os RR se
alargaram para câncer invasivo e se estreitaram para câncer de mama não invasivo. O RR de toxicidade (raloxifeno:tamoxifeno) foi de 0,55 (IC 95%, 0,36-0,83;
p = 0,003) para câncer de endométrio (essa diferença não era significativa nos resultados iniciais), 0,19 (IC 95%, 0,12-0,29) para hiperplasia uterina e 0,75 (IC
95%, 0,60-0,93) para eventos tromboembólicos. Não houve diferenças estatisticamente significativas na mortalidade. O uso do raloxifeno a longo prazo apresentou
76% da efetividade do tamoxifeno na prevenção da doença invasiva e aproximou-se dos níveis do tamoxifeno na prevenção da doença não invasiva com muito
menos toxicidade (menor risco de câncer do endométrio). Esses resultados apresentam grandes implicações de saúde pública e mostram que tanto o raloxifeno
quanto o tamoxifeno são boas opções preventivas para a mulher na pós-menopausa
com risco aumentado de câncer de mama.

Nesse resumo, vamos avaliar o risco relativo de apresentar eventos tromboembólicos em pacientes que receberam raloxifeno em comparação àqueles que receberam tamoxifeno.

A incidência de eventos tromboembólicos entre os expostos ao tratamento com tamoxifeno foi de 202/9.736 = 0,020 ou 2,0%.

A incidência de eventos tromboembólicos entre os expostos ao tratamento com raloxifeno foi de 154/9.754 = 0,015 ou 1,5%.

O risco relativo dos expostos em relação aos não expostos = 1,5%/2,0% = 0,75, ou seja, nesse caso a exposição (raloxifeno) apresentou efeito protetor, pois o risco relativo está abaixo da unidade. Nessa situação, é mais informativo nos referirmos ao benefício do tratamento utilizando a redução do risco relativo.

A RRR = |2,0 – 1,5|/2,0 = 0,25 ou analogamente |RR – 1| = 0,75 – 1 = 0,25. Podemos então dizer que pacientes que usaram raloxifeno apresentaram redução do risco relativo de desenvolver eventos tromboembólicos de 25%[12]. Como o tromboembolismo, dependendo da sua extensão, pode representar um evento de alta letalidade, uma redução de 25% na sua ocorrência é de alta relevância, e este resultado deve, portanto, ser considerado na escolha do adjuvante na prevenção primária em pacientes de alto risco para câncer de mama.

LIMITAÇÕES DO RISCO RELATIVO E DA REDUÇÃO DO RISCO RELATIVO

A desvantagem dessas medidas é não quantificar diretamente o risco atribuível à exposição[1-6]. Podemos verificar este fato, por meio de exemplo hipotético, no qual obtivemos valores para o RR e RRR idênticos em duas situações clínicas com significados diferentes:

Exemplo A = redução do risco relativo de 1,0 para 0,5% = RRR de 50%.

Exemplo B = redução do risco relativo de 90 para 45% = RRR de 50%.

Uma redução de 1 para 0,5% é muito pequena quando comparada a uma de 90 para 45%. Entretanto, nos dois casos a redução do risco relativo foi de 50%. Diante dos exemplos, é importante observar que a redução do risco relativo coloca na mesma dimensão riscos absolutos muito diferentes, devendo ser analisada levando-se em conta os valores do risco absoluto[7,8]. Apesar dessas limitações, para desfechos mais frequentes, como diabetes e hipertensão, por exemplo, a importância da redução do risco é muito maior.

RAZÃO DE CHANCES

A razão de chances, mais conhecida como razão dos produtos cruzados, constitui-se em outra medida que associa as estimativas do risco relativo de desenvolver um desfecho (doença) em relação a uma determinada exposição.

A razão de chances é uma medida de força de associação entre exposição e doença[2-5,7,9]. Antes de discutirmos a razão de chances propriamente dita, é de suma importância definirmos o significado da *odds* ou chance. Esse termo é muito mais familiar aos amantes do turfe que aos profissionais da área da saúde.

A *odds* (chance) de um evento é a razão da probabilidade de um evento ocorrer pela probabilidade de ele não ocorrer. Analogamente, as chances de um evento, que tem a probabilidade p de ocorrer, são dadas por p/(1 – p), variando de 0 a +infinito. Exemplificando, se 20 tabagistas desenvolvem tosse crônica e 80 não apresentam tosse, as chances de desenvolver tosse entre esses 100 tabagistas são de 20:80 (0,20/1 – 0,20), ou seja, 1 chance de desenvolver tosse contra 4 de não desenvolver tosse crônica. Não devemos confundir com a probabilidade de esses tabagistas desenvolverem tosse, que seria: ocorrência de tosse entre os tabagistas = 20/100 = 20%. Uma diferença prática é que na chance o numerador não está incluído no denominador, enquanto na probabilidade o numerador está contido dentro do numerador. Na verdade, a chance é uma razão entre duas probabilidades.

A razão de chances é uma medida simétrica de associação; devido a essa característica inerente, ela se presta a avaliar tanto a razão de chances entre doença e exposição (equação 1), como o inverso, ou seja, a razão de chances entre exposição e doença (equação 2). Em outras palavras, podemos relatar os resultados de ocorrência das chances como uma razão de exposição maior (ou menor) entre doentes em relação aos não doentes, ou uma razão de doença maior (ou menor) entre expostos em relação aos não expostos. O resultado final dessas correlações entre exposição e doença será igual, caracterizando, portanto, a estabilidade matemática da razão de chances.

$$\text{Equação 1:} \quad \text{RC doença e exposição} = \frac{Pr\,(D/E)\,/\,Pr\,(D_o/E)}{Pr\,(D/E)\,/\,Pr\,(D_o/E_o)}$$

Onde: $Pr\,(D/E)$ = probabilidade de presença de doença nos expostos.

$Pr\,(D_o/E)$ = probabilidade de ausência de doença nos expostos.

$Pr\,(D/E_o)$ = probabilidade de presença de doença nos não expostos.

$Pr\,(D_o/E_o)$ = probabilidade de ausência de doença nos não expostos.

$$\text{Equação 2:} \quad \text{RC exposição e doença} = \frac{Pr\,(E/D)\,/\,Pr\,(E_o/D)}{Pr\,(E/D_o)\,/\,Pr\,(E_o/D_o)}$$

Onde: $Pr\,(D/E)$ = probabilidade de presença de doença nos expostos.

$Pr\,(D_o/E)$ = probabilidade de ausência de doença nos expostos.

$Pr\,(D/E_o)$ = probabilidade de presença de doença nos não expostos.

$Pr\,(D_o/E_o)$ = probabilidade de ausência de doença nos não expostos.

Para demonstrar mais claramente essa associação entre fator de exposição e doença, usaremos o exemplo numérico apresentado na tabela 5.3.

Tabela 5.3 – Exemplo numérico de fator de exposição e doença.

Número de expostos	Doentes		Total
	Sim	Não	
Sim	7 (casela a)	33 (casela b)	40
Não	3 (casela c)	57 (casela d)	60
Total	10	90	100

$$\text{RC exposição e doença} = \frac{\text{Pr (D/E) / Pr (D}_o\text{/E)}}{\text{Pr (D/E}_o\text{) / Pr (D}_o\text{/E}_o\text{)}} = \frac{7/40/33/40}{3/60/57/60} = 4,03$$

Uma proporção de doentes maior entre expostos em relação aos não expostos resulta em valor da razão de chances acima de 1, como o encontrado acima. Há, portanto, associação positiva entre exposição e doença. O contrário, ou seja, razão de chances menor que 1 identifica associação negativa.

$$\text{RC exposição e doença} = \frac{\text{Pr (E/D) / Pr (E}_o\text{/D)}}{\text{Pr (E/D}_o\text{) / Pr (E}_o\text{/D}_o\text{)}} = \frac{7/10/3/10}{33/90/57/90} = 4,03$$

A maior proporção de expostos entre os doentes comparados aos não doentes resulta em valor da razão de chances maior que 1, como o do exemplo acima.

Há, portanto, uma associação positiva entre exposição e doença. O contrário, ou seja, razão de chances menor que 1 identifica associação negativa. A razão de chances (RC) igual à unidade indica chances equiparáveis de exposição em casos e controles, ou seja, não existe associação entre exposição e desfecho (doença). O cálculo da razão de chances também poderá advir da razão dos produtos cruzados, utilizando-se uma tabela 2 × 2. Na razão dos produtos cruzados a casela "a" multiplica a casela "d" e o produto é dividido pelo resultado da multiplicação da casela "b" pela "c". O resultado da razão de chances será o mesmo encontrado nas equações referidas anteriormente. Esse método de calcular a razão de chances é bem mais simples.

Para podermos deduzir na prática a razão de chances, recordemos alguns conceitos apresentados no quadro 5.2. Sabendo-se que o:

$$RR = I_e/I_{ne} = a/(a + b)/c/(c + d)$$

e considerando que, se estamos diante de um desfecho incomum (ou doença rara), a proporção de casos no grupo dos expostos e não expostos é baixa, portanto, poderemos deduzir:

(a + b) = número total de expostos é muito semelhante ao número de expostos no controle, ou seja, "b", uma vez que "a" apresenta frequência muito baixa.

(c + d) = número total de não expostos é muito semelhante ao número de não expostos no controle, ou seja, "d", uma vez que "c" apresenta frequência muito baixa[1,2].

Equação 3: $RR = a/(a + b)/c/(c + d) = a/b/c/d$

Retornando ao mesmo exemplo numérico referido acima e usando a equação 3, teremos:

$$RC = a \times d/b \times c = 7 \times 57/3 \times 33 = 4,03$$

A razão de chances fornece informações confiáveis da estimativa de risco relativo na maioria dos estudos de caso-controle, desde que os casos e os controles sejam selecionados com base na presença ou ausência de desfecho. Devemos considerar também que a seleção dos controles deve ocorrer de tal maneira que a distribuição da exposição entre eles seja a mesma que a da população-fonte que gerou os casos[1-3,7,8].

UTILIZAÇÃO DA RAZÃO DE CHANCES

A razão de chances é conhecida como uma estimativa do risco relativo, usada em estudos de caso-controle, nos quais a incidência de um desfecho não pode ser calculada diretamente; apesar desse fato, ela pode ser calculada em outros desenhos de estudo. A razão de chances para doença e exposição pode ser estimada em amostras:

• Randômicas advindas de uma população em estudos transversais.
• Independentes de expostos e não expostos em estudos prospectivos (coortes).
• Independentes de doentes e não doentes em estudos retrospectivos (caso-controle).

Para exemplificar, usaremos estudo de caso-controle idealizado para verificar a associação de carcinoma hepatocelular e infecção pelo vírus da hepatite B em amostra de 476 indivíduos na cidade de Nova Delhi, Índia (Tabela 5.4)[13].

Tabela 5.4 – Razão de chances entre infecção pelo vírus da hepatite B e carcinoma hepatocelular.

		Carcinoma hepatocelular		Total
		Casos (n = 213)	Controles (n = 254)	
Infecção pelo vírus da hepatite B (antígeno HBs positivo)	Positiva	131 (a)	10 (b)	141
	Negativa	82 (c)	244 (d)	326

Adaptado de Kumar et al., 2007[15].

MEDIDAS DE ASSOCIAÇÃO

J Gastroenterol Hepatol 2007;22:1104.

Risk factors analysis for hepatocellular carcinoma in patients with and without cirrhosis: A case control study of 213 hepatocellular carcinoma patients from India.

Manoj Kumar, Rakesh Kumar, Syed S Hissar, Manoj Kumar Saraswat, Barjesh Chander Sharma, Puja Sakhuja† and Shiv Kumar Sarin.

Abstract

AIM: To assess the role of hepatitis B virus (HBV), hepatitis C virus (HCV) and alcohol intake as risk factors for hepatocellular carcinoma (HCC) in the presence or absence of cirrhosis in Indian population. METHODS: A total of 213 patients with HCC and 254 control subjects not affected with hepatic diseases or neoplasm were recruited. Odds ratios (ORs) were estimated for each risk factor and synergism among various risk factors was also studied. RESULTS: The ORs and 95% confidence intervals (CI) of HCC were 48.02 (25.06–91.98) for any HBV marker, 38.98 (19.55–77.71) for HBsAg positivity, 12.34 (2.84–53.61) for HBsAg negative and antibody positive (either of anti-HBe or total anti-HBc), 5.45 (2.02–14.71) for anti-HCV positive and HCV RNA positive, and 2.83 (1.51–5.28) for heavyalcohol use. No significant risk increase was evident for subjects who were anti-HCV positive and HCV RNA negative. Synergism between alcohol and HCV infection in causing HCC was found, but not between alcohol and HBV. Overall, conclusive evidence of the presence or absence of cirrhosis was reached in 189 (88.73%) HCC patients; cirrhosis was present in 137 (72.48%) of them. ORs with 95% CI of HCC in the presence and absence of cirrhosis, respectively, for HBV were as follows: (i) 48.90 (24.61–97.19) and 35.03 (15.59–78.66) for any HBV marker; (ii) 39.88 (19.41–81.97) and 24.40 (10.60–56.18) for HBsAg positivity; and (iii) 12.10 (2.67–54.88) and 19.60 (3.94–97.39) for HBsAg negativity and antibody positivity. Significantly increased risk was found among cirrhotic patients for anti-HCV positivity and HCV RNA positivity [OR = 7.53 (2.73–20.78)] and for heavy alcohol use [OR = 3.32 (1.70–6.47)]; however, in the absence of cirrhosis, no significant risk increase was evident for subjects who were anti-HCV positive and HCV RNA positive [OR = 0.97 (0.11–8.54)], or who had history of heavy alcohol use [OR = 1.58 (0.55–4.53)]. CONCLUSIONS: Infection with HBV and HCV are the major risk factors for the development of HCC in Indian patients. Presence of HBV antibodies even in the absence of HBsAg conferred increased risk for HCC in the presence or absence of cirrhosis. Anti-HCV positivity in the absence of HCV RNA conferred no increased risk. HCV RNA positivity and heavy alcohol use significantly increased the risk of HCC among cirrhotic patients, but not non-cirrhotic patients.

J Gastroenterol Hepatol 2007;22:1104.

Análise de fatores de risco para carcinoma hepatocelular em pacientes com e sem cirrose: estudo de caso-controle de 213 pacientes com carcinoma hepatocelular provenientes da Índia.

Manoj Kumar, Rakesh Kumar, Syed S Hissar, Manoj Kumar Saraswat, Barjesh Chander Sharma, Puja Sakhuja† e Shiv Kumar Sarin.

Resumo

OBJETIVO: Avaliar o papel do vírus da hepatite B (HBV), vírus da hepatite C (HCV) e o consumo de álcool como fatores de risco para carcinoma hepatocelular (CHC), na presença ou ausência de cirrose em uma população indiana. MÉTO-DOS: Foram recrutados 213 pacientes com CHC e 254 controles sem doenças hepáticas ou neoplasias. Para cada fator de risco foram estimadas as razões de chance (RC), assim como o sinergismo entre os vários fatores de risco. RESULTA-DOS: As razões de chance e os intervalos de confiança a 95% (IC 95%) de CHC foram 48,02 (25,06-91,98) para qualquer marcador do HVB, 38,98 (19,55 -77,71) para o HBsAg positivo, 12,34 (2,84-53,61) para o HBsAg negativo e anticorpos positivos (anti-HBe ou anti-HBc total), 5,45 (2,02-14,71) para o anti- -HCV positivo e HCV RNA positivo e 2,83 (1,51-5,28) para consumo de álcool elevado. Não houve aumento significativo do risco para os indivíduos que eram anti-HCV positivos e HCV RNA negativos. Foi detectado um sinergismo entre álcool e infecção pelo HCV para o risco de desenvolver CHC, mas não entre ál-cool e HBV. No geral, evidências conclusivas da presença ou ausência de cirrose foram alcançadas em 189 (88,73%) pacientes com CHC, e cirrose hepática es-tava presente em 137 (72,48%) deles. As razões de chance e IC 95% para CHC, na presença e ausência de cirrose, respectivamente, para o HVB foram as seguintes: (i) 48,90 (24,61-97,19) e 35,03 (15,59-78,66) para qualquer marca-dor do HVB; (ii) 39,88 (19,41-81,97) e 24,40 (10,60-56,18) para a positivida-de do HBsAg; e (iii) 12,10 (2,67-54,88) e 19,60 (3,94-97,39) para o HBsAg negativo com anticorpos positivos. Um risco significativamente maior foi encon-trado entre os pacientes cirróticos com anti-HCV positivo e HCV RNA positivo [RC = 7,53 (2,73-20,78)] que apresentavam grande ingestão alcoólica [RC = 3,32 (1,70-6,47)]; no entanto, na ausência de cirrose, nenhum aumento significa-tivo de risco foi evidente para os indivíduos que eram anti-HCV positivo e HCV RNA positivo [RC = 0,97 (0,11-8,54)], ou quem tinha antecedente de grande ingestão alcoólica [RC = 1,58 (0,55-4,53)]. CONCLUSÕES: A infecção por HVB e HVC são os principais fatores de risco para o desenvolvimento de CHC em pacientes indianos. Presença de anticorpos contra o HVB, mesmo na ausência de HBsAg, associa-se a risco aumentado para o CHC na presença ou ausência de cirrose. Presença de anti-HCV positivo na ausência do RNA do HCV não se as-socia a risco aumentado. HCV RNA positivo e abuso de álcool aumentaram sig-nificativamente o risco de carcinoma hepatocelular em pacientes cirróticos, mas não em pacientes não cirróticos.

Neste exemplo iremos considerar os pacientes com carcinoma hepatocelular como casos e os não afetados por qualquer doença hepática ou neoplasias como controles e investigar a probabilidade da exposição ao antígeno HBs positivo como fator de risco para desenvolvimento de carcinoma (Tabela 5.4).

Quantas vezes uma exposição é mais provável de ocorrer entre duas populações (doentes e não doentes)?

$$RC = a \times d/b \times c = 131 \times 244/10 \times 82 = 31.964/820 = 38,98$$

Nesse caso, podemos dizer que os portadores de carcinoma hepatocelular têm 38,98 vezes mais probabilidade de apresentar um antígeno HBs positivo em relação aos controles. Podemos também dizer que a RC para exposição e doença foi de 38,98, ou seja, maior exposição pelo vírus da hepatite B foi verificada entre os pacientes com carcinoma hepatocelular. Concluímos, portanto, que existe associação positiva entre exposição e doença.

RELAÇÃO ENTRE O RISCO RELATIVO E A RAZÃO DE CHANCES

A razão de chances por definição inclui na sua fórmula estimativa das incidências, por esse motivo sua correlação com o risco relativo é variável, sendo uma medida que se aproxima mais do risco relativo em situações de ocorrência de desfechos incomuns, ou seja, doenças raras. A razão de chances, portanto, perde sua relevância como estimativa de risco relativo quando a proporção de um desfecho é maior que 5 a 10%, ou seja, com taxas de incidência mais elevadas[1,2,7,9]. Quando a proporção de eventos é próxima a zero para ambos os grupos, a razão de chances e o risco relativo possuem valores similares, em termos numéricos[14-16].

Tomaremos mais um exemplo hipotético para demonstrar o valor da razão de chances como medida de estimativa de risco entre exposição e doença em um grupo de pacientes em que o desfecho tem baixa probabilidade de ocorrência. Usaremos os dados de um estudo de caso-controle hipotético para investigar a associação entre câncer de orofaringe e tabagismo em um grupo de mulheres jovens (Tabela 5.5).

Tabela 5.5 – Associação entre câncer de orofaringe e tabagismo.

		Câncer de orofaringe		Total
		Casos	Controles	
Você já fumou alguma vez?	Sim	172 (a)	173 (b)	345
	Não	90 (c)	346 (d)	436

Poderemos calcular a razão de chances (RC) de duas formas, com base nas equações:

Equação 1:

$$RC \text{ doença e exposição} = \frac{Pr\ (D/E)\ /\ Pr\ (D_o/E)}{Pr\ (D/E_o)\ /\ Pr\ (D_o/E_o)} = \frac{172/345/173/345}{90/436/346/436} = 3,8$$

Equação 2:

$$RC = a \times d/b \times c = 172 \times 346/90 \times 173 = 59.512/15.570 = 3,8$$

Dessa forma, temos que o risco de uma mulher jovem tabagista apresentar câncer de orofaringe é 3,8 vezes maior em relação às jovens não tabagistas.

Para atestarmos a baixa probabilidade de ocorrência de câncer de orofaringe em mulheres jovens, podemos também calcular a razão de chances a favor do câncer de orofaringe nas tabagistas, tanto para o grupo dos casos como dos controles:

Entre os casos, o risco de câncer de orofaringe das tabagistas = 172/90 = 1,91.

Entre os controles, o risco de câncer de orofaringe das tabagistas = 173/346 = 0,5.

A razão de chances é, portanto, igual a 1,91/0,5 = 3,82.

Desde que a probabilidade de ocorrência de câncer de orofaringe entre as mulheres jovens seja baixa, independente do tabagismo, a razão de chances pode ser considerada nesse caso como boa estimativa do risco relativo.

Não podemos afirmar o mesmo para o exemplo citado na tabela 5.4, sobre a associação de vírus da hepatite B e carcinoma hepatocelular, pois a ocorrência de infecção pelo vírus da hepatite B na região onde o estudo foi realizado é endêmica e, portanto, elevada.

Entre os casos, o risco de carcinoma hepatocelular dos HBsAg + = (a/c) 131/82 = 1,59.

Entre os controles, o risco de carcinoma hepatocelular dos HBsAg + = (b/d) 10/244 = 0,041.

RC = 3,384/0,081 = 38,78.

Nesse caso, devemos considerar que há associação positiva entre infecção pelo vírus da hepatite B e ocorrência de carcinoma hepatocelular, que inclusive sugere causalidade, mas a RC de 38,78, por ser muito elevada e derivar de ocorrência de infecção pelo vírus da hepatite B em grande parte dos casos, não caracteriza uma boa estimativa em termos numéricos do risco relativo.

Em resumo, apesar de a razão de chances ser uma estimativa do risco relativo, principalmente para desfechos mais raros, sua limitação se deve a ela não fornecer boa estimativa do risco relativo, quando o risco inicial é elevado. A razão de chances pode estimar para cima ou para baixo o efeito do risco relativo, mas, apesar disso, a conclusão qualitativa permanece inalterada[7-9].

Outra característica interessante da razão de chances é sua estabilidade no cálculo como estimativa de risco entre exposição e determinado desfecho, que pode ser utilizada com bastante confiança em estudos retrospectivos, como os de caso-controle. Ver exemplo citado nas tabelas 5.6 e 5.7 retiradas de um estudo hipotético.

Nesse exemplo alteramos o número de controles em relação aos casos, mantendo a mesma proporção entre eles, em duas situações hipotéticas, e a seguir calculamos a razão de chances e o risco relativo como medidas de associação (Tabelas 5.6 e 5.7).

Tabela 5.6 – Cálculo da razão de chances e risco relativo de um caso-controle hipotético entre tabagismo e acidente vascular cerebral, com 100 casos e 100 controles.

		Acidente vascular cerebral		Total
		Casos	Controles	
Você já fumou alguma vez?	Sim	70 (a)	30 (b)	100
	Não	30 (c)	70 (d)	100

$$RC = \frac{a \times d = 70 \times 70}{b \times c = 30 \times 30} = 5,4 \qquad RR = \frac{a/(a + b) = 70/100}{c/(c + d) = 30/100} = 2,3$$

Tabela 5.7 – Cálculo da razão de chances e risco relativo de um caso-controle hipotético entre tabagismo e acidente vascular cerebral, com 100 casos e 1.000 controles.

		Acidente vascular cerebral		Total
		Casos	Controles	
Você já fumou alguma vez?	Sim	70 (a)	300 (b)	100
	Não	30 (c)	700 (d)	100

$$RC = \frac{a \times d = 70 \times 700}{b \times c = 30 \times 300} = 5,4 \qquad RR = \frac{a/(a + b) = 70/370}{c/(c + d) = 30/730} = 4,7$$

Podemos verificar que, independente do número de controles, a razão de chances permaneceu inalterada nos dois exemplos (Tabelas 5.6 e 5.7), considerando-se que a proporção entre casos e controles foi a mesma. Quando tentamos calcular o valor do risco relativo para as situações supracitadas, na tabela 5.6 temos metade do risco relativo encontrado na tabela 5.7, na qual aumentamos o tamanho da amostra de controles de 100 para 1.000.

Concluímos, portanto, que, mantendo a mesma proporcionalidade entre casos e controles, verifica-se que o risco relativo realmente não caracteriza a medida mais adequada de associação nos estudos de caso-controle, sendo a razão de chances a forma mais fidedigna de estimar o risco nesse tipo de estudo[1-4,14].

RISCO ATRIBUÍVEL

O risco atribuível (RAt), também conhecido como redução do risco absoluto (RRA), é representado pela diferença entre as incidências em expostos e não expostos. Às vezes, é referido unicamente como risco absoluto, o que poderá causar confusão em alguns momentos[1-4]. Nos estudos de coorte, costuma-se usar mais a expressão risco atribuível, enquanto nos ensaios clínicos usa-se mais a expressão redução do risco absoluto (RRA). O importante é compreender os conceitos e não se fixar na nomenclatura.

A ideia expressa no risco atribuível é sobre o efeito atribuível à exposição, na ocorrência de um desfecho, entre dois grupos diferentes: expostos e não expostos. O risco atribuível informa qual o risco adicional de ocorrência de um desfecho (doença) após exposição (ou intervenção) nos indivíduos expostos em relação aos não expostos.

O risco atribuível é calculado pela diferença em módulo entre a incidência de doença em pessoas expostas (I_e) menos a incidência de doença em pessoas não expostas (I_{ne}).

$$RAt = |I_e - I_{ne}|$$

A interpretação dessa medida é dependente da existência de relação de "causa-efeito" entre exposição e doença. Se essa associação não existir, não haverá diferenças entre as taxas de incidência de um desfecho, entre expostos e não expostos, e, portanto, o RAt será igual a 0[1-4].

Contudo, se há associação causal entre exposição e doença, o risco atribuível é maior que zero, e seu valor indica o número de casos da doença, entre os expostos, que pode ser atribuído à exposição em si ou, ainda, o número de casos da doença entre os expostos que pode ser eliminado se a exposição for retirada. Dessa forma, o risco atribuível pode ser usado como uma medida de impacto em saúde pública para uma exposição em particular.

Outros termos referentes à redução do risco absoluto são o aumento absoluto do benefício (*absolute benefit increase* – diferença absoluta entre as taxas de desfechos favoráveis de pacientes tratados e controles em um estudo) e o aumento absoluto do risco (*absolute risk increase* – diferença absoluta entre as taxas de desfechos desfavoráveis de pacientes tratados e controles em um estudo). Temos ainda a redução absoluta do benefício (*absolute benefit reduction* – diferença absoluta entre as taxas de desfechos favoráveis de pacientes tratados e controles em um estudo) (ver Quadro 5.1).

RISCO ATRIBUÍVEL PERCENTUAL

O risco atribuível percentual (taxa atribuível percentual, proporção atribuível ou fração etiológica) é outra forma de expressar o risco atribuível[1-3].

O risco atribuível percentual (RAt%) fornece a proporção de doença entre expostos e não expostos, que é atribuída à exposição, ou a proporção de doença no grupo exposto que poderia ser prevenida pela retirada da exposição.

O RA% é calculado dividindo-se a RRA pela taxa de doença entre expostos:

$$RAt\% = \frac{RAt}{I_e} \times 100$$

ou

$$RAt\% = \frac{I_e - I_{ne}}{I_e} \times 100$$

RISCO ATRIBUÍVEL POPULACIONAL

O risco atribuível populacional (RAtP) estima a magnitude de casos atribuíveis à exposição em estudo apenas no grupo de expostos, sem informar o excesso de casos da doença devido à exposição em toda a população de um estudo ($I_e + I_{ne}$).

O risco atribuível populacional nos dá essa informação e ajuda a determinar qual exposição, entre várias exposições ou intervenções com diferentes desfechos, terá o maior impacto no nível de saúde de uma comunidade. Essa medida é muito utilizada em planejamento em saúde pública[1-4].

O risco atribuível na população é o produto do risco atribuível pela prevalência (P) da exposição ao fator de risco em uma população. Ele mede o excesso de incidência da doença em uma comunidade que está associada com um fator de risco. É calculado por meio da fórmula[3]:

$$RAtP = RAt \times P$$

O risco atribuível populacional percentual (RAtP%) expressa a proporção de doença na população em estudo, que é atribuível à exposição e que pode ser eliminada se a exposição for retirada.

O RAtP% é calculado pela divisão do RAtP pela taxa de doença na população total de um estudo:

$$RAtP\% = \frac{RAtP}{I_e + I_{ne}} \times 100$$

Uma vez conceituadas essas medidas básicas de risco atribuível, temos então o substrato para retomarmos uma das questões citadas no início do capítulo:

Qual o verdadeiro risco ou benefício atribuível à exposição nos grupos analisados?

E ainda:

Quantos pacientes precisam receber a intervenção (tratamento) para prevenir um evento adverso ou se beneficiar do tratamento?

Para respondermos essas dúvidas, usaremos como exemplo o seguinte ensaio clínico, que avaliou a terapêutica combinada com baixas doses de rosiglitazona e metformina *vs.* placebo na prevenção de diabetes incidente em pacientes previamente intolerantes à glicose[17]:

Lancet 2010;376:103.

Low-dose combination therapy with rosiglitazone and metformin to prevent type 2 diabetes mellitus (CANOE trial): a double-blind randomised controlled study.

Zinman B, Harris SB, Neuman J, Gerstein HC, Retnakaran RR, Raboud J, Qi Y, Hanley AJ.

Abstract

BACKGROUND: *The evolving epidemic of type 2 diabetes has challenged healthcare providers to assess the safety and efficacy of various diabetes prevention strategies. The CANOE (CAnadian Normoglycemia Outcomes Evaluation) trial investigated whether low-dose combination therapy would affect development of type 2 diabetes.* METHODS: *In this double-blind, randomised controlled trial undertaken in clinics in Canadian centres, 207 patients with impaired glucose tolerance were randomly assigned to receive combination rosiglitazone (2 mg) and metformin (500 mg) twice daily or matching placebo for a median of 3.9 years (IQR 3.0--4.6). Randomisation was computer-generated in blocks of four, with both participants and investigators masked to treatment allocation. The primary outcome was time to development of diabetes, measured by an oral glucose tolerance test or two fasting plasma glucose values of 7.0 mmol/L or greater. Analysis was by intention to treat. This study is registered with ClinicalTrials.gov, number NCT00116932.* FINDINGS: *103 participants were assigned to rosiglitazone and metformin, and 104 to placebo; all were analysed. Vital status was obtained in 198 (96%) participants, and medication compliance (taking at least 80% of assigned medication) was 78% (n=77) in the metformin and rosiglitazone group and 81% (n=80) in the placebo group. Incident diabetes occurred in significantly fewer individuals in the active treatment group (n=14 [14%]) than in the placebo group (n=41 [39%]; p<0.0001). The relative risk reduction was 66% (95% CI 41-80) and the absolute risk reduction was 26% (14-37), yielding a number needed to treat of 4 (2.70--7.14). 70 (80%) patients in the treatment group regressed to normal glucose tolerance compared with 52 (53%) in the placebo group (p=0.0002). Insulin sensitivity decreased by study end in the placebo group (median -1.24, IQR -2.38 to -0.08) and remained unchanged with rosiglitazone and metformin treatment (-0.39, -1.30 to 0.84; p=0.0006 between groups). The change in beta-cell function, as measured* *by the insulin secretion-sensitivity index-2, did not differ between groups (placebo -252.3, -382.2 to -58.0 vs rosiglitazone and metformin -221.8, -330.4 to -87.8; p=0.28). We recorded an increase in diarrhoea in participants in the active treatment group compared with the placebo group (16 [16%] vs 6 [6%]; p=0.0253). INTERPRETATION: Low-dose combination therapy with rosiglitazone and metformin was highly effective in prevention of type 2 diabetes in patients with impaired glucose tolerance, with little effect on the clinically relevant adverse events of these two drugs.*

Lancet 2010;376:103.

Terapia combinada em baixas doses de rosiglitazona e metformina para prevenção de *diabetes mellitus* tipo 2 (CANOE Trial): um estudo duplo-cego, randomizado e controlado.

Zinman B, Harris SB, Neuman J, Gerstein HC, Retnakaran RR, Raboud J, Qi Y, Hanley AJ.

Resumo

JUSTIFICATIVA: A evolução da epidemia de diabetes tipo 2 tem desafiado os prestadores de serviço na área da saúde para avaliar a segurança e a eficácia de várias estratégias de prevenção para o diabetes. O estudo CANOE (*CAnadian Normoglycemia Outcomes Evaluation*) investigou se a combinação terapêutica de baixas doses poderia alterar o aparecimento de diabetes tipo 2. MÉTODOS: Neste ensaio clínico duplo-cego randomizado, controlado, realizado em várias clínicas no Canadá, 207 pacientes com intolerância à glicose foram randomizados para receber a combinação de rosiglitazona (2mg) e metformina (500mg) duas vezes ao dia ou placebo por um período médio de 3,9 anos (intervalo interquartil, 3,0-4,6). A randomização foi gerada por computador em blocos de quatro, estando os participantes e pesquisadores cegados em relação ao tratamento. O desfecho primário foi o tempo para o aparecimento de diabetes, medido por um teste de tolerância oral à glicose ou dois valores de glicemia de jejum acima de 7mmol/l (126mg/dl). A análise foi por intenção de tratar. Este estudo está registrado no ClinicalTrials.gov, número NCT00116932. ACHADOS: 103 participantes foram randomizados para tratamento combinado com rosiglitazona e metformina, e 104 para placebo. Todos foram analisados. O *status* vital foi obtido em 198 (96%) participantes e a adesão ao tratamento (tomar pelo menos 80% do medicamento) foi de 78% (n = 77) no grupo da metformina e da rosiglitazona e 81% (n = 80) no grupo placebo. A incidência de diabetes ocorreu em um número significativamente menor de indivíduos no grupo de tratamento ativo (n = 14 [14%]), comparativamente ao grupo placebo (n = 41 [39%], p < 0,0001). A redução do risco relativo foi de 66% (intervalo de confiança a 95% [IC 95%], 41-80) e a redução do risco absoluto foi de 26% (14-37), gerando um número necessário para tratar de 4 (2,70-7,14). Setenta (80%) pacientes no grupo do tratamento ativo deixaram de ser intolerantes em comparação com 52 (53%) no grupo placebo (p = 0,0002). Ao final do estudo, a sensibilidade à insulina diminuiu no grupo placebo (média de −1,24 [Intervalo Interquartil – IIQ, −2,38 a −0,08]) e manteve-se inalterada com a rosiglitazona e a metformina (média de −0,39, [IIQ, −1,30 a 0,84]), p = 0,0006 entre os grupos. A mudança na função da célula beta, medida pelo índice 2 de secreção-sensibilidade à insulina, não diferiu entre os grupos (placebo −252,3, [−382,2 a −58,0] *vs.* rosiglitazona e metformina −221,8, [−330,4 a −87,8]; p = 0,28). Registrou-se um aumento de diarreia entre os participantes no grupo de tratamento ativo em comparação com o grupo placebo (16 [16%] *vs.* 6 [6%], p = 0,0253). INTERPRETAÇÃO: A combinação terapêutica com baixas doses de rosiglitazona e metformina foi altamente eficaz na prevenção do diabetes tipo 2 em pacientes com intolerância à glicose, com poucos efeitos adversos clinicamente relevantes associados ao uso desses dois medicamentos.

Primeiramente, vamos visualizar os resultados em uma tabela 2 × 2 (Tabela 5.8). A partir desses valores então poderemos calcular os riscos absolutos (incidências) entre expostos e não expostos ao tratamento ativo.

Incidência nos expostos (Ie) = 14/103 = 0,1359 × 100 = 14%
Incidência nos não expostos (Ine) = 41/104 = 0,394 × 100 = 39%

Tabela 5.8 – Incidência de diabetes entre indivíduos submetidos à terapêutica combinada com rosiglitazona metformina *vs.* placebo.

		Diabetes incidente		Total
		Casos	Controles	
Tratamento combinado (baixas doses de rosiglitazona e metformina)	Sim	14 (a)	103 (b)	103
	Não	41 (c)	63 (d)	104

Adaptado de Zimman et al.[20]

A incidência nos expostos ao tratamento combinado foi menor que a dos não expostos (grupo placebo), portanto, qual é a diferença entre esses dois riscos absolutos?

$$RRA = |I_e - I_{ne}| = |0,1359 - 0,394| = 26\%$$

Podemos concluir, portanto, que o tratamento combinado com rosiglitazona e metformina levou a uma redução no risco absoluto de desenvolver diabetes em 26% nos indivíduos previamente intolerantes à glicose.

Para responder a segunda questão, "Quantos pacientes precisam receber a intervenção (tratamento) para prevenir um evento adverso ou beneficiar-se do tratamento?", precisamos ter em mente alguns conceitos, que serão descritos adiante.

NÚMERO NECESSÁRIO PARA TRATAR

O número necessário para tratar (NNT) informa sobre o número de pacientes que devem ser tratados (ou submetidos a qualquer intervenção) para evitar um desfecho negativo.

O NNT equivale à recíproca da redução do risco absoluto (RRA):

$$NNT = \frac{1}{RRA}$$

No exemplo da tabela 4.8, analisando os resultados do desfecho "diabetes incidente", observamos o quanto foi benéfico o tratamento: o RRA ou benefício atribuível ao tratamento (I_e–I_{ne}) foi de 26%. Portanto, o NNT = 1/0,26 será de aproximadamente 4, com intervalo de confiança a 95% (IC 95%) estreito de 2,70 a 7,14. Será preciso tratar quatro pacientes com um esquema combinado com rosiglitazona e metformina para evitar um caso de diabetes incidente.

Raramente encontramos um NNT igual ou muito próximo a 1, indicando intervenção extremamente benéfica.

O NNT tem a mesma vantagem da RRA sobre o risco relativo e a razão de chances. A interpretação do seu valor expressa o risco de base de um grupo de pacientes sem intervenção e a redução desse risco com a introdução da intervenção.

Porém, o NNT é mais útil que a RRA para médicos e pacientes, pois informa, em termos concretos, o quanto de esforço deve ser gasto para prevenir um evento desfavorável[1-4].

O princípio geral do NNT pode ser extrapolado para avaliar outras intervenções que não a terapia medicamentosa a longo prazo: em ensaios randomizados de procedimentos cirúrgicos, em estudos clínicos sobre vacinação, em estudos de diagnóstico e rastreamento e em estudos de fatores de risco e prevenção.

O NNT varia inversamente com o risco de base populacional. Para pacientes com alto risco de um evento ou agravo à saúde, o NNT tende a um valor baixo, e o tratamento estará claramente justificado. Para pacientes com muito baixo risco, o NNT é alto o suficiente para gerar dúvidas quanto à real importância e necessidade da introdução de uma intervenção ou ainda dúvidas quanto à gravidade do evento a ser prevenido.

PRINCIPAIS APLICAÇÕES DO NNT

O NNT é apenas utilizado para intervenções que produzem variáveis dicotômicas (com duas possibilidades de desfecho). Ele não pode ser calculado quando o resultado de uma variável é apresentado como média de valores (por exemplo: a média da pressão arterial ou a média de dias da internação hospitalar). Ele deve ser expresso com o seu intervalo de confiança a 95% (IC 95%). Como essa estimativa de precisão é diretamente dependente do tamanho da amostra, um estudo com número pequeno de pacientes produzirá IC 95% bastante amplo em torno do NNT.

A interpretação do NNT deve sempre considerar o tempo de seguimento, ou seja, o número de pacientes que deve ser tratado por um período de tempo específico, para se obter um benefício. A comparação entre NNT de diferentes estudos pode ter no fator tempo de seguimento um dos seus principais obstáculos.

LIMITAÇÕES DO NNT

Idealmente, os dados para calcular o NNT serão obtidos de ensaios clínicos randomizados, por ser esse o tipo de estudo padrão-ouro para a avaliação de terapêutica.

Suas falhas e limitações resultam tanto da medida em si quanto dos dados utilizados para seu cálculo. Há desvantagens em combinar em um único indicador o risco de base de uma população e a redução desse risco após intervenção (como na RRA e no NNT).

Por exemplo, o NNT pode informar ao médico que ele deve tratar 11 pacientes para prevenir um desfecho, mas não nos diz nada sobre os outros 10 pacientes, ou o quanto é agressiva a doença ou o evento em estudo.

É impossível predizer qual o paciente sob risco que será beneficiado pela intervenção. Com a intenção de prevenir o desfecho, devemos tratar todos os 11 pacientes. Similarmente, somos incapazes de identificar os pacientes que terão efeitos adversos com a terapia.

DERIVAÇÕES DO NNT

Número necessário para causar efeito colateral (NNEC)

Além dos benefícios, muitos tratamentos apresentam importantes efeitos colaterais, alguns inaceitáveis, sem ficar claro se os benefícios superam os prejuízos da terapia.

Como expressar os riscos e compará-los aos benefícios de um tratamento?

O prejuízo absoluto de uma terapia, sempre relacionado aos efeitos colaterais, pode ser quantificado da mesma forma que o benefício absoluto pela subtração do prejuízo no grupo tratado do prejuízo no grupo controle. Nesse momento, estamos utilizando o conceito descrito anteriormente, de que a RRA pode ser chamada de ARA (*aumento do risco absoluto* – a diferença absoluta entre as incidências de efeitos colaterais ou eventos adversos nos dois grupos em estudo).

Assim, o NNEC (*número necessário para causar efeito colateral*) ou NNA (*número necessário para causar evento adverso*) é definido como o número de pacientes que são tratados para que um deles apresente um efeito colateral do tratamento.

$$NNEC = \frac{1}{I_{ect} - I_{ecc} \ (ARA)}$$

Onde:

I_{ect} = incidência de efeitos colaterais no grupo tratamento.
I_{ecc} = incidência de efeitos colaterais no grupo controle.

Retornando ao nosso exemplo, no *CANOE trial*, encontramos uma incidência de diarreia de 16% no grupo do tratamento combinado de rosiglitazona e metformina, e de 6% no grupo placebo. O ARA (ARA = 0,16 – 0,06) é igual a 0,10 e, portanto, o NNEC (NNEC = 1/0,10) será 10 (p = 0,025). Ou seja, de cada 10 pacientes que receberam o tratamento ativo, um apresentou como efeito colateral diarreia.

Uso do NNT na comparação de riscos e benefícios

Idealmente, todos os pacientes deveriam ser tratados com as medidas efetivas de tratamento e prevenção disponíveis. Isso, algumas vezes, não é possível pelas limitações de pacientes e médicos, preferência dos pacientes, interações de drogas ou o custo da terapia, por exemplo. O maior problema em comparar o NNT de diferentes estudos clínicos é que esses, geralmente, foram conduzidos com diferentes *tempos de seguimento,* e o NNT é uma medida "tempo-dependente".

Uma fórmula que converte o NNT de um *ensaio clínico* com um tempo de seguimento de T anos a um NNT aproximado de duração padronizada em S anos é:

$$NNTS = \frac{NNTT \times T}{S}$$

Onde:

NNTT = NNT do período de tempo de *follow-up* original do ensaio clínico.

NNTS = NNT do novo período de tempo de *follow-up*.

T = período de tempo de seguimento original.

S = novo período de tempo, *standard*.

Esse método pode falhar quando há mudanças no benefício ou prejuízo decorrentes do tratamento a longo prazo. Apesar de ser mais conveniente assumir que as incidências de eventos nos diversos grupos de intervenção de um estudo permanecem constantes ao longo do tempo, uma medida de eficácia pode ser sub ou superestimada quando essas incidências não são constantes, e assume-se o contrário. Portanto, a aplicação desse método de correção do NNT só deve ser utilizada quando há certeza de que a redução do risco relativo é constante a longo prazo.

Vamos supor que se queira comparar o NNT do CANOE com o NNT de um estudo imaginário X em que o NNT calculado foi de 3. Utilizando o desfecho "diabetes incidente" em pacientes intolerantes à glicose do ensaio clínico *CANOE*, em que o NNT foi de 4, com seguimento médio de 3,9 anos, estendendo-se este seguimento para 10 anos podemos obter o novo NNT do CANOE, assumindo que a redução do risco relativo se mantém constante, além dos 3,9 anos do estudo. Assim, NNT CANOE (10) = 4 × (3,9/10) = 1,56.

Esse novo NNT de 1 pode ser comparado com o do estudo X que foi de 3, mostrando que a intervenção proposta no CANOE foi mais efetiva comparada a do estudo X.

A figura 5.1 resume todos os parâmetros descritos anteriormente.

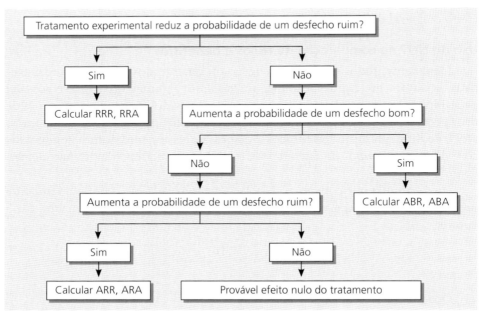

Figura 5.1 – Abordagem para cálculo de risco. RRR = redução do risco relativo; RRA = redução do risco absoluto; ARR = aumento do risco relativo; ARA = aumento do risco absoluto; ABA = aumento do benefício absoluto; ABR = aumento do benefício relativo.

LEITURA COMPLEMENTAR

1. Sackett DL et al. Evidence – Based Medicine How to Pratice and Teach EBM. 2nd ed. Philadelphia: Churchill Livingstone; 2000.

REFERÊNCIAS BIBLIOGRÁFICAS

1. Hennekens CH, Buring JE. Epidemiology in medicine. 2nd ed. Boston: Little Brown and Company; 1987.

2. Sackett DL et al. Evidence – Based Medicine How to Pratice and Teach EBM 2nd ed. Philadelphia: Churchill Livingstone; 2000.

3. Fletcher RH, Fletcher SW. Epidemiologia clínica: elementos essenciais. 4ª ed. Porto Alegre: Artmed; 2006.

4. Rothman KJ, Greenland S. Modern epidemiology. 2nd ed. Philadelphia: Lippincott Williams and Wilkins; 1998.

5. Last JM et al. A dictionary of epidemiology. 4th ed. International Epidemiological Association; 2001.

6. Victora CG. What s the denominator? Lancet 1993;324:97.

7. Schechtman E. Odds ratio, relative risk, absolute risk reduction, and the number

needed to treat-which of these should we use? Value in Health 2002;5:430.

8. Antihypertensive and Lipid-Lowering Treatment to Prevent Heart Attack Trial Collaborative Research Group (ALLHAT) Officers and Coordinators. Diuretic versus α-blocker as first-step anthypertensive therapy. Final results the antihypertensive and lipid-lowering treatment to prevent heart attcak trial (ALLHAT). Hypertension 2003;42:239.

9. Greenhalgh T. How to read a paper: statistics for the non-statistician. II: Significant relations and their pitfalls. Br Med J 1997;315:422.

10. Grimes AD, Schulz KF. An overview of clinical research: the lay of the land. Lancet 2002;359:57.

11. Dicenso A et al. Clinically useful measures of the effects of treatment. Br Med J 2001;4:36.

12. Vogel VG et al. Update of the National Surgical Adjuvant Breast and Bowel Project Study of Tamoxifen and Raloxifene (STAR) P-2 Trial: Preventing Breast Cancer. Cancer Prev Res 2010;3:696.

13. Kumar M et al. Risk factors analysis for hepatocellular carcinoma in patients with and without cirrhosis: a case-control study of 213 hepatocellular carcinoma patients from India. Lancet 2010;376: 112.

14. Stepheson DB. Use of the odds ratio for diagnosing forecast skill. Weather and Forecasting 2000;15:221.

15. Agresti A. Probability, odds, risk, relative risk, and odds ratio, an introduction to categorical data analysis. San Francisco: John Wiley & Sons; 1996.

16. Wolfe R. Classic statistics lectures. Odds Ratio Review 2000:1.

17. Zinman B et al. Low-dose combination therapy with rosiglitazone and metformin to prevent type 2 diabetes mellitus (CA-NOE trial): a double-blind randomised controlled study. Lancet 2010;376:103.

EPIDEMIOLOGIA – ABORDAGEM PRÁTICA

EXERCÍCIOS

1. Em ensaio clínico elaborado para testar o melhor tratamento para sinusite, a taxa de cura para o tratamento-padrão foi de 95% em uma semana, enquanto o novo antibiótico apresentou taxa de cura de 97% (p = 0,03).
   A) Calcule o risco relativo de cura com o novo tratamento.
   B) Qual a redução do risco absoluto?
   C) Quantos pacientes com sinusite precisam ser tratados para que a taxa de cura em uma semana seja alcançada? Interprete o resultado encontrado.

2. Um novo tratamento trombolítico para acidente vascular cerebral isquêmico resultou em um desfecho clínico favorável (melhora da função motora) em 20% dos pacientes tratados, comparados a 10% de melhora nos pacientes submetidos somente ao tratamento habitual mais placebo do novo tratamento. Entretanto, o novo tratamento resultou em 10% de complicações relacionadas a sangramentos potencialmente graves (transformação hemorrágica na área compatível com isquemia aguda e/ou hemorragia digestiva alta). Os pacientes do grupo tratamento habitual mais placebo apresentaram 5% de complicações hemorrágicas.
   A) Calcule o NNT associado ao uso do novo trombolítico.
   B) Calcule o NNEC da nova medicação. Interprete os resultados encontrados.

3. Um estudo de coorte com 3.000 fumantes e 5.000 não fumantes mostrou os resultados apresentados na tabela:

Tabagismo	Doença isquêmica coronariana		Total
	Presente	Ausente	
Fumantes	150	2.916	3.000
Não fumantes	87	4.913	5.000
Total	171	7.829	8.000

   A) Calcule o risco atribuível devido à exposição ao tabagismo.
   B) Com base nos dados apresentados, existe associação entre tabagismo e doença coronariana? Justifique.

RESPOSTAS

1. A) Risco relativo = risco de cura com nova droga/risco de cura com tratamento-padrão = 0,97/0,95 = 1,02.
   B) RRA = $|I_e-I_{ne}|$ = 0,97-0,95 = 0,02 = 2%.
   C) NNT = 1/RRA = 1/0,02 = 50. É necessário tratar 50 pacientes com a nova droga para obter melhora clínica.

88

MEDIDAS DE ASSOCIAÇÃO

2. A) NNT = 1/RRA = 1/0,20-0,10 = 1/0,10 = 10.

B) NNEC = 1/0,10-0,05 = 20.

Interpretação: para cada 10 pacientes submetidos a tratamento com o novo trombolítico, um paciente apresentou melhor recuperação da função motora. Entretanto, a cada 20 pacientes tratados com o novo trombolítico, um apresentou hemorragia grave. Ou seja, para cada duas melhoras de função motora, há um efeito colateral grave.

3. A) I_e = 150/3.000 = 0,050 = 5%.

I_{ne} = 87/5.000 = 0,017 = 1,7%.

RA = I5% − 1,7%I = 3,3%.

B) Sim. Nesse estudo, 3,3% dos casos de doença coronariana podem ser atribuídos ao fator de risco tabagismo.

6. DELINEAMENTO DE ESTUDOS EM EPIDEMIOLOGIA

Isabela M. Benseñor
Paulo A. Lotufo

Para quem se inicia na leitura de artigos científicos, as partes de maior interesse são os resultados e as conclusões. No entanto, o método científico implica que cada resultado somente pode ser avaliado à luz do método empregado para obtê-lo e o leitor mais maduro irá progressivamente verificar qual foi o método ou, mais especificamente, como os autores desenharam ou delinearam um estudo. Em epidemiologia há cinco tipos de delineamentos classicamente definidos: coorte, caso-controle, transversal, ecológico e ensaio clínico. Uma apresentação meramente operacional sem um critério definido. O estudo de tipo ecológico será explicado à parte.

Um primeiro critério que se pode adotar seria o de considerar estudos observacionais e estudos de intervenção. Nos estudos observacionais, o pesquisador participa da coleta de informações, mas não faz nenhum tipo de intervenção, simplesmente espera o desfecho. Há três tipos básicos de estudos observacionais: os de coorte, os transversais e os de caso-controle.

Nos estudos de intervenção ou experimentais (ambos os nomes são sinônimos), o pesquisador tem o papel ativo de determinar a intervenção e, dessa forma, interferir na ocorrência do desfecho. São estudos que testam novas formas de tratamento, novas técnicas cirúrgicas ou intervenções comportamentais, também conhecidos como ensaios clínicos. São estudos de coorte aqueles que uma das variáveis de exposição é justamente a intervenção proposta pelo pesquisador, mas distribuída – na maioria das vezes – de forma aleatória.

Para definir a estrutura dos três tipos de estudos observacionais, pode-se pensar em duas características: fator de exposição (fator de risco) e presença de doença. Nos estudos de coorte, parte-se dos fatores de risco em uma determinada população e espera-se o aparecimento da doença. No estudo transversal, a presença de fator de risco e doença é pesquisada ao mesmo tempo. No estudo de caso-controle parte-se de casos diagnosticados de determinada doença e identificam-se na história pregressa desses pacientes os fatores de exposição ou de risco. Em resumo, um estudo de coorte sempre parte da exposição e busca a doença, enquanto um estudo de caso-controle sempre parte da doença e busca no passado a exposição. No estudo transversal, por sua vez, sempre se avalia exposição e doença ao mesmo tempo.

O estudo mais elegante para se determinar uma relação de causalidade é o de coorte. Parte-se da causa (fator de risco) e busca-se o desfecho (doença). Esse é sempre o modelo mais simples de se entender. Nos estudos de caso-controle, embora não de forma tão simples quanto em um estudo de coorte, parte-se da doença e busca-se no passado a exposição causal. Nestes dois tipos de estudo, coorte e caso-controle, determina-se uma relação causal entre exposição e doença, embora em cada tipo se parta de um referencial diferente. Em um estudo transversal é impossível determinar essa relação de causalidade, já que doença e fatores de risco são avaliados ao mesmo tempo. Por isso, não se pode discutir causalidade como consequência de um estudo transversal e sim fatores associados à doença, já que é impossível determinar o que veio antes, fator associado ou doença. O quadro 6.1 sintetiza os três principais desenhos de estudo e suas características.

Quadro 6.1 – Características de estudos de coorte, transversais e de caso-controle.

Tipo de estudo	Ponto de partida	O que se busca	Causalidade
Coorte	Fator de risco ou de exposição	Doença	Determina causalidade
Transversal	Não tem ponto de partida. As informações sobre fator de risco e doença são colhidas simultaneamente		Não determina causalidade
Caso-controle	Doença	Fator de risco ou de exposição	Determina causalidade

CONFUSÕES NA LEITURA: RETROSPECTIVO, COORTE, CORTE

Uma confusão recorrente é sobre a temporalidade, pois pode-se erroneamente concluir que estudos de coorte são sempre prospectivos e estudos de caso-controle são sempre retrospectivos. Isso não é verdade: estudos de coorte podem ser retrospectivos e de caso-controle podem ser prospectivos. Na coorte retrospectiva a exposição aconteceu no passado, mas partiu-se da exposição e esperou-se o desfecho. No estudo de caso-controle prospectivo são incluídos somente os casos incidentes da doença, descartando-se os casos prevalentes. Os termos "prospectivo" e "retrospectivo" induzem confusão – nos profissionais da área da saúde – porque se convencionou denominar "estudo retrospectivo" à coleta de dados em prontuários hospitalares. Esses estudos, chamados erroneamente de "estudos retrospectivos", na maioria das vezes não respondem a nenhuma pergunta científica, exceto quando se avalia qualidade assistencial e estão sendo progressivamente abandonados. O nome mais correto para esses estudos seria estudos de revisão de prontuários.

Outra confusão recorrente em delineamentos epidemiológicos é devido a um erro grosseiro de tradução. Na língua inglesa, caso-controle é *case-control*, uma tradução adequada. Coorte é *cohort* e estudo transversal é *cross-sectional study*. Um erro frequente é traduzir *cross-sectional study* como "estudos de corte". Esse fato confunde leitores iniciantes que consideram que houve um erro tipográfico em "estudos de coorte" com a dobra da letra "o" ou então, quando da tradução inadequada, que se eliminou uma letra em "estudo de corte". Com isso, muitos confundem na leitura – e, na escrita de teses e artigos – estudos de coorte com estudos transversais.

ASSOCIAÇÃO E CAUSALIDADE

O fato de dois eventos estarem associados não significa que eles apresentem relação causal, ou seja, que um fator possa ser considerado a causa e o outro a consequência (desfecho).

Um estudo transversal só estabelece a associação de dois eventos, mas não consegue ir mais além. Para mostrar que de fato existe associação, é preciso demonstrar ainda que a associação entre os dois eventos não se deveu ao acaso. E para determinar se a associação é causal ou não há necessidade de se preencher certos critérios. O epidemiologista inglês, Sir Bradford Hill, listou os nove critérios da causalidade que ainda são utilizados[1]:

1. Força e magnitude da associação: quanto maior a força da associação definida pela medida de associação, maior a probabilidade de ser uma associação causal.
2. Consistência da associação: os achados do estudo devem ser consistentes com outros estudos semelhantes feitos em outras populações ou em outras situações.
3. Especificidade: um fator de risco determina sempre uma mesma doença. Esse critério pode falhar porque a mesma exposição pode levar a doenças diferentes, dependendo da sua duração, como o caso do tabagismo que se associa à doença cardiovascular ou ao câncer.
4. Temporalidade: o fator de risco sempre vem antes da doença.
5. Efeito dose-resposta: quanto maior a exposição, mais grave o desfecho.
6. Plausibilidade biológica: deve existir uma plausibilidade biológica que justifique a associação.
7. Coerência: os resultados devem ser coerentes com a história natural da doença.

8. Evidências experimentais: os resultados do estudo são consistentes com dados de outros estudos experimentais, embora em epidemiologia isso raramente seja possível.
9. Analogia: há uma analogia dos resultados do estudo com dados de outras doenças, podendo-se traçar um paralelo. A maior parte das associações não é causal. Comprovar a causalidade de uma associação nem sempre é fácil. Rothman recentemente discutiu os critérios de Hill e sua utilidade limitada nos dias de hoje, uma vez que muitos critérios como a consistência ou a plausibilidade biológica, entre outros, podem falhar, com exceções muito frequentes[2].

ESTUDO DE COORTE

O nome coorte vem do latim e representava um grupo de 600 soldados romanos que marchavam juntos. Cada 10 coortes de soldados romanos formavam uma legião da infantaria romana. O combate com os soldados começava com a primeira coorte se digladiando. Quando ela se cansava, era substituída pela segunda e, assim, subsequentemente até a décima, que caso não houvesse desfecho da batalha seria substituída novamente pela primeira.

O estudo de coorte pode ser definido como um grupo de indivíduos que são seguidos por um período determinado de tempo. O estudo de coorte é um tipo básico de estudo e estudos de sobrevida nada mais são que um tipo específico de estudo de coorte que obedece aos mesmos princípios metodológicos. O ensaio clínico tem uma estrutura semelhante à de um estudo de coorte, com a diferença de que o pesquisador faz uma intervenção alterando o desfecho.

Os estudos de coorte recebem vários outros nomes como prospectivos, de incidência, longitudinais e de seguimento. Em relação ao tempo, existem dois tipos de estudo de coorte: a prospectiva e a retrospectiva. Na coorte prospectiva, as variáveis a serem estudadas (fatores de exposição), assim como a população a ser estudada, são definidas pelo pesquisador antes da ocorrência de qualquer tipo de evento. Esse é o tipo mais comum de estudo de coorte. Na coorte retrospectiva, o pesquisador define as variáveis a serem estudadas (fatores de exposição) e a população que será estudada depois que os eventos já ocorreram.

A mais famosa das coortes, o *Framingham Heart Study*, criada em 1948, é prospectiva. Os pesquisadores americanos definiram a população a ser estudada, aproximadamente 6.000 indivíduos dos gêneros feminino e masculino que moravam na cidade de Framingham próximo a Boston, Massachusetts, e os fatores de risco a serem estudados representados pelo ácido úrico, colesterol total, glicemia, hipertensão arterial sistólica e sobrecarga ventricular esquerda, entre outros. O objetivo da coorte era estudar fatores de risco causadores da doença cardiovascular[3]. Já a coorte de Hiroshima foi retrospectiva. No pós-guerra, após a explosão da bomba atômica sobre a cidade de Hiroshima, observou-se grande aumento no número de casos de leucemia. A partir desse fato resolveu-se estudar a radiação como fator de risco para o aparecimento das leucemias. A data da exposição à radiação foi o momento da explosão da bomba, e a população a ser estudada, a que habitava as imediações onde a bomba foi jogada. No caso do *Framingham Heart Study*, exposição e população a serem estudadas foram determinadas antes do aparecimento da doença e, no caso de Hiroshima, exposição e população a serem estudadas foram determinadas depois do aparecimento da doença. Mas em ambos os casos, partiu-se da presença do fator de risco e procurou-se determinar o desfecho doença. A diferença é que no estudo de Framingham, como na maioria das coortes, o tempo de exposição é fundamental e, consequentemente, calculou-se a densidade de incidência. No caso de Hiroshima, o tempo não foi considerado, mas sim a distância entre o epicentro da explosão e o local onde se encontrava a vítima e, nesse caso, calculou-se a incidência acumulada.

Atualmente, uma das mais famosas coorte em andamento é prospectiva, conhecida como o estudo das enfermeiras (*Nurses' Health Study*). Essa coorte estuda os hábitos de vida e outros fatores de risco e o aparecimento de doenças crônicas como a cardiovascular e vários tipos de cânceres[4]. Esse estudo começou em 1976, quando 121.700 enfermeiras responderam um questionário inicial sobre hábitos de vida, incluindo dados de dieta. A cada dois anos, novos questionários foram respondidos, com inclusão de novas variáveis no estudo. Os questionários também perguntavam sobre ocorrência dos eventos estudados (doença cardiovascular e câncer).

O princípio básico de um estudo de coorte é seguir no mínimo dois grupos de indivíduos expostos ou não a determinado fator de risco até o desfecho representado pelo aparecimento da doença. Na sua forma mais simples, um dos grupos seguidos está exposto a determinado fator de risco e o outro não. O objetivo é quantificar o número de desfechos (doença) no grupo exposto e no grupo não exposto e compará-los. A figura 6.1 esquematiza o desenho básico de um estudo de coorte prospectivo, e a figura 6.2, um estudo de coorte retrospectivo.

A tabela 6.1 mostra um estudo hipotético realizado na cidade X que tem 12.000 habitantes com idade superior a 18 anos. A mortalidade por doença cerebrovascular (acidente vascular cerebral) é altíssima na cidade e iniciou-se um estudo de coorte prospectivo para avaliar fatores de risco para doença cerebrovascular, incluindo os 10.000 habitantes com mais de 18 anos que ainda não apresentam a doença. Um dos fatores estudados foi a presença de hipertensão arterial. Na cidade X, 40% dos indivíduos com mais de 18 anos eram hipertensos e todos foram seguidos durante cinco anos (tempo de duração do estudo). Por isso, o nosso número final será de 10.000 indivíduos.

A partir desses dados podemos calcular a incidência de casos de doença cerebrovascular na cidade X em pacientes hipertensos e não hipertensos em um período de cinco anos. Consideraremos como expostos os pacientes hipertensos, e como não expostos, os não hipertensos.

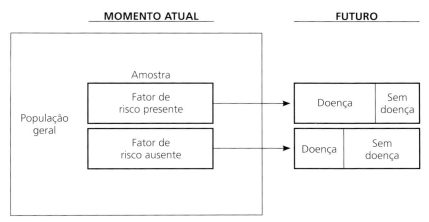

Figura 6.1 – Estudos de coorte partem da exposição para atingir o desfecho. Em uma coorte prospectiva, o pesquisador seleciona uma amostra da população (linha pontilhada), escolhe a exposição definindo uma subamostra em que ela está presente e outra em que está ausente e espera o desfecho (doença ou ausência de doença). Adaptado de Hulley et al., 1999[1].

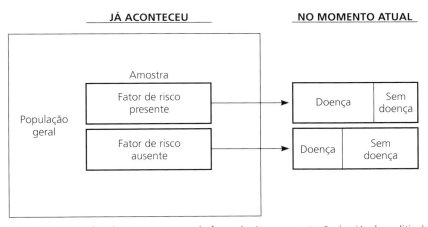

Figura 6.2 – Estudos de coorte partem do fator de risco ou proteção (variável preditiva) e esperam o desfecho (doença). Em um estudo de coorte retrospectivo, o pesquisador identifica a coorte que foi formada no passado, coleta as variáveis preditivas (fatores de risco medidos no passado) e coleta dados sobre o desfecho (doença) colhidos no passado ou no presente. Adaptado de Hulley et al., 1999[1].

Tabela 6.1 – Número de eventos cerebrovasculares em pacientes hipertensos e não hipertensos na cidade X no período de cinco anos.

		Doença cerebrovascular		Total
		Presente	Ausente	
Hipertensão arterial	Presente	400 (a)	3.600 (b)	4.000
	Ausente	500 (c)	5.500 (d)	6.000
	Total	900	9.100	10.000

A incidência nos expostos será calculada como o número de casos de doença cerebrovascular nos hipertensos (expostos) sobre o total de expostos (todos os hipertensos). Ou seja, incidência nos expostos (I_e) = número de hipertensos com doença cerebrovascular (DCerV) sobre o total de pacientes hipertensos. A incidência nos não expostos (I_{ne}) será calculada como o número de casos de doença cerebrovascular nos não hipertensos (não expostos) sobre o total de normotensos (não expostos).

$$I_e = \frac{\text{N}^{\underline{o}} \text{ hipertensos com DCerV}}{\text{Total de hipertensos}} = \frac{a}{a + b}$$

No exemplo acima, a I_e será:

$$I_e = \frac{a}{a + b} = \frac{400}{400 + 3.600} = \frac{400}{4.000} = 0,1 = 10\%$$

A I_{ne} será calculada como:

$$I_{ne} = \frac{\text{N}^{\underline{o}} \text{ de não hipertensos com DCerV}}{\text{Total de não hipertensos}} = \frac{c}{c + d}$$

No exemplo acima, a I_{ne} será:

$$I_{ne} = \frac{c}{c + d} = \frac{500}{500 + 5.500} = \frac{500}{6.000} = 0,08 = 8\%$$

Para calcular o risco relativo (RR), podemos simplesmente dividir a incidência nos expostos pela incidência nos não expostos. O valor obtido será o risco relativo e ele representará quantas vezes é mais frequente o evento esperado na população que apresenta o fator de risco em relação à que não apresenta esse fator.

$$RR = \frac{I_e}{I_{ne}} = \frac{a}{a + b} \text{ dividido por } \frac{c}{c + d}$$

No exemplo acima, teremos:

$$RR = \frac{I_e}{I_{ne}} = \frac{0,1}{0,08} = 1,25$$

O que significa o risco relativo? Nesse exemplo, significa que os pacientes hipertensos apresentam risco 25% maior de desenvolver doença cerebrovascular em relação aos não hipertensos.

Pode-se ainda calcular o risco atribuível também chamado de redução do risco absoluto. O risco relativo é calculado dividindo-se a I_e por I_{ne}, e o risco atribuível é calculado com uma subtração:

$$\text{Risco atribuível (RRA)} = I_e - I_{ne}$$

No exemplo acima:

$$RRA = I_e - I_{ne} = 0{,}1 - 0{,}08 = 0{,}02 = 2\%$$

O que significa nesse exemplo o risco atribuível? Significa que de cada 100 pessoas que desenvolvem um acidente vascular cerebral duas o fazem em consequência do fator de risco hipertensão arterial sistêmica.

ESTUDOS DE COORTE MÚLTIPLOS

Estudos de coorte múltiplos ocorrem quando há mais de uma população em estudo. Geralmente são utilizados para exposições ocupacionais em que duas populações diferentes estão expostas de forma distinta a certo fator. Tanto na população 1 quanto na 2, ao final do período do estudo haverá indivíduos que apresentarão o desfecho e outros que não o apresentarão, existindo ao final quatro grupos, conforme esquematizado na figura 6.3.

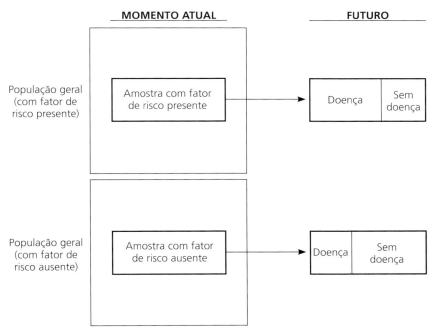

Figura 6.3 – Desenho de uma coorte prospectiva dupla em que há duas populações com níveis diferenciados do fator de risco (presente e ausente). O pesquisador seleciona duas amostras da população geral com diferentes níveis de fator de risco e estuda o evento desfecho (positivo ou negativo) nessas duas amostras, totalizando ao final quatro diferentes grupos. Adaptado de Hulley et al., 1999[1].

FORÇAS E FRAQUEZAS DE UM ESTUDO DE COORTE

Uma das forças é permitir o cálculo do risco relativo de fato, já que a amostra é populacional. Outro ponto importante é permitir a determinação da relação causal entre fator de risco e evento. Coortes costumam ser estudos caros porque, para garantir o seguimento com perdas mínimas, há necessidade de pessoal especializado em número expressivo.

Estudos de coorte devem ser utilizados para avaliar doenças frequentes na população, pois assim temos certeza de que o desfecho esperado acontecerá no período de estudo. São ideais, portanto, para o estudo das doenças cardiovasculares, que são muito frequentes (responsáveis por um terço a um quarto das mortes na maioria dos países), mas menos adequado para estudo de doenças como o câncer, muito mais raros.

ESTUDOS TRANSVERSAIS

A estrutura dos estudos transversais é similar à de um estudo de coorte, exceto que todas as medidas, tanto dos fatores de risco quanto dos eventos, são feitas ao mesmo tempo, sem período de seguimento. Um termo específico para estudo transversal é o de "inquérito", mais utilizado pelas ciências humanas (equivalente a *survey* na língua inglesa). Os estudos transversais podem ser realizados sobre uma amostra bem definida e escolhida de uma determinada população e passam a ser denominados "estudos de prevalência". Em estudos de coorte, incluindo ensaios clínicos, a fase inicial é um estudo transversal que passa a ser conhecida como "linha de base", e os estudos somente com essa amostra, de "estudos da linha de base".

Os estudos transversais podem ser descritos como fotografias que registram um momento do tempo. Um exemplo fora da epidemiologia são as pesquisas de opinião eleitoral realizadas de tempo em tempo e sempre mutáveis. Os estudos transversais descrevem uma associação sem que seja necessariamente uma relação de causa e efeito. Em geral, podem ser o ponto de partida para um estudo de coorte. Os dados iniciais de um estudo de coorte constituem-se em um estudo transversal com grande quantidade de informação e o seguimento desses indivíduos constituirá propriamente o estudo de coorte. Os estudos transversais também são chamados de estudos de prevalência tanto de doenças quanto de fatores de risco. Como a informação sobre fator de risco e evento é colhida ao mesmo tempo, é impossível determinar o que veio antes, não sendo possível determinar a causalidade.

Os estudos transversais determinam a prevalência de um fator de risco ou de uma doença em determinada população. Os estudos de coorte, por outro lado, medem a incidência de um fator de risco ou evento. Os estudos transversais permitem o cálculo da razão de prevalências, também chamada de prevalência relativa e do excesso de prevalência. Vamos supor que no exemplo utilizado em estudos de coorte os dados sobre presença de hipertensão e prevalência de doença cerebrovascular tivessem sido colhidos ao mesmo tempo (Tabela 6.2).

Tabela 6.2 – Número de eventos cerebrovasculares em pacientes hipertensos e não hipertensos na cidade X em agosto de 2002.

		Doença cerebrovascular		Total
		Presente	Ausente	
Hipertensão arterial	Presente	400 (a)	3.600 (b)	4.000
	Ausente	500 (c)	5.500 (d)	6.000
	Total	900	9.100	10.000

O cálculo da razão de prevalência (RP) e do excesso de prevalência são semelhantes aos da incidência em expostos e não expostos e ao cálculo do risco relativo, mas com significados diferentes. A prevalência de doenças cerebrovasculares em hipertensos é determinada pelo número de hipertensos com doença cerebrovascular sobre o número total de hipertensos. A prevalência de doenças cerebrovasculares em não hipertensos é determinada pelo número de não hipertensos com doença cerebrovascular pelo número total de não hipertensos.

$$\text{Prevalência de DCerV em hipertensos} = \frac{a}{a + b} = \frac{400}{4.000} = 0,1 = 10\%$$

$$\text{Prevalência de DCerV em não hipertensos} = \frac{c}{c + d} = \frac{500}{6.000} = 0,08 = 8\%$$

A razão de prevalência (RP) será definida como a relação entre a prevalência de doença cerebrovascular em hipertensos e em não hipertensos, do mesmo modo que o risco relativo é definido como a relação entre a incidência nos expostos e a incidência nos não expostos.

$$RP = \frac{\text{Prevalência de DCerV em hipertensos}}{\text{Prevalência de DCerV em não hipertensos}} = \frac{\dfrac{a}{a + b}}{\dfrac{c}{c + d}} = \frac{0,1}{0,08} = 1,25$$

O excesso de prevalência é calculado pela diferença entre a prevalência em hipertensos menos a prevalência em pacientes não hipertensos. No exemplo acima, o excesso de prevalência corresponde a:

$$\text{Excesso de prevalência} = \frac{a}{a + b} - \frac{c}{c + d} = 0,1 - 0,08 = 0,02 = 2\%$$

FORÇAS E FRAQUEZAS DE UM ESTUDO TRANSVERSAL

A maior força dos estudos transversais é que não se precisa esperar a ocorrência do evento, por isso são estudos com resultados mais rápidos, já que não necessitam de seguimento. Eles permitem o cálculo da prevalência de uma doença ou de um fator de risco e podem ser o passo inicial para um estudo mais complexo como um estudo de coorte.

A grande fraqueza desse tipo de estudo é não permitir o estabelecimento de uma relação causal no tempo. Também não são estudos indicados para doenças raras, em que um grande número de indivíduos provenientes da população pode ser avaliado sem que se ache um único caso da doença. Nesses casos, a amostra estudada deve ser proveniente de indivíduos já portadores da doença e não da população geral. Como só fornecem dados sobre prevalência, são limitados para avaliar prognóstico, história natural da doença e fatores causais a ela associados.

SÉRIES TEMPORAIS DE ESTUDOS TRANSVERSAIS

Estudos transversais realizados a intervalos periódicos de tempo podem dar uma ideia do perfil de mudança de fatores de risco, refletindo, também, mudanças de hábito. No Brasil, estudos com amostra populacional realizados em décadas diferentes como a PPV (Pesquisa de Padrão de Vida), a PNAD (Pesquisa Nacional por Amostra de Domicílio) e várias outras são exemplos desse tipo de série temporal de estudos transversais. Como são avaliados indivíduos diferentes em cada amostra, não se trata de um estudo de seguimento, e sim de uma série de estudos transversais que indicam tendência, por exemplo, de aumento da prevalência de hipertensão ou de obesidade na população estudada.

ESTUDOS DE CASO-CONTROLE

No estudo de caso-controle, ao contrário de uma coorte, em que sempre partimos de um fator de risco e esperamos a ocorrência de um evento, fazemos justamente o contrário. A partir da doença, vamos investigar, no passado, a exposição a fatores de risco ou de proteção, que são as variáveis preditivas que explicarão por que alguns indivíduos desenvolveram a doença e outros não.

A figura 6.4 mostra a estrutura de um estudo de caso-controle. Os casos são os indivíduos que apresentam a doença e os controles aqueles sem doença. Os estudos de caso-controle permitem o aparecimento de maior número de vieses, mas são de mais baixo custo e podem gerar bons resultados. A informação já clássica de que o uso de dietilestilbestrol pela mãe levava ao aparecimento futuro de câncer de vagina nas respectivas filhas veio de forma definitiva a partir de um estudo de caso-controle em que havia somente sete casos[5].

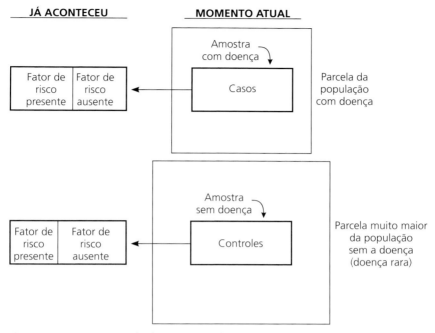

Figura 6.4 – Em um estudo de caso-controle parte-se da doença e procura-se no passado o fator de risco. O pesquisador seleciona uma amostra da população com a doença (casos) e seleciona uma amostra da população com o mesmo risco, mas que não apresenta a doença (controle) e mede os fatores de risco ou proteção (variáveis preditivas do desfecho). Adaptado de Hulley et al., 1999[1].

Vamos supor novamente uma cidade X onde um estudo de caso-controle mostrou que 300 casos de câncer de pulmão aconteceram no último ano, considerados os casos. Foi selecionado, também, um número semelhante de controles. Nesses pacientes (casos e controles), pesquisou-se a exposição a vários fatores de risco como tabagismo e trabalho em minas com exposição a gases tóxicos. Como a exposição ao tabagismo não mostrou diferenças entre casos e controles, resolveu-se analisar com maior cuidado a relação entre câncer e exposição a gases tóxicos. A tabela 6.3 mostra a exposição de casos e controles aos gases tóxicos.

Podemos calcular nos indivíduos com câncer de pulmão, que são 300, a exposição ao fator de risco gases tóxicos. A proporção de expostos nos casos é:

$$\text{Proporção de expostos nos casos} = \frac{\text{N}^\text{o} \text{ de casos de câncer nos expostos ao gás tóxico}}{\text{N}^\text{o} \text{ total de casos de câncer}} = \frac{a}{a+c} = \frac{250}{300} = 83,3\%$$

Tabela 6.3 – Número de casos de câncer de pulmão em relação à exposição a gases tóxicos na cidade X.

		Câncer de pulmão		Total
		Presente	Ausente	
Exposição a gases tóxicos	Presente	250 (a)	100 (b)	350
	Ausente	50 (c)	250 (d)	300
	Total	300	350	650

A proporção de expostos nos controles é de:

$$\text{Proporção de expostos nos controles} = \frac{\text{N}^{\underline{o}} \text{ de casos de câncer nos não expostos ao gás tóxico}}{\text{N}^{\underline{o}} \text{ total de casos de câncer}} = \frac{c}{a + c} = \frac{50}{300} = 16,7\%$$

A partir desses dados pode-se supor que haja uma relação causal entre exposição a gases tóxicos e posterior desenvolvimento de câncer de pulmão, já que a proporção de expostos aos gases foi maior no grupo que desenvolveu a doença.

Seguindo-se o modelo dos estudos de coorte – a incidência nos expostos é aproximadamente igual à frequência de doença nos indivíduos expostos ao fator de risco. No caso do exemplo acima:

$$\text{Frequência de doença nos expostos} = \frac{a}{a + b} = \frac{250}{350} = 0,72$$

Entretanto, não se trata de uma amostra populacional, e sim de uma amostra criada pelo pesquisador, por isso não podemos falar em risco relativo como em um estudo de coorte. Mas podemos fazer uma estimativa do risco relativo por meio da *odds ratio*, ou razão de produtos cruzados. O nome *odds ratio* não tem uma tradução ideal para o português e uma das traduções propostas é razão de chances (RC). Ela expressa uma relação entre a frequência de doença nos pacientes expostos (casos) e nos não expostos (controles).

A frequência de doença nos não expostos será:

$$\text{Frequência de doença nos não expostos} = \frac{c}{c + d} = \frac{50}{300} = 0,17$$

A RC será a relação entre a frequência de doença nos expostos sobre os não expostos. Na tabela 6.3

$$RC = \frac{a}{a + b} \text{ dividido por } \frac{c}{c + d} = \frac{0,72}{0,17} = 4,2$$

A RC é a estimativa do risco relativo, obtida a partir dos estudos de caso-controle. É calculada nos estudos de caso-controle pela razão dos produtos cruzados.

$$\text{Razão dos produtos cruzados} = \frac{ad}{bc}$$

Essa simplificação vem do fato que nos estudos de caso-controle trabalhamos com doenças raras que dificilmente são encontradas na população geral. Logo, o valor de (a) (número de expostos com a doença) é muito pequeno em relação a (b) (número de expostos sem a doença) na população geral. Logo, simplificamos a soma a + b como simplesmente b. Assim, a/a + b transforma-se em a/b.

O mesmo acontece com o valor de c (não expostos com a doença) em relação ao valor de d (não expostos sem a doença). O valor de c é muito pequeno em relação a d, logo a soma de c + d é próxima de d. Assim c/c + d se transforma em c/d.

A RC será a razão entre a/b e c/d. Como se trata de uma divisão de frações, multiplica-se pelo inverso, logo, a RC será igual a ad/bc. Por isso, é importante repetir mais uma vez que nos estudos de caso-controle não se pode falar em risco relativo e sim em uma estimativa do risco relativo representada pela RC.

O que a razão de chances significa? Que nos pacientes expostos ao fator de risco (no exemplo acima, gás tóxico) o risco de desenvolver a doença é 4,2 vezes maior em relação aos não expostos.

FORÇAS E FRAQUEZAS DE UM ESTUDO DE CASO-CONTROLE

Entre as principais forças de um estudo de caso-controle está o fato de gerar informação a partir de um número pequeno de casos. Embora seja um tipo de estudo retrospectivo (não confundir com coleta de informação em prontuário médico), pode-se estabelecer uma relação causal, mas não tão óbvia quanto em um estudo de coorte. Uma das maiores limitações de um estudo de caso-controle está no fato de a informação obtida ser limitada. Não há como calcular nem incidência nem prevalência da doença, nem risco absoluto (coorte), nem excesso de risco (estudo transversal). Outro ponto é que se pode estudar somente o desfecho representado pela doença escolhida. Mas o grande problema dos estudos de caso-controle está na sua grande suscetibilidade a dois tipos de vieses, representados pela seleção de casos e principalmente dos controles e pelo fato de se obter uma informação retrospectiva sujeita a problemas de memória.

ESTUDOS MISTOS

Neste item descreveremos alguns tipos de estudos observacionais que acoplam mais de um desenho na sua estrutura. São os chamados *nested-case-*

-control studies ou, na sua tradução para o português, estudos de caso-controle aninhados, e os estudos de *case-cohort*, traduzidos como estudos de caso-coorte.

Estudos de caso-controle aninhados

Nesse tipo de estudo, um caso-controle fica encravado dentro de uma coorte. É um desenho de estudo muito adequado quando se quer estudar variáveis preditivas que são extremamente dispendiosas comparando-as a desfechos que podem ser avaliados ao final do estudo.

O estudo começa com uma coorte com grande número de indivíduos capaz de gerar um número de desfechos significativos ao final do estudo. Nessa coorte são detectados portadores de um desfecho clínico específico, que são selecionados como casos. Ao mesmo tempo, faz-se uma seleção aleatória dos indivíduos que não desenvolveram o desfecho e que serão classificados como controles. O investigador compara, então, fatores de exposição presentes nos indivíduos que desenvolveram o desfecho (casos) e nos que não desenvolveram o desfecho (controle). Atualmente, na maioria dos grandes estudos, colhe-se uma amostra de soro dos participantes no início do estudo, que é muitas vezes enviada aos pesquisadores pelo correio ou colhida presencialmente em dia de visita do participante à sede do estudo. Essas amostras de material biológico que incluem soro, plasma-citrato, plasma-EDTA, heparina e urina, entre outros materiais, ficam estocadas em freezers a $-80°C$ ou em tanques de nitrogênio a $-170°C$. Quanto mais baixa a temperatura, menor o decaimento da amostra e maior a sua durabilidade. Vamos supor que após 20 anos do início do estudo o pesquisador quer estudar a proteína X como fator de risco para a doença cardiovascular. Ele separa os casos de doença cardiovascular que ocorreram nos últimos 20 anos. Vamos supor que sejam 300 casos e seleciona também uma amostra de controles na proporção de 2:1, ou seja, 600 controles. O pesquisador dosa no sangue estocado o nível de proteína X nos 300 casos e nos 600 controles. Se a proteína X está realmente associada à doença cardiovascular, os casos já apresentarão níveis elevados da proteína antes de desenvolverem a doença que são detectados no soro estocado. Um dos primeiros estudos que mostrou a associação entre proteína C-reativa aumentada e risco de infarto do miocárdio foi um caso-controle aninhado utilizando-se dados e amostras biológicas do *Physicians' Health Study* (Estudo dos Médicos Americanos), cujos participantes enviaram uma amostra de sangue pelo correio aos pesquisadores no início da década de 1980[6]. Como muitos dos grandes estudos estocam as amostras de soro obtidas em *freezers* ou tanques de nitrogênio, várias hipóteses elaboradas nas próximas décadas poderão ser testadas com amostras de soro estocadas há muitos anos.

Estudos de caso-coorte

O desenho do caso-coorte é similar ao dos estudos de caso-controle aninhados, exceto que, em vez de se selecionar os controles entre os indivíduos que participaram do estudo, mas que não desenvolveram o desfecho de interesse, o pesquisador seleciona *a priori* uma amostra aleatória dos indivíduos que participam da coorte, que é chamada de amostra aleatória da coorte. Os indivíduos que fazem parte dessa amostra têm quantidade maior de material biológico colhido e estocado na linha de base e eles funcionarão como o grupo controle de todos os estudos de caso-coorte que serão realizados. Nesse tipo de desenho, uma minoria dos indivíduos selecionados como controles pode já ter apresentado o desfecho. Independente de já ter apresentado o desfecho ou não, ele continua como parte da amostra aleatória da coorte para todos os subestudos futuros.

A vantagem dos estudos de caso-coorte é que os indivíduos selecionados podem ser os controles de muitos estudos a serem realizados dentro da mesma coorte utilizando desfechos diferentes. Além disso, a amostra aleatória da coorte pode dar uma ideia da prevalência dos fatores de risco. O caso-coorte diminui a superestimação que pode ocorrer nos estudos de caso-controle aninhados, já que é bastante frequente que indivíduos possam ter mais de uma doença.

O quadro 6.2 mostra as vantagens e desvantagens dos principais tipos de estudos observacionais (coorte, transversais e de caso-controle).

ESTUDOS EXPERIMENTAIS OU ENSAIOS CLÍNICOS

Os ensaios clínicos constituem um tipo de coorte prospectiva em que o pesquisador realiza uma intervenção ativa (tratamento) que interfere na ocorrência do desfecho. A grande vantagem dos ensaios clínicos é que eles não só determinam a sequência temporal dos eventos, como também a causalidade. A aleatorização da intervenção elimina a influência das variáveis de confusão, e o cegamento, a possibilidade de que os efeitos observados possam ser devidos a outras intervenções.

São estudos caros, de seguimento, que respondem a uma pergunta específica e podem potencialmente expor os participantes a algum tipo de efeito colateral (do medicamento testado ou de uma intervenção comportamental, por exemplo). A figura 6.5 mostra o desenho original de um ensaio clínico genérico.

Qual a relação entre um ensaio clínico e um estudo de coorte?

Um ensaio clínico apresenta a mesma estrutura de um estudo de coorte. O grupo do novo tratamento a ser testado pode ser comparado ao grupo exposto ao fator de risco em um estudo de coorte. E o grupo que corresponde ao placebo ou ao tratamento habitual em um ensaio clínico corresponde ao grupo não exposto de um estudo de coorte. Só que nos ensaios clínicos a exposição é determinada pelo pesquisador. E o que se espera da nova intervenção a ser testada é que ela seja um fator de proteção e não um fator de risco. Alguns exemplos

Quadro 6.2 – Vantagens e desvantagens dos principais tipos de estudos observacionais.

Tipo de desenho	Vantagens	Desvantagens
Todas as coortes	Estabelecem relação de causa--efeito e sequência dos eventos Estudam vários desfechos ao mesmo tempo Calculam a incidência, o risco relativo e o risco atribuível	Necessitam de grande número de participantes Não se adequam a desfechos raros
Coortes prospectivas	Permitem uma seleção melhor dos participantes e das medidas efetuadas Diminuem a quantidade de vieses na mensuração dos fatores preditivos	Custos mais elevados Duração maior
Coortes retrospectivas	Mais econômicas Duração menor	Menos controle na seleção dos participantes e das medidas efetuadas
Coortes múltiplas	Utilizadas quando populações diferentes têm uma exposição heterogênea a um fator de risco específico ou a exposições raras	Aumenta a chance de vieses o fato de se trabalhar com diferentes populações ao mesmo tempo
Transversais	Estudam vários desfechos Duração menor Dados iniciais em um estudo de coorte Calculam prevalência, prevalência relativa e excesso de prevalência	Não determinam causalidade nem a sequência dos eventos Não se adequam a fatores de risco ou desfechos raros Não calculam a incidência nem o risco relativo
Caso-controle	Útil para estudar desfechos raros Duração mais curta Custo menor Calcula a RC (estimativa do RR) e não o próprio RR	Permite um grande número de vieses Determina causalidade e infere a sequência de eventos Estuda somente um desfecho Não determina prevalência, incidência ou risco atribuível
Desenhos combinados		
Caso-controle aninhado	Vantagens de um estudo de coorte retrospectivo, mas muito mais eficiente	Muitas vezes precisa que as amostras fiquem estocadas até que os eventos ocorram
Caso-coorte aninhado	Utiliza o mesmo grupo controle para vários estudos	
Todos os estudos observacionais		São suscetíveis a vários tipos de variáveis de confusão quando comparados aos estudos experimentais

Adaptado de Hulley et al., 1999[1].

RC = razão de chances; RR = risco relativo.

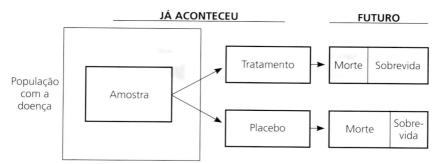

Figura 6.5 – Em um estudo randomizado o investigador seleciona a amostra da população, mede as variáveis basais, randomiza os participantes, aplica a intervenção e o placebo, segue os indivíduos, mede as variáveis de desfecho de forma cega e analisa os resultados. Adaptado de Hulley et al., 19991.

mostram dois ensaios clínicos feitos no exterior[7,8]: o primeiro que ficou famoso pelas suas conclusões, o segundo que foi interrompido por conta de os resultados terem que ser divulgados rapidamente e o terceiro com autores brasileiros[9].

Atualmente, os ensaios clínicos são considerados o padrão-ouro para a avaliação da eficácia de uma nova terapêutica. Eles podem ser agrupados na forma de meta-análises que por meio de metodologia estatística específica analisa diferentes estudos como se fossem um único com amostra maior.

LEITURA COMPLEMENTAR

1. Hulley SB et al. Designing clinical research. 2nd ed. Philadelphia: USA, Lippincott Williams & Wilkins; 1999.

REFERÊNCIAS BIBLIOGRÁFICAS

1. Hill AB. The environment and disease: association or causation? Proc R Soc Med 1965;58:295.

2. Rothman K, Greenland S. Causation and causal inferences in epidemiology. Am J Public Health 2005;95(Suppl 1):S144.

3. Stokes J 3rd et al. Blood pressure as a risk factor for cardiovascular disease. The Framingham Study – 30 years of follow-up. Hypertension 1989;13(5 Suppl):I13.

4. Ayas NT et al. A prospective study of self-reported sleep duration and incident diabetes in women. Diabetes Care 2003;26:380.

5. Herbst AL et al. Adenocarcinoma of the vagina. Association of stilbestrol therapy with tumor appearance in young women. N Engl J Med 1071;284:878.

6. Ridker PM et al. Inflammation, aspirin, and the risk of cardiovascular disease in apparently healthy men. N Engl J Med 1997;336:973.

7. Writing Group for the Women's Health Initiative Investigators. Risks and benefits of estrogen plus progestin in healthy postmenopausal women: principal results From the Women's Health Initiative randomized controlled trial. JAMA 2002;288:321.

8. James WP et al. Effects of sibutramine in cardiovascular outcomes in overweight and obese subjects. N Engl J Med 2010;363: 905.

9. Mediano MF et al. A randomized clinical trial of home-based exercise cobined with a slight caloric restriction on obesity prevention among women. Prev Med 2010; Jul 21.[Epub ahead of print].

10. Benseñor IJ et al. Subclinical hyperthyroidism and dementia: the Sao Paulo Ageing and Health Study. BMC Public Health 2010;10:298.

11. Bax JJ, Poldermans D. The efficacy and safety of clopidogrel in vascular surgery patients with immediate asymptomatic troponin T for the prevention of late cardiac events: rationale and design of the Dutch echocardiographic cardiac risk evaluation Applying Stress Echo-VII (DECREASE-VII) trial. Am Heart J 2010;160:287.

12. Lima-Costa MF et al. Time trends and predictors of mortality from ill-defined causes in old age: 9 year follow-up of the Bambuí cohorts Study, Brazil. Cad Saude Publica 2010;26:514.

13. Cho YA et al. Effect of dietary soy intake on breast cancer risk according to menopause and hormone receptor status. Eur J Clin Nutr 2010;64:924.

14. Díaz-Olmos R et al. Frequency of subclinical thyroid dysfunction and risk factors for cardiovascular disease among women at a workplace. Sao Paulo Med 2010;128:18.

15. Ribeiro RC et al. Measurements of adiposity and high blood pressure among children and adolescents living in Belo Horizonte. Cardiol Young 2009;19:436.

EXERCÍCIOS

1. Qual o desenho dos estudos abaixo?

Os textos foram retirados do MEDLINE exatamente como estão disponíveis via internet e, portanto, estão em inglês (original) e na versão em português.

A) *BMC Public Health 2010;10:298.*

Subclinical hyperthyroidism and dementia: the Sao Paulo Ageing and Health Study[10].

Bensenor IM, Lotufo PA, Menezes PR, Scazufca M.

Hospital Universitário, University of Sao Paulo, Sao Paulo, Brazil.

Abstract

BACKGROUND: Several epidemiologic studies have shown a possible association between thyroid function and cognitive decline. Our aim was to evaluate the association of subclinical hyperthyroidism and dementia in a population sample of older people. METHODS: A cross-sectional study – São Paulo Ageing & Health Study (SPAH) – in a population sample of low-income elderly people > or = 65 years-old to evaluate presence of subclinical thyroid disease as a risk factor for dementia. Thyroid function was assessed using thyrotropic hormone and free-thyroxine as well as routine use of thyroid hormones or antithyroid medications. Cases of dementia were assessed using a harmonized one-phase dementia diagnostic procedure by the "10/66 Dementia Research Group" including Alzheimer's disease and vascular dementia. Logistic regression models were used to test a possible association between subclinical hyperthyroidism and dementia. RESULTS AND DISCUSSION: Prevalence of dementia and of subclinical hyperthyroidism were respectively of 4.4% and 3.0%. After age adjustment, we found an association of subclinical hyperthyroidism and any type of dementia and vascular dementia (Odds Ratio, 4.1, 95% Confidence Interval [95% CI] 1.3-13.1, and 5.3 95% CI, 1.1-26.4; respectively). Analyzing data by gender, we found an association of subclinical hyperthyroidism with dementia and Alzheimer's disease only for men (OR, 8.0; 95% CI, 1.5-43.4; OR, 12.4; 95% CI, 1.2-128.4; respectively). No women with subclinical hyperthyroidism presented Alzheimer's disease in the sample. CONCLUSION: The results suggest a consistent association among people with subclinical hyperthyroidism and dementia.

BMC Public Health 2010;10:298.

Hipertireoidismo subclínico e demência: São Paulo Ageing and Health Study[10].

Benseñor IM, Lotufo PA, Menezes PR, Scazufca M.

Hospital Universitário, University of São Paulo, São Paulo, Brasil.

Resumo

CENÁRIO: Vários estudos epidemiológicos analisaram a possível relação entre função tireoidiana e declínio cognitivo. Nosso objetivo foi avaliar a associação de hipertireoidismo subclínico e demência em uma amostra populacional de idosos. MÉTODOS: Estudo transversal – *São Paulo Ageing & Health Study (SPAH)* – em amostra populacional de idosos de baixa renda com $\geq$ 65 anos para avaliar a presença de doença tireoidiana subclínica como fator de risco para demência. A função tireoidiana foi avaliada pela dosagem do hormônio tireotrópico e da tiroxina livre, assim como uso rotineiro de hormônios tireoidianos ou de medicações para supressão da atividade da tireoide. Os casos de demência foram avaliados utilizando-se um procedimento diagnóstico em uma fase seguindo os critérios do "10/66 *Dementia Research Group*", incluindo a doença de Alzheimer e a demência vascular. Modelos de regressão logística foram utilizados para testar uma possível associação entre hipertireoidismo subclínico e demência. RESULTADOS E DISCUSSÃO: A prevalência de demência e do hipertireoidismo subclínico foram, respectivamente, de 4,4% e 3,0%. Após ajuste por idade, houve associação do hipertireoidismo subclínico em qualquer tipo de demência e demência vascular (razão de chances [RC], 4,1 intervalo de confiança a 95% [IC 95%], 1,3-13,1 e 5,3, IC 95%, 1,1-26,4, respectivamente). Analisando-se os dados por gênero, encontrou-se associação de hipertireoidismo subclínico com qualquer tipo de demência e doença de Alzheimer, somente para os homens (RC, 8,0; IC 95%, 1,5-43,4; RC, 12,4; IC 95%, 1,2-128,4, respectivamente). Nenhuma mulher com hipertireoidismo subclínico apresentou doença de Alzheimer na amostra. CONCLUSÃO: Os resultados sugerem associação consistente entre pessoas com hipertireoidismo subclínico e demência.

B) *Am Heart J 2010;160:287.*

The efficacy and safety of clopidogrel in vascular surgery patients with immediate asymptomatic troponin T for the prevention of late cardiac events: rationale and design of the Dutch echocardiographic cardiac risk evaluation Applying Stress Echo-VII (DECREASE-VII) trial[11].

Bax JJ, Poldermans D.

Department of Anesthesiology, Erasmus Medical Center, Rotterdam, The Netherlands.

Abstract

BACKGROUND: Major vascular surgery patients are at high risk for developing asymptomatic perioperative myocardial ischemia reflected by a postoperative troponin release without the presence of chest pain or electrocardiographic abnormalities. Long-term prognosis is severely compromised and characterized by an increased risk of long-term mortality and cardiovascular events. Current guidelines on perioperative care recommend single antiplatelet therapy with aspirin as prophylaxis for cardiovascular events. However, as perioperative surgical stress results in a prolonged hypercoagulable state, the postoperative addition of clopidogrel to aspirin within 7 days after perioperative asymptomatic cardiac ischemia could provide improved effective prevention for cardiovascular events. STUDY DESIGN: DECREASE-VII is a phase III, randomized, double-blind, placebo-controlled, multicenter clinical trial designed to evaluate the efficacy and safety of early postoperative dual antiplatelet therapy (aspirin and clopidogrel) for the prevention of cardiovascular events after major vascular surgery. Eligible patients undergoing a major vascular surgery (abdominal aorta or lower extremity vascular surgery) who developed perioperative asymptomatic troponin release are randomized 1:1 to clopidogrel or placebo (300 mg loading dose, followed by 75 mg daily) in addition to standard medical treatment with aspirin. The primary efficacy end point is the composite of cardiovascular death, stroke, or severe ischemia of the coronary or peripheral arterial circulation leading to an intervention. The evaluation of long-term safety includes bleeding defined by TIMI criteria. Recruitment began early 2010. The trial will continue until 750 patients are included and followed for at least 12 months. SUM-

MARY: DECREASE-VII is evaluating whether early postoperative dual antiplatelet therapy for patients developing asymptomatic cardiac ischemia after vascular surgery reduces cardiovascular events with a favorable safety profile.

Am Heart J 2010;160:287.

A eficácia e a segurança do uso do clopidogrel em pacientes submetidos a cirurgias vasculares com elevação imediata da troponina T para a prevenção de eventos cardíacos tardios: justificativa e delineamento do ensaio clínico de avaliação de risco cardíaco utilizando o eco-estresse-VII (DECREASE-VII) na Holanda[11].

Bax JJ, Poldermans D.

Departamento de Anestesiologia do Centro Médico Erasmus, Países Baixos.

Resumo

CENÁRIO: Pacientes submetidos à cirurgia vascular de grande porte estão sob alto risco de desenvolver isquemia miocárdica assintomática detectada pela liberação de troponina no pós-operatório na ausência de dor torácica ou de alterações eletrocardiográficas. O prognóstico a longo prazo é extremamente comprometido e caracterizado por aumento do risco de morte e de eventos cardiovasculares. As diretrizes em vigor para cuidados pré-operatórios recomendam o uso de antiagregantes plaquetários como a aspirina na profilaxia de eventos cardiovasculares. Entretanto, como o estresse cirúrgico resulta em estado de hipercoagulação prolongada, a combinação no pós-operatório do clopidogrel junto com a aspirina 7 dias após a isquemia cardíaca assintomática pré-operatória poderia aumentar o efeito protetor de eventos cardiovasculares. DESENHO DO ESTUDO: DECREASE-VII é um ensaio clínico de fase III, randomizado, duplo-cego, placebo-controlado, multicêntrico desenhado para a avaliação da eficácia e da segurança da terapia antiagregante dupla (aspirina e clopidogrel) no pós-operatório imediato após cirurgias vasculares de grande porte. Pacientes elegíveis submetidos a cirurgias vasculares de grande porte (aorta abdominal ou de membros inferiores) que apresentam liberação assintomática de troponina são randomizados 1:1 para clopidogrel ou placebo (300mg de ataque seguidos por 75mg diariamente), além do tratamento habitual com aspirina. O desfecho primário foi o desfecho combinado morte por doença cardiovascular, acidente vascular cerebral ou isquemia grave das coronárias ou da circulação arterial periférica que necessitasse de intervenção. A avaliação da segurança a longo prazo incluiu sangramento definido pelos critérios do TIMI. O recrutamento começou em 2010. O ensaio clínico continuará até que 750 pacientes sejam incluídos e seguidos por pelo menos 12 meses. RESUMO: DECREASE-VII avaliará se o uso combinado no pós-operatório imediato de antiagregante plaquetário combinado após cirurgia vascular reduzirá os eventos cardiovasculares com um perfil de segurança favorável.

C) *Am J Epidemiol 2010;172:190.*

Plasma beta-type natriuretic peptide as a predictor of mortality in community-dwelling older adults with Chagas disease: 10-Year follow-up of the Bambui Cohort Study of Aging[12].

Lima-Costa MF, Cesar CC, Peixoto SV, Ribeiro AL.

Centro de Pesquisas Rene Rachou, Fundação Oswaldo Cruz, Belo Horizonte Brasil.

Abstract

In this study, the authors aimed to investigate the prognostic value of beta-type natriuretic peptide (BNP) for all-cause mortality among persons with Chagas disease, a parasitic disease caused by the protozoan Trypanosoma cruzi. The authors used data on 1,398 participants (37.5% infected with T. cruzi) aged 60 years and over from the Bambuí Cohort Study of Aging in Brazil. From 1997 to 2007, 512 participants died, leading to 12,406 person-years of observation. The hazard ratio for death was 1.27 for each unit of log-transformed BNP level (95% confidence interval (CI: 1.11, 1.45) among infected persons, independent of potentially confounding factors. Infected persons with baseline BNP levels in the top quartile had a risk of death twice that of persons in the bottom quartile (hazard ratio = 2.07, 95% CI: 1.29, 3.32). The discriminatory ability of BNP in predicting mortality (C = 0.69, 95% CI: 0.66, 0.71) was similar to that of an electrocardiogram (C = 0.68, 95% CI: 0.65, 0.71), with reasonably stable risk discrimination over time. BNP is a strong predictor of mortality in older adults with Chagas disease. Although the usefulness of BNP for risk stratification in this parasitic disease remains a topic of debate, this study found that BNP-based risk discrimination is at least comparable to that of an electrocardiogram.

Am J Epidemiol 2010;172:190.

O fator natriurético tipo B no plasma como preditor da mortalidade em idosos de uma comunidade com doença de Chagas: seguimento de dez anos da coorte de Bambuí[12].

Lima-Costa MF, César CC, Peixoto SV, Ribeiro AL.

Centro de Pesquisas René Rachou, Fundação Oswaldo Cruz, Belo Horizonte Brasil.

Resumo

Neste estudo, os autores investigaram o valor prognóstico do peptídio natriurético do tipo beta (PNB) na mortalidade geral entre pessoas com doença de Chagas, uma doença parasitária causada pelo protozoário *Trypanosoma cruzi*. Os autores usaram os dados de 1.398 participantes (37,5% infectados pelo *T. cruzi*) com $\geq$ 60 anos do Estudo de Coorte de Bambuí no Brasil. De 1997 a 2007, 512 participantes morreram, com 12.406 pessoas-ano de observação. A razão de risco para morte foi de 1,27 para cada unidade após transformação logarítmica de nível de PNB (intervalo de confiança a 95% (IC 95%, 1,11, 1,45) entre as pessoas infectadas, independente dos potenciais fatores confundidores. Pessoas infectadas com níveis de PNB no quartil superior apresentaram risco de morte duas vezes maior que as pessoas no quartil inferior (razão de risco = 2,07, IC 95%, 1,29, 3,32). A capacidade discriminatória do PNB em predizer a mortalidade (0,69, IC 95%, 0,66, 0,71) foi similar à do eletrocardiograma (0,68, IC 95%, 0,65, 0,71), com uma discriminação da estabilidade do risco razoável a longo prazo. PNB é um preditor importante da mortalidade em idosos com doença de Chagas. Embora a utilidade do PNB na estratificação do risco na doença de Chagas permaneça um ponto de debate, este estudo mostra que a discriminação baseada no PNB é no mínimo comparável à do eletrocardiograma.

D) *Eur J Clin Nutr 2010; Jun 23 [Epub ahead of print].*

Effect of dietary soy intake on breast cancer risk according to menopause and hormone receptor status[13].

Cho YA, Kim J, Park KS, Lim SY, Shin A, Sung MK, Ro J.

Cancer Epidemiology Branch, Division of Cancer Epidemiology and Management, Research Institute, National Cancer Center, Gyeonggi, South Korea.

Abstract

BACKGROUND: Although high soy consumption may be associated with lower breast cancer risk in Asian populations, findings from epidemiological studies have been inconsistent. OBJECTIVE: We investigated the effects of soy intake on breast cancer risk among Korean women according to their menopausal and hormone receptor status. METHODS: We conducted a case-control study with 358 incident breast cancer patients and 360 age-matched controls with no history of malignant neoplasm. Dietary consumption of soy products was examined using a 103-item food frequency questionnaire. RESULTS: The estimated mean intakes of total soy and isoflavones from this study population were 76.5 g per day and 15.0 mg per day, respectively. Using a multivariate logistic regression model, we found a significant inverse association between soy intake and breast cancer risk, with a dose-response relationship (odds ratios (OR) (95% confidence interval (CI)) for the highest vs the lowest intake quartile: 0.36 (0.20-0.64)). When the data were stratified by menopausal status, the protective effect was observed only among postmenopausal women (OR (95% CI) for the highest vs the lowest intake quartile: 0.08 (0.03-0.22)). The association between soy and breast cancer risk did not differ according to estrogen receptor (ER)/progesterone receptor (PR) status, but the estimated intake of soy isoflavones showed an inverse association only among postmenopausal women with ER+/PR+ tumors. CONCLUSIONS: Our findings suggest that high consumption of soy might be related to lower risk of breast cancer and that the effect of soy intake could vary depending on several factors.European Journal of Clinical Nutrition advance online publication, 23 June 2010; doi:10.1038/ejcn.2010.95.

Eur J Clin Nutr 2010; Jun 23 [Epub ahead of print].

Efeito da ingestão de soja na dieta sobre o risco de câncer de mama de acordo com a presença de menopausa e com o estado do receptor hormonal[13].

Cho YA, Kim J, Park KS, Lim SY, Shin A, Sung MK, Ro J.

Cancer Epidemiology Branch, Division of Cancer Epidemiology and Management, Research Institute, National Cancer Center, Gyeonggi, South Korea.

Resumo

CENÁRIO: Embora um consumo elevado de soja se associe com baixo risco de câncer em populações da Ásia, os resultados dos estudos epidemiológicos são inconsistentes. OBJETIVO: Nós investigamos os efeitos da ingestão de soja sobre o câncer de mama entre mulheres coreanas de acordo com a presença de menopausa e o estado do receptor hormonal. MÉTODOS: Foi conduzido um estudo de caso-controle com 358 casos incidentes de câncer de mama e 360 controles pareados por idade utilizando um questionário de frequência alimentar de 103 itens. RESUL-

TADOS: As médias estimadas de ingestão total de soja e isoflavonas da amostra do estudo foi de 76,5g por dia e 15mg por dia, respectivamente. Usando uma regressão logística, encontrou-se uma associação inversa e significativa entre ingestão de soja e risco de câncer de mama, com efeito dose-resposta (razão de chances (RC) (intervalo de confiança a 95% (IC) entre o quartil de maior consumo e o quartil de menor consumo: 0,36 (0,20-0,64)). Quando os dados foram estratificados por presença ou não de menopausa, o efeito protetor foi observado somente nas mulheres pós-menopausa (RC (IC 95%) para o maior quartil de consumo em relação ao menor: 0,08 (0,03-0,22)). A associação entre consumo de soja e risco de câncer de mama não se modificou de acordo com o *status* do receptor de estrógeno (ER)/ receptor de progesterona (PR), mas o consumo estimado de soja e isoflavonas mostrou uma associação inversa somente nas mulheres pós-menopausa com tumores ER+/PR+. CONCLUSÕES: Os achados sugerem que um consumo elevado de soja poderia associar-se a um menor risco de câncer de mama e que o efeito da ingestão de soja pode ser influenciado por vários outros fatores.

E) *Sao Paulo Med 2010;128:18.*

Frequency of subclinical thyroid dysfunction and risk factors for cardiovascular disease among women at a workplace[14].

Díaz-Olmos R, Nogueira AC, Penalva AC, Penalva DC, Lotufo PA, Benseñor IM.

Division of Internal Medicine, Hospital Universitário, Universidade de Sao Paulo, Brazil.

Abstract

CONTEXT AND OBJECTIVE: Subclinical thyroid dysfunction is very common in clinical practice and there is some evidence that it may be associated with cardiovascular disease. The aim here was to evaluate the frequencies of subclinical thyroid disease and risk factors for cardiovascular disease among women at a workplace, and to evaluate the association between subclinical thyroid disease and cardiovascular risk factors among them. DESIGN AND SETTING: Cross-sectional study on 314 women aged 40 years or over who were working at Universidade de São Paulo (USP). METHODS: All the women answered a questionnaire on sociodemographic characteristics and risk factors for cardiovascular disease and the Rose angina questionnaire. Anthropometric variables were measured and blood samples were analyzed for blood glucose, total cholesterol and fractions, high-sensitivity C-reactive protein, thyroid-stimulating hormone (TSH), free thyroxine (free-T4) and anti-thyroperoxidase antibodies (anti-TPO). RESULTS: The frequencies of subclinical hypothyroidism and hyperthyroidism were, respectively, 7.3% and 5.1%. Women with subclinical thyroid disease presented higher levels of anti-TPO than did women with normal thyroid function (P = 0.01). There were no differences in sociodemographic factors and cardiovascular risk factors according to thyroid function status, except for greater sedentarism among the women with subclinical hypothyroidism. Restricting the comparison to women with subclinical hypothyroidism (TSH > 10 mIU/l) did not change the results. CONCLUSION: In this sample of women, there was no association between poor profile of cardiovascular risk factors and presence of subclinical thyroid disease that would justify screening at the workplace.

São Paulo Med 2010;128:18.

Frequência de doença tireoidiana subclínica e fatores de risco para doença cardiovascular em mulheres no local de trabalho[14].

Díaz-Olmos R, Nogueira AC, Penalva AC, Penalva DC, Lotufo PA, Benseñor IM.

Divisão de Medicina Interna, Hospital Universitário, Universidade de São Paulo, Brasil.

Resumo

CONTEXTO E OBJETIVOS: A disfunção tireoidiana subclínica é muito comum na prática clínica e há evidências que pode estar associada à doença cardiovascular. O objetivo foi avaliar a frequência de doença tireoidiana subclínica e fatores de risco para doença cardiovascular em mulheres no seu local de trabalho e avaliar a associação entre função tireoidiana subclínica e fatores de risco para doença cardiovascular. DESENHO: Estudo transversal com 314 mulheres com mais de 40 anos que trabalham na USP. MÉTODOS: Todas as mulheres responderam a questionário sobre características sociodemográficas e fatores de risco para doença cardiovascular incluindo o questionário de angina de Rose. As variáveis antropométricas foram mensuradas e foram dosados os níveis de glicemia, colesterol total e frações, proteína C ultrassensível, hormônio tireotrópico (TSH), tiroxina-livre (T_4-livre) e anticorpos antitireoperoxidase (anti-TPO). RESULTADOS: As frequências de hipotireoidismo e hipertireoidismo subclínicos foram, respectivamente, de 7,3% e 5,1%. Mulheres com doença tireoidiana subclínica apresentaram níveis de anti-TPO mais elevados que as mulheres com função tireoidiana normal (p = 0,01). Não houve diferenças nos fatores sociodemográficos e fatores de risco para doença cardiovascular de acordo com a função tireoidiana, exceto pela presença de uma frequência mais elevada de sedentarismo nas mulheres com hipotireoidismo subclínico. Restringindo a comparação às mulheres com hipotireoidismo subclínico (níveis de TSH > 10mUI/l), não houve alterações dos resultados. CONCLUSÃO: Nesta amostra de mulheres, não houve associação entre o perfil de fatores de risco para doença cardiovascular e a presença de doença subclínica da tireoide que justifique o rastreamento em local de trabalho.

2. Médicos do hospital Y preocupados com o grande número de casos de câncer do trato digestório alto iniciaram estudo em pacientes com diagnóstico de câncer e controles sem câncer para avaliar os possíveis fatores de risco associados à doença. A tabela a seguir mostra os resultados obtidos.

		Câncer de trato digestório alto		Total
		Presente	Ausente	
Tabagismo	Presente	50 (a)	250 (b)	300
	Ausente	10 (c)	590 (d)	600
	Total	60	840	900

Responda às seguintes questões:

A) Qual o tipo de desenho de estudo utilizado?

B) Qual a medida de associação mais adequada para ser calculada nesse tipo de estudo? Justifique.

C) Calcule a medida de associação mais adequada.

D) O que significa o resultado obtido?

EPIDEMIOLOGIA – ABORDAGEM PRÁTICA

3. Na cidade X todos os adultos com mais de 20 anos de ambos os sexos participaram de um estudo para avaliação de depressão e de fatores de risco para doença cardiovascular. Foi colhida amostra de sangue para dosagem de hormônios, colesterol total, HDL--colesterol, triglicérides, glicemia de jejum no mesmo dia em que foram aplicados os questionários e feitas as medidas de pressão arterial e antropometria. A tabela a seguir resume os dados de hipertensão na amostra do estudo para os participantes de acordo com a presença ou não de depressão avaliada pela aplicação de escala validada.

		Hipertensão arterial		Total
		Presente	Ausente	
Depressão	Presente	200 (a)	100 (b)	300
	Ausente	800 (c)	18.900 (d)	19.700
	Total	1.000	19.000	20.000

A) Qual o desenho do estudo?
B) Calcule a medida de associação mais indicada.
C) O que significa o resultado obtido?
D) Como avaliar os resultados? Trata-se de uma associação causal?

4. **JAMA 2002;288:321.**

Risks and benefits of estrogen plus progestin in healthy postmenopausal women: principal results From the Women's Health Initiative randomized controlled trial[7].

Writing Group for the Women's Health Initiative Investigators.

Abstract

CONTEXT: Despite decades of accumulated observational evidence, the balance of risks and benefits for hormone use in healthy postmenopausal women remains uncertain. OBJECTIVE: To assess the major health benefits and risks of the most commonly used combined hormone preparation in the United States. DESIGN: Estrogen plus progestin component of the Women's Health Initiative, a randomized controlled primary prevention trial (planned duration, 8.5 years) in which 16,608 postmenopausal women aged 50-79 years with an intact uterus at baseline were recruited by 40 US clinical centers in 1993-1998. INTERVENTIONS: Participants received conjugated equine estrogens, 0.625 mg/d, plus medroxyprogesterone acetate, 2.5 mg/d, in 1 tablet (n = 8,506) or placebo (n = 8,102). MAIN OUTCOMES MEASURES: The primary outcome was coronary heart disease (CHD) (nonfatal myocardial infarction and CHD death), with invasive breast cancer as the primary adverse outcome. A global index summarizing the balance of risks and benefits included the 2 primary outcomes plus stroke, pulmonary embolism (PE), endometrial cancer, colorectal cancer, hip fracture, and death due to other causes. RESULTS: On May 31, 2002, after a mean of 5.2 years of follow-up, the data and safety monitoring board recommended stopping the trial of estrogen plus progestin vs placebo because the test statistic for invasive breast cancer exceeded the stopping boundary for this adverse effect and the global index statistic supported risks exceeding benefits. This report includes data on the major clinical outcomes through April 30, 2002. Estimated hazard ratios (HRs) (nominal 95% confidence intervals [CIs]) were as follows: CHD, 1.29 (1.02-1.63) with 286 cases; breast

116

cancer, 1.26 (1.00-1.59) with 290 cases; stroke, 1.41 (1.07-1.85) with 212 cases; PE, 2.13 (1.39-3.25) with 101 cases; colorectal cancer, 0.63 (0.43-0.92) with 112 cases; endometrial cancer, 0.83 (0.47-1.47) with 47 cases; hip fracture, 0.66 (0.45-0.98) with 106 cases; and death due to other causes, 0.92 (0.74-1.14) with 331 cases. Corresponding HRs (nominal 95% CIs) for composite outcomes were 1.22 (1.09-1.36) for total cardiovascular disease (arterial and venous disease), 1.03 (0.90-1.17) for total cancer, 0.76 (0.69-0.85) for combined fractures, 0.98 (0.82-1.18) for total mortality, and 1.15 (1.03-1.28) for the global index. Absolute excess risks per 10,000 person-years attributable to estrogen plus progestin were 7 more CHD events, 8 more strokes, 8 more PEs, and 8 more invasive breast cancers, while absolute risk reductions per 10,000 person-years were 6 fewer colorectal cancers and 5 fewer hip fractures. The absolute excess risk of events included in the global index was 19 per 10,000 person-years. CONCLUSIONS: Overall health risks exceeded benefits from use of combined estrogen plus progestin for an average 5.2-year follow-up among healthy postmenopausal US women. All-cause mortality was not affected during the trial. The risk-benefit profile found in this trial is not consistent with the requirements for a viable intervention for primary prevention of chronic diseases, and the results indicate that this regimen should not be initiated or continued for primary prevention of CHD.

JAMA 2002;288:321.

Riscos e benefícios da reposição de estrógeno associado à progesterona em mulheres sadias na pós-menopausa: resultados do ensaio clínico controlado Women's Health Initiative.

Grupo relator dos investigadores do Women's Health Initiative (WHI).

Resumo

CONTEXTO: Apesar de décadas com evidências vindas de estudos observacionais, o balanço final dos riscos e benefícios para a utilização de hormônios em mulheres menopausadas permanece incerto. OBJETIVO: Avaliar os principais benefícios e riscos da combinação hormonal mais receitada nos Estados Unidos. DESENHO: Braço estrógeno + progesterona do WHI, ensaio clínico randomizado de prevenção primária (com duração planejada de 8,5 anos) em que 16.608 mulheres menopausadas com idades de 59 a 70 anos e presença de útero quando do início do estudo foram recrutadas em 40 diferentes centros entre 1993 e 1998. INTERVENÇÕES: As participantes receberam estrógeno equino conjugado, 0,625mg/dia, mais acetato de medroxiprogesterona, 2,5mg/dia em um comprimido (n = 8.506) ou placebo (n = 8.102). PRINCIPAIS DESFECHOS ANALISADOS: O desfecho principal foi doença coronariana (DIC) (infarto agudo do miocárdio não fatal e mortes por doença cardiovascular), e o principal desfecho adverso foi câncer de mama invasivo. Um índice global resumindo os efeitos maléficos e os benéficos incluía os dois desfechos principais mais acidente vascular cerebral, embolia pulmonar (EP), câncer de endométrio, de cólon, fratura de quadril e morte por outras causas. RESULTADOS: Em 31 de maio de 2002, após uma média de 5,2 anos de seguimento, o comitê de segurança externo recomendou a interrupção do braço estrógeno + progesterona do estudo devido à incidência de o câncer de mama invasivo exceder ao limite estabelecido para esse evento e de o índice global mostrar predominância dos maléficos sobre os benefícios esperados pela reposição hormonal. Esse relato analisa os resultados em 30 de abril de 2002. O risco relativo estimado (RR) (com intervalo de confiança a 95% [IC 95%] foi de: 1,29 (1,02-1,63) para doença cardiovascular (286 casos); 1,26 (1,00-1,59) para câncer de mama invasivo (290 casos); 1,41 (1,07-1,85) para acidente vascular cerebral (212 casos); 2,13 (1,39-3,25) para EP (101 casos); 0,63 (0,43-0,92) para câncer de cólon (106 casos); e 0,92 (0,74-1,14) por morte devido a outras causas (331 casos). O RR correspondente para os desfechos combinados foi de 1,22 (1,09-1,36) para doença cardiovascular como um todo (doença arterial e venosa), 1,03 (0,90-1,17) para todos os tipos de câncer, 0,76 (0,69-0,85) para fraturas combinadas, 0,98 (0,82-1,18) para mortalidade geral e 1,15 (1,03-1,28) para o índice global. O aumento de risco absoluto por 10.000 pessoas-ano atribuível à combinação de estrógeno + progesterona foi de mais sete eventos coronarianos, mais oito acidentes vasculares cerebrais, mais oito EP e mais oito cânceres invasivos de mama, enquanto a redução do risco absoluto por 10.000 pessoas-ano foi de menos seis cânceres de cólon e menos cinco fraturas de bacia. O aumento do risco absoluto de eventos, incluindo o índice global, foi de 19 por 10.000 pessoas-ano. CONCLUSÕES: O risco para a saúde excedeu os benefícios na utilização combinada do estrógeno + progesterona em mulheres saudáveis menopausadas com seguimento médio de 5,2 anos. A mortalidade por todas as causas não se alterou durante o estudo. O perfil de risco-benefício encontrado nesse estudo não é consistente com as condições necessárias para uma intervenção viável primária na prevenção de doenças crônicas e os resultados indicam que esse tipo de terapêutica não deve ser iniciado ou mantido na prevenção primária da doença coronariana.

No resumo acima de um artigo que despertou grande interesse em 2002 identifique:

A) Tipo de desenho do estudo.
B) Qual foi a intervenção feita?
C) Quais os desfechos primários avaliados nesse estudo?
D) Explique a conclusão do artigo.
E) Baseado nesse estudo, você recomendaria a reposição hormonal em mulheres na pós-menopausa?
F) Quais os principais riscos dessa intervenção? E quais as possíveis vantagens?
G) Esse ensaio foi publicado em 2002. Faça uma breve pesquisa na internet sobre o tema e baseado no que você leu, responda se ainda pode-se concluir que a informação publicada nesse artigo permanece válida.

5. *Cardiol Young 2009;19:436.*

Measurements of adiposity and high blood pressure among children and adolescents living in Belo Horizonte[15].

Ribeiro RC, Lamounier JA, Oliveira RG, Benseñor IM, Lotufo PA.

Department of Cardio-Pneumology, School of Medicine, University of Sao Paulo, Sao Paulo, Brazil.

Abstract

OBJECTIVE: To verify an association, if it exists, between obesity and blood pressure raised beyond the 90th percentile in children and adolescents, and to determine the measure of adiposity that best correlates with blood pressure in these subjects. DESIGN: Cross-sectional study. SETTING: A school-based study in Belo Horizonte, Brazil. PARTICIPANTS: We selected randomly 1,403 students, aged from 6 to 18 years, from 545,046 students attending 521 public and private schools. Those selected completed the study. MAIN MEASURES OF OUTCOME: We recorded the weight, height, skin fold in the triceps, subscapular, and suprailiac areas, waist and hip circumference, body-mass index, and resting systolic and diastolic blood pressures using a mercury sphyg-

momanometer. RESULTS: In univariate analyses, body mass index greater or lesser than 85th percentile, measurements of skin thickness in the subscapular and suprailiac areas, and the sum of all measurements of skinfold thickness, were associated with both systolic and diastolic measurements of blood pressure. After multivariate analyses that adjusted for all measurements of adiposity except itself, and age, race, and socioeconomic state, we found that the increased body mass index was associated with a 3.6-fold increased frequency of elevated systolic measurements of blood pressure, with 95% confidence intervals from 2.2 to 5.8, and a 2.7-fold increased frequency of elevated measurements of diastolic blood pressure, with 95% confidence intervals from 1.9 to 4.0. CONCLUSIONS: Body-mass index serves as a better predictor of elevated blood pressure among children than do local measurements of adiposity.

Cardiol Young 2009;19:436.

Medidas de adiposidade e hipertensão arterial entre crianças e adolescentes moradores de Belo Horizonte[15].

Ribeiro RC, Lamounier JA, Oliveira RG, Benseñor IM, Lotufo PA.

Departamento de Cardiopneumologia, Faculdade de Medicina, USP, São Paulo, Brasil.

Resumo

OBJETIVO: Verificar a associação, se ela existir, entre obesidade e elevação da pressão arterial além do percentil 90 em crianças e adolescentes, e determinar a medida da adiposidade que melhor se correlaciona nessas crianças. DESENHO: Estudo transversal. CENÁRIO: Estudo realizado em escolas de Belo Horizonte, Brasil. PARTICIPANTES: Selecionamos randomicamente 1.403 estudantes, com idades de 6 a 18 anos, a partir de 545.046 estudantes das 521 escolas públicas e privadas. Os estudantes selecionados compuseram a amostra do estudo. MEDIDAS DE EXPOSIÇÃO E DESFECHO: Foram mensurados o peso, altura, pregas cutâneas na área do tríceps, subescapular e suprailíaca, as medidas da circunferência da cintura e do quadril, índice de massa corporal e pressão arterial sistólica e diastólica usando um esfigmomanômetro de mercúrio. RESULTADOS: Na análise univariada, o índice de massa corporal acima do percentil 85, as medidas das pregas cutâneas nas áreas subescapular e suprailíaca e a soma de todas as medidas das pregas cutâneas se associaram tanto com as medidas de pressão sistólica quanto diastólica. Após a análise multivariada em que se ajustou para todos os fatores associados a obesidade, mais idade, raça e nível socioeconômico, observou-se que o índice de massa corporal elevado se associou a aumento na frequência de 3,6 vezes nos níveis de pressão arterial sistólica elevada, com intervalos de confiança a 95% de 2,2 a 5,8 e com aumento na frequência de 2,7 vezes nos níveis de pressão arterial diastólica com intervalos de confiança a 95% de 1,9 a 4,0. CONCLUSÕES: O índice de massa corporal é o melhor preditor dos níveis aumentados da pressão arterial em crianças comparado às medidas de obesidade localizada.

A) Defina o tipo de estudo.
B) Se depois do estudo o pesquisador randomizasse parte da amostra para uma intervenção comportamental dietética como você definiria o estudo?
C) Baseado nos dados acima, qual a causa mais provável da hipertensão na amostra?
D) O novo estudo com a intervenção comportamental permitiria a avaliação de causalidade?

6. Você chegou ao centro de pesquisas de uma famosa universidade americana para fazer um pós-doutorado. Seu orientador diz que ele tem dados de uma coorte com 10 anos de seguimento em que foram pesquisados fatores de risco para doença cardiovascular, sendo os desfechos primários observados infarto agudo do miocárdio e morte súbita. Cerca de 98% dos participantes do estudo mandaram uma amostra de soro no seu início. Dos 10.000 participantes desse estudo de coorte, 998 fazem parte da amostra aleatória da coorte, com um estoque maior de amostras congeladas. Seu orientador está interessado em estudar o nível sérico da proteína Y como um fator de risco para doença cardiovascular. Ele pede que você desenhe um estudo. Como você faria?

7. A tabela a seguir mostra um estudo que analisou a relação entre presença de depressão e risco de infarto entre 2.000 mulheres moradoras da cidade X, seguidas por um período de 10 anos.

		Infarto		Total
		Presente	Ausente	
Depressão	Presente	600 (a)	400 (b)	1.000
	Ausente	200 (c)	800 (d)	1.000
	Total	800	1.200	2.000

A) Defina o tipo de estudo.
B) Calcule as medidas de associação mais adequadas.
C) Explique os resultados obtidos.

RESPOSTAS

1. A) Estudo transversal. Os dados sobre função tireoidiana e demência foram colhidos ao mesmo tempo.
   B) Ensaio clínico controlado duplo-cego randomizado que comparou dois medicamentos diferentes no tratamento da síndrome coronariana aguda.
   C) Estudo de coorte prospectivo realizado no Brasil.
   D) Estudo de caso-controle. Nesse estudo foi utilizada uma metodologia muito comum em estudos de dieta, que é dividir a amostra em quartis de acordo com a ingestão de soja e usando o menor quartil de consumo como referência, calcular o risco relativo das mulheres no maior quartil de consumo.
   E) Estudo transversal em que a informação sobre função tireoidiana e fatores de risco para doença cardiovascular foi coletada ao mesmo tempo.

2. A) Trata-se de estudo de caso-controle. Partiu-se de casos de câncer do trato digestório alto e controles sem a doença e buscou-se no passado a exposição ao tabagismo.
   B) A melhor medida de associação a ser utilizada nesse caso é a razão de chances (estimativa do risco relativo), que é a mais adequada nos estudos de caso-controle (onde se trabalha com doenças raras a partir de uma amostra selecionada pelo pesquisador e não de uma amostra populacional).
   C) Podemos calcular a razão de chances utilizando-se a fórmula da razão dos produtos cruzados:

DELINEAMENTO DE ESTUDOS EM EPIDEMIOLOGIA

$$RC = \frac{ad}{bc} = \frac{50 \times 590}{250 \times 10} = \frac{29.500}{2.500} = 11,8$$

Logo teremos uma RC de 11,8.

D) Essa RC de 11,8 significa que neste estudo os indivíduos que fumaram apresentam probabilidade 11,8 vezes mais elevada de desenvolver câncer do trato digestório alto em relação aos indivíduos que não fumaram.

3. A) Trata-se de um estudo transversal, uma vez que todas as medidas de exposição e desfecho foram realizadas ao mesmo tempo.

B) A medida de associação mais indicada em um estudo transversal é o cálculo da razão de prevalência e do excesso de prevalência. Consideraremos como expostos os indivíduos com diagnóstico de depressão e como não expostos os indivíduos sem depressão. A prevalência de hipertensão (P_h) entre os indivíduos com hipotireoidismo subclínico será:

$$P_h = \frac{a}{a + b} = \frac{200}{300} = 0,67$$

A prevalência de hipertensão entre os indivíduos sem hipotireoidismo subclínico será:

$$P_h = \frac{c}{c + d} = \frac{800}{18.900} = 0,04$$

A razão de prevalências (RP) será:

$$RP = \frac{P_h}{P_{nh}} = \frac{0,67}{0,04} = 16,8$$

D) O resultado obtido diz que nesse estudo nos indivíduos com depressão a prevalência de hipertensão é 16,8 vezes mais elevada do que nos indivíduos sem depressão, ou seja, os dois fatores estão associados. É impossível, com base nos dados deste estudo, estabelecer qualquer relação de causalidade entre a depressão e a hipertensão arterial, já que se trata de um estudo transversal em que exposição e desfecho são aferidos ao mesmo tempo.

4. A) Ensaio clínico randomizado duplo-cego, controlado.

B) A intervenção feita foi a randomização de metade das mulheres para o uso de estrógeno conjugado equino 0,625mg/dia e acetato de medroxiprogesterona 2,5mg/dia, em um único comprimido.

C) Os desfechos primários utilizados neste estudo foram: doença isquêmica coronariana (infarto do miocárdio não fatal e morte por doença isquêmica do coração) e como efeito primário adverso usou-se a presença de câncer invasivo de mama. Criou-se também um índice global que resumia os principais benefícios e os efeitos adversos do estudo, incluindo os dois desfechos acima mais a presença de acidente vascular cerebral, tromboembolismo pulmonar, câncer de endométrio, câncer colorretal, fratura de quadril e morte por outras causas.

D) O resultado obtido mostra que as mulheres que usaram o estrógeno conjugado apresentaram um risco maior de desenvolver complicações, como doenças cardiovasculares, e a partir de cinco anos de reposição hormonal, câncer de mama em relação às que não usaram.

E) Com base nos resultados desse estudo, fica difícil prescrever reposição hormonal em mulheres menopausadas, já que os efeitos adversos superaram em muito os benefícios causados pela reposição e trata-se de uma prevenção primária que está sendo proposta para mulheres saudáveis.

F) Dos principais riscos, o câncer de mama invasivo está em primeiro lugar, o qual aparece quando a reposição hormonal se prolonga por mais de cinco anos. Entretanto, o risco de doença isquêmica coronariana também se mostrou aumentado desde o início do estudo. As possíveis vantagens seriam na prevenção do câncer de cólon e da osteoporose. Entretanto, o índice global também ficou alterado, com os resultados adversos sobrepondo-se aos efeitos benéficos, o que justificou a interrupção precoce do estudo.

G) Oito anos após sua publicação, os resultados do WHI permanecem válidos e mudaram totalmente a perspectiva da reposição hormonal no mundo. Embora muitos pesquisadores tenham alegado que o tipo de reposição hormonal utilizado no estudo seja diferente do que se usa hoje em dia, temos que lembrar que os novos medicamentos utilizados para a reposição hormonal ainda não foram testados e até lá persistem os resultados do WHI.

5. A) Trata-se um estudo transversal.

B) Se depois da obtenção de dados da linha de base fosse feita uma intervenção acompanhada de um seguimento durante cinco anos, estaríamos fazendo um ensaio clínico em que o pesquisador exerce de fato uma intervenção, no caso uma intervenção dietética.

C) Com base nos dados do estudo transversal, é mais uma vez impossível concluir sobre causalidade. Embora haja dados de literatura suficientes para comprovar que o aumento do IMC leva à hipertensão arterial, isso jamais poderia ser concluído com base nos resultados do estudo acima.

D) No caso do novo estudo, seria possível estudar o papel causal da intervenção mostrando que alterações na dieta levando à perda de peso poderiam associar-se a mudanças nos níveis de pressão arterial.

6. O estudo de coorte já terminou, mas as amostras de sangue ainda estão estocadas. Você já sabe quem desenvolveu o desfecho evento cardiovascular. Esses serão seus casos. Os controles podem ser os participantes que fazem parte da amostra aleatória da coorte montando um estudo de caso-coorte. A segunda opção seria selecionar os controles de forma aleatória no restante dos participantes sem evento. Utilizando as amostras de sangue colhidas, o nível da proteína Y pode ser dosado em casos e controles, seja em um caso-controle aninhado, seja um caso-coorte.

7. A) Trata-se de um estudo de coorte.

B) As medidas de associação a serem calculadas são o risco relativo e a redução do risco absoluto ou risco atribuível.

$$\text{Incidência de infarto em mulheres deprimidas} = \frac{a}{a + b} = \frac{600}{1.000} = 0,6 = 60\%$$

$$\text{Incidência de infarto nas mulheres sem depressão} = \frac{c}{c+d} = \frac{200}{1.000} = 0,2 = 20\%$$

$$\text{Cálculo do risco relativo} = \frac{a/a+b}{c/c+d} = \frac{0,6}{0,2} = 3$$

$$\text{Cálculo da redução do risco absoluto ou risco atribuível} = RA = I_e - I_{ne} = 0,6 - 0,2 = 0,4$$

C) O resultado obtido mostra que nessa amostra 40% das mulheres infartaram pela presença do fator de risco depressão. Isso não quer dizer que todas as mulheres deprimidas apresentaram infarto, elas simplesmente apresentaram um risco mais elevado, mas podem nunca desenvolver a doença. Tanto na questão 3 quanto na questão 7, a exposição depressão foi a mesma e os desfechos diferentes, mostrando que com variáveis semelhantes podemos fazer diferentes desenhos de estudos. O mais importante é escolher o desenho que melhor responda a sua pergunta.

7. ESTUDOS TRANSVERSAIS

Isabela M. Benseñor
Paulo A. Lotufo

Estudos transversais ou estudos de prevalência são extremamente comuns e permitem conhecer a situação atual de uma doença (depressão), fator de risco (diabetes) ou incapacidade (uso de cadeira de rodas). Seu uso é mais frequente em áreas distintas da saúde, principalmente na área de economia e de mercados. O termo "estudo de prevalência" é aplicado quando a amostra é representativa de uma população. Todas as coortes se iniciam obrigatoriamente com um estudo transversal.

Um estudo transversal pode ser definido como o tipo de estudo em que todas as variáveis medidas são estudadas ao mesmo tempo, sejam fatores de risco, sejam desfechos clínicos. Isso determina a principal limitação de um estudo transversal, que é não poder esclarecer o que aconteceu antes e, portanto, não conseguir inferir causalidade. É claro que, se em uma cidade A um pesquisador seleciona uma amostra representativa da população e observa a frequência de hipertensão arterial sistêmica nessa população (fator de risco) e ao mesmo tempo de doença cardiovascular (desfecho clínico), os conhecimentos atuais obtidos em estudos de coorte permitem que se coloque a hipertensão como um fator de risco para a doença cardiovascular.

Mas, no caso de novos fatores de risco, como saber se o fator pesquisado é realmente um fator de risco ou consequência da doença?

Por exemplo, em uma cidade B, a amostra selecionada da população mostra que os pacientes infartados são mais obesos que os não infartados. A literatura mostra que a obesidade é fator de risco para hipertensão arterial sistêmica e diabetes que, por sua vez, podem ser considerados fatores de risco para doença cardiovascular (infarto agudo do miocárdio). Mas será que esses pacientes infartados não são mais obesos por não desenvolverem atividade física por não haver na cidade um programa de reabilitação cardíaca para os pacientes infartados? Um estudo transversal nunca poderá resolver dúvidas desse tipo. Mas, geralmente, ele é o ponto de partida para estudos analíticos nos quais a causalidade será mais bem estudada.

ESTUDOS TRANSVERSAIS

Os estudos transversais são também conhecidos como estudos de prevalência. Nesse caso, a amostra estudada é representativa da população de uma cidade ou país. Para isso, faz-se uma amostragem em três níveis com aleatorização da área censitária, rua, da casa e até das pessoas que moram na casa. Nesses casos, uma amostra relativamente pequena na casa dos milhares pode ser representativa da Grande São Paulo com quase 20 milhões de habitantes.

O *São Paulo Megacity Mental Health Survey* é um estudo que avaliou a morbidade psiquiátrica em amostra probabilística de moradores na área metropolitana da cidade de São Paulo com idades acima de 18 anos. Os participantes foram selecionados a partir de uma amostra estratificada em vários níveis em 39 municípios da Grande São Paulo. Foram entrevistados 5.037 indivíduos representativos da população que reside nessas áreas[1].

Rev Bras Psiquiatr 2009;31:375.

São Paulo Megacity Mental Health Survey – a population-based epidemiological study of psychiatric morbidity in the São Paulo metropolitan area: aims, design, and field implementation.

Viana MC, Teixeira MG, Beraldi F, Bassani I de F, Andrade LH.

Abstract

The São Paulo Megacity Mental Health Survey is a population-based cross-sectional survey of psychiatric morbidity, assessing a probabilistic sample of household residents in the São Paulo Metropolitan Area, aged 18 years and over. Respondents were selected from a stratified multistage clustered area probability sample of households, covering all 39 municipalities, without replacement. Respondents were assessed using the World Mental Health Survey version of the World Health Organization Composite International Diagnostic Interview (WMH-CIDI), which was translated and adapted into the Brazilian-Portuguese language. Data was collected between May 2005 and April 2007 by trained lay interviewers. The World Mental Health Survey version of the Composite International Diagnostic Interview comprises clinical and non-clinical sections, arranged as Part I and Part II, producing diagnoses according to the Diagnostic and Statistical Manual of Mental Disorders – Fourth Edition, and the International Classification of Diseases – 10th Revision. Mood, anxiety, impulse-control and substance use disorders, and suicide-related behavior, considered core disorders, as well as socio-demographic information, were assessed in all respondents. Non-clinical modules and non-core clinical sections (obsessive-compulsive disorder, post-traumatic stress disorder, gambling, eating disorders, neurasthenia, pre-menstrual disorders, psychotic symptoms and personality traits) were assessed in a sub-sample (2,942 respondents), composed by all respondents with at least one core disorder and a 25% random sample of those who were non-cases. A total of 5,037 individuals were interviewed, with a global response rate of 81.3%. Saliva samples were collected from 1,801 respondents, with DNA extracted stored pending further investigations.

Rev Bras Psiquiatr 2009;31:375.

São Paulo Megacity – um estudo epidemiológico de base populacional avaliando a morbidade psiquiátrica na região metropolitana de São Paulo: objetivos, desenho e implementação do trabalho de campo.

Viana MC, Teixeira MG, Beraldi F, Bassani I de F, Andrade LH.

Resumo

O Estudo Epidemiológico dos Transtornos Mentais São Paulo Megacity é um estudo de corte transversal de base populacional avaliando a morbidade psiquiátrica em uma amostra probabilística da população geral residente na Região Metropolitana de São Paulo, com 18 anos de idade ou mais. Respondentes foram selecionados por meio de um processo probabilístico multiestratificado de domicílios, cobrindo os 39 municípios, sem substituição. Respondentes foram avaliados usando a versão desenvolvida para o Estudo Mundial de Saúde Mental (*World Mental Health Survey* – WMH) do *Composite International Diagnostic Interview* (CIDI) da Organização Mundial da Saúde, que foi traduzido e adaptado para o Português vigente no Brasil. A coleta de dados ocorreu entre maio/2005 e abril/2007, por entrevistadores treinados. O WMH-CIDI é composto por seções clínicas e não clínicas, dispostas em duas partes, gerando diagnósticos de acordo com o Manual Diagnóstico e Estatístico de Doenças Mentais – Quarta Edição – e a Classificação Internacional de Doenças – 10ª Revisão. Todos os participantes responderam os módulos de avaliação de transtornos do humor, de ansiedade, do controle de impulsos, decorrentes do uso de substâncias psicoativas e comportamento suicida, considerados transtornos nucleares, assim como foram coletados dados sociodemográficos. Módulos não clínicos e clínicos complementares (transtornos obsessivo-compulsivos, estresse pós-traumático, jogo patológico, alimentares, pré-menstruais, neurastenia, sintomas psicóticos e rastreio de personalidade) foram aplicados àqueles que tiveram pelo menos um dos transtornos nucleares e a uma amostra aleatória de 25% dos negativos (2.942 respondentes). Um total de 5.037 indivíduos foi entrevistado, com uma taxa global de resposta de 81,3%. Amostras de saliva foram coletadas de 1.801 respondentes, com extração de DNA e armazenamento para investigação futura.

SÉRIES TEMPORAIS DE ESTUDOS TRANSVERSAIS

Nos Estados Unidos, existem estudos transversais muito famosos como os conhecidos NHANES (*National Health and Nutrition Examination Survey*), em que uma amostra representativa da população americana é entrevistada e submetida a uma consulta clínica em data específica[2]. A partir desse corte transversal, pode-se montar uma coorte – em que esses indivíduos são seguidos longitudinalmente ou simplesmente faz-se uma análise dos dados de forma transversal. Cada estudo transversal fornece um grande número de informações sobre saúde e hábitos de vida na população americana, podendo surgir, inclusive, a possibilidade de se fazer uma análise de tendência de mudanças de hábito ao longo do tempo utilizando-se a evolução das variáveis nos vários estudos mesmo que a amostra selecionada nunca seja a mesma.

No Brasil, existem estudos semelhantes que trazem informações sobre hábitos de vida: o Estudo Nacional de Despesa Familiar (ENDEF) foi realizado em 1973/1974, e a Pesquisa Nacional sobre Saúde e Nutrição (PNSN), em 1989. Na década de 1990 realizou-se um terceiro estudo transversal, a Pesquisa de Padrão de Vida (PPV), comparando a Região Nordeste e a Região Sudeste. A partir desses três estudos transversais, o pesquisador Carlos Augusto Monteiro conseguiu traçar o perfil de evolução dos padrões de obesidade no Brasil nas décadas de 1970, 1980 e 1990. Esse estudo mostra que a tendência no Brasil é muito similar à de outros países desenvolvidos e em desenvolvimento, mostrando aumento importante na frequência de obesidade[3]. Outras pesquisas mais recentes como a POF – Pesquisa de Orçamentos Familiares – realizadas pelo Instituto Brasileiro de Geografia e Estatísticas – IBGE – em 2003 e mais recentemente em 2008 vão permitir a atualização dessas tendências a longo prazo.

Atualmente existe no Brasil o sistema VIGITEL – Vigilância de Fatores de Risco e Proteção para Doenças Crônicas por Inquérito Telefônico –, que usa entrevistas telefônicas gerenciadas por um sistema computadorizado para pesquisar hábitos de vida nas várias capitais brasileiras[4]. O VIGITEL tem como objetivo monitorar a frequência e a distribuição dos fatores de risco para as doenças crônicas em todas as capitais dos 26 estados brasileiros e no Distrito Federal por meio de entrevistas telefônicas realizadas em amostras probabilísticas da população adulta residente em domicílios servidos por linhas de telefone fixas em cada cidade. O Sistema VIGITEL fornece estimativas de fatores de risco ou proteção para doenças crônicas (com o seu correspondente intervalo de confiança a 95%) na população adulta ($\geq$ 18 anos) de cada uma das capitais dos 26 estados brasileiros e do Distrito Federal e, também, para o conjunto da população adulta dessas 27 cidades. Os indicadores disponibilizados nesses relatórios são apresentados separadamente em formato de tabelas por sexo, faixa etária e anos de estudo. Para saber mais sobre o VIGITEL, acesse o *site* do DATASUS para mais informações sobre como foi feita a amostragem, a coleta de dados, o controle de qualidade, a ponderação, os indicadores avaliados e os questionários aplicados. O resumo a seguir mostra um estudo realizado usando-se a estratégia do VIGITEL[5].

Rev Saúde Publica 2009;43(Suppl 2):38.

Chronic disease, self-perceived health status and health risk behaviors: gender differences.

Barreto SM, Figueiredo RC.

Departamento de Medicina Preventiva e Social, Faculdade de Medicina, Universidade Federal de Minas Gerais, Belo Horizonte MG, Brazil.

OBJECTIVE: To analyze the association between chronic diseases and health risk behaviors and self-perceived health status by gender. METHODS: A total of 39.821 adults (30+ years old) who participated in the system Vigilância de Fatores de Risco e Proteção para Doenças Crônicas por Inquérito Telefônico (VIGITEL – Telephone-Based Surveillance of Risk and Protective Factors for Chronic Diseases) carried out in 27 Brazilian capitals in 2006 were included in the study. The dependent variable was medical diagnosis reporting of diabetes, hypertension and myocardial infarct or stroke. Respondents were grouped into three categories: no disease; one chronic disease; and two or more. The associations between the dependent variable and sociodemographic characteristics, behavioral risk factors (smoking, consumption of fatty meat and whole milk, leisure-time physical inactivity, low fruit and vegetable intake and intake of added salt) and self-perceived health status were assessed in men and women using multinomial logistic regression. RESULTS: Chronic disease reporting was higher among older men and women with lower schooling, BMI > or = 30 kg/m2 and who were on a diet. There was an inverse association between number of risk behaviors and two or more chronic diseases (OR: 0.64; 95% CI: 0.54;0.76 among men and OR: 0.86; 95% CI: 0.77;0.97 among women). Those men (OR: 33.61; 95% CI: 15.70;71.93) and women (OR: 13.02; 95% CI: 6.86; 24.73) who self-perceived their health as poor reported more chronic diseases. There was no statistical interaction between self-perceived health status and gender. CONCLUSIONS: An inverse association between number of risk behaviors and reporting of two or more chronic diseases suggests a reverse causality and/or higher survival rates among those who take better care of themselves. Men seem to have poorer perception of their health status compared to women, after adjustment for confounders.

Rev Saúde Publica 2009;43(Suppl 2):38.

Doença crônica, autoavaliação de saúde e comportamento de risco: diferenças de gênero.

Barreto SM, Figueiredo RC.

Departamento de Medicina Preventiva e Social, Faculdade de Medicina, Universidade Federal de Minas Gerais, Belo Horizonte, Brasil.

Resumo

OBJETIVO: Analisar a associação entre relato de doenças crônicas com comportamentos de risco e autoavaliação da saúde, conforme o gênero. MÉTODOS: Foram incluídos 39.821 participantes com idade ≥ 30 anos do sistema de Vigilância de Fatores de Risco e Proteção para Doenças Crônicas por Inquérito Telefônico (VIGITEL) realizado em 27 capitais brasileiras em 2006. A variável dependente foi construída pelo relato de diagnóstico médico de diabetes, hipertensão e infarto e/ou acidente vascular cerebral. Os indivíduos foram agrupados de acordo com a ausência de doença, uma doença crônica, e mais de uma. A associação dessa variável com comportamento de risco (composto por: fumar, consumir carnes com gordura e leite integral, não realizar atividade física regular no lazer, não consumir frutas e hortaliças regularmente e adicionar sal à refeição pronta), autoavaliação da saúde, indicadores de saúde e sociodemográficos foi investigada por regressão logística multinomial conforme o gênero, tendo como referência a ausência de doença. RESULTADOS: O relato de uma ou mais de uma doença crônica foi maior entre homens e mulheres de mais idade e com menor escolaridade, com IMC $\geq$ 30kg/m², e que faziam dieta. Observou-se relação inversa entre número de comportamentos de risco e relato de duas ou mais doenças (OR = 0,64; IC 95%: 0,54;0,76 entre homens) e (OR = 0,86; IC 95%: 0,77;0,97 entre mulheres). Homens (OR = 33,61; IC 95%: 15,70;71,93) e mulheres (OR = 13,02; IC 95%: 6,86;24,73) que autoavaliaram a saúde como ruim relataram mais doenças crônicas. Não houve interação estatística entre autoavaliação da saúde e gênero. CONCLUSÕES: Associação inversa entre número de comportamentos de risco e relato de duas ou mais doenças crônicas sugere causalidade reversa e/ou maior sobrevivência dos que se cuidam melhor. Homens parecem perceber sua saúde pior que as mulheres na presença de doença crônica, após ajustamento por fatores de confusão.

Resumo sobre estudos transversais

1. Calcula a razão de prevalências e o excesso de prevalência, mas nunca a incidência.
2. Não traz evidências sobre causalidade, já que fator de risco e desfecho clínico são observados ao mesmo tempo.
3. Em geral, são o ponto de partida para estudos mais ambiciosos e toda coorte começa como um estudo transversal.

LEITURA COMPLEMENTAR

1. Hulley SB et al. (eds). Designing clinical research. 2nd ed. Philadelphia, USA: Lippincott Williams & Wilkins; 2001.

2. Fletcher RH et al. Clinical epidemiology – the essentials. 3rd ed. Philadelphia, USA: Williams & Wilkins; 1996.

REFERÊNCIAS BIBLIOGRÁFICAS

1. Viana MC et al. São Paulo Megacity Mental Health Survey – a population-based epidemiological study of psychiatric morbidity in the São Paulo metropolitan area: aims, design, and field implementation. Rev Bras Psiquiatr 2009;31:375.

2. Yang EJ et al. Carbohydrate intake is associated with diet quality and risk factors for cardiovascular disease in US. Adults: NHANES III. J Am Coll Nutr 2003;22:71.

3. Monteiro CA et al. Shifting obesity trends in Brazil. Eur J Clin Nutr 2000;54:342.

4. http://w3.datasus.gov.br/datasus/index.php?acao=11&id=22910&tp=1. Acessado em 13/08/2010.

5. Barreto SM, Figueiredo RC. Chronic disease, self-perceived health status and health risk behaviors: gender differences. Rev Saúde Publica 2009;43(Suppl 2):38.

6. Moraes AS et al. Diabetes mellitus prevalence and associated factorsin adults in Ribeirão Preto, São Paulo, Brazil, 2006: OBEDIARP Project. Cad Saude Publica 2010;26:929.

7. Schmidt MI et al. Prevalence of diabetes and hypertension based on self-reported morbidity survey, Brazil, 2006. Rev Saude Publica 2009;43(Suppl 2);74.

EXERCÍCIOS

1. Leia o resumo a seguir e responda às questões:

Cad Saude Publica 2010;26:929[6].

Diabetes mellitus prevalence and associated factors in adults in Ribeirao Preto, Sao Paulo, Brasil, 2006: OBEDIARP Project.

[Article in Portuguese]

Moraes AS, Freitas IC, Gimeno SG, Mondini L.

Escola de Enfermagem de Ribeirão Preto, Universidade de São Paulo, Ribeirão Preto, Brazil.

To identify diabetes mellitus prevalence and associated factors, a cross-sectional epidemiological study was developed including participants aged 30 years and older living in Ribeirao Preto, Sao Paulo State, Brazil. Using three-stage cluster sampling, probability weights were applied, resulting in a weighted sample of 2,197 participants. Diabetes mellitus diagnosis was based on previous medical history or World Health Organization (WHO) cut-offs after oral glucose tolerance test. To investigate associated factors, crude and adjusted prevalence ratios were estimated by points and confidence intervals, using Poisson regression. Diabetes mellitus prevalence was 15.02%. After adjusting for potential confounding, factors associated with diabetes mellitus in the final model were: age; family history of diabetes mellitus; waist hip ratio; waist height ratio; number of medicines taken; and use of outpatient services. The results showed high diabetes mellitus prevalence and identified associated factors amenable to intervention.

Cad Saude Publica 2010;26:929[6].

Prevalência de *diabetes mellitus* e fatores associados em adultos em Ribeirão Preto, São Paulo, Brasil, 2006: Projeto OBEDIARP.

Moraes AS, Freitas IC, Gimeno SG, Mondini L.

Escola de Enfermagem de Ribeirão Preto, Universidade de São Paulo, Ribeirão Preto, Brasil.

Para identificação da prevalência de *diabetes mellitus* e dos fatores associados, desenvolveu-se um estudo transversal incluindo participantes com idade igual ou superior a 30 anos moradores de Ribeirão Preto, estado de São Paulo, Brasil. Utilizando uma amostragem em três níveis, com aplicação de pesos, foram selecionados 2.197 participantes. O diagnóstico de *diabetes mellitus* foi baseado em história médica prévia ou nos pontos de corte da Organização Mundial da Saúde após um teste de tolerância oral à glicose. Para investigação dos fatores associados, as estimativas pontuais das razões de prevalência com os intervalos de confiança foram estimados usando-se uma regressão de Poisson. A prevalência de *diabetes mellitus* foi de 15,02%. Após ajuste para potenciais fatores de confusão, os fatores associados ao *diabetes mellitus* no modelo final foram: idade, história familiar de *diabetes mellitus*, medida da circunferência do quadril, medida da circunferência da cintura, número de medicamentos e uso ambulatorial de serviços de saúde. Os resultados mostraram prevalência elevada de *diabetes mellitus* e identificaram fatores associados passíveis de intervenção.

ESTUDOS TRANSVERSAIS

A) Com base nos resultados do estudo acima (entrando no MEDLINE, procure pelo estudo usando os nomes dos pesquisadores ou título e chegue na página do *abstract*; clicando no logo do Scielo você terá acesso à versão em PDF do artigo), os resultados obtidos podem ser extrapolados para a população da cidade de Ribeirão Preto?

B) Leia o resumo abaixo (entrando no MEDLINE, procure pelo estudo usando os nomes dos pesquisadores ou título e chegue na página do *abstract*; clicando no logo do Scielo você terá acesso à versão em PDF do artigo) e liste as semelhanças e diferenças em relação à metodologia utilizada e os resultados obtidos.

Rev Saude Publica 2009;43(Suppl 2):74.

Schmidt MI, Duncan BB, Hoffman JF, Moura L, Malta DC, Carvalho RM.

Prevalence of diabetes and hypertension base don self-reported morbidity survey, Brazil, 2006[7].

Departamento de Medicina Social, Faculdade de Medicina, Universidade Federal do Rio Grande do Sul, Porto Alegre, RS, Brazil.

Abstract

OBJECTIVE: To estimate the prevalence of self-reported diabetes and hypertension and their absolute numbers in Brazil. METHODS: Data from 54,369 individuals aged > or = 18 years, interviewed by the Vigilância de Fatores de Risco e Proteção para Doenças Crônicas por Inquérito Telefônico (VIGITEL – Telephone-based Surveillance of Risk and Protective Factors for Chronic Diseases), conducted in 27 Brazilian state capitals in 2006, and who responded positively to questions about high blood pressure and diabetes, were analyzed. Percentages of self-reported hypertension and diabetes, estimated in the sample, were projected to the Brazilian population, according to age, sex and nutritional status, using the direct standardization method. RESULTS: Prevalence of diabetes was 5.3% higher in women (6.0% vs. 4.4%), varying from 2.9% in Palmas (Northern Brazil) to 6.2% in São Paulo (Southeastern Brazil). Prevalence of hypertension was 21.6% (21.3; 22.0) higher in women (24.4% vs. 18.4%), varying from 15.1% in Palmas to 24.9% in Recife (Northeastern Brazil). Prevalences increased with age and nutritional status. It was estimated that there were 6,317,621 adults who reported having diabetes and 25,690,145 adults who reported having hypertension in Brazil. CONCLUSIONS: Prevalence of self-reported diabetes and hypertension are high in Brazil. Monitoring of these and other health conditions can be performed using strategies such as the VIGITEL, especially if followed by validation studies, aiming to generalize results.

Rev Saude Publica 2009;43(Suppl 2):74.

Schmidt MI, Duncan BB, Hoffman JF, Moura L, Malta DC, Carvalho RM.

Prevalência de diabetes e hipertensão baseados em inquérito de morbidade autorrelatada, Brasil, 2006[7].

Departamento de Medicina Social, Faculdade de Medicina, Universidade Federal do Rio Grande do Sul, Porto Alegre, RS, Brasil.

Resumo

OBJETIVO: Estimar a prevalência de diabetes e de hipertensão autorreferidas e seus números absolutos no Brasil. MÉTODOS: Foram analisados dados referentes aos

54.369 indivíduos com idade $\geq$ 18 anos entrevistados pelo sistema de Vigilância de Fatores de Risco e Proteção para Doenças Crônicas por Inquérito Telefônico (VIGITEL), realizado nas 27 capitais brasileiras em 2006, que responderam positivamente a questões sobre pressão alta e diabetes. Os percentuais de hipertensão e diabetes autorreferidos estimados na amostra foram projetados para a população brasileira conforme idade, gênero e estado nutricional, utilizando o método direto de padronização. RESULTADOS: A prevalência de diabetes foi de 5,3%, maior entre as mulheres (6,0% vs. 4,4%), variando de 2,9% em Palmas (TO) a 6,2% em São Paulo (SP). A prevalência de hipertensão foi de 21,6% (21,3;22,0), maior entre as mulheres (24,4% vs. 18,4%), variando de 15,1% em Palmas a 24,9% em Recife (PE).

As prevalências aumentaram com categorias de idade e nutrição. Estimou-se haver no Brasil um total de 6.317.621 de adultos que referem ter diabetes e 25.690.145 de adultos que referem ter hipertensão. CONCLUSÕES: As prevalências de diabetes e hipertensão autorreferidas são elevadas no Brasil. O monitoramento destas e outras condições de saúde pode ser feito por estratégias como a do VIGITEL, preferencialmente se acompanhado de estudos de validação, visando à generalização de resultados.

2. Estudo avaliou 2.000 pacientes com queixas sintomáticas de dispepsia, cefaleia e artralgia. Os pacientes foram examinados e responderam o questionário do projeto no dia da visita ao centro onde foi realizado o estudo. A tabela abaixo mostra os indivíduos com queixa dispéptica de acordo com o hábito de fumar.

		Dispepsia		Total
		Presente	Ausente	
Tabagismo ativo	Presente	400 (a)	400 (b)	800
	Ausente	360 (c)	1.140 (d)	1.500
	Total	760	1.540	2.300

A) Quais as medidas de associação mais indicadas a serem calculadas nesse estudo?
B) Como você interpretaria os resultados do estudo?
C) Faça de conta que você é o pesquisador do estudo e está escrevendo o resumo do seu artigo. Escreva sua conclusão baseada nos dados acima.
D) Podemos afirmar que o tabagismo é um fator de risco para dispesia com base nos resultados do estudo?

RESPOSTAS

1. A) Sim, já que se trata de uma amostra representativa da população que mora na cidade.
B) No primeiro estudo o diagnóstico de diabetes foi feito ou pelo teste de tolerância oral à glicose realizado em todos os participantes do estudo considerado o padrão-ouro para o diagnóstico de diabetes em estudos epidemiológicos ou baseado em história prévia confirmada de diabetes. No segundo estudo a pesquisa foi feita por entrevista telefônica e o diagnóstico de diabetes foi autorreferido. Os resultados mostram prevalência mais elevada em Ribeirão Preto. Essa diferença tem uma explicação. Dados de estudo feito no Brasil em 1986 com realização de teste de tolerância oral à glicose mostrou que 50% dos diabéticos não sabem que são diabéticos.

Portanto, em uma pesquisa que trabalha com o diagnóstico autorreferido espera-se uma prevalência subestimada em relação a um estudo que usou o teste de tolerância oral à glicose. Entretanto, não há contradição entre as duas metodologias e são dados que contribuem para o entendimento do diabetes no Brasil.

2. A) Nesse tipo de estudo, o mais adequado é calcular a prevalência relativa e o excesso de prevalência. A prevalência relativa será calculada do seguinte modo:

$$\text{Prevalência de dispepsia entre os fumantes} = \frac{a}{a + b} = \frac{400}{800} = 0,5 = 50\%$$

$$\text{Prevalência de dispepsia entre os não fumantes} = \frac{c}{c + d} = \frac{360}{1.500} = 0,24 = 24\%$$

$$\text{Prevalência relativa} = \frac{\dfrac{a}{a + b}}{\dfrac{c}{c + d}} = \frac{0,50}{0,24} = 2,1$$

O excesso de prevalência será calculado como:

$$\text{Excesso de prevalência} = \left(\frac{a}{a + b} \right) - \left(\frac{c}{c + d} \right) = 0,50 - 0,24 = 0,26 = 26\%$$

O excesso de prevalência associado ao tabagismo é de 26%.

B) A prevalência de dispepsia nos pacientes que fumam é 2,1 vezes maior do que nos pacientes que não fumam. O excesso de prevalência nos fumantes é de 26%.

C) Com base nos resultados pode-se concluir que há associação entre o hábito de fumar e a queixa de dispepsia.

D) Não, só podemos dizer que dispesia e tabagismo estão associados, já que se trata de um estudo transversal que não avalia causalidade.

8. ESTUDOS DE COORTE

Isabela M. Benseñor
Rodrigo Brandão Neto
Paulo A. Lotufo

O reconhecimento de que o cigarro, a hipertensão e a dislipidemia aumentam a incidência de infarto do miocárdio e morte súbita somente foi possível com estudo a longo prazo, com pessoas examinadas inicialmente e seguidas ano a ano. Esses são os estudos de coorte, o padrão-ouro quando se quer avaliar risco, proteção ou fatores associados ao prognóstico de uma determinada doença.

A procura de causa e efeito em epidemiologia pode ser traduzida como a relação entre uma variável de exposição e um desfecho ou então entre um fator de risco e uma doença. O termo "variável de exposição" remete equivocadamente à ideia de indivíduos sobre um risco ambiental ou individual grave. Exposição implica identificar fatores diferenciados na linha de base da coorte, como, por exemplo, idade superior ou inferior a 60 anos. O termo "desfecho" não implica necessariamente doença, mas uma situação – na epidemiologia – não desejável, como desmame precoce de recém-nascido, por exemplo.

Estudos de coorte também são chamados de "estudos longitudinais" ou "estudos prospectivos"(um termo inexato). Estudos de sobrevida são coortes nas quais o critério de seleção é o diagnóstico de uma doença específica. Ensaios clínicos também são coortes nas quais o investigador, de forma aleatória, distribui um fator de exposição verdadeiro (grupo ativo, ou grupo intervenção) e outro falso (grupo placebo ou grupo controle).

Os estudos de coorte tornaram-se mais relevantes e sofisticados no estudo das doenças crônicas, como as cardiovasculares e o diabetes. A fase inicial da epidemiologia iniciou-se em 1854, quando John Snow conduziu o que ele chamou de um experimento natural na cidade de Londres durante a epidemia de cólera. Na verdade, não foi um experimento, mas uma observação de mente arguta. Nessa época, pelo menos três companhias eram responsáveis pelo abastecimento de água na cidade: duas das companhias distribuíam água do rio Tâmisa depois de ele passar pela cidade de Londres e, consequentemente, contaminar-se com os seus esgotos (Southwark e Vauxhall); a terceira companhia (Lambeth) distribuía água limpa recebida antes de o Tâmisa passar por Londres. Os resultados obtidos por John Snow mostraram o número de pacientes com cólera de acordo com a área de distribuição da companhia responsável pelo abastecimento e são mostrados na tabela 8.1. John Snow nada mais fez que comparar a incidência de eventos no grupo exposto (população que recebia a água contaminada) em relação ao não exposto (população que recebia água da fonte limpa). O estudo de Snow é um dos marcos da epidemiologia e introduziu conceitos que persistem até hoje.

Tabela 8.1 – Incidência de casos fatais de cólera entre os habitantes que recebiam água da coorte exposta (Companhias Southwark e Vauxhall) e da não exposta (Lambeth).

	Companhia de fornecimento de água	
	Southwark e Vauxhall	Lambeth
Mortes por cólera	4.093	461
População	266.516	173.748
Incidência	0,0154	0,0027

Adaptado de Rothman, 2002[3].

Em 1948, pouco mais de 5.000 adultos moradores da cidade de Framingham foram selecionados para responder a um questionário e submetidos a vários testes, entre outros, eletrocardiograma e dosagem de colesterol. Elas foram – e continuam a ser – seguidas a cada dois anos, com novas medidas e aferição de doenças, como a coronariana, o desfecho principal. Os resultados foram conhecidos somente depois de onze anos do início, mas permitiram conclusões de impacto que se estendem até os dias atuais. Outras coortes foram estabelecidas nessa época, como a dos médicos ingleses, com um enfoque muito grande no hábito de fumar.

Um estudo de coorte implica reunir um grupo de indivíduos bem definidos e identificar fatores (variáveis de exposição) que serão associados a eventos (desfechos). Estudos de coorte não necessariamente são demorados. Por exemplo, se reunirmos durante um ano todas as gestantes até o terceiro trimestre de gravidez e, identificarmos o hábito de fumar (variáveis de exposição) e depois o peso do filho (desfecho), poderemos avaliar o impacto do tabagismo no peso ao nascer. Essas pessoas são classificadas conforme suas características e fatores de risco, formando em geral dois grupos que podem desenvolver o desfecho de forma diferenciada: o grupo exposto (no exemplo, grávidas fumantes) e o grupo não exposto (grávidas não fumantes). Esses grupos de indivíduos são observados ao longo do tempo, verificando-se a incidência maior ou menor dos referidos desfechos nos dois grupos (exposto e não exposto). A frequência aumentada de eventos no grupo exposto em relação ao não exposto determina que a exposição é um fator de risco para o aparecimento da doença; por outro lado, a frequência diminuída de eventos no grupo exposto significa que o fator estudado não é de risco, e sim de proteção[1].

O termo coorte é derivado da expressão em latim *cohors*, que representava uma unidade do exército romano composta de 300 a 600 legionários: 10 coortes formavam uma legião que constituía a unidade tática do exército romano[2]. Em epidemiologia, o termo descreve um grupo de pessoas com algumas características em comum (mesmo local de trabalho ou bairro de moradia ou ano de nascimento ou de formatura, como exemplos) que no início do estudo (linha de base) são avaliadas por meio de questionários, exame clínico (por exemplo, antropometria e mensuração da pressão arterial) ou exames laboratoriais ou de imagem (por exemplo, glicemia, perfil lipídico, ecocardiograma), informações de base legal (como registro de nascimento ou prontuário médico), e a partir dessa avaliação são seguidas por um longo período (em geral acima de cinco anos), para a identificação dos desfechos do estudo (morte ou doenças)[2].

Os estudos de coorte caracterizam uma associação etiológica, de causa e efeito, permitindo que se avalie a causalidade. Há dois modelos para um estudo de coorte. No primeiro, pessoas aparentemente saudáveis com características comuns são avaliadas na linha de base e seguidas a longo prazo para a identificação de desfechos. No segundo tipo, pessoas com a mesma doença são seguidas após o diagnóstico para identificação de desfechos associados à doença. Esse tipo de coorte estuda os fatores associados a melhor ou pior prognóstico. Nos dois tipos, a característica definidora dos estudos de coorte é que se parte da exposição e espera-se o desfecho, sempre permitindo que se avalie causalidade. Os dados coletados em um estudo de coorte nem sempre estão no presente, podendo-se utilizar dados colhidos no passado, como, por exemplo, dados de registros médicos que incluem todos os desfechos que serão avaliados no estudo. Há, portanto, coortes prospectivas que se iniciam no presente e coortes retrospectivas que se iniciam com dados avaliados no passado. Por isso, embora os estudos de coortes frequentemente sejam chamados de estudos prospectivos, essa é uma denominação inadequada, já que existem coortes que são retrospectivas, embora muito mais raras. Entretanto, seja prospectiva, seja retrospectiva, todos os estudos de coorte partem da exposição e esperam o desfecho[3].

VANTAGENS E DESVANTAGENS DE ESTUDOS DE COORTE

Os estudos de coorte são os únicos que permitem a aferição de medidas diretas de risco, ou seja, o cálculo do risco relativo. Suas vantagens em relação aos estudos de caso-controle são inúmeras, começando pela sequência temporal entre causa e desfecho que no estudo de coorte é muito mais clara. Outras vantagens incluem o cálculo direto da incidência e o acompanhamento da história natural da doença. Os estudos de coorte ainda permitem que por meio de um único fator de exposição seja possível estudar desfechos múltiplos, como, por exemplo, uma coorte de gestantes, para de início se estudar o impacto do tabagismo no peso ao nascer, também poderá avaliar a associação de tabagismo com o tipo de parto realizado. De outra forma, na mesma coorte poderá ser verificada uma outra variável de exposição (sorologia positiva para sífilis, presente ou ausente) e sua associação com o desfecho "peso ao nascer". Ou seja, em uma coorte permite-se que sejam avaliadas várias exposições diferentes e vários desfechos distintos[3].

Os estudos de coorte podem ser úteis mesmo no caso de exposições raras, como a de certos elementos químicos, desde que se trabalhe com uma população altamente exposta ao fator de risco estudado, como, por exemplo, trabalhadores de indústrias poluidoras, sendo os participantes não expostos representados pelas pessoas da mesma comunidade não expostas a esse elemento químico.

A variável de exposição pode ser dicotômica (gênero, por exemplo) e deve ser quantificada nos estudos de coorte. No caso do tabagismo, é possível dividir os fumantes em ativos, ao mesmo tempo ativos e passivos, somente passivos e nunca fumantes nunca expostos ao fumo passivo. Mesmo entre os fumantes ativos, podemos quantificar a exposição de acordo com o número de cigarros consumidos por dia e entre os fumantes passivos de acordo com o número de horas expostos ao fumo em casa ou no ambiente de trabalho. Para algumas doenças como as cardiovasculares, não há necessidade de cálculo da carga fumada (número de cigarros por dia vezes anos de tabagismo). Após dois anos sem fumar, o risco cardiovascular de um indivíduo fica muito próximo do nunca fumante, bastando às vezes classificar como fumante ativo ou ex-fumante, anotando-se o número de anos sem fumar. Entretanto, para o câncer há necessidade do cálculo da carga fumada. Muitas vezes é importante a informação sobre a época de início do tabagismo que na adolescência ou na fase de adulto jovem pode associar-se à futura incidência de câncer de pulmão, por exemplo.

Os estudos de coorte não estão indicados para avaliar doenças raras, já que será necessário incluir no início do estudo um número muito grande de pessoas para garantir um número suficiente de desfechos para análise. Isso não quer dizer que não se possa usar um estudo de coorte para avaliar tipos específicos de câncer. Há coortes que estudam como desfecho alguns tipos específicos de câncer. A dificuldade nessas coortes é que o número de participantes ou é muito elevado[4] ou então há necessidade de se esperar muitos anos desde o início do estudo, já que há necessidade de um período longo de exposição a alguns fatores de risco como tabagismo antes do aparecimento do câncer[5]. A *The American Cancer Society Cancer Prevention Study II Nutrition Cohort* foi um estudo de coorte que começou em 1991 e que incluiu 84.000 homens e 97.000 mulheres, totalizando 181.000 participantes para avaliar a incidência de vários tipos de câncer. O *Nurses' Health Study* é uma coorte de enfermeiras em seguimento desde 1980. A avaliação de ingestão da acrilamida utilizando-se um questionário de frequência alimentar e risco de câncer de mama, de endométrio e de ovário foi possível após um longo seguimento de mais de 20 anos. Embora a possibilidade de utilizar esse estudo para avaliar incidência de doença coronariana fosse possível com menor tempo de seguimento, houve necessidade de maior tempo de seguimento para avaliar casos incidentes de câncer. Outro ponto importante em relação ao tamanho da população que deve participar de um estudo de coorte são as diferenças de gênero. No *Physicians' Health Study* (Estudo dos Médicos Americanos), baseando-se nas estatísticas de mortalidade americanas, concluiu-se que uma amostra de 22.071 médicos seguida por cinco anos seria suficiente para determinar se a aspirina podia ser utilizada na prevenção primária de doença coronariana ou câncer[6,7]. Ao se calcular o tamanho da amostra em estudo semelhante realizado em profissionais da área da saúde do gênero feminino (*Women's Health Study*), como a taxa de eventos cardiovasculares observada era muito menor nas mulheres do que nos homens, dobrou-se o número da amostra (aproximadamente 40.000 mulheres seguidas durante cinco anos)[8,9].

Entre as limitações de um estudo de coorte, uma das mais importantes é decorrente da seleção. Em estudos de coorte, geralmente se recrutam voluntários, pessoas que espontaneamente aceitam um convite para participar do estudo. Evidentemente, uma parcela da população – refratária a qualquer envolvimento ou compromisso – nunca será estudada. Por que não trabalhar com uma amostra populacional como em estudos transversais? Porque o fundamental em uma coorte é ter seguimento de 100% dos avaliados inicialmente, mas, como essa taxa é improvável, os pesquisadores utilizam todos os recursos para minimizar perdas. O voluntário está interessado no resultado do estudo e vai deixar todos os contatos para o seguimento, além de informar ativamente qualquer intercorrência em relação à saúde, o que nem sempre acontece em uma amostra populacional em que o participante foi convidado sem nenhuma motivação especial para participar do estudo.

Os voluntários, de maneira geral, são indivíduos mais preocupados com a própria saúde e geralmente mais saudáveis. Um exemplo clássico desse viés aconteceu no *Nurses' Health Study* ("Estudo das Enfermeiras"). Os resultados do estudo mostraram que as enfermeiras que faziam reposição hormonal apresentavam menos doença isquêmica coronariana. A conclusão tirada desse fato foi que a reposição hormonal protegia contra a doença coronariana. Quando saiu o resultado do *Womens' Health Initiative*, um ensaio clínico delineado para responder se a reposição hormonal era protetora para a doença cardiovascular, o resultado foi exatamente o contrário: a reposição hormonal aumentava o risco de eventos cardiovasculares e de câncer de mama. A explicação para essa aparente incoerência é simples. As mulheres que participavam do estudo das enfermeiras e se submetiam à reposição hormonal tinham hábitos de vida muito mais saudáveis e por isso apresentavam menos doença coronariana. Não era a reposição hormonal, e sim os hábitos de vida saudáveis que funcionavam como fator de proteção. O erro de fato foi que, a partir de um estudo de coorte, foram tiradas conclusões sobre a reposição hormonal. O estudo padrão-ouro quando se testa algum tipo de intervenção são os ensaios clínicos como o *Womens' Health Initiative*. Os estudos de coorte não podem ser utilizados para isso por causa das limitações decorrentes da seleção comum a todos os estudos observacionais.

Importante destacar que a limitação de estudo de coorte na seleção de seus participantes em relação à população geral não significa que ocorra um viés de seleção. O viés de seleção ocorrerá quando a seleção de uma população reunida na linha de base de uma coorte não for neutra em relação à exposição. Por exemplo, no serviço público militar, a aptidão física é requisito para admissão, enquanto no serviço civil não há essa avaliação. Por isso, qualquer comparação entre civis e militares tendo como desfecho doença cardiovascular implicará viés de seleção, porque um determinante importante da saúde cardiovascular – aptidão física – foi pré-requisito para militares, mas não para civis.

De maneira geral, a população que se voluntaria a participar de um estudo tem preocupação maior com a saúde, comparada a quem não participa, e este fato dificulta a transposição dos resultados à população como um todo. Coortes de base populacional seriam muito importantes, mas o custo é muito alto: se já é difícil seguir voluntários, mais difícil é seguir indivíduos aleatoriamente selecionados.

Grande parte dos gastos em um estudo de coorte fica concentrada no seguimento. A ideia de se trabalhar com grupos específicos, como médicos, enfermeiras, profissionais da área da saúde, é que são pessoas envolvidas com o resultado do estudo e que são mais fáceis de ser seguidas pelo número do Conselho Regional de Medicina (CRM) ou do Conselho Regional de Enfermagem (COREN). Se um médico se mudar de seu estado, ele é obrigado a se cadastrar no novo estado para onde ele se mudou e isso facilita seu seguimento. Além disso, em alguns países existe um registro específico de mortalidade para determinadas profissões por questões de segurança (médicos, por exemplo), então é mais fácil saber o que aconteceu com essas pessoas. Coortes de funcionários públicos também são bastante comuns porque são empregos estáveis, o que também facilita a permanência da pessoa no mesmo emprego[10,11].

Se a amostra em um estudo de coorte não é representativa da população geral, como extrapolar os resultados do estudo para a população geral? Estudos de coorte não são delineados para representar a população geral, mas para identificar relação de causa-efeito, principalmente entre um fator de risco e uma doença. Para a avaliação de associações não há necessidade de representatividade da amostra. Entretanto, um outro modo de superar a não representatividade é trabalhar com amostras muito grandes que dificilmente apresentarão resultados diferentes das amostras populacionais.

Algumas coortes começaram com o compromisso de ser estudos de base populacional: ARIC (*The Atherosclerosis Risk in Communities Study*)[12] e o

MESA (*Multi-Ethnic Study of Atherosclerosis*)[13], mas a dificuldade do possível participante em aceitar participar do estudo e a perspectiva das dificuldades futuras no seguimento acabaram levando a uma mudança de estratégias e os estudos passaram a captar somente voluntários.

EXEMPLO DE ESTUDO DE COORTE

Vamos supor um estudo de coorte para verificar a associação do fator de risco dislipidemia e a ocorrência do desfecho mortalidade por doença cardiovascular. É necessário em primeiro lugar definir com precisão o fator de risco dislipidemia e os critérios para considerar um paciente como dislipidêmico: se vai usar-se somente os níveis de colesterol total ou LDL-colesterol, ou de HDL--colesterol ou de triglicérides, ou uma composição de dois ou três dos fatores. Deve-se sempre utilizar critérios aceitos internacionalmente para que se possa comparar resultados de estudos em diferentes populações. Os desfechos clínicos também têm que ser definidos com a mesma precisão (no caso de mortalidade cardiovascular, definidos pela classificação internacional de doenças – CID) para todos os eventos estudados. Por fim, o estudo deve ter um período mínimo de seguimento para avaliar o aparecimento do desfecho em questão, sendo que a relação entre a exposição a um fator de risco e a ocorrência do evento clínico de interesse pode ter latência de vários anos, como é normalmente o caso de fatores de risco como hipertensão arterial e dislipidemia em relação à mortalidade por doença cardiovascular.

Em nosso estudo hipotético temos uma coorte com 4.000 pacientes hipertensos e 6.000 normotensos com tempo predeterminado de 10 anos de seguimento. Após os 10 anos de seguimento verificou-se a ocorrência de 400 eventos (mortes por doença cardiovascular) no grupo exposto (hipertenso) e de 500 eventos no grupo não exposto (normotenso) (Tabela 8.2).

Tabela 8.2 – Número de eventos cerebrovasculares em pacientes hipertensos e não hipertensos na cidade X no período de cinco anos.

		Doença cerebrovascular		Total
		Presente	Ausente	
Hipertensão arterial	Presente	400 (a)	3.600 (b)	4.000
	Ausente	500 (c)	5.500 (d)	6.000
	Total	900	9.100	10.000

Utilizando-se os conceitos de incidência em expostos (I_e) e de incidência em não expostos (I_{ne}) e considerando-se como expostos os hipertensos e como não expostos os indivíduos que não apresentam hipertensão, podemos calcular a I_e e a I_{ne}.

140

$$I_e = \frac{a}{a + b} = \frac{400}{400 + 3.600} = 0,10 = 10\%$$

$$I_{ne} = \frac{c}{c + d} = \frac{500}{500 + 5.500} = 0,08 = 8,0\%$$

A partir da incidência em expostos e não expostos, podemos calcular o risco relativo (RR) de se desenvolver o desfecho mortalidade por doença cardiovascular.

$$RR = \frac{I_e}{I_{ne}} = \frac{0,10}{0,08} = 1,25$$

O risco relativo mostra que os pacientes hipertensos apresentam risco 25% maior de morrer em consequência de doença cardiovascular. Isso significa que, obrigatoriamente, esses indivíduos morrerão de doença cardiovascular? Não, somente que o risco de eles morrerem de doença cardiovascular é 25% maior quando comparados ao risco de indivíduos normotensos.

Resumindo, o risco relativo (RR) representa quantas vezes o desfecho esperado é mais frequente no grupo exposto em relação ao não exposto.

A outra medida de associação que pode ser calculada a partir da I_e e da I_{ne} é a redução do risco absoluto ou, risco atribuível.

A redução do risco absoluto (RRA) é calculada como a diferença entre a I_e menos a I_{ne} (Tabela 8.2), ou seja:

$$RRA = I_e - I_{ne} = 0,10 - 0,08 = 0,02$$

O que a redução do risco absoluto (RRA) representa? A fração de casos em um estudo de coorte que pode ser atribuída ao fator de risco que o pesquisador está estudando (daí o nome risco atribuível). Entretanto, podemos aplicar esse mesmo conceito nos ensaios clínicos quando queremos saber a fração da queda no número de desfechos clínicos que pode ser atribuída à ação da intervenção em estudo. Nesse caso, o cálculo é feito como:

$$\text{Redução do risco absoluto (RRA)} = I_{ne} - I_e$$

Ou seja, em um ensaio clínico a fórmula fica invertida e geralmente é apresentada entre módulos. Nesse caso, a I_{ne} em um ensaio clínico corresponde à incidência de eventos no grupo controle (sem tratamento ou submetido ao tratamento habitual) e a I_e representa a incidência de eventos no grupo experimental (grupo que recebeu a intervenção ou o tratamento habitual mais a intervenção).

Outra medida de associação a ser calculada é o risco atribuível populacional que nada mais é que o risco atribuível multiplicado pela prevalência do fator de risco na população geral. Vamos supor que, na faixa etária citada na tabela 8.2, a prevalência de hipertensão fosse de 50%. O risco atribuível populacional seria:

$$\text{Risco atribuível populacional (RAP)} = \text{RRA} \times$$
$$\text{prevalência do fator de risco na população:}$$

$$\text{RAP} = \text{RRA} \times 50\% = 0,02 \times 0,5 = 0,01 = 1\%$$

Portanto, 1% das mortes por doença cardiovascular nessa população são causadas pelo fator de risco hipertensão arterial. Mesmo que o risco absoluto seja pequeno, para alguns fatores de risco muito prevalentes, pequenas diminuições nos níveis pressóricos, por exemplo, podem levar a grandes diminuições em termos populacionais da mortalidade associada à doença. É o que mostra, por exemplo, o estudo Intersalt que pesquisou o consumo de sal na dieta em várias populações. Uma diminuição de 2mmHg na média de pressão arterial sistólica na amostra de 52 centros em diferentes lugares associou-se à redução de 14% na mortalidade por doença cardiovascular, embora, individualmente, a diminuição de 2mmHg na pressão sistólica possa não ter nenhum valor preventivo para determinado indivíduo[14].

A coorte de Framingham foi o primeiro estudo de coorte a ser realizado, começando em 1948 na cidade de Framingham, próxima a Boston, sob o comando de pesquisadores da *Boston University*. A cidade de Framingham não era representativa da população americana e foi escolhida por ter população bastante estável, com acesso a bons recursos de saúde e, também, por ser perto da sede do estudo. O objetivo do estudo era tentar entender melhor qual a origem da epidemia de doenças cardiovasculares no pós-guerra. A ideia inicial era realizar seguimento por 20 anos, com reavaliação dos participantes a cada dois anos. A teoria do colesterol como um dos principais fatores de risco para a doença cardiovascular surge também a partir dos resultados de Framingham. Muitas das ferramentas estatísticas utilizadas nos estudos de coorte surgiram a partir dessa coorte e muitas das críticas feitas às análises do estudo de Framingham provêm do fato que, por ser um estudo original, muitos conceitos estatísticos e de análise foram criados para o estudo e posteriormente aprimorados, o que possibilitou a elaboração de estudos mais perfeitos do ponto de vista de desenho epidemiológico nos dias atuais. Os primeiros resultados do estudo começaram a ser publicados em 1951. Os participantes do projeto tinham no mínimo 45 anos ao entrar no estudo. Entre 1972 e 1974, formou-se uma nova coorte com os filhos dos participantes originais que persistem, sendo seguidos até hoje. Em 2010, a coorte de Framingham completou 62 anos de existência. O escore de Framingham para doença cardiovascular foi calculado a partir dos dados dessa coorte. A referência 15 mostra um dos primeiros artigos publicados com os dados de Framingham em 1951[15]. A referência 16 é de um artigo que avaliou o tabagismo como fator prognóstico na *angina pectoris* na coorte original em 1982[16] e a referência 17 utiliza dados da coorte original que foram publicados em 2010, mostrando que a coorte de Framingham original continua gerando novos dados em publicações recentes. A referência 18 refere-se a um estudo realizado no *Framingham Offspring* que segue os filhos dos participantes originais e que também foi publicado em 2010[18]. E em 2002 começou um novo braço da coorte que são os netos dos participantes originais, sendo o critério de inclusão ter pelo menos um dos pais incluídos no estudo e ter pelo menos 20 anos no seu início. O objetivo dessa nova coorte é avaliar as características fenotípicas e genotípicas e recebeu o nome de *Third Generation Cohort Study* (Gen III). Por volta de 1994, a população de Framingham já havia mudado muito e ficou clara a necessidade de inclusão de algumas minorias. Foram incluídos nessa época 506 participantes, incluindo americanos de origem africana, hispânica, oriental, indianos, nativos americanos e nativos do Pacífico. Esse braço passou a se chamar *Original Omni Cohort*. Outro braço recente do estudo de Framingham é o que começou em 2003 e é formado pela(o)s esposa(o)s de participantes do *Framingham Offspring* que tem pelo menos dois filhos participando do Gen III. Esse novo braço recebeu o nome de *New Offspring Spouse Cohort*. O objetivo dessa inclusão foi melhorar o poder estatístico do estudo aumentando o número de participantes em algumas caselas. Assim como os participantes do estudo, os pesquisadores originais também morreram e Framingham está atualmente na quarta geração de pesquisadores. O *site* do estudo de Framingham é http://www.framinghamheartstudy.org.

MODELOS DE ESTUDOS DE COORTE

Há estudos de coorte em que todos os questionários são enviados ao participante pelo correio. Vamos usar como exemplo de estudo de coorte seguindo esse modelo, o *Nurses' Health Study* (Estudo das Enfermeiras). Em 1976, médicos e pesquisadores da *Harvard Medical School* enviaram para 170.000 mulheres, todas enfermeiras, um questionário sobre hábitos de vida. O *Nurses' Health Study* começou como um ensaio clínico para investigar as consequências potenciais do uso por longo tempo dos contraceptivos hormonais orais, um medicamento que estava sendo prescrito a milhões de mulheres. As enfermeiras foram escolhidas devido à sua formação, já que seria fácil para elas responder com grande acurácia a um questionário com alguns termos técnicos, além do fato de estarem diretamente envolvidas com questões da área da saúde. Foram selecionadas enfermeiras com idades entre 30 e 55 anos no início do estudo. Dos questionários enviados, 82.000 retornaram com respostas afirmativas, concordando em participar do estudo. A cada dois anos, desde então, as participantes recebiam um novo questionário de seguimento com questões referentes a doenças diagnosticadas desde o último questionário e outros tópicos de saúde. Devido à importância da dieta na determinação das doenças crônicas, desde 1980 foi introduzido um questionário de frequência alimentar que era reapresentado a cada quatro anos. Para identificar potenciais marcadores bioquímicos de doenças, em 1989 foram colhidas 33.000 amostras de sangue que ficaram estocadas em uma instalação de criogenia para armazenamento de material biológico. A coleta de sangue foi realizada com o envio de uma caixa com o material necessário para a coleta que a própria participante utilizava para fazer a coleta. O material colhido era colocado novamente no correio utilizando uma companhia particular que transportava rapidamente o material. O material ao chegar ao laboratório era centrifugado e armazenado em alíquotas a serem descongeladas quando houvesse necessidade. Esse tipo de coorte é mais econômico porque toda informação segue por correspondência, não havendo necessidade de um centro de pesquisa em que os participantes sejam examinados. Mesmo informações sobre peso, altura e níveis pressóricos são autorrelatadas. Nesse tipo de coorte há necessidade da validação de várias dessas medidas obtidas por autorrelato, que são feitas em estudos pequenos de participantes que moram perto da sede dos pesquisadores. No caso do *Nurses' Health Study*, muitos estudos de validação foram feitos na região de Boston, próximo a *Harvard Medical School*.

O resumo a seguir é um exemplo de estudo publicado com dados do *Nurses' Health Study*[19].

Circulation 2010 Aug 16.

Major dietary protein and risk of coronary heart disease in women.

Bernstein AM, Sun Q, Stampfer MJ, Manson JE, Willett WC.

Abstract

BACKGROUND: With the exception of fish, few major dietary protein sources have been studied in relation to the development of coronary heart disease (CHD). Our objective was to examine the relation between foods that are major dietary protein sources and incident CHD. METHODS AND RESULTS: We prospectively followed 84 136 women aged 30 to 55 years in the Nurses' Health Study with no known cancer, diabetes mellitus, angina, myocardial infarction, stroke, or other cardiovascular disease. Diet was assessed by a standardized and validated questionnaire and updated every 4 years. During 26 years of follow-up, we documented 2210 incident nonfatal infarctions and 952 deaths from CHD. In multivariable analyses including age, smoking, and other risk factors, higher intakes of red meat, red meat excluding processed meat, and high-fat dairy were significantly associated with elevated risk of CHD. Higher intakes of poultry, fish, and nuts were significantly associated with lower risk. In a model controlling statistically for energy intake, 1 serving per day of nuts was associated with a 30% (95% con-

fidence interval, 17% to 42%) lower risk of CHD compared with 1 serving per day of red meat. Similarly, compared with 1 serving per day of red meat, a lower risk was associated with 1 serving per day of low-fat dairy (13%; 95% confidence interval, 6% to 19%), poultry (19%; 95% confidence interval, 3% to 33%), and fish (24%; 95% confidence interval, 6% to 39%). CONCLUSIONS: These data suggest that high red meat intake increases risk of CHD and that CHD risk may be reduced importantly by shifting sources of protein in the US diet.

Circulation 2010 Aug[1].

Fontes de proteína na dieta e risco de doença coronariana em mulheres.

Bernstein AM, Sun Q, Stampfer MJ, Manson JE, Willett WC.

Resumo

CENÁRIO: Poucas fontes principais de proteínas na dieta foram estudadas, com exceção do peixe, no desenvolvimento da doença isquêmica coronariana (DIC). Nosso objetivo foi avaliar a relação entre alimentos que são as principais fontes de proteína da dieta e a incidência de DIC. MÉTODOS E RESULTADOS: 84.136 mulheres com idades de 30 a 55 anos foram seguidas de forma prospectiva no Estudo das Enfermeiras sem diagnóstico prévio de câncer, *diabetes mellitus*, angina, infarto do miocárdio, acidente vascular cerebral ou qualquer outra doença cardiovascular. A dieta foi avaliada por meio de questionários de frequência alimentar padronizados e validados aplicados a cada quatro anos. Durante 26 anos de seguimento, foram documentados 2.210 casos incidentes de infarto agudo do miocárdio e 952 mortes por DIC. Na análise multivariada, incluindo idade, tabagismo e outros fatores de risco, uma ingestão elevada de carne vermelha, excluindo-se carnes processadas, e de laticínios, associou-se significativamente com risco elevado de DIC. Uma ingestão elevada de frango, peixe e nozes associou-se a baixo risco de DIC. Em um modelo ajustado para ingestão total de calorias, a ingestão de uma porção diária de laticínios desnatados associou-se à redução de 30% (intervalo de confiança a 95%, 17% a 42%) no risco de DIC comparada ao consumo de uma porção diária de carne vermelha. De modo similar, comparado ao consumo de uma porção diária de carne vermelha, identificou-se baixo risco associado ao consumo de uma porção diária de laticínios desnatados (13%; intervalo de confiança a 95%, 6% a 19%), frango (19%; intervalo de confiança a 95%, 3% a 33%) e de peixe (24%; intervalo de confiança a 95%, 6% a 39%). CONCLUSÃO: Esses dados sugerem que o consumo elevado de carne vermelha aumenta o risco de DIC e que esse risco de DIC pode ser reduzido de forma importante pela mudança das fontes de proteína da dieta americana.

Esse exemplo mostra um estudo de coorte prospectivo com seguimento de 26 anos. A incidência de doença cardiovascular foi de 2.210 casos incidentes de infarto do miocárdio e 952 mortes por doença isquêmica coronariana em 84.136 enfermeiras, ou seja, de 0,001. Esse estudo utiliza ainda uma metodologia muito usada em estudos de nutrição, que é dividir a coorte em subgrupos de acordo com o consumo de um grupo de alimentos comparando os grupos com maior consumo com os de menor consumo que passam a ser a referência em relação a qual todos os outros grupos são comparados. Geralmente, a amostra é dividida em quartis ou quintis de consumo de um determinado alimento.

Em comparação às coortes que utilizam questionários por correspondências, há coortes em que o participante comparece ao centro de pesquisa onde todas as aferições são realizadas. O questionário, os exames laboratoriais e os exames de imagem são realizados no dia de comparecimento do participante ao centro de pesquisa. Esse tipo de coorte tem um número menor de participantes que são avaliados com mais profundidade. A coorte de Framingham foi uma coorte com essas características. Outras coortes mais recentes como o ARIC (*Atherosclerosis Risk in Communities Study*) e o MESA (*The Multi-Ethnic Study of Atherosclerosis*) utilizaram esse tipo de desenho[12,13]. O resumo abaixo vem de um artigo publicado recentemente com dados do MESA que associou a informação sobre material particulado fino proveniente da poluição ambiental colhidos na residência do participante com dados da variabilidade da frequência cardíaca que avalia a atividade do sistema nervoso autônomo no coração obtidos quando da visita do participante do projeto ao centro de pesquisa[20]. Embora o MESA seja um estudo de coorte, este resumo foi elaborado com os dados da linha de base como em um estudo transversal.

Environ Health Perspect 2010 Jun 8 [Epub ahead of print] [20]

Particulate air pollution, metabolic syndrome and heart rate variability: The multi-ethnic Study of Atherosclerosis (MESA).

Park SK, Auchincloss AH, O'Neill MS, Prineas R, Correa JC, Keeler J, Barr RG, Kaufman JD. Diez Roux AV.

University of Michigan School of Public Health.

Abstract

BACKGROUND: Cardiac autonomic dysfunction has been suggested as a possible biological pathway for the association between fine particulate matter (PM2.5) and cardiovascular disease. We examined the associations of PM2.5 with heart rate variability (HRV), a marker of autonomic function, and whether metabolic syndrome (MetS) modified these associations. METHODS: Standard deviation of NN intervals (SDNN) and the root mean square of successive differences in NN intervals (rMSSD) were measured in 5,465 persons aged 45-84 years, free of cardiovascular disease at the Multi-Ethnic Study of Atherosclerosis baseline exam (2000-2002). Data from the U.S. regulatory monitor network were used to estimate ambient PM2.5 concentrations at participant residences. MetS was defined as having three or more of the following criteria: abdominal obesity, hypertriglyceridemia, low high-density lipoprotein cholesterol, high blood pressure, and high fasting glucose. RESULTS: After controlling for confounders, an interquartile range increase in 2-day average PM2.5 (10.2 mug/m3) was associated with a 2.1% decrease in rMSSD

(95% CI, -4.2%, 0.0%) and non-significantly associated with a 1.8% decrease in SDNN (95% confidence interval (CI), -3.7%, 0.1%). Associations were stronger among individuals with MetS than those without MetS: an interquartile range elevation in 2-day PM2.5 was associated with a 6.2% decrease in rMSSD (95% CI, -9.4%, -2.9%) among participants with MetS, whereas almost no change was found among participants without MetS (p-interaction = 0.005). Similar effect modification was observed in SDNN (p-interaction = 0.011). CONCLUSION: These findings suggest that autonomic dysfunction may be a mechanism through which PM exposure affects cardiovascular risk, especially in persons with MetS.

Environ Health Perspect 2010 Jun 8 [Epub ahead of print]

Poluição com material particulado, síndrome metabólica e variabilidade da frequência cardíaca: The multi-ethnic Study of Atherosclerosis (MESA).

Park SK, Auchincloss AH, O'Neill MS, Prineas R, Correa JC, Keeler J, Barr RG, Kaufman JD. Diez Roux AV.

University of Michigan School of Public Health.

Resumo

CENÁRIO: A disfunção cardíaca autonômica tem sido avaliada como um dos mecanismos biológicos possíveis para a associação entre poluição por material particulado fino (PM2,5) e doença cardiovascular. Examinou-se a associação de PM2,5 com a variabilidade da frequência cardíaca, um marcador de disfunção autonômica e se a síndrome metabólica modificaria essa associação. MÉTODOS: O desvio-padrão dos intervalos NN (SDNN) e a raiz quadrada da soma das sucessivas diferenças dos intervalos NN (rMSSD) foram medidas em 5.465 indivíduos com idades de 45-84 anos, livres de doença cardiovascular na linha de base do Estudo Multiétnico da Aterosclerose (2000-2002). Dados da monitorização regulatória dos Estados Unidos foram utilizados para estimar a concentração ambiental de PM2,5 nas residências dos participantes. Síndrome metabólica foi definida como a presença de três ou mais dos seguintes sintomas: obesidade abdominal, hipertrigliceridemia, HDL-colesterol baixo, pressão arterial elevada e glicemia de jejum elevada. RESULTADOS: Após controle para fatores de confusão, um aumento dos intervalos interquartis da média de dois dias de PM2,5 ($10,2\mu g/m^3$) associou-se com uma queda de 2,1% na rMSSD (IC 95%, 4,2%, 0%) e não se associou significativamente com um decréscimo de 1,8% no SDNN (IC 95%, -3,7% a +0,1%). As associações foram mais fortes nos indivíduos com síndrome metabólica do que naqueles sem síndrome metabólica: a elevação dos intervalos interquartis em dois dias de PM2,5 associou-se com um decréscimo de 6,2% na rMSSD (IC 95%, -9,4% a -2,9%) entre participantes com síndrome metabólica, enquanto houve alteração mínima entre os indivíduos sem síndrome metabólica (p de interação = 0,005). Uma modificação de efeito similar foi observada na SDNN (p de interação = 0,011). CONCLUSÃO: Esses achados sugerem que a disfunção autonômica pode ser o mecanismo de lesão do material particulado sobre o sistema cardiovascular, especialmente em pessoas com síndrome metabólica.

COMO INTERPRETAR OS RESULTADOS
DE UM ESTUDO DE COORTE

O risco relativo é uma medida de risco utilizada principalmente para avaliação do risco em indivíduos com características comuns. Representa o número de vezes em que um evento tem maior probabilidade de ocorrer em indivíduos com o fator de risco em relação a outros indivíduos sem o fator de risco. O fato de os indivíduos apresentarem um risco aumentado não significa que ele vai desenvolver doença, portanto o risco relativo não deve ser utilizado como preditor de risco cardiovascular em determinado paciente em seguimento ambulatorial. Por outro lado, a redução do risco absoluto ou atribuível é uma medida de risco usada mais para decisões estratégicas de planejamento na área da saúde, pois correlaciona-se melhor com o benefício universal que pode ser atingido com mudanças específicas nos níveis de determinado fator de risco.

Um risco relativo igual a 1 indica que o fator em estudo é neutro, ou seja, nem é protetor nem causa danos. Um risco relativo maior que 1 indica que o fator em estudo é de risco para determinada doença, ou seja, as pessoas em que o fator de risco está presente apresentam risco maior de desenvolver o desfecho doença. Um risco relativo menor que 1 indica que o fator em estudo é protetor para determinada doença, ou seja, na presença desse fator de proteção há um risco menor de o indivíduo desenvolver o desfecho doença.

Além do valor absoluto, deve-se verificar sempre o intervalo de confiança do risco relativo, pois, para que o risco seja estatisticamente significativo, seu intervalo de confiança não deve cruzar a barreira do 1. O risco relativo é uma estimativa pontual. Ele geralmente se acompanha de um intervalo de confiança a 95%. O intervalo de confiança representa o intervalo numérico em que 95% dos possíveis resultados do estudo vão estar presentes caso ele seja repetido em populações semelhantes utilizando a mesma metodologia. Para que o risco relativo seja significativo, o limite inferior do intervalo de confiança deve estar acima do 1.

Exemplo: um estudo mostrou que pessoas com determinado fator de risco na faixa etária de 45-55 anos têm um risco relativo de 3,4 de apresentar doença cardiovascular.

Hipótese 1: intervalo de confiança de 0,6 a 4,9.

Hipótese 2: intervalo de confiança de 1,9 a 4,7.

No primeiro caso, a associação não foi estatisticamente significativa, já que o intervalo de confiança cruzou a barreira do 1, ou seja, existe probabilidade maior de 5% que o risco relativo seja menor que 1. Já no segundo caso há uma real associação com o fator em estudo, ou seja, o risco relativo de 3,4 é estatisticamente significativo, já que o limite inferior do intervalo de confiança está acima do 1.

CONSIDERANDO O FATOR TEMPO

Podemos trabalhar o risco relativo nos estudos de coorte introduzindo a variável tempo no cálculo do risco. Esse é o chamado modelo de Cox (*Cox proportional hazards*), que considera também o intervalo de tempo até a ocorrência do evento. Observem estes dois exemplos de coortes hipotéticas com cinco pacientes em cada seguidos por cinco anos até o evento infarto agudo do miocárdio ou morte por causas cardiovasculares ou na ausência de algum evento, até o final do prazo do estudo de cinco anos.

No **exemplo 1** cinco tabagistas foram seguidos até o desfecho clínico ou final do prazo de seguimento de cinco anos:

	Ano 1	Ano 2	Ano 3	Ano 4	Ano 5
Pessoa 1			2,5 anos		
Pessoa 2			3 anos		
Pessoa 3				4 anos	
Pessoa 4			3 anos		
Pessoa 5			2,5 anos		

No **exemplo 2** cinco tabagistas também foram seguidos até o desfecho clínico ou final do prazo de seguimento estabelecido de cinco anos:

	Ano 1	Ano 2	Ano 3	Ano 4	Ano 5
Pessoa 1				4 anos	
Pessoa 2				4,5 anos	
Pessoa 3				4,5 anos	
Pessoa 4					5 anos
Pessoa 5					5 anos

Nos dois exemplos, sem considerar o fator tempo, o RR seria de 1, já que a I_e e a I_{ne} seriam exatamente iguais a cinco (já que os cinco participantes apresentaram o evento nos dois grupos, ou seja, a I_e e a I_{ne} seriam iguais a 5). Então, qual seria a diferença entre esses dois exemplos? No exemplo 1, as pessoas apresentaram o evento infarto agudo do miocárdio mais precocemente, com um tempo de seguimento de 15 pessoas-ano. O pessoas-ano é o tempo que cada indivíduo foi seguido desde o início do estudo até que ocorra o evento ou que termine o estudo no caso dos que não apresentaram evento. No primeiro exemplo, os indivíduos foram seguidos por 2,5 + 3,0 + 4,0 + 3,0 + 2,5, totalizando 15 anos de seguimento. Logo, a I_e é de 5 (número de eventos) por 15 (número de anos de seguimento), resultando em uma incidência de 0,33. No exemplo 2, as pessoas apresentaram o evento mais tardiamente, com seguimento de 4,0 + 4,5 + 4,5 + 5,0 + 5,0 anos, totalizando 23 anos de seguimento, resultando em uma incidência de 0,22 pessoas-ano. Observamos que sem contar o fator tempo, o risco relativo seria o mesmo nos dois grupos. Entretanto, considerando-se o fator tempo, os resultados serão diferentes. Ou seja, levando-se em conta o fator tempo, o risco relativo (I_e/I_{ne}) foi de 1,5, ou seja, o risco de desenvolver infarto ou morte de causa cardiovascular foi 50% mais elevado no exemplo 1 em relação ao exemplo 2. Embora nos dois grupos todos os participantes tenham desenvolvido o desfecho, no grupo 1 os participantes sofreram infarto do miocárdio em um intervalo de tempo muito mais curto em relação aos participantes do grupo 2, que demoraram muito mais para apresentar o evento.

O modelo de Cox é o que se utiliza em grandes estudos como Framingham e no *Nurses' Health Study*. Ele continua sendo utilizado por ser o modelo que melhor reflete o que acontece na amostra. O modelo de Cox inclui a variável tempo, desde o início da linha de base do estudo até a ocorrência do evento no cálculo do risco relativo. O principal problema desse modelo é que é fundamental que não se perca o seguimento de nenhuma pessoa, caso contrário será impossível calcular corretamente o número de pessoas-ano. Esse é um dos motivos que mais encarece os estudos de coorte, a estrutura montada para se acompanhar as pessoas que participam do estudo e que devem ser seguidas por muitos anos.

Outro modelo utilizado levando em consideração o tempo até o evento é o método de Kaplan-Meier, que representa uma expressão mais sofisticada do risco do evento em relação ao tempo, podendo determinar a probabilidade de um desfecho em qualquer momento do tempo por meio das curvas de sobrevida de Kaplan-Meier. O modelo de Kaplan-Meier é muito utilizado em estudos de sobrevida[2]. Embora em um estudo os indivíduos que dele participam sejam incluídos em momentos diferentes (entre 5 participantes, um entrou no estudo no dia 1; outro, no dia 5; o terceiro, no dia 42; o quarto, no dia 67; e o quinto, no dia 68, por exemplo), o modelo de Kaplan-Meier analisa os dados como se todos os indivíduos tivessem entrado no estudo ao mesmo tempo. Desse modo, é possível traçar-se uma curva de sobrevida dos pacientes submetidos a um tipo de tratamento em relação a outro. Esse modelo é muito utilizado em estudos de prognóstico. A figura 8.1 exemplifica uma curva de Kaplan-Meier mostrando o efeito da idade sobre o desfecho combinado de morte ou hospitalização por insuficiência cardíaca no grupo placebo em relação ao grupo digoxina. O número de pacientes sob risco é mostrado a intervalos de quatro meses na parte inferior da figura.

REGRAS PRÁTICAS PARA A AVALIAÇÃO DE UM ESTUDO DE COORTE

Na leitura de um estudo de coorte devemos avaliar as recomendações básicas (Quadro 8.1).

PACIENTES EM RISCO

Todos os pacientes que participam de um estudo de coorte devem estar sob risco de desenvolver o desfecho clínico estudado, sendo um dos objetivos avaliar os fatores que aumentam esse risco. Portanto, não se poderia estudar em

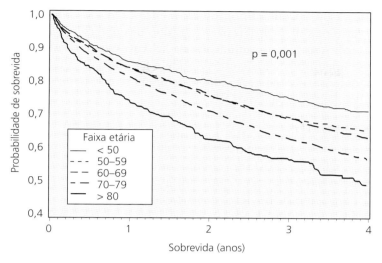

Figura 8.1 – Incidência de morte ou hospitalização por insuficiência cardíaca de acordo com a idade no DIG-Study (adaptada de Rich et al., 2001)[13].

Quadro 8.1 – Perguntas que devem ser feitas ao se analisar um estudo de coorte.

Os resultados do estudo são válidos?
Perguntas primárias
Os grupos que estão sendo comparados são similares entre si, com exceção do fator em estudo?
As exposições e os desfechos foram avaliados da mesma forma nos vários grupos?
O seguimento foi completo e por período de tempo longo?
Perguntas secundárias
Há uma relação temporal entre exposição e desfecho?
Há um gradiente dose-resposta?
Quais são os resultados?
Quão forte é a associação entre exposição e desfecho?
Quão precisa é a estimativa do risco?
Os resultados do estudo ajudarão a tratar o meu paciente?
Os resultados são aplicáveis à minha prática clínica?
Qual é a magnitude do risco?
Deve-se orientar que se evite a exposição?

uma coorte o risco de desenvolver colecistite em um grupo de pacientes já colecistectomizados. No estudo de Bernstein et al.[19], publicado no *Circulation* em 2010, o resumo informa claramente que "Nós seguimos de forma prospectiva 84.136 mulheres com idades de 30-55 anos participantes do Estudo das Enfermeiras sem diagnóstico prévio de câncer, diabetes, angina, infarto do miocárdio, acidente vascular cerebral, ou outra doença cardiovascular". Isso mostra que um dos critérios de inclusão para o estudo das enfermeiras era a ausência de doença cardiovascular no momento da seleção para a entrada no estudo, embora fosse uma informação autorreferida e não proveniente de uma avaliação médica extensa. As mulheres que já apresentavam algum sinal de doença cardiovascular foram excluídas.

PACIENTES EXPOSTOS

Os estudos de coorte devem explicitar de forma clara quais são os pacientes expostos e não expostos e os critérios utilizados para essa definição. Um erro na definição das exposições torna impossível a análise dos resultados. Por exemplo, definir como dislipidêmicos os pacientes com níveis de colesterol sérico abaixo de 100mg/dl torna possível que, em um estudo para avaliar a relação entre dislipidemia e doença cardiovascular, não se conclua que o colesterol seja um fator de risco. Os pontos de corte utilizados devem ser os utilizados na literatura no caso do colesterol abaixo de 200mg/dl[21]. Em nosso exemplo, o estudo de Bernstein et al. usa um questionário de frequência alimentar para definição do consumo de vários alimentos. Há programas que a partir da quantidade de alimento ingerido conseguem calcular o consumo de nutrientes. Esse questionário era enviado a cada quatro anos, para avaliar uma possível mudança nos hábitos ao longo do tempo. Isso também vale para outros hábitos de vida além da dieta. O questionário de frequência alimentar apresentado foi o mesmo para todas as participantes do estudo.

Deve-se sempre usar definições com suporte da literatura e que sejam aceitas internacionalmente. Por exemplo, em um estudo que avalia a presença de associação entre portadores de enxaqueca (migrânea) e incidência de acidente vascular cerebral, é preciso que a definição de migrânea seja precisa e nesse caso o melhor critério é o da Sociedade Internacional de Cefaleias[22], muito difundido e usado internacionalmente.

PACIENTES NÃO EXPOSTOS

O grupo composto pelos indivíduos não expostos ao fator de risco deve ser absolutamente semelhante ao grupo de indivíduos expostos aos fatores de risco em todos os aspectos, exceto pelo fator de exposição em estudo. A ausência do fator de exposição também deve ser definida por critérios internacionais. No estudo de Bernstein et al., os dois grupos são bastante semelhantes entre si, com exceção da exposição à dieta. Todas são enfermeiras com faixas etárias semelhantes.

COMO FORAM AVALIADOS OS DESFECHOS?

A definição dos desfechos deve ser realizada previamente ao início do estudo e ser clara e precisa. No caso do *Nurses' Health Study*, havia uma equipe de cardiologistas e de neurologistas que avaliavam cada possível desfecho. Toda a informação sobre um possível desfecho cardíaco em uma participante era enviada para dois cardiologistas que reviam todo o material e decidiam se se tratava ou não de um evento cardíaco. Quando os dois cardiologistas concordavam, o desfecho era definido como cardíaco. Em caso de discordância, o material era enviado para um cardiologista do comitê central do estudo que definia a situação. Essa estrutura funcionava para cada tipo de desfecho. Para definição de infarto foi utilizado o critério da OMS que preconizava quadro clínico, eletrocardiograma compatível e elevação de enzimas hepáticas. A presença de dois desses parâmetros selava o diagnóstico.

CUIDADOS AO REALIZAR UM ESTUDO DE COORTE

A perda de seguimento de participantes em estudos de coorte inviabiliza o cálculo de pessoas-ano. Em estudos de coorte, deve-se trabalhar com uma meta de perdas zero. Estudos de coorte trabalham com voluntários justamente para diminuir a probabilidade de perda. No caso do *Nurses' Health Study*, a escolha de trabalhar com enfermeiras não foi aleatória. O objetivo era trabalhar com profissionais da área da saúde que se sentiriam especialmente motivados a participar de um estudo cujos resultados beneficiariam toda a população. Enfermeiras são pessoas organizadas que preencheriam de forma adequada os questionários, com grande adesão ao estudo. O mesmo raciocínio vale para a coorte dos médicos ingleses e o *Physicians' Hearth Study* (Estudo dos Médicos Americanos).

No estudo de Bernstein, exposição e desfechos foram avaliados de forma igual no grupo exposto e não exposto. Houve clara relação temporal entre exposição e desfecho com um questionário de frequência alimentar, sendo aplicado pela primeira vez em 1986 e reaplicado a cada quatro anos. Os resultados do estudo foram avaliados 26 anos após a aplicação do primeiro questionário de frequência alimentar e durante esse período a perda de seguimento foi próxima de zero.

Idealmente, ao apresentar os resultados, o pesquisador deve fazê-lo na forma da estimativa pontual acompanhada dos intervalos de confiança e não mostrando apenas os valores de p. Resultados na forma de intervalo de confiança demonstram, com maior precisão, o poder da associação entre fatores de exposição e risco de doenças (desfechos). Os valores de p devem idealmente ser usados apenas como informação suplementar.

Nesse estudo, o consumo de carne, carne vermelha, carne branca, entre outros, foi dividido em quintis de consumo crescentes. Todos os quintis de maior consumo foram comparados utilizando-se o quintil de menor consumo como a referência, mostrando-se um claro efeito dose-resposta. O risco relativo de doença isquêmica coronariana aumentou de acordo com o quintil de consumo, sendo mais baixo no quintil 2, intermediário nos quintis 3 e 4 e mais elevado no quintil 5, mostrando que quanto maior a exposição mais frequente o desfecho. Os intervalos de confiança foram bastante estreitos. Os resultados podem ser extrapolados para indivíduos com exposições semelhantes.

CONCLUSÕES

Os estudos de coorte são uma excelente ferramenta de pesquisa. Foram esses estudos que introduziram o conceito de risco, mostraram associações entre fatores etiológicos e aparecimento de doenças e permitiram cálculos de diferentes medidas de risco. Ainda que apresentem inúmeras dificuldades para sua realização e interpretação e apesar de suas limitações, são excelentes na geração de hipóteses e na demonstração da causalidade. São os estudos padrão-ouro para avaliação de risco, proteção e prognóstico das doenças.

LEITURA COMPLEMENTAR

1. Hulley SB et al. (eds). Designing clinical research. 2nd ed, Philadelphia, USA: Lippincott Williams & Wilkins; 2001.
2. Fletcher et al. (eds). Clinical epidemiology – the essentials. 3rd ed, Philadelphia, USA: Williams & Wilkins; 1996.
3. Rothman KJ. Epidemiology an introduction. New York: Oxford, University Press; 2002.

REFERÊNCIAS BIBLIOGRÁFICAS

1. Rothman KJ. Epidemiology an introduction. New York, Oxford: University Press; 2002.
2. Grimes DA, Schulz KP. Cohort studies: marching toward outcomes. Lancet 2002; 359:341.
3. Liddell F. The development of cohort studies in epidemiology: a review. J Clin Epidemiol 1988;41:1217.
4. Callee EE et al. The American Cancer Society Cancer Prevention Study II Nutrition Cohort: rationale, study design, and baseline characteristics. Cancer 2002;94:500.
5. Wilson KM et al. A prospective study of dietary acrylamide intake and the risk of breast, endometrial, and ovarian cancer. Cancer Epidemiol Biomarkers Prev 2010; 19:2503.
6. Hennekens CH, Buring JE. Methodological considerations in the design and conduct o randomized trials: The US Physicians1 Health Study. Control Clin Trials 1989;10:142S.

7. Manson JE et al. Baseline characteristics of physicians' Health study: a randomized trial of aspirin and beta-carotene in US physicians. Am J Prev Med 1991;7:150.
8. Buring JE, Hennekens CH. The Womens' Health Stydy: rationale and backgound. J Myocardial Ischemia 1992;4:30.
9. Buring JE, Hennekens CH. The Womens' Health Stydy: summary of the study design. J Myocardial Ischemia 1992;3:27.
10. Marmot MG, Shipley MJ. Do socioeconomic differences in mortality persist after retirement ? 25 years follow up of civil servants from the first Whitehall Study. BMJ 1996;313:1177.
11. Marmot MG et al. Health inequalities among British civil servants: the Whitehall II Study. Lancet 1991;337:1387.
12. The atherosclerosis risk in communities (ARIC) study: Design and objectives. the ARIC investigators. Am J Epidemiol 1989; 129:687.

13. Bild DE et al. Multi-ethnic study of atherosclerosis: objectives and design. Am J Epidemiol 2002;156:871.

14. Stamler J et al. Findings of the International Cooperative INTERSALT Study. Hypertension 1991;17(Suppl 1):19.

15. Dawber TR et al. Epidemiological approaches to heart disease: the Framingham Study. Am J Public Health 1951;41: 279.

16. Hubert HB et al. Clinical characteristics and cigarette smoking in relation to prognosis of angina pectoris in Framingham. Am J Epidemiol 1982;115:231.

17. Saczynski et al. Depressive symptoms and risk of dementia: the Framingham Heart Study. Neurology 2010;75:35.

18. O'Seaghdha CM et al. Predictors of incident albuminuria in the Framingham Offspring Cohort. Am J Kidney Dis 2010; 56:852.

19. Bernstein AM et al. Major dietary protein and risk of coronary heart disease in women. Circulation 2010;122:876.

20. Park SK et al. Particulate air pollution, metabolic syndrome and heart rate variability: The multi-ethnic Study of Atherosclerosis (MESA). Environ Health Perspect 2010;118:1406.

21. Third Report of the National Cholesterol Education Program (NCEP) Expert Panel on Detection, Evaluation, and Treatment of High Blood Cholesterol in Adults (Adult Treatment Panel III) final report. Circulation 2002;106:3143.

22. The International Classification of Headache Disorders: 2nd ed. Cephalalgia 2004;24(Suppl 1):9.

23. Egeberg R et al. Intake of wholegrain products and risk of coloretal cancers in the Diet, Cancer, and Health cohort study. Br J Cancer 2010;103:730.

EPIDEMIOLOGIA – ABORDAGEM PRÁTICA

EXERCÍCIOS

1. Em uma cidade X, a mortalidade por doença cardiovascular é muito elevada. Para analisar melhor o problema, iniciou-se um estudo que avaliou na linha de base a aferição da pressão arterial, os índices antropométricos e um longo questionário sobre hábitos de vida. Os 2.000 adultos incluídos no estudo foram seguidos por um período de cinco anos. Uma das exposições avaliadas foi ingestão de um chá de ervas típico da região e o desfecho avaliado foi infarto do miocárdio. Após o seguimento de cinco anos, observou-se que, nos 800 participantes que negavam ingestão de chá, houve 20 mortes por infarto, e nos 1.200 participantes que consumiam pelo menos 2 xícaras de chá por semana houve 120 mortes. Pergunta-se:

   A) Que tipo de estudo é este?
   B) Calcule o risco relativo. Interprete o resultado.
   C) Qual é a redução do risco absoluto ou risco atribuível? Interprete o resultado.
   D) Se o intervalo de confiança do risco relativo foi de 1,5 a 5,6, esse resultado é significativo?
   E) Podemos dizer que se trata de uma associação causal?

2. Estudo em uma coorte de alunos de uma universidade pública seguidos por 40 anos avaliou vários fatores psicossociais, incluindo a presença de depressão na linha de base. Foram acompanhados 10.000 estudantes dos quais 1.000 apresentaram o diagnóstico de depressão na linha de base. A mortalidade por doença isquêmica coronariana foi de 10% entre os deprimidos e de 5% entre os não deprimidos. Pergunta-se:

   A) Que tipo de estudo é este?
   B) Calcule o risco relativo. Explique seu significado.
   C) Calcule a redução do risco absoluto ou atribuível. Explique seu significado.
   D) Se o intervalo de confiança do estudo for de 0,99 a 1,90, o estudo é significativo ou não?
   E) Supondo que se utilizou o modelo de Cox, como ficaria a interpretação dos seus dados se houvesse uma perda de seguimento de 20% em cada grupo?

3. Leia o resumo abaixo:

Int J Cancer 2003;104:221.

Meat, fish and egg intake and risk of breast cancer.

Holmes MD, Colditz GA, Hunter DG, Hankinson SE, Rosner B, Speizer FE, Willet WC.

Channing Laboratory, Department of Medicine, Harvard Medical School and Brigham and Women's Hospital, Boston, MA 02115, USA.

Abstract

Intakes of animal protein, meat, and eggs have been associated with breast cancer incidence and mortality in ecological studies, but data from long-term prospective studies are limited. We therefore examined these relationships in the Nurses' Health Study. We followed 88,647 women for 18 years, with 5 assessments of diet by food frequency questionnaire, cumulatively averaged and updated over time. We calculated the relative risks (RR) and 95% confidence intervals (95% CI) for risk of developing invasive breast cancer, over categories of nutrient and food intake. During follow-up, 4,107 women developed invasive breast cancer. Compared to the lowest quintile of intake, the RR and

95% CI for the highest quintile of intake were 1.02 (0.92-1.14) for animal protein, 0.93 (0.83-1.05) for red meat and 0.89 (0.79-1.00) for all meat. Results did not differ by menopausal status or family history of breast cancer. We found no evidence that intake of meat or fish during mid-life and later was associated with risk of breast cancer.

Int J Cancer 2003;104:221.

Ingestão de carne, peixe e ovos e risco de câncer de mama.

Holmes MD, Colditz GA, Hunter DJ, Hankinson SE, Rosner B, Speizer FE, Willett WC.

Laboratório Channing, Departamento de Medicina, Faculdade de Medicina de Harvard e Hospital Brigham and Women´s Hospital, Boston, Massachusetts, EUA.

Resumo

A ingestão de proteínas animais, carnes e ovos tem-se associado com incidência aumentada de câncer de mama e taxa de mortalidade também aumentada em estudos ecológicos, mas dados de estudos prospectivos a longo prazo são limitados. Portanto, estudamos essas relações no Estudo das Enfermeiras Americanas. Foram seguidas 88.647 mulheres por 18 anos, com a informação sobre dieta, sendo coletada cinco vezes nesse período, utilizando-se questionários de frequência alimentar, atualizados ao longo do tempo. Foram calculados os riscos relativos (RR) e o intervalo de confiança a 95% (IC 95%) de desenvolver câncer de mama invasivo, de acordo com as categorias de nutrientes e os alimentos ingeridos. Durante o período de seguimento, 4.107 mulheres apresentaram câncer invasivo de mama. Comparado ao quintil inferior de ingestão, o RR e o IC 95% das mulheres no quintil superior foi de 1,02 (0,92--1,14) para proteínas animais, 0,93 (0,83-1,05) para carne vermelha e 0,89 (0,79--1,00) para todas as carnes. Os resultados não se alteraram por presença ou ausência de menopausa ou história familiar de câncer de mama.

A) Quais conclusões você tiraria desse estudo? Existe associação entre consumo de carne vermelha e risco de câncer invasivo de mama?

B) Como você classificaria o consumo de proteínas de origem animal nesse estudo: fator de risco ou fator de proteção?

B) Que tipo de coorte é essa?

C) Como você justificaria que foi utilizado um estudo de coorte para avaliar incidência de câncer de mama?

4. Pesquisadores de uma universidade detectaram níveis elevados de câncer de tireoide em crianças da cidade A. Essa cidade ficava em uma região afastada muito próxima de uma usina nuclear desativada há 15 anos por vazamento de material radiativo. Após a detecção do material radiativo, todos os habitantes foram transportados para uma cidade B mais longe e sem risco de contaminação radiativa. Para avaliar se há uma associação entre a exposição ao material radiativo e câncer de tireoide os pesquisadores avaliaram a incidência de câncer de tireoide nas crianças que foram moradoras da cidade A e se mudaram para a cidade B e nas crianças que sempre foram moradoras da cidade B.

A) Defina o tipo de estudo.

B) Se o resultado do estudo mostrar que o risco de câncer de tireoide nas crianças ex--moradoras da cidade A for 6 vezes maior em comparação às crianças que sempre foram moradoras da cidade B, como você interpretaria esse resultado?

C) O intervalo de confiança a 95% foi de 1,9 a 12,5. O que você conclui?

RESPOSTAS

1. A) Estudo de coorte prospectivo.

   B) O risco relativo (RR) para infarto do miocárdio é calculado da seguinte maneira:

   $$RR = \frac{I_e}{I_{ne}} \; ; I_e = \frac{120}{1.200} = 10\%; \; I_{ne} = \frac{20}{800} = 2,5\%; \; RR = \frac{10}{2,5} \; ; \; RR = 4$$

   Isso significa que os participantes que relataram ingestão de pelo menos duas xícaras de chá por semana apresentaram risco quatro vezes maior de desenvolver infarto do miocárdio em relação aos participantes que negaram a ingestão de chá.

   C) A redução do risco absoluto (RRA) ou atribuível (RA), como já comentado, representa a fração da doença que pode ser diretamente atribuível ao fator de risco; matematicamente representa a diferença entre a incidência dos expostos e não expostos ao fator de risco.

   $$RA = I_e - I_{ne}; \; RA = 10 - 2,5; \; RA = 7,5\%$$

   Isso significa que 7,5% dos infartos do miocárdio na amostra estão associados à ingestão de chá.

   D) O intervalo varia de 1,5 até 5,6 e, portanto, não cruza a barreira do 1. Com base nesse resultado podemos afirmar que a ingestão de chá é um fator de risco associado ao infarto do miocárdio.

   E) Como se trata de um estudo de coorte, podemos afirmar que se trata de uma associação causal. A presença de um efeito dose-resposta ajudaria a confirmar o diagnóstico. Poderíamos observar isso ao calcular-se o risco relativo associado com quantidades crescentes de ingestão de chá, mostrando que o risco de infarto aumenta à medida que a ingestão de chá também aumenta.

2. A) Trata-se também de um estudo de coorte prospectivo.

   B) O risco relativo é calculado dividindo-se a incidência de doença isquêmica coronariana nos expostos ao fator de risco (depressão) pela incidência entre os não expostos.

   $$RR = \frac{I_e}{I_{ne}}$$

   $$RR = \frac{10\%}{5\%} = 2$$

   Ou seja, o risco de desenvolver doença isquêmica coronariana é duas vezes maior nos deprimidos do que nos não deprimidos.

   C) A redução do risco absoluto (RA) é a diferença entre a incidência dos expostos e não expostos ao fator de risco.

   $$RA = I_e - I_{ne}$$

   $$RA = 10 - 5 = 5\%$$

   A depressão é responsável por 5% das mortes por doença isquêmica coronariana na amostra.

ESTUDOS DE COORTE

D) Como o limite inferior do intervalo de confiança cruza a barreira do 1, o resultado não é estatisticamente significativo e pode dever-se ao acaso.

E) Se houvesse perda de 20% em cada grupo, o estudo ficaria inviabilizado, já que todos os participantes que desenvolveram doença isquêmica coronariana poderiam ter sido perdidos nos dois grupos, uma vez que a incidência foi respectivamente de 10% e 5% nos deprimidos e nos não deprimidos.

3. A) Os achados sugerem ausência de associação entre consumo de carne com risco de câncer de mama invasivo, uma vez que o intervalo de confiança cruzou a barreira do 1.

B) As proteínas de origem animal não se comportaram nem como fator de risco nem como fator de proteção, uma vez que o intervalo de confiança novamente cruzou a barreira do 1.

C) Trata-se de uma coorte prospectiva.

D) Trata-se de um estudo de coorte com 88.647 mulheres com mais de 45 anos no início do estudo. Além do número alto de participantes, o seguimento foi por um período longo de 18 anos.

4. A) Trata-se de uma coorte retrospectiva. A exposição foi há 15 anos quando do vazamento do material radiativo, mas, embora a exposição tenha acontecido no passado, ela foi muito bem documentada.

B) Um risco relativo de 6 significa que as crianças da cidade A apresentam risco seis vezes mais elevado de desenvolver câncer de tireoide em relação às crianças da cidade B. Entretanto, antes de concluir essa resposta, é importante analisar o intervalo de confiança.

C) O intervalo de confiança totalmente acima do 1 confirma que a exposição à radiação está associada de forma causal ao câncer de tireoide.

9. ESTUDOS DE CASO-CONTROLE

Alessandra Carvalho Goulart

Os estudos de caso-controle são estudos observacionais, nos quais os indivíduos que participam do estudo são selecionados com base na presença (caso) ou ausência (controle) de um desfecho, mais comumente uma doença. Casos e controles são comparados entre si quanto a uma determinada exposição (fator de risco ou proteção) de interesse. Os estudos de caso-controle permitem a investigação de vários fatores de exposição simultaneamente, que podem ter relação com o desfecho estudado.

Os estudos de caso-controle permitem obter dados em períodos relativamente curtos, com maior economia de recursos, o que os torna uma alternativa atrativa em termos de custo-benefício. A desvantagem dos estudos de caso-controle é sua maior suscetibilidade aos vieses[1-4].

Wynder e Graham, nos Estados Unidos e, no mesmo ano, Doll e Hill publicaram, independentemente, os dois primeiros estudos de caso-controle da história: a associação entre tabagismo e câncer de pulmão[3]. Além de ter sido fundamental na determinação da associação entre tabagismo e câncer de pulmão, os estudos de caso-controle foram muito importantes no início da descoberta da aids[5]. O estudo da aids iniciou-se por meio de relatos de casos que evidenciaram infecções pulmonares por *Pneumocistis carinii* em indivíduos com algumas características similares, ou seja, jovens do gênero masculino, homossexuais, com infecções concomitantes ou prévias por citomegalovírus e candidíase, promíscuos, usuários de drogas injetáveis e com hemogramas mostrando linfopenia. Seguiram-se, então, estudos de séries de casos, com maior número de indivíduos, sendo formulada a hipótese de uma síndrome de imunodeficiência e possíveis fatores de risco, associados a seu aparecimento. A seguir vieram os primeiros estudos de caso-controle para estudar os fatores de risco que se associavam ao aparecimento da doença. Alguns estudos utilizaram dois grupos de controles: vizinhos de pacientes com aids e usuários de clínicas para tratamento de doenças sexualmente transmissíveis. A razão de chances (*odds ratios)* foi significativa em relação aos dois grupos, mas muito mais elevada quando o controle eram os vizinhos dos pacientes com aids, já que usuários de clínicas de tratamento de doenças sexualmente transmissíveis e indivíduos com aids compartilhavam os mesmos fatores de exposição. Os resultados desses estudos permitiram que medidas de saúde pública pudessem ser implementadas, em bancos de sangue, com restrição de doadores e programas educacionais sobre uso de seringas descartáveis e de preservativos durante as relações sexuais, antes que se fizesse o isolamento do vírus [6].

DELINEAMENTO BÁSICO DE UM ESTUDO DE CASO-CONTROLE

O desenho de um estudo de caso-controle é mais difícil de ser entendido que um estudo de coorte porque na verdade devemos pensar ao contrário. Em vez de se partir da causa e esperar o desfecho, em um estudo de caso-controle caminha-se de trás para a frente: parte-se do desfecho e tenta-se descobrir a causa retrospectivamente. A definição dos grupos, portanto, baseia-se no desfecho, ao contrário dos estudos de coorte, nos quais os grupos são definidos pela exposição. Devido a essa característica, os estudos de caso-controle são uma ótima opção para a investigação de doenças mais raras e com grandes períodos de latência entre exposição e desfecho. Teoricamente é mais fácil entender uma coorte que parte dos indivíduos expostos ao fator de risco para doença cardiovascular (hipertensão, dislipidemia, diabetes, hipercolesterolemia) e esperar pelo desfecho morte decorrente de doença cardiovascular. No Brasil, as taxas de mortalidade pela doença cardiovascular são 12 vezes maiores do que as por câncer de pulmão, mesmo considerando que a letalidade do câncer é maior do que das doenças cardiovasculares. Assim, uma coorte pode ser bem-sucedida para estudar as doenças do aparelho circulatório, mas será inviável para câncer de pulmão.

Além da frequência da doença, há o período de latência entre a exposição e a doença que pode ser diferenciado, como ocorre entre tabagismo e doença coronariana (dependente da intensidade) e tabagismo e câncer (dependente do tempo). Portanto neste caso, o delineamento de caso-controle seria a melhor opção. Além da possibilidade do estudo de doenças raras, os estudos de caso--controle apresentam outras vantagens, como a possibilidade de averiguar o papel de vários fatores de risco na determinação de um desfecho sem necessitar de um número muito grande de participantes[1-4]. A figura 9.1 mostra o delineamento de um estudo de caso-controle, e a figura 9.2, a sequência temporal dos eventos em um estudo de caso-controle.

Uma das principais limitações desse tipo de estudo é quando a exposição que se quer estudar é rara. Portanto, partindo-se de um pequeno número de desfechos, dificilmente serão encontrados indivíduos expostos a um fator de risco raro. Por exemplo, se formos estudar os fatores de risco para o mesotelioma de pleura, partindo de casos de mesotelioma e controles (sem doença) advindos da população geral, será quase impossível encontrar entre os controles

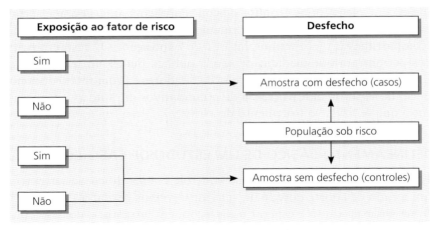

Figura 9.1 – Delineamento de um estudo de caso-controle.

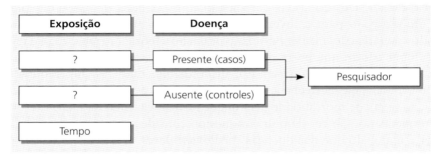

Figura 9.2 – Sequência temporal dos eventos em um estudo de caso-controle.

história de exposição a asbestos. Outro inconveniente nos estudos de caso-controle é a impossibilidade do cálculo direto do risco relativo. Por se basearem em uma população artificialmente criada pelo pesquisador e o desfecho já ter ocorrido, o risco relativo não poderá ser calculado. Neste caso, a medida a ser usada é uma estimativa do risco relativo, conhecida como razão de chances ou *odds ratio*[1-3].

CÁLCULO DA RAZÃO DE CHANCES

Vamos imaginar um estudo de caso-controle para verificar a associação do fator tabagismo com a doença câncer de pâncreas (Tabela 9.1). Para realizar o estudo seleciona-se uma amostra com 200 casos de câncer de pâncreas e 200 controles sem a doença, devidamente pareados por sexo e idade, e semelhantes quanto às características de base, exceto pela presença do câncer de pâncreas.

Tabela 9.1 – Resultado final de um estudo de caso-controle sobre câncer de pâncreas.

		Doença		Total
		Presente	Ausente	
Exposição	Expostos	180 (a)	80 (b)	260
	Não expostos	20 (c)	120 (d)	140
	Total	200	200	400

Após definição dos dois grupos, verifica-se qual foi a exposição ao fator de risco nos indivíduos com e sem doença. Considere-se que, na amostra escolhida dos 200 pacientes com câncer de pâncreas, 180 eram tabagistas e 20 não. Entre os controles, 80 eram tabagistas e 120 não tabagistas.

A partir desses dados pode-se fazer uma série de cálculos que irão ajudar a interpretar os resultados. A taxa de exposição pode ser calculada tanto no grupo de casos quanto no grupo de controles.

Taxa exposição nos casos:

$$\frac{\text{Casos de câncer tabagistas}}{\text{Total de casos}} = \frac{180}{200} = 0,9 \text{ ou } 90\%$$

Taxa exposição nos controles:

$$\frac{\text{Controles tabagistas}}{\text{Total de controles}} = \frac{80}{200} = 0,4 \text{ ou } 40\%$$

Esses primeiros resultados fazem supor que o fator tabagismo esteja associado com a incidência aumentada de câncer de pulmão, mas essa é uma afirmação que não se pode fazer com certeza, pois se partiu de indivíduos doentes e não doentes para tentar buscar, no passado, a exposição aos fatores de risco em uma amostra construída pelo pesquisador. Além disso, temos que lembrar que a seleção de ambos os grupos foi realizada no ambiente de um hospital terciário (que é o ambiente mais propício para se encontrar 200 casos de câncer de pâncreas), correndo-se o risco de incorrer em um viés de seleção por parte dos controles, pois poderemos selecionar indivíduos de um hospital que atende inúmeras outras doenças para as quais o tabagismo também é um fator predisponente, tendendo, portanto, à seleção de um grupo controle com prevalência de tabagismo maior que a habitualmente encontrada na população geral.

Em resumo, não houve um processo de seleção natural com o aparecimento ou não de doença ao longo do tempo, impossibilitando, portanto, o cálculo de medidas diretas de risco. Como dito anteriormente, nesta situação, calculamos uma estimativa de risco, a razão de chances, representada pela razão entre a probabilidade de exposição nos casos (doentes) e a probabilidade de exposição nos controles (não doentes). O termo *odds ratio* não tem uma tradução adequada para o português. As melhores propostas são "razão de chances", "razão de produtos cruzados" ou "estimativa de risco relativo".

A razão de chances (RC) é uma medida de a probabilidade da exposição sob estudo causar um desfecho clínico. Para calcular essa estimativa a princípio estabelece-se a relação da presença de doença nos expostos (a/a + b) sobre a presença de doença nos não expostos (c/c + d).

RC = número de doentes/total de tabagistas sobre número de doentes/total de não tabagistas

$$\frac{\dfrac{a}{a + B}}{\dfrac{c}{c + D}}$$

Sabemos que, em uma amostra populacional, o número de pessoas com a doença é muito menor que o número daquelas sem a doença. Com isso, pode-se extrapolar que os valores de **a** e **c** em seus respectivos denominadores são pouco significativos em relação ao valor final. Assim, poderíamos afirmar que **a + b** é aproximadamente igual a **b**, e **c + d**, aproximadamente igual a **d**. Logo, substituindo **a + b** por **b** e **c + d** por **d**, teremos:

$$RC = \frac{\dfrac{a}{b}}{\dfrac{c}{d}} = \frac{a \times d}{b \times c}$$

Ou seja, a RC é calculada por meio da seguinte fórmula:

$$\frac{\text{Doentes expostos} \times \text{não doentes não expostos} = \mathbf{a} \times \mathbf{d}}{\text{Não doentes expostos} \times \text{doentes não expostos} = \mathbf{b} \times \mathbf{c}}$$

Retomando o exemplo anterior, no estudo de caso-controle de câncer de pâncreas e tabagismo, encontraremos a seguinte estimativa de risco:

$$RC = 180 \times 120/80 \times 20 = 21.600/1.600 = 13,5$$

Interpretando o resultado encontrado, poderíamos dizer que o tabagismo aumenta em 13 vezes e meia a probabilidade de desenvolver câncer de pâncreas em relação aos não tabagistas.

CASOS E CONTROLES

O passo número 1 nesse tipo de estudo consiste na criação dos grupos de casos e controles. O grupo de casos é mais fácil de ser selecionado. Para tal, é fundamental, entretanto, que o pesquisador use definições rigorosas do desfecho (doença) a ser estudado, sempre utilizando critérios internacionais que permitam comparações com outros países, para posterior generalização dos resultados. No estudo do câncer, a definição histopatológica é fundamental. Como em qualquer outro tipo de estudo epidemiológico, os critérios de seleção devem ser claros e bem explicitados[7]. A parte mais difícil em um estudo de caso-controle é justamente a definição do grupo controle. Os controles devem derivar da mesma população que gerou os casos, ou seja, a população sob risco de desenvolver o desfecho (doença) de interesse, mas não pode ser portador da doença no momento da inclusão no estudo. Em resumo, os controles devem ser semelhantes aos casos em tudo, com exceção da presença da doença. A comparabilidade entre esses grupos é de suma importância para que uma associação entre exposição e desfecho possa ser analisada de forma correta[1-4].

Os entrevistadores que participam de um estudo de caso-controle devem estar cegados quanto à situação do indivíduo dentro da pesquisa (caso ou controle) para que se evite o viés de observação por parte do entrevistador. Esse procedimento nem sempre é fácil. Para que também não incorramos no risco de outro tipo de viés, referente à coleta da informação, entrevistadores deverão ser treinados de modo a retirar as informações de casos e controles da maneira mais homogênea possível, por meio de questionários padronizados ou entrevistas com o próprio paciente ou seus familiares.

DEFINIÇÃO E SELEÇÃO DOS CASOS

Idealmente, todos os casos notificados de uma doença que se pretende estudar em determinada população deveriam ser selecionados para a inclusão no estudo, constituindo-se, dessa forma, um estudo populacional. Obviamente por questões logísticas e de custo isso dificilmente ocorre. Normalmente, são incluídos no estudo os casos que possam fornecer dados completos e informações confiáveis quanto à exposição e ao desfecho de interesse (doença). Por outro lado, ampliando-se muito a amostra de casos, corre-se o risco de incluir indivíduos sem diagnóstico confirmado. Tratando-se doenças raras, os casos geralmente são encontrados entre pacientes seguidos em hospitais terciários especializados ou universitários que filtram casos mais raros, que na maioria das vezes são encaminhados por outros serviços de saúde.

COMO SELECIONAR OS CASOS NA PRÁTICA?

Geralmente, o que ocorre na prática é a seleção de uma amostra representativa da população dos casos, tentando ao máximo incluir casos com critérios diagnósticos definidos, baseados em sintomas clínicos, resultados laboratoriais ou métodos de imagem.

Uma possibilidade na seleção é a estratificação dos casos como definidos e prováveis de doença. Essa estratégia previne a sub ou superestimação dos efeitos de uma exposição no risco de desenvolver o desfecho de interesse.

Os estudos de caso-controle geralmente se valem de critérios diagnósticos definidos e aceitos internacionalmente. Ao se optar pelo estudo de doenças com critérios diagnósticos sem uma definição precisa, fica-se sujeito a comprometer a validade dos resultados logo no início do estudo pela definição inadequada dos casos[1-5]. Os critérios utilizados pelo pesquisador para definir os casos devem ser expostos de forma clara. Geralmente, esses critérios se baseiam em faixa etária, gênero, gravidade da doença e fonte geradora dos casos (hospitalares, comunitárias), entre outras variáveis[1-4].

Uma vez estabelecidos os critérios diagnósticos e de elegibilidade para a seleção dos casos, deve-se definir a procedência dos casos. Os pacientes podem ser selecionados por meio de diversas fontes, sendo a mais utilizada de todas a de origem hospitalar, por se tratar da mais prática e com custos menores. Além disso, os pacientes internados geralmente fornecem dados mais confiáveis sobre a doença e a exposição, pois apresentam interesse pessoal na elucidação da sua doença. As desvantagens são que normalmente se trata de uma população mais doente, com comorbidades específicas, que a levaram à procura de um serviço de referência, já apresentando modificação dos hábitos de vida em relação ao período antes de procurar o hospital, decorrentes da própria doença. Isso pode prejudicar, por exemplo, a identificação de um fator de risco que foi abandonado como consequência da própria doença. Portanto, devemos nos ater a essas particularidades e, dependendo do que se pretende investigar, utilizar a fonte mais adequada de casos para o estudo a ser realizado.

A coleta das informações pode ser realizada junto ao próprio caso, por meio de entrevistas de familiares, parentes ou amigos, ou por intermédio de outras fontes materiais, como prontuários médicos ou atestados de óbitos.

Deve-se tentar ao máximo incluir na seleção de casos aqueles recém-diagnosticados, ou seja, incidentes, para que não haja dificuldades em correlacionar a sequência temporal entre desfecho e fator de exposição. Quanto maior a porcentagem de casos prevalentes (casos novos e antigos em determinado período de tempo), maior é a dificuldade de realizarmos uma análise associativa entre doença e fator de risco.

Nos estudos de caso-controle, o estabelecimento da sequência temporal e a relação quantitativa entre determinado fator de exposição que precede um desfecho podem ser difíceis de determinar, pois podem ocorrer mudanças em relação à exposição como resposta ao início da doença. Podemos citar como exemplo um estudo hipotético tipo caso-controle entre etilismo e câncer de esôfago, no qual os resultados podem dar margem a dúvidas, se os casos referirem um padrão de ingestão recente de álcool reduzido devido ao aparecimento dos sintomas iniciais da doença. Devemos, portanto, obter a informação referente ao hábito (fator de exposição) antes do aparecimento da doença e seu diagnóstico.

166

DEFINIÇÃO E SELEÇÃO DOS CONTROLES

O grupo dos controles deve ser constituído por indivíduos que estão livres do desfecho (doença) sob estudo, mas que seriam considerados "casos em potencial", ou seja, poderiam ser selecionados como casos, caso desenvolvessem o desfecho em questão. A seleção dos controles é uma tarefa árdua que deve ser feita com muita cautela por parte do pesquisador, pois é com essa amostra de indivíduos sem o desfecho de interesse que será comparada a frequência de uma exposição, e sua relação causal no aparecimento da doença. Partindo desse pressuposto, pode-se, então, perguntar:

Qual o controle ideal para cada caso?

Infelizmente, não há resposta para essa pergunta. Deve-se analisar caso a caso, para evitar vieses de seleção[1-3]. Em termos práticos, devemos evitar a inclusão de pacientes com doenças que possam estar associadas positiva ou negativamente com o fator de exposição sob estudo. Há dois tipos de controle, de acordo com a origem, os hospitalares e os comunitários.

A maioria dos estudos utiliza controles hospitalares. É importante que sejam da mesma instituição, com critérios de admissão idênticos, por exemplo, não se deve comparar um caso admitido em enfermaria custeada pelo Sistema Único de Saúde com um controle internado em quarto pago por um plano de saúde. Com maior frequência utilizam-se controles internados com baixa morbidade devido a cirurgias corretivas simples (hérnias) ou acidentes. Mesmo assim, se o objetivo for estudar ingestão regular de bebida alcoólica e câncer, controles que sofreram acidentes (maior frequência de ingestão alcoólica) não poderão ser utilizados. Outro aspecto importante é que todo o questionário e medidas utilizadas para aferir o caso sejam perfeitamente reprodutíveis nos controles.

O controle comunitário costuma ser um vizinho ou então alguém sorteado em uma listagem comum (título eleitoral, por exemplo). A seleção de controles em estudos populacionais apresenta custo elevado, mas uma vantagem de possível maior comparabilidade, por serem ambos, caso e controle, indivíduos oriundos da mesma população. Controles populacionais podem ainda não serem representativos da população, devida à "exclusão natural" (não participação) de pessoas economicamente ativas que poderão estar trabalhando, caso as entrevistas sejam realizadas em horário de trabalho. Porém, um dos principais problemas é que, muitas vezes, o indivíduo (controle) do mesmo gênero e idade do paciente (caso), por mais disponível e solícito em relação ao que lhe for solicitado, poderá relevar aspectos cruciais, pelo motivo de não estar doente não está sensibilizado em lembrar de fatos passados. Ao contrário, o doente tem como característica rememorar todos os possíveis fatores que motivaram a enfermidade e a internação hospitalar.

Com controles hospitalares, há risco menor de viés de memória, pois as informações sobre seu estado de doença e antecedentes costumam ser mais fidedignas; portanto, partindo-se dessa premissa, controles hospitalares podem fornecer dados mais acurados ao estudo.

O uso de controles mistos muitas vezes é uma boa opção para que um dos subgrupos de controles consiga superar as deficiências encontradas no outro subgrupo. A combinação mais comum encontrada é a de controles hospitalares e comunitários. Mesmo assim é preciso cuidado. Por exemplo, em um estudo de caso-controle realizado na década de 1980 para estudar a aids, foram utilizados dois grupos controles de indivíduos não infectados pelo HIV[6]. Um grupo foi selecionado em uma clínica especializada no atendimento de doenças sexualmente transmissíveis (DST), e o outro grupo, a partir de indivíduos vizinhos dos casos. O objetivo do estudo era comparar o risco de aids em indivíduos com mais de 100 parceiros sexuais com pessoas sem nenhum ou até cinco parceiros. Os resultados do estudo revelaram uma razão de chances de 2,9 quando se comparavam os casos aos controles da clínica de DST e de 52 quando os casos eram comparados aos controles determinados pela vizinhança. O resultado revelou risco muito aumentado em relação aos controles vizinhos, comparados aos controles da clínica especializada, pois esse último grupo não foi selecionado, independentemente do fator de exposição, ou seja, pacientes com diagnóstico de DST têm mais parceiros sexuais e, portanto, risco maior de adquirir aids[6]. O que ocorreu nesse estudo foi uma subestimação do efeito observado em um dos grupos controles, determinado por um viés de seleção. Sempre que houver grande discrepância de valores entre os grupos controles, é sinal de que um dos grupos não é representativo da população geral, podendo apresentar uma frequência à exposição maior que a esperada na população geral.

Uma fonte formada por controles especiais, ou seja, familiares, amigos ou vizinhos dos casos, apresenta a grande vantagem de ser no geral mais colaborativa com as informações por apresentar, habitualmente, algum tipo de vínculo com os casos. Por outro lado, se a fonte for composta apenas por familiares ou amigos, pode-se subestimar o efeito da associação entre fator de exposição e desfecho de interesse, pois os controles podem parecer-se muito com os casos em relação a alguns tipos de exposição, como, por exemplo, hábitos alimentares, muitas vezes semelhantes entre indivíduos de uma mesma família.

Na seleção dos controles, deve-se aplicar os mesmos critérios de exclusão e inclusão que foram usados nos casos. Essa medida, além de assegurar a comparabilidade entre os grupos, constitui-se em uma forma de evitar que a seleção dos controles seja diferente da dos casos[8,9].

Após a seleção da fonte de onde virão os controles, o pesquisador precisa determinar o número de controles que irá utilizar. Em algumas situações, há necessidade de se utilizar mais que um grupo controle. Outra questão importante a ser definida é a proporção que deve ser mantida entre casos e controles. O ideal é manter uma proporção de 1:1, que pode ser conseguida quando temos um número suficiente de pacientes e custos comparáveis entre os dois grupos. Nem sempre há casos suficientes para compor a amostra, usando-se, então, a estratégia de aumentar o número de controles para aumentar o tamanho da amostra e, consequentemente, o poder do estudo. Geralmente, pode-se aumentar a proporção de casos e controles em até 1:4. Acima desse nível não existe evidência de benefício em termos estatísticos.

O método de seleção dos controles pode ser realizado de diversas maneiras. Dentro da população de controles potencialmente elegíveis, uma amostra aleatória pode ser selecionada por meio de sorteio ordenado (a cada 10, 100 ou 1.000 indivíduos, um será selecionado como controle). Para controles comunitários, a seleção pode ser realizada por registros de votação ou proximidade da residência do caso. Controles hospitalares podem ser selecionados dentre as diversas especialidades, desde que não haja fatores de risco comuns aos casos e controles. Para os controles hospitalares, pode-se utilizar um método de pareamento para a seleção de controles a partir das admissões hospitalares. Para cada caso, seria selecionado um controle recém-admitido no mesmo hospital, com características semelhantes quanto ao gênero e à idade[10]. O quadro 9.1 resume as principais estratégias para a seleção de controles.

Quadro 9.1 – Estratégias de seleção para controles.

Seleção independente do fator de exposição em estudo
Controles derivados da população de risco que originou os casos
Uso dos mesmos critérios de inclusão/exclusão para casos e controles
Adequação do número de controles por caso, de acordo com a necessidade do estudo (amostra adequada para aumentar o poder estatístico do estudo)

MEDIDA DA INFORMAÇÃO SOBRE EXPOSIÇÃO E DESFECHO

Erros na obtenção da informação dos casos e dos controles podem ocasionar grandes distorções nos resultados do estudo. Isso pode ocorrer basicamente devido à maneira como a informação é coletada ou se o método de coleta escolhido diferir entre os grupos.

Há várias maneiras de coletar as informações tanto para a exposição como para o desfecho de interesse. A coleta de dados pode ser realizada por meio de entrevistas diretas com os indivíduos participantes do estudo, com familiares e amigos dos casos, ou ainda utilizar fontes documentadas em prontuários médicos, registros hospitalares, atestados de óbito ou certidões de nascimento.

Os casos e os controles podem ser arguidos por entrevistadores treinados ou responder a questionários autoaplicáveis, que inclusive podem ser enviados por e-mail ou via correio. As condições para a obtenção da informação nos estudos de caso-controle devem ser as mais homogêneas possíveis, incluindo a manutenção de um mesmo ambiente para a coleta dos dados de casos e controles. Caso se opte pela coleta dos dados por meio de entrevistas, o entrevistador, além de estar habilitado para realizar os questionários, preferencialmente deve estar cegado para o estado do indivíduo (se caso ou controle), ou pelo menos desconhecer a hipótese principal sob investigação. Isso evita sua interferência na tentativa de induzir respostas nos participantes do estudo. Por exemplo, em um estudo que pretende investigar a associação de tabagismo e câncer de pulmão, além do pesquisador, se o entrevistador também conhecer o estado dos participantes e a hipótese a ser testada, ele poderá induzir os casos a relatarem o uso de uma quantidade maior de cigarros para comprovar a associação sugerida. Isso causará uma superestimação do risco de associação entre tabagismo e câncer de pulmão. Esse tipo de viés, muito comum nos estudos de caso-controle, chama-se viés do entrevistador.

Ao se optar pela coleta da informação a partir de prontuários, evita-se o viés do entrevistador. Entretanto, há risco maior de não se conseguir todas as informações necessárias por falhas na anotação dos prontuários. Além desse problema, é preciso evitar preferências (escolha de prontuários mais finos, preenchidos com letras mais legíveis, por exemplo). A vantagem da coleta de dados por intermédio de prontuários ou registros é que a probabilidade de ocorrência de viés estará distribuída em iguais proporções entre casos e controles.

TIPOS DE VIESES NOS ESTUDOS DE CASO-CONTROLE

Vieses são erros sistemáticos que tendem a produzir resultados e conclusões, que diferem sistematicamente da verdade[11]. Seu efeito é o de distorcer a estimativa de uma variável, por exemplo, aumentando a média de uma variável (pressão arterial) ou diminuindo a prevalência de uma característica (frequência de fumantes). Basicamente, temos três grupos de vieses, embora mais de 40 já tenham sido catalogados, são eles: a) viés de seleção; b) viés de aferição; e c) viés de confusão (*confounding*). Os estudos de caso-controle são particularmente sensíveis aos vieses de seleção e aferição (coleta de informação).

VIÉS DE SELEÇÃO

Os vieses de seleção, como o próprio nome sugere, surgem durante a seleção dos participantes do estudo. Em estudos de caso-controle, o viés de seleção refere-se à seleção de casos e controles baseada de alguma forma na exposição. Neste tipo de viés, a relação entre exposição e doença entre os indivíduos sob pesquisa difere da relação que seria esperada entre os sujeitos da população de interesse. Uma maneira de evitar este tipo de viés de seleção seria recrutar todos os casos na população (Fig. 9.3). Os indivíduos sombreados representam os expostos, e os sem sombra, os não expostos. Na população geral de onde são provenientes casos e controles, um terço dos indivíduos com a doença são expostos ao fator de risco. Entretanto, entre os casos selecionados para participar do estudo, dois terços dos indivíduos com a doença foram expostos ao fator de risco. Ou seja, indivíduos expostos ao fator de risco apresentaram uma chance

ESTUDOS DE CASO-CONTROLE

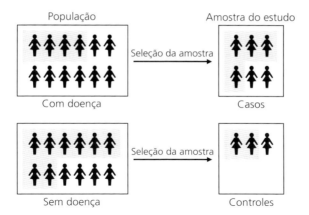

Figura 9.3 – Desenho esquemático do viés de seleção em um estudo de caso-controle. As figuras sombreadas representam os expostos, e as figuras sem sombra, os não expostos. Adaptado de Clinical Epidemiology Greenberg RS et al. 2nd ed, Stanford, Connecticut, USA, Appleton & Lange 19967.

maior de ser selecionados a participar do estudo. A parte inferior da figura mostra que, dentre as pessoas sem a doença, os expostos apresentaram menor probabilidade de ser selecionados. Comparar a frequência da exposição nessa amostra dará resultados totalmente diferentes dos esperados para a população geral.

Vieses de seleção nos estudos de caso-controle podem ocorrer devido a algumas situações:

1. **Diagnóstico preferencial dos casos expostos** – uma suspeita de associação entre um fator de risco e uma doença poderá induzir o diagnóstico médico da doença nos indivíduos expostos ao fator de risco. Vamos pensar num exemplo hipotético com hepatite viral aguda. Se o paciente der entrada no pronto-socorro com febre e mal-estar e contar como antecedente ter viajado ao litoral e comido ostras cruas, aumenta a probabilidade de o médico pensar no diagnóstico de hepatite pelo vírus A. Desse modo, os pacientes com hepatite viral aguda que não viajaram recentemente (e cuja contaminação ocorreu de outra maneira) podem estar sub-representados na pesquisa. Conforme a fórmula da razão de chances (RC):

    RC = número de doentes/total de indivíduos que viajaram para o litoral sobre número de doentes/total de indivíduos que não viajaram para o litoral

$$\dfrac{\dfrac{A}{a+b}}{\dfrac{C}{c+D}}$$

171

Neste exemplo hipotético, teremos que o valor de **c**, representado pelos doentes não expostos (indivíduos com hepatite que não viajaram), será muito pequeno; e o d (**D**), representado pelos não doentes não expostos (indivíduos sem hepatite que não viajaram) muito grande, dado que houve baixo grau de suspeita de hepatite viral para os que não viajaram para o litoral. Este viés de seleção causaria um aumento da RC acima do esperado (risco superestimado).

2. **Baixa taxa de participação em um estudo** – por exemplo, uma proporção considerável de indivíduos elegíveis pode recusar-se a participar. Tomando-se como exemplo o caso-controle da hepatite por vírus, se a frequência de viagens ao litoral for diferente entre os que participam e entre os que não participam do estudo, teremos um viés de seleção.

3. **Erros na seleção dos controles** – tomando como exemplo a situação hipotética acima, se os controles selecionados apresentarem uma frequência maior de viagens ao litoral consequentemente com aumento do risco de adquirir hepatite A superior à população geral, também teremos um viés de seleção.

4. **Viés de seleção hospitalar (*Berkson´s bias*)** – descrito em 1940 pelo Dr. *Joseph Berkson*, este tipo de viés ocorre em estudos de caso-controle hospitalares devido à seleção dos controles hospitalares, que no geral são mais doentes ou possuem mais fatores de risco comparativamente aos controles populacionais ou comunitários[13]. A seleção de controles hospitalares estará mais propensa a subestimar uma associação, por exemplo, entre tabagismo e doenças respiratórias, pois haverá maior probabilidade de tabagistas entre controles hospitalares sem doenças respiratórias, mas com outras comorbidades, como, por exemplo, o câncer de pâncreas, que possuem associação positiva com tabagismo. Considerando a fórmula da RC, o valor de **b** (**B**) será muito grande, e o valor de **d** será muito pequeno, fazendo com que a RC seja subestimada.

RC = número de doentes/total de tabagistas sobre
número de doentes/total de não tabagistas

$$\frac{\dfrac{A}{a + B}}{\dfrac{C}{c + d}}$$

5. **Viés de prevalência-incidência (*Neyman bias*)** – é uma forma de viés de seleção nos estudos de caso-controle atribuída à sobrevida seletiva entre os casos prevalentes, por exemplo, indivíduos com quadros de doença leves, clinicamente "resolvidos" (curados) ou fatais, sendo excluídos

dos grupos dos casos[15]. Este não é um tipo de viés frequente em estudos de coorte ou experimentais, mas é bastante frequente em estudos de caso-controle. Por exemplo, se casos com doença isquêmica coronariana morrem mais precocemente, as pessoas disponíveis para o estudo não são os casos mais graves. A associação entre nível de colesterol (alto *vs.* baixo) e doença isquêmica coronariana será subestimada.

VIÉS DE OBSERVAÇÃO

O **viés de observação** pode resultar da acurácia diferencial em recordar informações entre casos e controles (viés de memória/*recall bias*) ou devido à acurácia diferencial da informação sobre a exposição devido ao entrevistador induzir os casos geralmente a responder sobre o fator de exposição diferentemente dos controles (viés do entrevistador, *interviewer bias*)[15]. O viés de memória pode ocorrer porque casos despenderam mais tempo, escutando ou procurando explicações do porquê se tornaram casos, e consequentemente eles recordam com mais acurácia as exposições, em algumas situações até superestimando seu *status* de exposição em relação aos controles. Por exemplo, uma mulher que possui um filho com problemas neurológicos tende a recordar melhor qualquer eventual sintoma de gripe, infecção, febre ou utilização de medicamentos que ela apresentou durante a gravidez, comparativamente a outra mulher que não possui filhos com problemas de saúde. Da mesma forma, um entrevistador que acredita que uma infecção viral durante a gestação possa ter relação com problemas neurológicos na criança ao nascimento poderá questionar os casos em relação à exposição (gripe), diferentemente dos controles. Estratégias para reduzir este tipo de viés seriam o cegamento do entrevistador quanto ao estado dos indivíduos da pesquisa e a utilização de prontuários médicos ou outros documentos-fonte para a aquisição das informações sobre exposição. Neste caso, a RC seria muito grande, porque apesar de os valores de **a** (**expostos com doença**) e **c** (**não expostos com doença**) serem acurados, **b** seria muito pequeno (**expostos sem doença**) e **D** (**não expostos sem doença**) muito grande.

A classificação incorreta ocorre quando a exposição ou o *status* de doença é designado erroneamente aos casos ou controles. Em um estudo de caso-controle, se a informação sobre exposição ou doença é pouco acurada para casos, mas muito acurada para controles, ou vice-versa, caracterizamos então o viés de classificação diferencial ou não randômico, pois o erro ocorrerá na dependência da presença ou não da doença. Caso o nível de erro na obtenção da informação sobre a exposição ocorrer de maneira similar entre casos e controles, teremos então um erro de classificação não diferencial, ou seja, randômico[15]. Apesar de classificações incorretas resultarem em super ou subestimativas da verdadeira associação, erros de classificação não diferenciais que ocorrem em todas as direções tendem a se anular[15].

FATORES DE CONFUSÃO

Os chamados fatores de confusão são uma distorção dos resultados de um estudo que ocorre quando efeitos aparentes da exposição de interesse são na verdade atribuídos, inteira ou parcialmente, a uma outra variável. Essa distorção de resultados ocorre quando um fator extrínseco está associado à doença sob estudo e, independentemente desta associação, também à exposição. Variáveis geralmente consideradas como potenciais variáveis de confusão em estudos epidemiológicos são idade, gênero, nível educacional e tabagismo. Supondo que um pesquisador esteja interessado na associação entre atividade física e câncer não ajustar para a idade, que geralmente é menor naqueles que se exercitam comparativamente aos que não se exercitam, poderia garantir um efeito mais protetor do exercício contra o câncer do que o real.

No clássico exemplo hipotético proposto por Newman et al.[12], envolvendo a associação entre café e infarto do miocárdio, foi inicialmente observada uma razão de chances sem ajuste acima de 2 para a associação entre café e infarto. Entretanto, quando a população de casos e controles foi estratificada entre tabagistas e não tabagistas, a RC foi de 1, ou seja nula. De fato, o hábito de tomar café foi o fator de confusão na associação entre infarto agudo do miocárdio e tabagismo. O hábito de tomar café associa-se ao hábito de fumar, e este sim está associado ao infarto.

COMO CONTROLAR OS VIESES EM ESTUDOS DE CASO-CONTROLE?

Os estudos observacionais, particularmente os de caso-controle, possuem maior potencial para vieses. Pesquisadores precisam, portanto, estar atentos e saber como reduzir ou eliminar os potenciais vieses seja no delineamento, seja na fase de análise do estudo. Vieses de seleção e observação são mais bem controlados no delineamento do estudo[15]. O viés de seleção pode ser minimizado pela escolha de casos incidentes e controles advindos da população geral. O viés de observação é mais bem controlado pelo cegamento dos sujeitos da pesquisa, entrevistadores e pessoas que têm acesso aos dados. Estratégias para impedir a ação dos fatores de confusão em um estudo de caso-controle consistem na restrição e no pareamento de casos e controles[15].

A restrição é um método simples, em que o nível da variável de confusão em potencial pode ser restringido de tal modo que não haverá mais associação entre fator de exposição e variável de confusão. Por exemplo, se idade e gênero são potenciais confundidores para a associação entre exercício e doença cardiovascular, a análise pode ser restrita a homens acima de 50 anos. Entre as desvantagens da restrição está a redução dos indivíduos elegíveis para o estudo, limitação na generalização dos resultados, impossibilidade em investigar a associação entre grupos com diferentes níveis de exposição à variável de confusão.

O pareamento é uma estratégia de controle para a variável de confusão que pode ser aplicado tanto no delineamento como na fase de análise do estudo. O primeiro passo para o pareamento é a seleção do caso. Após a seleção do caso, os pesquisadores selecionam da população um controle em potencial com as mesmas características do caso em relação às variáveis de confusão, por exemplo, gênero e idade. Como resultado, os fatores de confusão estarão distribuídos homogeneamente entre casos e controles. Na investigação de doenças raras, com um número pequeno de casos e um número de controles em potencial muito grande, o pareamento aumenta o poder da análise estatística. Uma das desvantagens do pareamento é que casos e controles apresentarão um *status* similar de exposição acima do esperado, podendo resultar, portanto, em uma subestimação do verdadeiro efeito da associação entre exposição e doença. Outro inconveniente é o da exclusão de casos, para os quais não se encontrou um controle pareado. Por último, o pareamento implica, também, maior gasto de tempo e aumenta os custos.

Caso não tenha sido realizada nenhuma estratégia prévia para o controle dos fatores de confusão no delineamento do estudo, na fase de análise dos dados é possível controlar o efeito das variáveis de confusão por meio da estratificação da amostra e do ajuste da razão de chances (*odds ratio*). A estratificação elimina o efeito da variável de confusão e da exposição dentro do estrato. A regressão logística múltipla pode ser utilizada para o ajuste da razão de chances por potenciais variáveis de confusão incluídas no modelo.

FORÇAS E FRAQUEZAS DOS ESTUDOS DE CASO-CONTROLE

Forças	Fraquezas
Ótimo para investigação de doenças raras	Impossibilidade de estabelecer sequência temporal entre exposição e evento para algumas situações
Útil para estudar doenças com longos períodos de latência	Potencial viés para mensuração de variáveis de exposição
Permite o estudo de vários fatores de exposição para um único desfecho	Não permite o cálculo de prevalências, incidências ou excesso de risco
Relativamente de baixo custo	Mais propenso a vieses de seleção e observação

Vamos agora discutir um estudo de caso-controle.

Cad Saúde Pública, Rio de Janeiro, 23:1473, jun, 2007.

Occupational risks for laryngeal cancer: a case-control study[13].

Sartor SR, Eluf-Neto J, Travier N, Wunsch Filho V, Arcuri ASB, Kowalski LP Boffetta P.

Abstract

The most solidly established risk factors for laryngeal cancer are tobacco and alcohol. As for occupational factors, the only established carcinogen is exposure to strong inorganic acid mists. However, asbestos, pesticides, paints, gasoline, diesel engine emissions, dusts, and other factors have been reported in the literature as occupational agents that increase the risk of laryngeal cancer. A hospital-based case-control study was conducted to investigate occupational risk factors for laryngeal cancer. Detailed data on smoking, alcohol consumption, and occupational history were collected for 122 laryngeal cancers and 187 controls matched by frequency (according to sex and age). Laryngeal cancer was associated with exposure to respirable free crystalline silica (OR = 1.83; 95%CI: 1.00-3.36), soot (from coal, coke, fuel oil, or wood) (odds ratio – OR = 1.78; 95% confidence interval – 95%CI: 1.03-3.03), fumes (OR = 2.55; 95%CI: 1.14-5.67), and live animals (OR = 1.80; 95%CI: 1.02-3.19).

Cad Saúde Pública, Rio de Janeiro, 23:1473, jun, 2007.

Riscos ocupacionais para o câncer de laringe: um estudo de caso-controle[13].

Sartor SR, Eluf-Neto J, Travier N, Wunsch Filho V, Arcuri ASB, Kowalski LP Boffetta P.

Resumo

Os fatores de risco mais conhecidos para o câncer de laringe são o fumo e o álcool. Entre os fatores ocupacionais, o único carcinógeno estabelecido é a exposição à poeira de ácidos inorgânicos fortes. No entanto, o amianto, pesticidas, tintas, gasolina, emissões dos motores diesel, poeiras e outros fatores têm sido relatados na literatura como agentes ocupacionais que aumentam o risco do câncer de laringe. Um estudo de caso-controle de base hospitalar foi realizado para investigar fatores ocupacionais de risco para o câncer de laringe. Dados detalhados sobre tabagismo, consumo de álcool e história profissional foram coletados em 122 indivíduos com câncer de laringe e 187 controles, pareados por gênero e idade. O câncer da laringe associou-se à exposição respiratória de sílica cristalina livre (razão de chances [RC], 1,83; intervalo de confiança a 95% [IC 95%], 1,00-3,36), à fuligem (a partir do carvão, coque, óleo combustível ou madeira) (RC, 1,78; IC 95% – IC 95%, 1,03-3,03), fumo (RC, 2,55; IC 95%, 1,14-5,67) e a animais vivos (RC, 1,80; IC 95%, 1,02-3,19).

Toda vez que estivermos lendo um artigo sobre risco é importante seguir algumas orientações básicas[13]. Embora essas recomendações se apliquem a estudos de caso-controle, de coorte e ensaios clínicos, neste capítulo o enfoque será específico para estudos de caso-controle (Quadro 9.2).

PERGUNTAS PRIMÁRIAS

Foram identificados dois grupos de comparação distintos que são similares em relação a importantes determinantes dos desfechos, além do desfecho específico que está sendo estudado?

ESTUDOS DE CASO-CONTROLE

Quadro 9.2 – Perguntas básicas a serem feitas ao ler um estudo que discuta risco.

Os resultados do estudo são válidos?

Perguntas primárias

Os grupos que estão sendo comparados são similares entre si, com exceção do fator em estudo?

As exposições e os desfechos foram avaliados de forma igual nos vários grupos?

O seguimento foi completo e por período de tempo longo?

Perguntas secundárias

Há uma relação temporal entre exposição e desfecho?

Há um gradiente dose-resposta?

Quais são os resultados?

Quão forte é a associação entre exposição e desfecho?

Quão precisa é a estimativa do risco?

Os resultados do estudo ajudarão a tratar o meu paciente?

Os resultados são aplicáveis à minha prática clínica?

Qual é a magnitude do risco?

Deve-se orientar que se evite a exposição?

Adaptado de Levine et al., 1994[13].

Nos estudos de caso-controle, a avaliação da exposição é um passo-chave. Neste tipo de estudo, os indivíduos que desenvolveram a doença tendem a lembrar mais dos fatores de risco aos quais foram expostos que o grupo controle (viés de memória). Muitas vezes o próprio entrevistador se sente mais motivado a perguntar ao caso que ao controle (viés do entrevistador). Ao ler um estudo de caso-controle, deve-se verificar se as providências para evitar esse tipo de viés foram tomadas pelo pesquisador. Em nosso exemplo, para evitar esse tipo de viés todas as variáveis que apresentavam algum tipo de relação com o estudo foram aferidas. Foram selecionados 122 casos com câncer de laringe e 187 controles (indivíduos com outras doenças que não câncer de laringe) nos mesmos hospitais, pareados por gênero e idade. Os participantes deveriam ser moradores da cidade de São Paulo. Todas as variáveis de interesse e os potenciais fatores de confusão foram aferidos: gênero, idade, dados sociodemográficos, tabagismo, ingestão de álcool e mate, padrão de dieta, histórico familiar de câncer, doenças infecciosas e fatores ocupacionais. Além disso, pacientes admitidos por doenças associadas positiva ou negativamente com fatores de risco conhecidos ou suspeitos para câncer de laringe foram inelegíveis para o estudo.

Os desfechos e as exposições foram medidos da mesma maneira nos grupos que estão sendo comparados?

Em todos os estudos que avaliam risco, exposição e desfecho devem ser aferidos exatamente da mesma maneira. Nos estudos de caso-controle, a avaliação da exposição é o passo crítico. No exemplo do estudo de caso-controle citado, exposição e desfecho foram avaliados exatamente da mesma maneira por meio de questionários padronizados aplicados por entrevistadores treinados.

177

O seguimento foi suficientemente longo e completo?

Essa pergunta é mais adequada aos estudos de coorte e aos ensaios clínicos nos quais deve-se esperar um período de tempo suficiente para que o desfecho que está sendo estudado ocorra. Isso não tem muita importância nos estudos de caso-controle, nos quais o ponto de partida para a seleção dos grupos é o desfecho.

PERGUNTAS SECUNDÁRIAS

A relação temporal está correta?

Ou seja, a exposição ocorreu temporalmente antes do desfecho? Nos estudos de coorte, parte-se da exposição e espera-se o desfecho. Logo fica fácil determinar a sequência dos fatos. Nos estudos de caso-controle, é mais difícil verificar se a exposição ocorreu temporalmente antes do desfecho. Por isso, deve-se ter todo o cuidado necessário para a coleta da informação, de forma a se evitar o viés de memória. No exemplo ficou clara a sequência temporal correta entre exposição (fatores ocupacionais e principais fatores de risco para o câncer de laringe: tabagismo e consumo de álcool) e desfecho. Além disso, foram incluídos no estudo casos de doença recém-diagnosticados (casos incidentes), antes do início do tratamento, já com confirmação histopatológica.

Houve um gradiente dose-resposta?

É mais fácil associar uma exposição específica a um desfecho quando, aumentando-se o tempo de exposição ao agente que causa a doença, também aumenta o risco de aparecimento de desfechos adversos. No estudo em questão, foi avaliada a relação dose-resposta por meio da frequência e da intensidade das exposições sob investigação.

Quão forte é a associação entre exposição e desfecho?

A força da associação entre exposição e desfecho em um estudo de coorte será expressa por meio do risco relativo que nada mais é que a relação entre a incidência de desfechos adversos nos expostos sobre a nos não expostos. Nos estudos de caso-controle, é impossível calcular o risco relativo, já que se trata de uma população escolhida pelo pesquisador, mas é possível calcular uma estimativa do risco, que é a razão de chances. A razão de chances nada mais é que a relação entre a frequência de doença nos expostos sobre a nos não expostos. Tanto nos estudos de caso-controle não pareados como nas coortes, os resultados podem ser calculados a partir de uma tabela 2 x 2, como mostrado neste capítulo. Valores de risco relativo ou de razão de chances acima de 1 representam aumento do risco de desfechos adversos associados à presença da exposição. No exemplo do capítulo, a exposição respiratória (inalação *vs*. não inalação) de sílica cristalina livre (RC, 1,83, IC 95%: 1,00-3,36), fuligem (a partir

do carvão, coque, óleo combustível, ou madeira) (RC, 1,78; IC 95%, 1,03-
-3,03), fumo (RC, 2,55; IC 95%, 1,14-5,67) e de animais vivos (RC, 1,80; IC
95%, 1,02-3,19) associaram-se a risco aumentado de câncer de laringe. Na
análise estratificada (com separação da inalação baixa, moderada e alta de fatores de risco), para avaliação do efeito dose-resposta, em inalações com níveis
elevados de fuligem e de fatores associados a animais vivos, evidenciou-se RC
acima da unidade para associação com câncer de laringe. A inalação de sílica,
mesmo em doses altas, não representou risco na análise estratificada (RC, 2,97;
IC 95%, 0,95 a 7,50), pois o limite do intervalo de confiança englobou a unidade; logo não se pode dizer que houve associação. Em resumo, quanto maior a
RC, maior o risco associado à exposição, mas é fundamental sempre verificar o
intervalo de confiança cujo limite inferior não pode ficar abaixo de 1.

Quão precisa é a estimativa do risco?

A precisão da estimativa do risco deve sempre ser analisada, observando-se
o intervalo de confiança. O limite inferior do intervalo de confiança corresponde à estimativa mínima da força de associação, e o limite superior, à estimativa
máxima da força de associação. No exemplo, houve associação positiva entre
exposição a fatores ocupacionais (fuligem e animais vivos principalmente) e o
desfecho adverso representado pelo câncer de laringe. O intervalo de confiança
mais amplo foi para exposição a animais vivos (1,08 a 6,44). Devido à estratificação da amostra, houve redução do número de indivíduos avaliados por estrato.
Com o aumento da amostra, seria possível fazer uma estimativa do risco mais
precisa, consequentemente com intervalos de confiança mais estreitos. Entretanto, é extremamente difícil conseguir amostras grandes quando se trata de doenças raras, mesmo com a seleção de controles hospitalares como no exemplo.

Como os resultados podem ser aplicados à prática clínica diária?

Após decidir se os resultados do estudo são válidos para a população estudada, é preciso decidir se é possível extrapolar esses resultados na prática diária
no seu local de trabalho. Os pacientes atendidos no seu local de trabalho são
semelhantes aos que participaram do estudo em relação a idade, manifestações
da doença e outros aspectos clinicamente importantes? Os pacientes do estudo
são clinicamente semelhantes aos pacientes que você atende? Se forem semelhantes, os resultados do estudo podem ser extrapolados para eles.

Qual a magnitude do risco?

O risco relativo e a RC dão uma ideia da força da associação, mas o leitor
deve avaliar se a doença em estudo é relevante do ponto de vista clínico. Para
isso é necessário avaliar a incidência ou prevalência da doença e sua gravidade,
entre outros fatores. No exemplo em questão, o câncer de laringe possui relevância clínica, sendo a 11ª neoplasia maligna mais frequente em homens no
mundo com fatores de risco identificáveis e passíveis de prevenção.

A exposição deve ser interrompida?

Após concluir que a exposição causa danos, é importante determinar se alguma medida pode ser tomada para prevenir novos casos. No caso do nosso exemplo, fica claro que os fatores de exposição para câncer de laringe em nosso meio são semelhantes aos de outros países e que é importante orientar sobre os riscos ocupacionais advindos de agentes inalatórios, particularmente fuligem e provenientes de animais vivos.

LEITURA COMPLEMENTAR

1. Merrill RM. Introduction to epidemiology. Design Strategies and Statitistical Methods in Analytic Epidemiology. 5th ed. Ontario: Jones and Barlett Publishers; 2010.

2. Fletcher RH, Fletcher SW. Clinical epidemiology – the essentials. 4th ed. Baltimore: Williams & Wilkins; 2005.

REFERÊNCIAS BIBLIOGRÁFICAS

1. Hennekens CH, Buring JE. Epidemiology in medicine. 2nd ed. Boston: Little Brown and Company; 1987.

2. Fletcher RH, Fletcher SW. Clinical epidemiology – the essentials. 4th ed. Baltimore: Williams & Wilkins; 2005.

3. Schulz KF, Grimes DA. Case-control studies: research in reverse. Epidemiology series. Lancet 2002;359:431.

4. Shapiro ED. Case-control studies. Pediatr Infect Dis J 2003;22:85.

5. Grisson JA. Making comparisons. Lancet 1993;342:157.

6. Moss AR et al. Risk factors for AIDS and HIV seropositivity in homosexual men. Am J Epidemiol 1987;125:1035.

7. Rothman KJ et al. Modern Epidemiology. 3rd ed. Philadelphia: Lippincott Williams & Wilkins; 2008.

8. Greenberg RS et al. Medical epidemiology. Appleton & Lange 1993. Stamford: Four Stanford Plaza, 107 Elm Street; Ct 06902; 1993.

9. Levine M et al. Users' Guide to Medical Literature. IV. How to use a paper about harm. Evidence-Based Medicine Working Group. JAMA 1994;25:1615.

10. Grimes DA, Schulz KF. Compared to what? Finding controls for case-controls studies. Lancet 2005;365:1429.

11. Merrill RM. Introduction to epidemiology. Design strategies and statistical methods in analytic epidemiology. 5th ed. Ontario: Jones and Barlett Publishers; 2010.

12. Newman TB et al. Enhancing causal inference in observational studies. In Hulley SB, Cumming SR (eds). Designing clinical research: an epidemiology approach. Baltimore, MD: Williams & Wilkians; 1988.

13. Sartor SR et al. Occupational risks for laryngeal cancer: a case-control study. Cad Saúde Pública 2007;23:1473.

ESTUDOS DE CASO-CONTROLE

EXERCÍCIOS

1. Calcule a razão de chances em um estudo de caso-controle não pareado sobre fatores de risco para o nascimento de crianças com malformações detectadas em 15 casos de 100 mães expostas à realização de mais de 10 radiografias de tórax durante os nove meses de gestação e em 10 controles de 200 mães não expostas que participaram do estudo:
   A) 3,0
   B) 4,3
   C) 3,8
   D) 3,4
   E) 4,5

2. A tabela a seguir mostra o resultado de um estudo de caso-controle não pareado que estudou a associação entre consumo de café e presença de câncer de esôfago.

Consumo de café	Câncer de esôfago	Sem câncer de esôfago	Total
Expostos	1	12	13
Não expostos	3	15	18
Total	4	27	31

A razão de chances será:
   A) 0,4
   B) 4,6
   C) 0,6
   D) 2,4
   E) 0,3

RESPOSTAS

1. O primeiro passo é montar a tabela 2 × 2.

Mães expostas aos raios X	Casos	Controles	Total
Expostas	15	85	100
Não expostas	10	190	200
Total	25	275	300

A razão de chances será calculada pela fórmula (razão de produtos cruzados) ad/bc, ou seja, 15 × 190/10 × 85 = 3,35.
   Resposta D

2. A razão de chances também será calculada pela fórmula (razão de produtos cruzados) ad/bc = 15/36 = 0,4.
   Resposta A

10. ENSAIOS CLÍNICOS – PRINCÍPIOS TEÓRICOS

Rodrigo Díaz Olmos
Herlon Saraiva Martins
Paulo A. Lotufo
Isabela M. Benseñor

Nas últimas décadas, houve um crescimento exponencial na produção científica mundial, particularmente na área da saúde, o que motivou a necessidade de se estabelecer uma hierarquia entre os artigos científicos. No que se refere a intervenções terapêuticas, os ensaios clínicos controlados randomizados são os estudos padrão-ouro. O primeiro ensaio clínico randomizado foi publicado em 1948, tendo como novidade a alocação aleatória (randomização) introduzida por Sir Bradford Hill para melhor ocultar a sequência de alocação dos responsáveis pela entrada de participantes no estudo. O rápido reconhecimento da aplicação dos ensaios clínicos como padrão-ouro para testar novas terapêuticas evitando efeitos colaterais graves fez com que esse tipo de estudo fosse adotado por todas as disciplinas médicas, ocupando posição de destaque na prática médica contemporânea. Por volta de 1988, eram publicados em torno de 5.000 ensaios clínicos por ano, atualmente são publicados mais de 300 por semana. Talvez, o principal motivo para tal crescimento seja a percepção de que muitas intervenções baseadas em experiência clínica e mecanismos fisiopatológicos resultavam em efeitos colaterais graves ou no mínimo na completa ausência de benefícios.

Muitas vezes, os supostos benefícios de uma intervenção, observados na prática clínica pelo acompanhamento de uma série de pacientes, podem ser o resultado de observações e conclusões tendenciosas. Além disso, percebeu-se que, na maioria das vezes, o benefício de uma intervenção terapêutica não era tão grande e evidente a ponto de ser consagrado apenas pela observação clínica, como foi o caso da penicilina para o tratamento da pneumonia há muitas décadas. No caso da penicilina, era tão óbvio que a introdução do antibiótico diminuiu o número de mortes por pneumonia que não havia a necessidade de se fazer um teste. Entretanto, quando se trabalha com intervenções menos impactantes, com benefícios menos evidentes, há necessidade de testar essas intervenções com o rigor científico de um ensaio clínico, nos moldes de um experimento laboratorial, antes que sejam empregadas de forma disseminada na prática clínica.

Entretanto, os inúmeros estudos publicados atualmente devem ser avaliados criticamente. Devemos nos certificar de que tais estudos nos trarão informações válidas, confiáveis, clinicamente importantes e aplicáveis aos nossos pacientes. Há necessidade, pois, de filtrar as informações para que possamos dedicar mais tempo à leitura apenas de estudos metodologicamente bem feitos, válidos e relevantes.

Estudo da tuberculose

Esse estudo de 1948 testou a eficácia da estreptomicina no tratamento da tuberculose. A estreptomicina foi descoberta nos Estados Unidos em 1944 e havia quantidades muito pequenas disponíveis no mercado[1]. A ideia de se fazer um ensaio clínico surgiu pelo fato de a droga ser rara e muito cara e haver grande falta de recursos financeiros no pós-guerra, além do desastre que havia sido o uso de sais de ouro no tratamento da tuberculose. Portanto, considerou-se ético testar a droga em 55 pacientes (só havia medicamento suficiente para isso) com tuberculose comparados ao grupo controle que somente faria repouso no leito. Outros dados favoreceram a ideia de se realizar um ensaio clínico: a imprevisibilidade da evolução da tuberculose que tornava difícil associar a melhora ou cura da doença com o efeito de um novo medicamento e a avaliação empírica feita em relação a muitos medicamentos utilizados previamente no tratamento da tuberculose, o que levou a erros graves. Para que se pudesse de fato avaliar o efeito da estreptomicina no tratamento da tuberculose, foram selecionados para o estudo pacientes com doença avançada, com pouca perspectiva de cura espontânea, e que apresentavam lesões na forma de cavernas com parede espessada, em que a ação do tratamento seria facilmente observada. Foram excluídos do estudo os casos com indicação de pneumotórax e selecionados os casos em que a única conduta era somente repouso no leito. Os desfechos analisados ao final de seis meses de estudo foram: melhora radiológica, melhora do estado geral, melhora da febre e ganho de peso, melhora da velocidade de hemossedimentação, negativação da baciloscopia e morte. Após seis meses, 7% dos pacientes que utilizaram estreptomicina morreram, comparados a 27% no grupo que somente fez repouso no leito. Após um ano, esses números eram de 22% e 46%, respectivamente, resultado que foi estatisticamente significativo.

> **Curiosidade histórica**
>
> Na verdade, o primeiro ensaio clínico realizado ocorreu no século XVII, quando o médico da marinha britânica, James Lind, tentando evitar o escorbuto, doença causada pela deficiência da vitamina C que matava grande parte dos marinheiros após longos períodos em alto mar, em uma viagem pelo Canal da Mancha testou em 12 marinheiros com sinais claros de escorbuto seis tipos de tratamento para a doença. Cada uma das duplas recebeu um tipo de tratamento, sendo que uma delas recebeu uma dieta com oferta de laranjas e limões. Essa dupla rapidamente melhorou e voltou a trabalhar. Uma segunda dupla que recebeu um suprimento especial de cidra teve discreta melhora. Na época, a cidra não purificada continha pequenas quantidades de ácido ascórbico, suficientes para lentificar a progressão da doença. Portanto, do mesmo modo que John Snow mostrou que a transmissão da cólera era pela água sem saber que a doença era causada por uma bactéria, Lind mostrou que as frutas cítricas preveniam o escorbuto antes da descoberta da vitamina C. Demorou mais 50 anos até que a marinha inglesa incluísse as frutas cítricas como parte da alimentação nas viagens longas[2].

CONCEITO

Os estudos epidemiológicos podem ser de dois tipos: observacionais e de intervenção (experimentais). No primeiro tipo, o investigador apenas observa a evolução dos eventos, tentando estabelecer relações de causa e efeito. No segundo tipo, o investigador introduz uma intervenção com a finalidade de prevenir o desfecho clínico. Um ensaio clínico é um estudo epidemiológico de intervenção. Assim, ao contrário de um estudo observacional (por exemplo, um estudo de coorte), em que o investigador apenas observa a evolução de grupos semelhantes, diferentes apenas quanto ao fator de risco em estudo, em um ensaio clínico, o investigador introduz uma variável em um dos grupos de comparação (intervenção) e observa o efeito dessa nova variável na determinação dos eventos.

CONSIDERAÇÕES GERAIS

Os ensaios clínicos são a melhor maneira de se responder a dúvidas quanto ao benefício de uma intervenção terapêutica ou preventiva. No entanto, também apresentam limitações. A validade externa é um deles. A validade externa refere-se ao grau com que os resultados de um ensaio clínico podem ser generalizados para a população geral. Na busca pela consistência das variáveis em estudo, os pesquisadores precisam reduzir o número de fatores que podem influenciar os desfechos utilizando os critérios de inclusão e exclusão (Quadro 10.1) na seleção

Quadro 10.1 – Função dos critérios de inclusão e exclusão.

Objetivo dos critérios de inclusão e exclusão
Restringir a heterogeneidade da amostra
Diminuir o número de variáveis independentes
Fazer com que exista uma chance maior de que as diferenças nos desfechos estejam relacionadas aos tratamentos
Melhorar a validade interna
Tornar a generalização mais precisa
Critérios de inclusão e exclusão muito rígidos
Diminuem a capacidade de generalização
Diminuem a validade externa

de participantes para os ensaios clínicos. Acrescente-se a esse fato que os participantes são voluntários, o que por si só os torna diferentes de outros indivíduos, gerando um grupo de indivíduos homogêneo, porém distinto da comunidade geral da qual fazem parte. Esse fato cria o problema da validade externa (generalização ou aplicabilidade), que não pode ser negligenciada ao aplicarmos os resultados de ensaios clínicos aos nossos pacientes na prática clínica.

Outro problema dos ensaios clínicos é a validade interna: o grau em que os resultados do estudo são consistentes para aquela amostra particular de pacientes. A validade interna depende basicamente do rigor metodológico usado para delinear o ensaio clínico, podendo ser ameaçada por dois tipos de erro: o sistemático e o aleatório. O quadro 10.2 mostra os componentes da validade interna e externa.

Quadro 10.2 – Componentes da validade interna e externa dos ensaios clínicos controlados.

Validade interna – grau em que o erro sistemático (viés) é minimizado nos ensaios clínicos
Viés de seleção: alocação enviesada nos grupos de comparação
Viés de condução ou desempenho (*performance bias*): fornecimento desigual de cuidados além do tratamento sob investigação
Viés de aferição, detecção, observação ou medida (*detection bias* ou *ascertainment bias*): erro sistemático no modo de avaliar e contar a ocorrência dos desfechos em estudo
Viés de seguimento (*attrition bias*): manejo e ocorrência de desvios do protocolo e perdas de seguimento
Validade externa – grau com que os resultados de ensaios clínicos fornecem uma base correta para generalização
Pacientes: idade, gênero, gravidade da doença, fatores de risco, comorbidades
Regimes de tratamento: dose, via de administração e tempo do tratamento, tratamentos concomitantes
Local: nível de cuidados (primário, secundário ou terciário), experiência e especialização dos pesquisadores e médicos envolvidos no cuidado aos pacientes
Modalidades de desfechos: tipo e definição dos desfechos, duração do seguimento

Quando avaliamos o resultado de um ensaio clínico devemos ter em mente que tal resultado pode não corresponder à verdade. Esse falso resultado pode ser consequência de dois tipos distintos de erro: o **sistemático** (viés, vício ou tendenciosidade) e o **aleatório** (acaso). O viés é um erro sistemático que tende a levar os resultados para uma mesma direção sempre superestimando ou sempre subestimando o valor real. O acaso é um erro que surge pelo fato de lidarmos com amostras de uma população e não com a população inteira. O erro ao acaso pode, às vezes, subestimar e, às vezes, superestimar o resultado real e o efeito final pode ficar próximo de zero. A divergência entre o resultado de uma observação na amostra e o valor real na população, que ocorre por acaso, é a variação aleatória. Quando a divergência ocorre por outro motivo que não o acaso, trata-se de um viés. A melhor maneira de evitar o viés é o rigor metodológico e a melhor maneira de se evitar o acaso é incluir todos os portadores da doença em estudo. Isso é obviamente impossível do ponto de vista prático, de forma que a melhor maneira de se minimizar o efeito do acaso é realizar ensaios clínicos com grande número de pacientes (*megatrials* ou, em português, megaestudos). A análise estatística dos resultados mostrará qual a probabilidade de o resultado ter ocorrido por acaso ou não. Um exemplo de erro sistemático é medir a pressão arterial de um paciente obeso com um manguito inadequado. Como o manguito utilizado é menor, há necessidade de se insuflar mais o manguito para que a artéria colabe. O resultado será uma medida da pressão arterial superestimada. Por outro lado, o uso de um manguito de adulto para medir a pressão arterial de uma criança faz com que a artéria colabe rapidamente e o resultado obtido será subestimado. Um exemplo de erro aleatório ocorre quando medimos a pressão arterial de uma pessoa com o manguito adequado: às vezes podemos obter uma medida um pouco acima, às vezes uma medida um pouco abaixo. A média dessas medidas provavelmente estará mais próxima do valor real. Em estudos epidemiológicos, utiliza-se a média de duas ou três medidas da pressão arterial como o mais próximo do real, como forma de minimizar o erro aleatório.

Uma outra maneira de se entender os erros aleatório e sistemático é a utilização dos conceitos de precisão (confiabilidade ou reprodutibilidade) e validade (ou acurácia). A precisão corresponde ao erro aleatório, e a validade, ao erro sistemático. A precisão refere-se ao grau com que o acaso ou o erro aleatório afetam o resultado de um estudo. Apresenta relação direta com o tamanho da amostra, de forma que quanto maior o número de pacientes no estudo, maior a precisão e, portanto, menor a probabilidade de que o resultado tenha ocorrido devido ao acaso. Já a validade refere-se à existência ou não de erros sistemáticos (vieses), tanto no desenho quanto na análise do estudo, que possam ter levado a uma conclusão errada. A figura 10.1 ilustra de forma interessante a relação entre validade e precisão.

Existem várias maneiras de se conduzir ensaios clínicos (estudos não controlados, estudos não randomizados, estudos abertos – *open label* – estudos

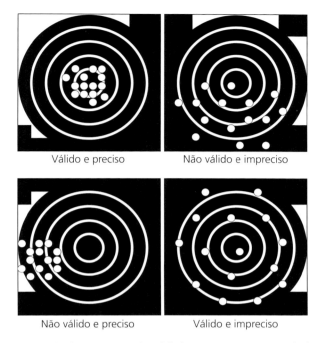

Figura 10.1 – Exemplo dos conceitos de validade e precisão por meio de figuras. Adaptado de Fletcher et al., 1996[3], leitura complementar.

crossover ou ensaios clínicos de um participante), mas o melhor nível de evidência é fornecido pelos ensaios clínicos controlados e randomizados. Os ensaios clínicos apresentam uma estrutura semelhante à dos estudos de coorte em muitos aspectos, mas com uma diferenciação fundamental, que é a alocação aleatória dos pacientes às exposições (intervenções). Este capítulo destina-se principalmente a uma discussão sobre os métodos utilizados nos ensaios clínicos controlados randomizados criados para se minimizar a ocorrência de viés.

COMO AVALIAR A VALIDADE DE UM ESTUDO CLÍNICO

Perguntar se os resultados de um ensaio clínico são válidos é o mesmo que indagar se houve algum viés na condução do estudo que possa ter levado a uma falsa conclusão. Em geral, estudos com falhas metodológicas ou metodologia inadequada estão associados com efeitos de tratamento exagerados, ou seja, favorecendo o medicamento utilizado. A seguir avaliaremos passo a passo cada característica metodológica dos ensaios clínicos controlados e randomizados. É importante lembrar que é de extrema importância a descrição pormenorizada do desenho do estudo no item "Métodos", pois, se não houver descrição detalhada ou mesmo menção à maneira como foi determinada cada fase ou característica do estudo, devemos considerar que tal característica não fez parte do desenho. Esse aspecto da avaliação da qualidade dos estudos – o relato pormenorizado do desenho do estudo – vem sendo muito discutido nos últimos anos, a ponto de um grupo de pesquisadores e editores desenvolverem a declaração CONSORT (*Consolidated Standards of Reporting Trials*, em português Padronização consolidada de como relatar ensaio clínicos), com o objetivo de padronizar e aperfeiçoar a forma como os ensaios clínicos são apresentados[3]. O CONSORT vem sendo desenvolvido e atualizado desde 2001.

Na avaliação da qualidade dos ensaios clínicos vários itens metodológicos devem estar presentes (Quadro 10.3).

Quadro 10.3 – Itens metodológicos que devem estar presentes na avaliação de um ensaio clínico.

O estudo foi controlado?
Houve alocação aleatória dos grupos?
O seguimento dos pacientes foi completo?
Utilizou-se o princípio da intenção de tratar?
O estudo foi cego?
Os grupos eram semelhantes no início do estudo?
Os grupos foram tratados igualmente?

O ESTUDO FOI CONTROLADO?

Quando avaliamos o benefício de uma intervenção terapêutica em um ensaio clínico, o grupo que recebe a intervenção sob investigação deve ser comparado a um grupo controle que não se submeteu à intervenção. Isso porque o benefício observado com uma intervenção terapêutica é consequência do somatório de uma série de fenômenos que podem mascarar o efeito real (farmacológico do medicamento, por exemplo) da intervenção em estudo. Assim, o benefício observado com uma intervenção pode ser fruto apenas da evolução natural da doença e não da intervenção em si; o benefício observado pode ser fruto apenas do fenômeno estatístico da regressão à média; ou ainda pode ser fruto apenas dos efeitos placebo e *Hawthorne*. Dessa forma, o benefício observado com a intervenção é a soma de possíveis benefícios decorrentes da história natural da doença, do fenômeno de regressão à média, do efeito *Hawthorne,* do efeito placebo e da ação específica de nossa intervenção. Se o estudo for conduzido apenas em um grupo, comparando-se o estado pré-intervenção com o estado pós-intervenção, não saberemos o quanto cada um dos efeitos descritos acima contribuiu para o benefício observado e, portanto, nem se há um benefício específico real da intervenção. Se, por outro lado, compararmos dois grupos muito semelhantes em todos os aspectos, exceto pelo fato de um deles receber a intervenção terapêutica e o outro um placebo, a diferença observada ao final do estudo poderá ser atribuída à ação específica da intervenção terapêutica, uma vez que o benefício decorrente dos outros efeitos (história natural da doença, regressão à média, efeitos *Hawthorne* e placebo) estará ocorrendo em ambos os grupos de maneira homogênea (a menos que os grupos não sejam semelhantes no início do estudo devido a um viés de seleção).

História natural da doença

Vamos supor uma doença nova recém-descoberta e ainda sem tratamento. Acredita-se que o medicamento X recentemente desenvolvido poderá ser útil no tratamento desta doença. Ainda não se conhece muito sobre a nova doença, como, por exemplo, qual a proporção de indivíduos com a doença que evoluem para uma forma grave ou quantos se curam espontaneamente. Na hora de testar o novo tratamento, poderá se comparar, por exemplo, o número de remissões (melhora da doença) no grupo tratado com o novo medicamento (grupo intervenção) com o número de remissões no grupo controle, já que uma parte considerável dos pacientes pode melhorar espontaneamente devido à evolução natural da doença (na toxoplasmose, por exemplo, há remissão espontânea da doença na grande maioria dos casos). Se fosse feito um estudo hipotético testando um novo medicamento, menos tóxico que os atualmente disponíveis, para o tratamento da toxoplasmose deveria existir um grupo controle, já que a maior parte dos casos da doença remite espontaneamente.

Regressão à média

Ao selecionarmos pacientes com uma doença clínica para inclusão em um estudo por apresentarem valor extremo em uma distribuição, a variável em estudo tende a apresentar valores menos extremos em aferições subsequentes por um fenômeno puramente estatístico, conhecido como regressão à média, e não porque o paciente tenha necessariamente melhorado (Fig. 10.2). A regressão à média é facilmente interpretada pelo médico na sua rotina diária. Por

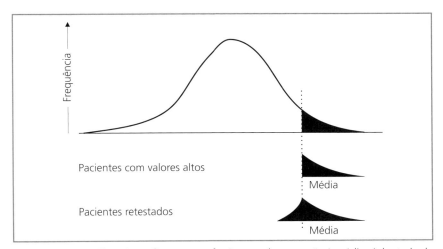

Figura 10.2 – Explicando graficamente o fenômeno de regressão à média. Adaptado de Fletcher et al., 1996[3], leitura complementar.

exemplo, quando o resultado de um potássio sérico vem discretamente elevado (por exemplo, 5,1mEq/dl), frequentemente se pede nova coleta antes de se tomar qualquer conduta e, na maioria das vezes, o novo resultado apresentará valores mais baixos (mais próximos da média de valores da distribuição no população geral). O fenômeno da regressão à média foi descrito por Galton que estudava o quociente de inteligência (QI) de filhos de pais com QI muito elevado. Ele descobriu que, na grande maioria das vezes, os filhos apresentavam um QI menor que o dos pais. Baseado nesse estudo, ele enunciou o princípio da regressão à média: quando vários fatores se combinam a maior probabilidade é que o resultado final seja um valor habitual. Entretanto, quando há uma combinação rara de fatores, o resultado é diferente do normal. Em uma próxima combinação o mais provável é que volte a ser um valor habitual. Olhando a curva normal é fácil observar que a faixa da normalidade é muito maior do que a faixa elevada ou a faixa mais baixa, nos seus extremos.

Efeito *Hawthorne*

Pacientes que são alvo de interesse e de atenção especiais, como aqueles que participam de ensaios clínicos, tendem a apresentar melhora, muitas vezes decorrente de mudanças de comportamento ou mesmo na maneira de encarar e relatar os sintomas de sua condição clínica. A definição precisa do efeito *Hawthorne* pelo *Merriam Webster's Collegiate Dictionary* é "a estimulação do objetivo desejado pelo simples fato de estar sob observação". Esse efeito é conhecido como efeito *Hawthorne*, que foi descrito pela primeira vez em um enorme complexo industrial denominado *Hawthorne Works* da *Western Eletric Company*, onde se montavam relês para uso em telefone, situado em Chicago, no bairro Cícero, nos anos 1920, época em que estavam sendo testadas várias estratégias para estimular o rendimento dos funcionários no trabalho. Uma iniciativa da empresa aumentou a iluminação na fábrica e a produtividade aumentou. Depois, quando se reduziu a iluminação, também houve um paradoxal aumento da produtividade. Novas mudanças na limpeza do chão, nova disposição dos equipamentos também aumentaram a produtividade. A conclusão da experiência mostrou que a produtividade aumenta quando os funcionários percebem que a direção da empresa se preocupa com eles. A versão que acabou ficando mais conhecida, embora nunca descrita, dessa história é que pintar a parede da fábrica de branco aumentou a produtividade. Algum tempo depois, a pintura das paredes de uma outra cor também aumentou a produtividade. Conclusão: o aumento da produção não tinha nada a ver com a pintura, mas sim com a ação deliberada em arrumar o local de trabalho. Ou seja, existe um efeito placebo social, que pode ser compreendido na visão durkeheneiana de "fato social" apropriada por Geoffrey Rose[4].

O outro ponto de destaque são os controles históricos. Frequentemente julgamos a eficácia de um tratamento ao compararmos os resultados atuais de pacientes recebendo um novo tratamento com os resultados de pacientes trata-

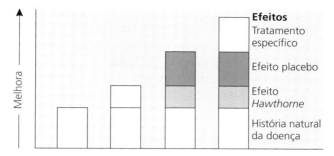

Figura 10.3 – O efeito final do tratamento é composto pela história natural da doença, pelo efeito *Hawthorne*, pelos efeitos placebo e específico do tratamento. Adaptado de Fletcher et al., 1996[3], leitura complementar.

dos anteriormente de outra maneira (em ocasião em que o novo tratamento ainda não estava disponível). Essa maneira de interpretar a eficácia de novos tratamentos apresenta muitos problemas, pois em geral os resultados obtidos com portadores da mesma doença em ocasiões diferentes também são diferentes, independente da intervenção. Um estudo de Diehl e Perry comparou a sobrevida de dois grupos controles de pacientes com câncer que não receberam o tratamento mais moderno. Um dos grupos era composto por controles históricos que não receberam o novo tratamento na ocasião pelo simples fato de ele não estar disponível; e um grupo de controles de ensaios clínicos randomizados atuais que não receberam o tratamento mais moderno por terem sido randomizados para não recebê-lo, já que se estava testando o novo tratamento contra o tratamento clássico[5]. Dos controles atuais, uma porcentagem acima de 20% apresentou sobrevida melhor que os controles históricos, mesmo ambos não tendo recebido o tratamento mais moderno. Essa melhor sobrevida se deve a melhoras em outros aspectos do tratamento do câncer, como melhor suporte nutricional, melhores cuidados de enfermagem, melhores cuidados gerais, melhor tratamento de complicações disponíveis com a evolução dos conhecimentos. Esse mesmo princípio pode ser aplicado a novas técnicas cirúrgicas. Não se pode comparar uma nova técnica com controles históricos operados pela técnica antiga há muitos anos. Outros fatores, além das técnicas cirúrgicas, evoluíram, como cuidados perioperatórios, antibioticoterapia, entre outros.

Efeito placebo

Pacientes que recebem um comprimido ou uma injeção indistinguível do tratamento ativo no que diz respeito à aparência, ao sabor, ao odor e à cor, mas que não tem a substância ativa com ação específica, apresentam benefício mensurável que varia, dependendo da condição e da intervenção em estudo. Esse benefício é chamado de efeito placebo. Ele acontece pelo simples fato de o paciente confiar no efeito do medicamento ou no médico que o prescreveu e ainda mais quando o médico prescreve com convicção. Os mecanismos do efeito placebo são desconhecidos, mas atingem um terço dos pacientes. O efeito de alguns tipos de medicamento ou de alguns tipos de intervenção parece depender mais do efeito placebo. Isso acontece frequentemente com o tratamento de sintomas subjetivos como dor e prurido, em que é mais difícil avaliar a ação específica do medicamento ou da intervenção. A figura 10.3 mostra o efeito específico do tratamento e o papel da história natural da doença, do efeito *Hawthorne* e do efeito placebo.

HOUVE ALOCAÇÃO ALEATÓRIA DOS GRUPOS?

Os desfechos estudados em ensaios clínicos sofrem influência de inúmeras variáveis (chamadas de variáveis independentes, fatores de risco ou determinantes dos desfechos), dentre elas está o nosso objeto de estudo, a intervenção terapêutica. Ao avaliarmos o efeito de uma intervenção terapêutica, portanto, devemos estar atentos para todas as outras variáveis determinantes dos desfechos que possam funcionar como fatores de confusão, sob o risco de encontrar um efeito sobre os desfechos decorrentes de uma outra variável e atribuí-lo à nossa intervenção. Dessa forma, a única maneira de nos certificarmos de que o efeito sobre os desfechos foi decorrente de nossa intervenção é fazer com que os grupos de comparação tenham em média os mesmos determinantes dos desfechos (grupos homogêneos quanto a fatores prognósticos e fatores de risco conhecidos e desconhecidos) e que difiram apenas quanto à intervenção terapêutica. A melhor maneira de fazer com que a probabilidade de possuir determinada característica seja a mesma nos grupos de comparação é alocar os participantes do estudo de forma aleatória para os grupos de intervenção e controle, semelhante a jogar cara ou coroa com uma moeda. Somente com a alocação aleatória ("randomização") estaremos evitando o viés de seleção, ou seja, evitando que a alocação seja feita baseada na vontade do pesquisador ou em qualquer outro método (métodos determinísticos) que produza grupos de intervenção diferentes quanto ao prognóstico (grupos heterogêneos quanto a características determinantes dos desfechos).

A randomização é a principal técnica para reduzir o viés (Quadro 10.4), entretanto, muitas vezes, não é realizada de maneira adequada. Muitos pesquisadores apresentam visões errôneas da randomização. Abordagens baseadas em alocação alternada (se o primeiro participante é randomizado para o grupo intervenção, o segundo obrigatoriamente vai para o placebo) ou baseada em data de nascimento, número de registro hospitalar ou endereço são métodos determinísticos (ou sistemáticos) e não aleatórios e, portanto, sujeitos a produ-

Quadro 10.4 – Vantagens da randomização.

Elimina o viés de seleção
Fornece subsídios para a implementação de vários tipos de cegamento, diminuindo o viés após a alocação (viés de aferição)
Permite o uso da teoria de probabilidade para expressar a chance de que a diferença nos desfechos seja decorrente do acaso

zir grupos não homogêneos (viés de seleção). Os métodos determinísticos ou sistemáticos de alocação, embora apresentem algum elemento de aleatoriedade, não podem ser considerados totalmente aleatórios porque são previsíveis. Sabe-se que em algumas populações, por exemplo, o dia da semana em que o nascimento ocorre não é uma questão de acaso[6]. Uma outra fragilidade dos métodos determinísticos de alocação, talvez até mais importante, é o fato de que com esses métodos se torna quase impossível ocultar a sequência de alocação, produzindo um viés de seleção[7].

A randomização compõe-se de dois processos distintos, porém inter-relacionados: a geração da sequência de alocação e a ocultação dessa sequência até que a alocação esteja consumada (Quadro 10.5). É importante que o relato detalhado dos métodos utilizados para gerar a sequência de alocação e para ocultá-la seja explicitado pelos autores e não apenas referido como "randomização" ou "alocação aleatória". Em estudo recente de grande impacto (CAPP), descobriu-se que a randomização foi feita por meio de envelopes, o que compromete parte dos resultados e tira a força do estudo, já que era possível ler o conteúdo do envelope colocando-o contra a luz[8].

Quadro 10.5 – Componentes da randomização.

Geração da sequência aleatória de alocação
Simples
Restrita
Blocos
Estratificada
Minimização
Ocultação da sequência de alocação
Envelopes opacos selados
Randomização central por telefone, fax ou internet
Randomização terceirizada (farmácia)

Geração da sequência de alocação

Existem vários métodos de randomização, que descreveremos a seguir.

Randomização simples (não restrita)

É o método mais simples e muito utilizado. Embora seja o método de alocação básico, semelhante a se jogar cara ou coroa repetidamente com uma moeda honesta e se atribuir, por exemplo, cara ao grupo de tratamento e coroa ao grupo controle, ou vice-versa, esse método preserva a imprevisibilidade completa da alocação. Por mais complexo e sofisticado que seja, nenhum outro método de alocação é superior à randomização simples. Entretanto, ela apresenta limitações principalmente em estudos com amostras pequenas, quando podem ser criados grupos muito distintos pelo efeito do acaso. Se um ensaio clínico vai randomizar 30 participantes, 15 em cada grupo, ao usarmos cara ou coroa é possível que pelo efeito do acaso haja 21 caras e nove coroas. Mas, se o estudo incluir 1.000 participantes, é muito provável que os números sejam de 505 para cara e 495 para coroa. Em estudos com mais de 200 participantes em cada grupo, a chance de se produzir grupos muito distintos fica muito reduzida[9].

Os métodos manuais de randomização simples, como cara ou coroa (com uma moeda honesta), jogar um dado não viciado ou distribuir cartas de baralho embaralhadas apresentam problemas. Tais métodos são fáceis de implementar na prática, mas não podem ser verificados por um auditor caso necessário. Os métodos mais utilizados na prática são uma tabela de números randômicos (facilmente encontrada nos apêndices de qualquer livro de estatística) ou programas de computador que geram números randômicos[10]. Atualmente, há vários *sites* disponíveis na internet para randomização: http://www.randomization.com, por exemplo.

Randomização restrita

A randomização restrita é usada para se assegurar que, além de gerar grupos não enviesados, ela produza grupos de tamanho semelhante, mesmo com uma amostra de menor tamanho. O método mais utilizado de randomização restrita é a em blocos. Um outro benefício da randomização em bloco é quando se planeja uma análise interina precoce. Em tal circunstância, a randomização simples poderia produzir grupos de tamanho muito desproporcional. A randomização em bloco resolve esse problema. Essa maneira de randomizar caracteriza-se pela constituição de blocos de números fixos de participantes, dentro dos quais são distribuídas as alocações. Por exemplo, para um bloco de oito indivíduos inscritos consecutivamente no estudo, quatro serão alocados para um grupo de tratamento e quatro para outro (se a razão de alocação for de um para um). Idealmente, deve-se variar aleatoriamente o tamanho dos blocos, particularmente se o estudo não for duplo-cego, para se reduzir as chances de que a sequência de alocação seja parcialmente decifrada pelos responsáveis pelo recrutamento dos participantes. No relato do método de randomização, o pesquisador deve explicitar o uso dos blocos, sendo a razão de alocação (1:1, 2:1 etc.) o método utilizado para gerar a sequência aleatória (cara ou coroa, dado, programa de computador ou tabela de números aleatórios) e o tamanho dos blocos e sua variação se houver.

Randomização estratificada

A randomização simples e a em blocos, embora evitem o viés de alocação, podem produzir desequilíbrios nas características de base dos grupos de comparação somente pelo acaso (*chance imbalances*), de forma que características importantes e com valor prognóstico podem não estar homogeneamente distribuídas nos grupos, resultando em um tipo especial de viés, o viés do acaso (*chance bias*). Esse tipo de problema ocorre mais frequentemente em ensaios clínicos pequenos. Uma maneira de alcançar uma boa homogeneidade nos grupos para determinada variável prognóstica é a randomização estratificada. Nesse tipo de randomização, listas separadas são usadas para cada subgrupo com relação à variável prognóstica. Por exemplo, imagine um estudo no qual são comparadas duas intervenções preventivas distintas para doença coronariana. Seria interessante estratificar os grupos quanto à presença ou não de tabagismo. Duas listas de randomização separadas deveriam ser preparadas para tabagistas e não tabagistas usando-se randomização em bloco, de forma que a variável tabagismo estaria homogeneamente distribuída nos dois grupos. A alocação estratificada deve ser necessariamente baseada em uma randomização por blocos dentro de cada estrato. Quando se trata de grandes estudos, entretanto, a randomização estratificada cria muita complexidade e traz pouco benefício adicional, uma vez que a randomização por si só cria grupos homogêneos quando o número de participantes é grande[10].

Minimização

Tal técnica incorpora as noções de estratificação e restrição. Pode ser usada para produzir pequenos grupos muito semelhantes em relação a inúmeras características. Inicialmente, o tratamento é alocado aleatoriamente ao primeiro paciente. Os pacientes subsequentes são randomizados utilizando-se uma alocação preferencial para o grupo no qual tal paciente minimizaria um potencial desequilíbrio entre variáveis prognósticas nos grupos de comparação.

Detalhes da minimização e de outros métodos de randomização (*biased-coin* – moeda enviesada, *urn randomisation* – randomização por urna, *random allocation rule* – regra de alocação aleatória, *replacement randomisation* – randomização por substituição) com exemplos práticos podem ser encontrados em livros-texto especializados.

Por fim, vale mencionar que o tamanho desigual dos grupos obtidos pela randomização simples é esperado se ela for bem feita, indicando aleatoriedade. Não se devem buscar grupos de mesmo tamanho por puro efeito cosmético em detrimento da imprevisibilidade de uma alocação aleatória bem feita.

Ocultação da sequência de alocação

O segundo passo em uma randomização bem-sucedida é o processo de ocultação da sequência de alocação (*allocation concealment*). Esse processo previne o conhecimento de antemão da alocação aos grupos de tratamento por aqueles responsáveis pelo recrutamento de participantes. Ninguém deveria saber qual o próximo tratamento na sequência aleatória até que a decisão sobre elegibilidade do indivíduo tenha sido consumada e o paciente inscrito no estudo. Nesse ponto, após a inscrição do paciente e sua alocação, ninguém poderia alterar a alocação ou a decisão sobre elegibilidade, com risco de incorrer em um grande viés de seleção[11].

O ideal é que esse processo seja absolutamente imune a qualquer interferência humana. O poder da randomização em reduzir vieses depende principalmente de uma ocultação bem-sucedida da sequência aleatória. Sem uma ocultação adequada, até mesmo uma sequência aleatória absolutamente imprevisível pode ser corrompida. O conhecimento da próxima alocação na sequência aleatória poderia levar à exclusão intencional de alguns pacientes baseada em seu prognóstico, ou mesmo direcionar certos pacientes para grupos desejáveis. Isso poderia ser facilmente conseguido com atraso na inclusão de um paciente no estudo, até que a próxima alocação desejável surgisse. Existem muitas evidências mostrando que ensaios clínicos com ocultação da alocação inadequada produzem estimativas de efeito de tratamento muito maiores (em média 41% maiores) que ensaios clínicos, nos quais há relatos de ocultação adequada. Por outro lado, estudos sem uma geração de sequência aleatória adequada produzem efeitos de tratamento semelhantes aos produzidos por estudos com uma sequência aleatória gerada de forma adequada, mostrando que a abordagem para se gerar uma sequência aleatória parece ter papel menos importante que a ocultação dessa sequência na prevenção de viés. Isso aconteceu no estudo CAPP, em que o fato de a sequência de randomização utilizar envelopes que poderiam revelar a sequência de ocultação levou a muitas críticas[8].

Esse fato parece também transparecer na introdução da randomização na pesquisa clínica em 1948 por Sir Austin Bradford Hill[1]. Parece que o maior motivo para a introdução desse processo não foi a geração de uma sequência aleatória para homogeneizar os grupos (o que poderia ser conseguido com a alocação alternada) e sim uma maneira de se gerar uma sequência de alocação que poderia ser ocultada mais facilmente.

O processo de ocultação da sequência de alocação (*allocation concealment*) tem sido equivocadamente referido como cegamento ou mascaramento da randomização (*randomisation blinding*). Esse equívoco é problemático por duas razões: primeiro porque a randomização tem por finalidade evitar o viés de seleção, e o cegamento, o viés de aferição; e segundo, a ocultação da randomização é possível em qualquer tipo de ensaio clínico, enquanto o cegamento nem sempre é possível em todos os níveis.

O SEGUIMENTO DOS PACIENTES FOI COMPLETO?

Durante um ensaio clínico que pode avaliar centenas de pacientes durante anos, é comum que o seguimento de alguns pacientes seja perdido no decorrer do estudo, não sendo possível computar seus desfechos na análise final dos resultados. Essa perda de seguimento (*loss to follow up*) pode ser um problema nos ensaios clínicos e faz parte de um grupo maior de situações geradoras de viés: as exclusões após a randomização (Quadro 10.6).

Quadro 10.6 – Exclusões após a randomização.

Descoberta de inelegibilidade
Desfecho pós-randomização, mas pré-tratamento
Desvios de protocolo
Perdas de seguimento

ENSAIOS CLÍNICOS – PRINCÍPIOS TEÓRICOS

Como já vimos, a randomização serve para formarmos grupos de comparação homogêneos no início do estudo para que não haja viés de seleção e para que, portanto, as diferenças nos desfechos tenham relação com a intervenção e não com outras diferenças entre os grupos. Qualquer exclusão de participantes feita após a randomização enviesa os grupos de comparação, a menos que as exclusões sejam aleatórias (ocorram com a mesma probabilidade nos grupos de comparação). Entretanto, sabemos que a maioria das exclusões pós-randomização não são aleatórias[12]. Neste capítulo, discutiremos mais detalhadamente a perda de seguimento, e no capítulo seguinte, as outras causas de exclusão pós-randomização.

Os motivos pelos quais as pessoas abandonam um estudo são variados. Algumas o deixam porque estão muito bem e outras porque morreram; outras porque apresentam efeitos colaterais, outras ainda por motivo de mudança ou apenas a inconveniência das visitas de seguimento. De forma geral, entretanto, os indivíduos perdidos no seguimento apresentam um prognóstico diferente dos que permanecem no estudo, fazendo com que as perdas de seguimento acabem por produzir vieses nos resultados. Existe uma série de estratégias que podem ser utilizadas para se minimizar as perdas de seguimento, incluindo seleção apenas de pacientes considerados de boa aderência, facilitar as visitas de seguimento ou contratar uma pessoa para encontrar aqueles que não retornaram nas consultas de seguimento. Mas qual seria um número aceitável de perdas em um ensaio clínico? Idealmente seria zero, mas do ponto de vista prático esta resposta depende da intervenção e dos desfechos que estão sendo estudados. De maneira geral, não se deve tolerar perdas que sejam maiores que a incidência do desfecho em estudo. Uma outra regra prática é que perdas menores que 5% geralmente produzem pouco viés e perdas maiores que 20% são uma séria ameaça à validade do estudo.

As perdas entre 5 e 20% devem ser avaliadas cuidadosamente, se possível utilizando-se uma análise de sensibilidade (pior cenário). Nessa análise, assume-se, nos estudos com resultado positivo, que todos os pacientes perdidos do grupo de intervenção atingiram o desfecho (morreram por exemplo) e depois que nenhum dos pacientes perdidos do grupo controle atingiu o desfecho, calculando-se novamente os resultados. Se o resultado permanecer positivo, então as perdas não afetaram a validade do estudo. Essa análise deve ser feita preferencialmente se a taxa de perdas for diferente entre os grupos, pois, nesse caso, a chance de viés é maior[13].

Para evitar o problema de o desfecho ocorrer precocemente ou melhorar a adesão, muitas vezes cria-se nos ensaios clínicos o período de *run-in*. Ou seja, após a randomização todos os indivíduos que participarão do estudo recebem o medicamento ativo por um período de três meses ou simplesmente são seguidos para que se possa verificar se são aderentes ou não. No Estudo dos Médicos Americanos (*Physicians' Health Study*), todos receberam aspirina (a substância a ser testada) por três meses e quem apresentou problemas decorrentes de seus efeitos colaterais ou problemas de adesão ao tratamento independente dos efeitos colaterais foi excluído. No *Women's Health Study*, foram consideradas elegíveis mulheres com mais de 45 anos aparentemente saudáveis sem história de doença cardiovascular. No período de *run-in*, houve 300 casos de doença isquêmica coronariana entre as aproximadamente 40.000 randomizadas. Elas continuaram no estudo, mas, nelas, em vez de se analisar o papel da aspirina na prevenção primária das doenças cardiovasculares, analisou-se o papel da aspirina na prevenção secundária das doenças cardiovasculares, já que elas já tinham apresentado um evento cardiovascular.

O *run-in* introduz um viés de seleção no estudo: pessoas que se voluntariam para estudos são diferentes das que não se voluntariam e pessoas com alta adesão ao estudo também são diferentes das que não aderem ao estudo. Os indivíduos que se apresentam como voluntários são mais preocupados com a saúde e os que apresentam maior adesão em geral apresentam melhor prognóstico. Por outro lado, o *run-in* barateia custos, já que ao seu final teremos participantes mais aderentes ao estudo do que se espera na população geral. A solução para contrabalançar esse viés de seleção é aumentar o tamanho da amostra, já que em amostras maiores a probabilidade de se encontrar um resultado enviesado é menor.

Um outro ponto muito importante é o relato pormenorizado das perdas durante o seguimento e a apresentação de uma análise com os dados dos pacientes perdidos até o momento da perda de contato. Geralmente, todo grande estudo vai apresentar uma figura na forma de um fluxograma detalhando todas as perdas que aconteceram no estudo no início da seção de resultados.

UTILIZOU-SE O PRINCÍPIO DA INTENÇÃO DE TRATAR?

Como já mencionado no item anterior, as exclusões após a randomização, por serem frequentemente não aleatórias, produzem desequilíbrios entre os grupos, de forma a produzir viés. Uma maneira de se evitar tal viés é por meio do princípio da intenção de tratar (*intention to treat*), que diz que todos os pacientes randomizados têm que ser analisados, como parte do grupo para os quais foram inicialmente alocados, mesmo se durante o estudo houve qualquer desvio do protocolo. De forma prática: "uma vez randomizado para o grupo X, sempre analisado como parte do grupo X". Se pacientes são excluídos após a randomização e a análise é feita apenas com os pacientes remanescentes ou apenas com aqueles que receberam a intervenção de fato (medicamento ativo ou placebo), independente da intervenção alocada de maneira aleatória inicialmente, estaremos diante de uma análise não randomizada, algo muito semelhante a um estudo de coorte[14,15].

Novamente, uma questão muito importante a ser mencionada é a do relato detalhado de como os pacientes foram analisados, quantos foram excluídos e em que circunstâncias foram excluídos. Muitas vezes, os pesquisadores não relatam perdas ou exclusões no seguimento do estudo, dando uma falsa impressão de qualidade. Esses estudos parecem ser mais confiáveis e menos enviesados que aqueles que relatam exclusões e perdas, quando na verdade estudos que não as relatam tendem a ser metodologicamente fracos e, portanto, mais sujeitos ao viés. Esse é o paradoxo da exclusão de acordo com Schulz e Grimes[12]. Dessa maneira, todas as exclusões e perdas devem ser relatadas conforme a diretriz apresentada pela declaração CONSORT[3].

As exclusões após a randomização podem ser fruto de algumas situações específicas (Quadro 10.6). Algumas vezes se descobre, após a alocação já ter sido feita, que o paciente não preenchia critérios para ingressar no estudo. Esses casos, porém, não são descobertos ao acaso (pacientes menos responsivos ao tratamento ou que apresentam efeitos colaterais podem chamar a atenção do investigador e, dessa forma, apresentar um risco aumentado de serem julgados como inelegíveis), fato que tem relação com o prognóstico, de forma que tais pacientes não devem ser excluídos, com risco de se incorrer em viés.

O mesmo acontece com desfechos que ocorrem antes do início da intervenção ou muito precocemente no seu curso, de forma que seu efeito ainda não possa ter sido atribuído à intervenção. Nesses casos, os pacientes também não devem ser excluídos do estudo, com risco de gerar erros sistemáticos graves. Suponhamos um estudo que compare um tratamento cirúrgico com o tratamento clínico tradicional (controle) de determinada doença. Alguns pacientes randomizados para o tratamento cirúrgico não conseguirão ser operados porque estão muito doentes ou porque sofreram o desfecho (morte ou infarto por exemplo) antes de serem operados. Se tais pacientes forem incluídos na análise como fazendo parte do grupo controle (sem cirurgia), o tratamento clínico sempre parecerá pior do que o cirúrgico porque todos os pacientes de alto risco serão drenados para esse grupo; por outro lado, o tratamento cirúrgico sempre parecerá melhor do que o clínico porque só receberá os pacientes menos graves que podem se submeter ao procedimento cirúrgico. Ou seja, a aparente efetividade da intervenção cirúrgica não é fruto de um benefício real da cirurgia, mas sim de uma exclusão sistemática dos pacientes de pior prognóstico do grupo cirúrgico, sendo o viés ainda maior se eles forem incluídos na análise como parte do grupo controle. Para que tais circunstâncias sejam devidamente avaliadas pelo leitor, é imprescindível que o relato de exclusões ou não de participantes com tais características seja feito de maneira minuciosa. Estudos sem relato adequado ou nenhum relato de exclusões ou perdas devem ser avaliados ceticamente.

Uma outra fonte de exclusões equivocadas são os desvios de protocolo. Como na prática clínica rotineira, pacientes em ensaios clínicos se esquecem de tomar a medicação, tomam medicações erradas ou não tomam por pura displicência. Em análise superficial, parece lógico que tais pacientes que não receberam seu tratamento alocado aleatoriamente de maneira correta devam ser excluídos do estudo ou analisados no grupo controle. Entretanto, as razões pelas quais os indivíduos não tomam sua medicação são muitas vezes relacionadas ao prognóstico ou aos efeitos colaterais do tratamento, de forma que exclusões de indivíduos não aderentes farão com que o resultado seja fruto de uma comparação de grupos não homogêneos e, portanto, enviesados. Um exemplo interessante da relação entre aderência e prognóstico foi um grande estudo randomizado que avaliou o efeito de hipolipemiantes sobre a doença coronariana. Nesse estudo do *Coronary Drug Projet Research Group* (Grupo de Pesquisa do Projeto de Medicamentos para Insuficiência Coronária), 1.103 homens receberam clofibrato, e 2.789, placebo. A mortalidade em cinco anos foi de 20% no grupo do clofibrato e 20,9% no grupo placebo, mostrando a ineficácia da droga[16]. Observou-se que nem todos os pacientes tomaram suas medicações, aparecendo aí uma dúvida: teria o clofibrato funcionado nos pacientes que realmente tomaram o medicamento? A análise feita levando-se em consideração a aderência mostrou que, entre os que receberam clofibrato, a mortalidade em cinco anos nos aderentes ao tratamento foi de 15%, e entre os menos aderentes, de 24,6% (p < 0,001). Entretanto, tomar a droga prescrita também estava associado à menor mortalidade entre os pacientes que receberam placebo. Entre esses, a mortalidade em cinco anos foi de 15,1% para os pacientes que tomaram a maior parte de sua medicação placebo e de 28,3% para os menos aderentes (p < 0,001). Ficou clara a associação entre tomar a medicação e o prognóstico, independente do efeito específico da medicação.

Além disso, o princípio da intenção de tratar (contabilizar e analisar os desfechos conforme a randomização) fornece não somente resultados válidos e livres de viés, por preservar o valor da randomização, mas também nos dá a oportunidade de avaliar toda uma estratégia de tratamento, uma maneira pragmática de avaliar a efetividade de uma intervenção em uma situação real em que a não aderência e outros desvios de protocolo estão presentes e não apenas a eficácia de uma intervenção em condições ideais. A análise por intenção de tratar deve na realidade ser considerada uma estratégia de estudo, incluindo o desenho, a condução, a análise e o relato adequado do estudo, e não somente uma maneira de analisar os resultados[14,15].

No *Womens' Health Initiative* foi utilizado o princípio da intenção de tratar como em todo ensaio clínico bem delineado. No início do estudo, metade das pacientes foi alocada no grupo tratamento hormonal e metade no grupo controle sem reposição hormonal. Durante o curso do estudo, a porcentagem de mulheres que mudaram de grupo foi grande e houve um grande número de *run-ins* e *run-outs*, ou seja, pessoas "trocaram" de grupo durante o estudo. A troca de grupos acontece por vários motivos: efeito colateral da reposição hormonal, prescrição de reposição por decisão do médico particular da paciente ou decisão da própria paciente de receber reposição hormonal influenciada pela mídia, relatos de amigas, entre outros. Entretanto, a análise final do estudo foi feita seguindo o princípio da intenção de tratar como se espera de um ensaio clínico com boa metodologia.

O ESTUDO FOI CEGO?

Indivíduos têm opiniões e expectativas diferentes sobre a eficácia de um tratamento. Isso se aplica tanto aos participantes do estudo como aos investigadores. O comportamento humano é altamente influenciado por tais opiniões e expectativas. Dessa forma, o conhecimento de em qual grupo de tratamento o participante se encontra, tanto por parte dos investigadores e avaliadores de desfechos como por parte dos próprios participantes, pode produzir distorções por meio de vários mecanismos que iremos discutir. A técnica do cegamento ou mascaramento tem por finalidade a redução desse tipo de viés.

A introdução do cegamento (*blinding*) foi feita no final do século XVIII por Lavoisier e Franklin. No século XX, já era usado com frequência na Alemanha na década de 1930 e, posteriormente, na Inglaterra e Estados Unidos.

As opiniões, as crenças e as expectativas acerca da eficácia de um tratamento podem influenciar sistematicamente inúmeras variáveis relacionadas aos desfechos clínicos (Quadro 10.7), caso os tratamentos sejam do conhecimento dos participantes, dos investigadores (incluídos aqui planejadores dos ensaios, responsáveis pelo recrutamento, executores da randomização, médicos e enfermeiras cuidadores, coletores de dados de rotina, entre outros) e dos avaliadores de desfechos (*outcome assessors*)[17].

Quadro 10.7 – Variáveis sujeitas a influências sistemáticas.

Mudanças de estilo de vida
Adesão ao tratamento
Relato dos sintomas
Manejo clínico diferenciado
Percepção tendenciosa

O cegamento tem como finalidade principal a eliminação do viés de aferição, ou seja, a aferição ou avaliação diferencial dos desfechos de interesse. Outras funções secundárias do cegamento são melhora da adesão ao tratamento, redução nas perdas de seguimento e diminuição do viés causado por tratamento ou assistência suplementar dados de forma diferencial (cointervenções)[18].

A relevância do cegamento varia de acordo com as circunstâncias. Ele é muito importante quando se avalia uma resposta subjetiva ao tratamento, como, por exemplo, o alívio da dor. Entretanto, o cegamento dos pacientes pode ser importante até mesmo quando o desfecho clínico é morte. Por exemplo, em um estudo em que se avalia um novo tratamento para a prevenção de doença coronariana no qual o desfecho a ser avaliado é morte por infarto agudo do miocárdio, se o paciente souber que está usando o novo medicamento em vez do tratamento tradicional supostamente "ultrapassado", ele pode parar de fumar e começar a fazer atividade física querendo "ajudar a ciência" na demonstração de um bom resultado, implicando uma modificação diferencial de variáveis que influenciam o desfecho e, portanto, gerando viés[19].

Cegamento significa mais que apenas manter o nome do medicamento prescrito oculto. A aparência do medicamento pode facilmente dar uma pista do grupo em que o paciente foi alocado. Dessa forma, as características dos tratamentos no que diz respeito a cor, cheiro, gosto, forma e modo de administração devem ser idênticas.

As definições das várias maneiras de se descrever o cegamento variam muito na literatura. Termos como duplo-cego (*double-blinding*) ou unicego (*single-blinding*) podem apresentar significados diferentes para vários autores. De maneira geral, duplo-cego refere-se a um ensaio clínico no qual os participantes, os investigadores e os avaliadores não conhecem a alocação da intervenção. O termo pode enganar o leitor, uma vez que são três grupos de indivíduos que estão cegos ao tratamento (é que muitas vezes os investigadores e avaliadores são a mesma pessoa). Dessa forma, idealmente, os autores devem descrever com detalhes como foi realizado o processo de cegamento e que instâncias (participantes, investigadores, avaliadores de desfechos ou analisadores de dados) são mantidas cegas ao tratamento. No que diz respeito à nomenclatura, vale também mencionar que mais recentemente vem sendo utilizado o termo mascaramento (*masking*) em vez de cegamento (*blinding*) para descrever esse processo. Isso parece ter surgido em ensaios clínicos que avaliavam pessoas com déficit visual ou cujo desfecho era cegueira, para tornar o nome do processo menos ofensivo e constrangedor para os participantes. Entretanto, o termo cegamento é o mais adequado para descrever o processo, não só por já estar consagrado na literatura médica por mais de 200 anos, como também por ser um termo de fácil compreensão e por trazer uma mensagem de prevenção de viés mais forte que o termo mascaramento (no primeiro os olhos são cobertos totalmente por uma venda e no segundo há buracos na venda na região dos olhos).

Por último, existem evidências empíricas da capacidade de prevenir o viés do cegamento. Uma revisão sistemática avaliando a qualidade dos ensaios clínicos mostrou que estudos não cegos ou com cegamento incerto ou mal relatado apresentam, em média, um exagero nas estimativas do efeito do tratamento de aproximadamente 19%. Esse efeito é menor que o relatado para a ocultação da sequência de alocação[19].

OS GRUPOS ERAM SEMELHANTES NO INÍCIO DO TRATAMENTO?

A questão da semelhança dos grupos no início do tratamento já foi extensamente abordada em outros capítulos. Sabemos que a base dos ensaios clínicos é a comparação de grupos homogêneos conseguidos graças à randomização. Qualquer desvio dessa homogeneidade criada pela randomização enviesa o resultado, pois as diferenças nos desfechos podem ter relação com as diferenças entre os grupos e não com a intervenção em estudo. Dessa forma, a base para a formação de grupos semelhantes no início do tratamento é a randomização. O número de participantes estudados também tem influência sobre a homogeneidade das características nos grupos, pois um número pequeno de participantes pode gerar, somente pelo acaso, grupos com características distintas mesmo que se utilize uma boa técnica de randomização. Nesses casos, pode-se lançar mão de métodos de randomização restrita e estratificada. É importante também que se apresente uma tabela com as características de base dos participantes após a randomização para que o leitor observe sua distribuição entre os grupos característicos (pelo menos das conhecidas). Essa é a famosa "tabela 1", que deve estar presente em todos os estudos com o teste de significância para mostrar se existe uma diferença ou não em relação às variáveis entre os grupos[20].

OS GRUPOS FORAM TRATADOS IGUALMENTE?

A homogeneidade dos cuidados com os participantes dos grupos de tratamento também é fruto de um aspecto já discutido: o cegamento. Se os profissionais de saúde responsáveis pelo cuidado dos participantes forem cegos ao tratamento oferecido aos grupos, não haverá intervenções diferenciais entre eles (cointervenções), evitando assim influência sobre variáveis determinantes de desfechos.

CONSIDERAÇÕES FINAIS

DESFECHOS CLÍNICOS *VERSUS* DESFECHOS SUBSTITUTOS

Vários tipos de desfechos podem ser estudados em ensaios clínicos, desde uma alteração laboratorial até mortalidade, passando por incidência de eventos clínicos, satisfação pessoal, qualidade de vida, tolerância aos esforços etc. É importante termos em mente que a eficácia de intervenções terapêuticas deve ser baseada em desfechos clínicos relevantes, ou seja, eventos que são importantes para o paciente e não em desfechos ditos substitutos (*surrogate endpoints*). Os desfechos substitutos em geral são parâmetros laboratoriais ou resultados obtidos por exames complementares. Os efeitos de uma intervenção sobre os desfechos substitutos frequentemente não predizem os verdadeiros efeitos clínicos de uma intervenção. Muitas vezes, ensaios clínicos usam desfechos substitutos para reduzir custos e o tempo de seguimento dos participantes. Como exemplo de desfechos substitutos podemos citar contagem de CD4 ou carga viral em ensaios clínicos de tratamento da aids, supressão de arritmias ventriculares, redução no nível de colesterol ou da pressão arterial, aumento da fração de ejeção em ensaios clínicos de cardiologia, tamanho do tumor ou negativação de um marcador em ensaios clínicos de oncologia, e assim por diante (Quadro 10.8).

Entretanto, o que realmente importa é analisar desfechos tipo morte ou não morte, morbidade pela doença, incluindo número de internações ou tempo de internação e melhora da qualidade de vida[21].

Quadro 10.8 – Desfechos clínicos e substitutos em ensaios clínicos de intervenção.

Doença	Desfecho	
	Substituto	Clínico
Arritmias	Supressão da arritmia	Mortalidade
IC	Débito cardíaco, FE	Mortalidade
Hipercolesterolemia	Nível de colesterol	Mortalidade, IAM
Hipertensão arterial	Nível da pressão	Mortalidade, IAM, AVC
Câncer de próstata	Tamanho do tumor	Sobrevida
Aids	CD4, carga viral	Infecções, mortalidade
Osteoporose	Densidade mineral óssea	Fraturas
Asma	Espirometria	Qualidade de vida, hospitalizações

ICC = insuficiência cardíaca; FE = fração de ejeção do ventrículo esquerdo; IAM = infarto agudo do miocárdio; AVC = acidente vascular cerebral.

Podemos fazer uma comparação com o futebol: desfecho primário é o gol, desfecho secundário é, por exemplo, o número de escanteios, porcentagem de domínio da bola pelo time. Todo mundo sabe que um time pode ter o melhor escore em número de escanteios, posse de bola e perder de um a zero para o time adversário.

Dessa forma, o desfecho primário de um ensaio clínico deve sempre ser um desfecho clínico relevante. Os desfechos substitutos também podem ser analisados nos ensaios clínicos, e é até desejável que o sejam, pois contribuem muito para o entendimento da fisiopatologia da intervenção terapêutica. Entretanto, devem ser sempre avaliados como desfechos secundários.

Ainda em relação aos desfechos, é importante que os desfechos primários e secundários sejam claramente definidos. O poder de um estudo e, portanto, o tamanho da amostra são calculados com base em provável diminuição na incidência do desfecho primário, de forma que um estudo que mostrou benefício apenas sobre um desfecho secundário deve ser avaliado com cuidado. Desconfie de estudos que analisam vários desfechos ao mesmo tempo porque provavelmente o estudo não tem poder para isso e a análise estatística não consegue corrigir o problema[22].

FASES DE EXPERIMENTAÇÃO

Para que uma intervenção terapêutica seja estudada em um ensaio clínico, ela deve passar por algumas fases, por muitos descritas como fases de um ensaio clínico. Essas fases só acontecem depois de existirem evidências *in vitro* e em animais de laboratório de que o medicamento a ser testado é seguro em seres humanos e todo esse processo é regido por leis de bioética em pesquisa.

204

Fase I – ensaios de farmacologia, realizados em voluntários, avaliam mais a segurança que a eficácia, além de investigar doses e modo de administração. Podem ser realizados em voluntários sadios e ser ou não randomizados.

Fase II – ensaios clínicos com pequeno número de indivíduos para investigação do efeito e segurança do tratamento. Em geral, são estudos que avaliam desfechos substitutos e podem não envolver um grupo controle. A randomização também pode ou não estar presente. São estudos-piloto.

Fase III – são os ensaios clínicos propriamente ditos. São desenhados para testar a eficácia de uma intervenção. São estudos de larga escala. Devem preferencialmente usar desfechos clínicos, grupo controle, além de serem randomizados e duplo-cegos.

Fase IV – fase de vigilância pós-comercialização.

ANÁLISE DE SUBGRUPOS

Análises realizadas em subgrupos específicos de participantes de um ensaio clínico devem ser avaliadas com critério, pois, como já mencionado, o estudo geralmente é programado para responder uma pergunta em relação àquela amostra como um todo e não em relação a uma parcela (um subgrupo) da amostra. Entretanto, as análises de subgrupo são tentadoras não só para o pesquisador, como também para o leitor que muitas vezes busca respostas que se apliquem a um paciente específico de sua prática clínica, cujas características se encaixam em algum subgrupo de determinado estudo. Para que se aceite o resultado de uma análise de subgrupo como válida e não apenas como um resultado espúrio fruto do acaso, algumas medidas devem ser observadas (Quadro 10.9). Primeiro, o resultado da análise de subgrupo deve ser clínica e estatisticamente significativo, e tal hipótese deve ter sido prevista antes da análise dos dados (ou seja, o estudo principal já incluía o subestudo e tinha poder para isso). A hipótese de uma diferença em um subgrupo específico deve ter sido uma dentre apenas um pequeno número de hipóteses testadas. Se testarmos inúmeras variáveis, existe maior probabilidade de que um resultado positivo

Quadro 10.9 – Guia para decidir se diferenças aparentes na resposta de subgrupos são reais.

A magnitude da diferença é clinicamente importante?
A diferença foi estatisticamente significativa?
A hipótese precedeu a análise?
Tal análise de subgrupo foi uma dentre um pequeno número de hipóteses testadas?
A diferença ocorreu por comparações dentro de um mesmo estudo?
Esse achado é consistente com os achados de outros estudos?
Há plausibilidade biológica que suporte esse achado?

Adaptado de Guyatt et al., 1994[1], leitura complementar.

seja encontrado apenas pelo acaso[23,24]. O resultado deve ter sido fruto da comparação de grupos dentro do mesmo estudo. Por fim, tal resultado deve ser consistente com achados de outros estudos e haver evidências indiretas (fisiopatologia) de que tal achado é real (plausibilidade biológica). Assim, antes de aceitarmos como real o resultado apresentado para um subgrupo de um estudo, devemos nos certificar de que todas essas condições foram observadas, caso contrário esse resultado servirá, na melhor das hipóteses, como nova hipótese a ser considerada em um estudo especificamente desenhado para testá-la[25].

QUESTÕES ÉTICAS

Inúmeros são os exemplos de pesquisas antiéticas em seres humanos. As atrocidades nazistas serão sempre lembradas; entretanto, existem exemplos tão graves quanto esses ocorridos em democracias contemporâneas como os Estados Unidos. O exemplo mais conhecido é o estudo de Tuskegee (*Tuskegee Syphilis Study* – Estudo da Sífilis de Tuskegee), que foi uma coorte, com cerca de 400 agricultores negros com sífilis não tratada, conduzida pelo Serviço de Saúde Pública dos EUA (*US Public Health Service*) para documentar o curso da doença nos negros e comparar as diferenças raciais nas manifestações clínicas da doença[25]. Foi iniciado em 1932, em uma época em que ainda não havia a penicilina e em que os tratamentos existentes não eram efetivos para o controle da doença, além de se associarem a efeitos colaterais graves. Em 1947, a penicilina foi reconhecida como tratamento básico para a sífilis e coincidentemente nesse mesmo ano o Código de Nuremberg, em resposta às atrocidades nazistas, lançava as bases para a ética na pesquisa clínica com o início do consentimento informado. Entretanto, os pesquisadores do Serviço de Saúde Pública Americano continuaram o estudo de Tuskegee sem fornecer penicilina aos participantes e sem dar sequer recomendações quanto à prevenção da transmissão da doença. Os agricultores que tentaram se matricular no exército foram recusados por recomendação dos pesquisadores do estudo, já que na época o exército dava penicilina para todo ingressante[25]. Em 1972, um jornalista levantou toda a história do estudo e o escândalo veio a público. Em 1997, o Presidente Clinton pediu desculpas formalmente aos sobreviventes de Tuskegee. O estudo de Tuskegee tornou-se um dos estudos observacionais mais longos da história (1932-1972) e representa não somente a exploração dos negros na história da medicina, como também o potencial para a exploração de qualquer população vulnerável, seja em termos de raça, seja gênero, idade ou classe social[26].

Em 1964, a Associação Médica Mundial aprovou em Helsinque um documento com princípios para a proteção de indivíduos em pesquisas biomédicas. Nesse documento, que ficou conhecido como Declaração de Helsinque, foram introduzidos conceitos de responsabilidade do investigador, comitês de ética e consentimento livre e esclarecido (Quadro 10.10). A Associação Médica Mundial reúne-se periodicamente para revisar a declaração original; a última reu-

Quadro 10.10 – A Declaração de Helsinque – linhas gerais.

A medicina é uma ciência experimental
A pesquisa médica deve basear-se em princípios científicos vigentes
A pesquisa médica deve ser conduzida por pessoas qualificadas
O benefício previsto deve ser proporcional ao risco
Os interesses do paciente devem prevalecer
O paciente deve estar corretamente informado dos detalhes da pesquisa, riscos e benefícios contemplados
O paciente deve dar seu consentimento e estar livre para retirá-lo a qualquer momento
A todo paciente deve ser assegurado o direito ao tratamento ou método diagnóstico mais correto

nião foi em abril de 2010 em Vancouver (Canadá), com enfoque em saúde e meio ambiente. A íntegra da Declaração de Helsinque pode ser encontrada na internet no *site*: www.wma.net.

Mais recentemente tem havido um outro tipo de problema ético que tem sido alvo de discussões no âmbito da Associação Médica Mundial. Há uma visão (predominante entre pesquisadores norte-americanos, com o aval de instituições como o FDA e entre alguns pesquisadores ingleses) que acredita que os cuidados gerais oferecidos aos participantes de um estudo em um país subdesenvolvido deve ser o melhor disponível no país, e não o melhor disponível no mundo. Ora, esta postura é defendida por grandes grupos farmacêuticos que pretendem realizar estudos com placebo em locais em que drogas comprovadamente eficazes para a afecção em estudo não estão disponíveis para a maioria da população, de forma que o estudo, além de ficar mais barato terá uma probabilidade maior de apresentar resultado positivo, uma vez que a intervenção será comparada com placebo. Este tipo de deslise ético tem ocorrido principalmente com estudos de antirretrovirais em países africanos.

A seguir transcrevemos dois parágrafos (29 e 30) da Declaração de Helsinque que tratam deste assunto:

"29. The benefits, risks, burdens and effectiveness of a new method should be tested against those of the best current prophylactic, diagnostic, and therapeutic methods. This does not exclude the use of placebo, or no treatment, in studies where no proven prophylactic, diagnostic or therapeutic method exists".

Os benefícios, o ônus e a efetividade de um novo método deveriam ser testados contra as melhores intervenções profiláticas, diagnósticas e terapêuticas existentes no momento. Isso não exclui o uso de placebo, ou nenhum tratamento, em estudos em que nenhuma intervenção profilática, diagnóstica e terapêutica esteja disponível.

"30. At the conclusion of the study, every patient entered into the study should be assured of access to the best proven prophylactic, diagnostic and therapeutic methods identified by the study."

Na conclusão de um estudo, a cada participante do estudo deveria ser assegurado o custo referente à melhor intervenção profilática, diagnóstica e terapêutica identificada no estudo.

COMITÊ EXTERNO E ANÁLISES INTERINAS

O comitê externo é composto sempre por pesquisadores da área, mas que não estão diretamente envolvidos no estudo. Todo ensaio clínico tem seu comitê externo. O papel desse comitê é avaliar periodicamente os resultados parciais do estudo e dizer se ele deve continuar pelo prazo previsto no seu início. Para isso, a cada seis meses, a cada ano ou dois anos, são feitas análises interinas dos resultados e é tomada uma decisão sobre a continuidade ou não do estudo. Os estudos podem ser suspensos quando os resultados do novo tratamento são tão benéficos que fica antiético esperar mais para divulgar os resultados[27,28]. Foi o caso do *Physicians' Health Study* na década de 1980, que testou a aspirina na prevenção primária das doenças cardiovasculares. A duração planejada do estudo era de cinco anos, mas, após três anos e meio, a redução do número de infartos agudos do miocárdio nos indivíduos randomizados no grupo aspirina foi tão significativa em relação ao grupo placebo, que se ordenou a suspensão do estudo. Ou os estudos podem ser suspensos quando os resultados mostram efeitos nocivos do tratamento. Foi o caso do *Womens' Health Initiative*, em que o comitê externo interrompeu o estudo precocemente por ter encontrado incidência aumentada de câncer de mama invasivo nas mulheres que faziam reposição hormonal[29].

ENSAIOS CLÍNICOS COM CONTROLE ATIVO, DE EQUIVALÊNCIA E DE NÃO INFERIORIDADE

Ensaios clínicos desenhados com a intenção de mostrar que determinado tratamento (ou intervenção) produz efeito semelhante ao de um tratamento alternativo levantam muitas questões complexas, a começar pela terminologia. O termo ensaio clínico com controle ativo (*active-control trial*) refere-se a todos os estudos nos quais o tratamento controle é ativo, ou seja, não é um placebo nem uma intervenção *sham*. Se a intenção é mostrar que as diferenças entre o tratamento controle e o tratamento em estudo não são grandes em nenhuma direção (nem para mais nem para menos), o estudo é chamado de estudo de equivalência. Em muitos estudos com controle ativo a comparação é unidirecional (unicaudal), cujo objetivo é demonstrar que o tratamento em estudo não é, pelo menos, substancialmente pior que o tratamento controle. Estes estudos são chamados de estudos de não inferioridade[30].

Os ensaios clínicos clássicos (bicaudais), em que se compara um tratamento ativo com placebo, são conhecidos como estudos de superioridade, entretanto atualmente esse desenho de estudo pode não ser eticamente possível, uma vez que, se houver um tratamento que tenha algum benefício comprovado, um novo tratamento deverá ser comparado ao tratamento existente e não a um placebo. Provar que uma intervenção é tão efetiva quanto outra (estudo de equivalência), ou que, pelo menos, uma intervenção não seja inferior à outra (estudo de não inferioridade) é difícil do ponto de vista estatístico. Os estudos de não inferioridade têm desenhos, limitações e maneiras de interpretar um pouco diferentes dos ensaios clínicos clássicos de superioridade. O grande cuidado em sua interpretação deve ser em relação a possíveis tratamentos ineficazes passarem pelo teste da não inferioridade em relação a um tratamento comprovadamente eficaz. Isto pode ocorrer porque em alguns ensaios de não inferioridade basta a intervenção em estudo reter cerca de 50% da eficácia do tratamento-padrão para ser considerada não inferior.

Há inúmeras publicações discutindo o desenho e as limitações dos estudos de não inferioridade[31-33], algumas delas muito críticas em relação a este tipo de estudo, sugerindo até mesmo se tratar de um desenho antiético em essência, uma vez que não contempla o interesse dos pacientes[34]. Em contraposição, outros autores discutem que, em um mundo de recursos limitados, os estudos de não inferioridade são éticos se o novo tratamento for de mais baixo custo, for de mais fácil administração, for menos tóxico e tiver algum benefício para um grande número de pacientes[35]. Muitas vezes tratamentos com menos efeitos colaterais (mas muito mais caros) passam pelo crivo de estudos de não inferioridade, são licenciados devido à ação de *marketing*, acabam sendo incorporados na prática médica como se fossem a primeira escolha para determinada indicação. Tais medicamentos deveriam ser utilizados como opção a outro fármaco-padrão em caso de efeitos colaterais deste último.

Um aspecto importante do desenho e da interpretação dos estudos de não inferioridade é a determinação da margem de não inferioridade (–M). Esta margem representa um grau de inferioridade que é inaceitável. Em outras palavras, para nos certificarmos de que um estudo bem-sucedido demonstra que o tratamento em estudo tem pelo menos alguma eficácia (não é inferior ao tratamento-padrão), esta margem não pode ser maior que o menor efeito produzido pelo controle ativo encontrado em estudos prévios em que o controle ativo foi comparado com o placebo. A figura 10.4 mostra esquematicamente a relação entre os intervalos de confiança de vários estudos hipotéticos e a margem de não inferioridade. Cada barra representa a estimativa pontual + intervalo de confiança para a incidência de um desfecho favorável (por exemplo, sobrevida) com o tratamento em estudo menos a incidência com o controle ativo. Dessa forma, um valor zero representa o ponto no qual os efeitos dos dois tratamentos são os mesmos (o que equivale ao valor "um" no caso de uma razão). Os cenários A, B e C são considerados inferiores, pois cruzam (A e B) ou estão abaixo (C) da margem (–M) de não inferioridade. Os cenários D, E e F são considerados não inferiores, pois estão acima da margem (–M) sem a tocar. O cenário E é uma situação extraordinária que mostra um tratamento eficaz do ponto

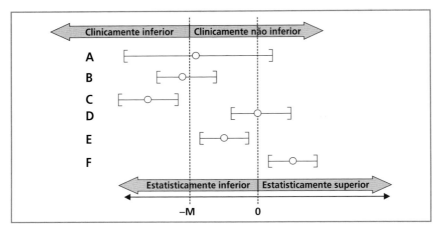

Figura 10.4 – Relação da estimativa pontual e do intervalo de confiança com a margem de não inferioridade em cenários hipotéticos de estudos de não inferioridade (Adaptado de Scott Evans, 2010[36]).

de vista de um estudo de não inferioridade, mas claramente inferior ao controle ativo. Assim, ao interpretarmos um estudo de não inferioridade devemos avaliar como foi definida a margem de não inferioridade e qual foi a relação da estimativa pontual e do intervalo de confiança com a margem de não inferioridade[36].

REGISTRO E PUBLICAÇÃO DOS ENSAIOS CLÍNICOS

Atualmente é obrigatório que todo pesquisador que vai realizar um ensaio clínico registre o seu estudo em um *site* apropriado. O *site* http://www.clinicaltrials.gov/, da *US National Library of Medicine*, registra todos os ensaios clínicos realizados nos Estados Unidos e em outros países do mundo. Até outubro de 2010 tinham sido registrados 97.030 ensaios clínicos em 174 países diferentes. O *site* também contém todas as instruções necessárias para que um pesquisador possa fazer o registro do seu estudo. O quadro 10.11 lista vários *sites* para registro de ensaios clínicos com aprovação do *International Committee of Medical Journal Editors* (ICMJE). No Brasil, a partir de 2011 será instituído como registro primário reconhecido pelo ICMJE o Registro Brasileiro de Ensaios Clínicos (http://www.ensaiosclinicos.gov.br) que exige aplicação em português e inglês.

Desde 2007, a *International Committee of Medical Journal Editors* exige o registro dos ensaios clínicos como uma forma de diminuir o viés de publicação dos estudos com resultados negativos. O viés de publicação é a publicação menos frequente de estudos com resultados negativos em relação aos estudos com resultados positivos. Estudos com resultados negativos acabam demorando mais tempo até a publicação e geralmente são publicados em revistas de menor impacto, comparados aos estudos com resultados positivos. A importância de um registro

Quadro 10.11 – Registros para ensaios clínicos aprovados pelo Comitê Internacional de Editores de Revistas Médicas (*International Committee of Medical Journal Editors*).

Registro	URL
Australian Clinical Trials Registry	www.actr.org.au
U.S. National Library of Medicine	www.clinicaltrials.gov
BioMed Central	www.ISRCTN.org
University Hospital Medical Information Network	www.umin.ac.jp/ctr/index/htm
Dutch Cochrane Center	www.trialregistry.nl

é fundamental quando se quer fazer uma meta-análise sobre determinado tipo de intervenção. Os estudos com resultados positivos sempre são publicados antes e tem-se a impressão de que a intervenção é extremamente efetiva. O registro de todos os estudos permite que os autores de uma meta-análise, por exemplo, possam ir atrás de outros estudos ainda não publicados com resultados negativos. Outro ponto importante, é que o pesquisador, ao elaborar seu estudo, saiba exatamente todos os estudos já realizados ou em andamento similares ao seu[37]. Atualmente, algumas revistas também são especializadas na publicação do delineamento de ensaios clínicos para que os dados de um determinado estudo possam ser conhecidos por outros pesquisadores na área.

LEITURA COMPLEMENTAR

1. Guyatt GH et al. Users' guides to the medical literature. II. How to use an article about therapy or prevention. B. What were the results and will they help me in caring for my patients? Evidence-Based Medicine Working Group. JAMA 1994;271:59.

2. Guyatt GH et al. Users' guides to the medical literature. II. How to use an article about therapy or prevention. A. Are the results of the study valid? JAMA 1993;270:2598.

3. Fletcher RH et al. Clinical epidemiology: the essentials. 3rd ed, Baltimore, USA: Williams & Wilkins; 1996.

REFERÊNCIAS BIBLIOGRÁFICAS

1. Streptomycin in Tuberculosis Trials Committee: Streptomycin treatment of pulmonary tuberculosis. Br Med J 1948;2:769-82.

2. Bown SR. Scurvy. 1st ed., Chichester, UK: Summersdale Publishers Ltd; 2003.

3. Schulz KF et al. for the CONSORT Group. CONSORT 2010 Statement: Updated Guidelines for Reporting Parallel Group Randomized Trials. Ann Intern Med 2010;152:726.

4. Grufferman S. Complexity and the Hawthorne effect in community trials. Epidemiology 1999;10:209.

5. Diehl LF, Perry DJ. A comparison of randomized concurrent control groups with

matched historical control groups: are historical controls valid? J Clin Oncol 1986;4:1114.

6. McFarlane AJ. Variations in numbers of births and perinatal mortality by day of the week in England and Wales. BMJ 1978;ii:1670.

7. Lachin JM. Properties of simple randomization in clínical trials. Control Clin Trials 1988;9:312.

8. Hanson L et al. Captopril prevention project. Lancet 1999;353:611.

9. Roberts C, Torgerson D. Understanding controlled trials: randomisation methods in controlled trials. BMJ 1999;319:375.

10. Altman DG, Bland JM. Statistics notes: how to randomise. BMJ 1999;319:703.

11. Schulz KF, Grimes DA. Generation of allocation sequences in randomised trials: chance, not choice. Lancet 2002;359:515.

12. Schulz KF, Grimes DA. Sample size slippages in randomised trials: exclusions and the lost and wayward. Lancet 2002;359:781.

13. Schulz KF et al. Blinding and exclusions after allocation in randomised controlled trials: survey of published parallel group trials in obstetrics and gynaecology. BMJ 1996;312:742.

14. Lachin JM. Statistical considerations in the intent-to-treat principle. Control Clin Trials 2000;21:167.

15. Hollis S, Campbell F. What is meant by intention to treat analysis? Survey of published randomised controlled trials. BMJ 1999;319:670.

16. Coronary Drug Project Research Group. Influence of adherence to treatment and response of cholesterol on mortality in the coronary drug project. N Engl J Med 1980;303:1038.

17. Kaptchuk TJ. Intentional ignorance: a history of blind assessment and placebo controls in medicine. Bull Hist Med 1998;72:389.

18. Schulz KF et al. The landscape and lexicon of blinding in randomized trials. Ann Intern Med 2002;136:254.

19. Day SJ, Altman DG. Statistics notes: blinding in clinical trials and other studies. BMJ 2000;321:504.

20. Schulz KF, Grimes DA. Unequal group sizes in randomised trials: guarding against guessing. Lancet 2002;359:966.

21. Schulz KF et al. Empirical evidence of bias. Dimensions of methodological quality associated with estimates of treatment effects in controlled trials. JAMA 1995;273:408.

22. Schulz KF, Grimes DA. Multiplicity in randomised trials I: endpoints and treatments. Lancet 2005;365:1591.

23. Oxman AD, Guyatt GH. A consumer's guide to subgroup analyses. Ann Intern Med 1992;116:78.

24. Schulz KF, Grimes DA. Multiplicity in randomised trials II: subgroup and interim analyses. Lancet 2005;365:1657.

25. Yusuf S et al. Analysis and interpretation of treatment effects in subgroups of patients in randomized clinical trials. JAMA 1991;266:93.

25. Corbie-Smith G. The continuing legacy of the Tuskegee Syphilis Study: considerations for the clinical investigation. Am J Med Sci 1999;317:5.

26. Wolinsky H. Steps still being taken to undo damage of America's Nuremberg. Ann Intern Med 1997;127:143.

27. Schulz KF. Randomized controlled trials. Clin Obstet Gynecol 1998;41:245.

28. Juni P et al. Assessing the quality of controlled clínical trials. BMJ 2001;323:42.

29. Writing Group for the Women´s Health Initiative Investigators. Risk and benefits of estrogen plus progestin in healthy postmenopausal women: principal results from the Women's Health Initiative randomized controlle trial. JAMA 2002;288:321.

30. Siegel JP. Equivalence and noninferiority trials. Am Heart J 2000;139:S166.

31. D'Agostino RB et al. Non-inferiority trials: design concepts and issues – the encounters of academic consultants in statistics. Statis Med 2003;22:169.

32. Christensen E. Methodology of superiority vs. equivalence trials and non-inferiority trials. J Hepatol 2007;46:947.

33. Henanff AL et al. Quality of reporting of noninferiority and equivalence randomized trials. JAMA 2006;295:1147.

34. Garattini S, Bertele V. Non-inferiority trials are unethical because they disregard patients' interests. Lancet 2007;370:1875.

35. Nishioka S. Ensaios clínicos de não inferioridade e de equivalência não são éticos? Rev Assoc Med Bras 2009;55:95.

36. Evans S. Estudos clínicos de não inferioridade. Rev Bras Med 2010;67:243.

37. Abaid LN et al. Reducing publication bias of prospective clinical trials through trial registration. Contraception 2007;76: 339.

EPIDEMIOLOGIA – ABORDAGEM PRÁTICA

EXERCÍCIOS

1. Um pesquisador quer testar um novo medicamento anti-hipertensivo contra um esquema clássico utilizado em unidades básicas de saúde composto por propranolol mais hidroclorotiazida. Esse estudo será feito em 10 unidades de saúde de um subdistrito da cidade X.
   - A) Como o pesquisador montaria esse estudo?
   - B) Quem deveria fazer a randomização?
   - C) Pode haver cegamento nesse estudo?

2. Um pesquisador quer testar um medicamento novo para o tratamento da insuficiência cardíaca. Ele decide testar o novo medicamento comparado ao placebo. O Comitê de Ética da Instituição proibiu a pesquisa. Discuta o porquê.

3. Por que cada vez mais existem estudos multicêntricos?

4. Antigamente, a maioria dos ensaios clínicos era realizada em homens. Posteriormente, alguns subgrupos de pacientes muito vistos na prática clínica eram frequentemente excluídos dos estudos e, por exemplo, nos ensaios clínicos para hipertensão trabalhava-se somente com os pacientes hipertensos não diabéticos. Nos últimos anos, a tendência tem sido colocar nos ensaios clínicos homens e mulheres, de várias etnias, diabéticos e hipertensos que correspondem à realidade da população. Comente esse fato. Você acha isso mais correto ou não. Por quê?

5. Se em um ensaio clínico a análise interina mostra que o novo tratamento mata mais que o tratamento clássico, qual deve ser o procedimento do comitê externo? E se o novo tratamento tiver grande efeito protetor em relação ao grupo controle, diminuindo a mortalidade pela doença. Qual deve ser o procedimento a ser assumido pelo comitê externo?

RESPOSTAS

1. A) O pesquisador selecionaria uma amostra de pacientes hipertensos e faria a randomização para betabloqueador + hidroclorotiazida + placebo do novo medicamento em um grupo e o betabloqueador + hidroclorotiazida + novo medicamento no outro grupo. Ao final do estudo ou em uma análise interina, calcularia a incidência nos expostos (grupo da intervenção) e nos não expostos (grupo do tratamento habitual) e o risco relativo a partir do qual seria possível avaliar a eficácia de um tratamento em relação ao outro. Para calcular o risco relativo usaria o modelo de Cox.

   B) Já que o distrito é composto por 10 unidades básicas, a melhor forma de fazer a randomização é centralizando-a na direção do distrito. Isso levará a menos problemas e vieses, já que a equipe de cada unidade, localmente envolvida com os pacientes, terá menos chance de interferir na randomização.

   C) Pode haver cegamento. Entretanto, muitas vezes o profissional da área da saúde consegue identificar o medicamento que cada paciente toma em função do perfil de efeitos colaterais. O propranolol, que é um betabloqueador, provoca intensa bradicardia e um pulso cheio muito fácil de identificar. Como os dois grupos estão recebendo o propranolol isso não revelaria ao profissional quem está no grupo intervenção e quem está no grupo do tratamento habitual, apenas que o propranolol é um dos medicamentos do esquema habitual de tratamento. Em alguns ensaios clínicos para hipertensão arterial se utiliza um desenho chamado PROBE (esse tipo

214

de desenho foi utilizado no *HOT Study*), em que o pesquisador diretamente envolvido com o paciente e o próprio paciente sabem o que ele está tomando, mas o pesquisador que analisa os dados está cegado.

2. O esquema placebo atualmente só é aceito para doenças que não apresentam tratamento disponível. A insuficiência cardíaca é uma doença de letalidade elevada e não se justifica testar o novo tratamento contra um placebo e sim contra um esquema clássico de tratamento da insuficiência cardíaca. Por exemplo, no estudo RALES, que testou o uso da espironolactona no tratamento da insuficiência cardíaca, os dois grupos (tratamento novo e tratamento clássico) utilizavam o mesmo esquema para o tratamento da insuficiência cardíaca com diuréticos e inibidores da enzima de conversão da angiotensina em dosagens semelhantes.

3. Porque é difícil em um mesmo centro encontrar um grande número de pacientes em fases comparáveis da mesma doença. Outro ponto importante é incluir no estudo pessoas de diferentes populações, o que aumenta a capacidade de generalização dos resultados.

4. É mais correto incluir indivíduos de gêneros diferentes e todas as subcategorias de pacientes nos estudos. Incluir diabéticos é fundamental, já que é muito grande o número de pacientes hipertensos que também são diabéticos. Portanto, incluir indivíduos hipertensos e diabéticos, homens e mulheres aumenta a capacidade de generalização do estudo. A tendência atual dos grandes estudos é incluir amostras de população geral, de várias etnias e de vários subgrupos populacionais.

5. O comitê externo (*steering committee*) nunca está cegado aos resultados do estudo e várias vezes no decorrer do estudo faz análises interinas, em que são avaliados os riscos relativos secundários a um novo tipo de tratamento. Um projeto no seu início sempre tem prazo de duração já definido. Dependendo dos resultados da análise interina, o comitê externo suspende ou não o estudo. Isso pode acontecer em duas situações: primeiro, quando o novo tratamento se mostra pior que o tratamento clássico, e segundo, quando o novo tratamento é tão benéfico que se torna antiético não divulgar os resultados imediatamente. Nesses dois casos, o estudo é interrompido precocemente pelo comitê externo e seus resultados divulgados rapidamente.

11. ENSAIOS CLÍNICOS – CÁLCULO DO NÚMERO NECESSÁRIO PARA TRATAR

Isabela M. Benseñor
Paulo A. Lotufo

No capítulo anterior foram analisados todos os conceitos teóricos que regem um ensaio clínico. Neste capítulo, o objetivo será discutirmos o cálculo do risco absoluto (RA), da redução do risco absoluto (RRA) ou risco atribuível, do número necessário para tratar (NNT) e do número necessário para causar dano ou efeito colateral que em inglês recebe o nome de *number needed to harm* (dano) (NNH), mas em português vamos abreviar como NNEC (número necessário para causar efeito colateral).

Vamos trabalhar em cima de um ensaio clínico que servirá de exemplo para as nossas explicações.

N Engl J Med 2009;361:1045.

Ticagrelor versus clopidogrel in patients with acute coronary syndrome[1].

Wallentin L, Becker RC, Budaj A, Cannon CP, Emanuelsson H, Held C, Horrow J, Husted S, James S, Katus H, Mahaffey KW, Scirica BM, Skene A, Steg PG, Storey RF, Harrington RA; PLATO Investigators Freji A, Thorsén M.

Uppsala Clinical Research Center, Uppsala, Sweden.

Abstract

BACKGROUND: Ticagrelor is an oral, reversible, direct-acting inhibitor of the adenosine diphosphate receptor P2Y12 that has a more rapid onset and more pronounced platelet inhibition than clopidogrel. METHODS: In this multicenter, double-blind, randomized trial, we compared ticagrelor (180-mg loading dose, 90 mg twice daily thereafter) and clopidogrel (300-to-600-mg loading dose, 75 mg daily thereafter) for the prevention of cardiovascular events in 18,624 patients *admitted to the hospital with an acute coronary syndrome, with or without ST-segment elevation. RESULTS: At 12 months, the primary end point–a composite of death from vascular causes, myocardial infarction, or stroke–had occurred in 9.8% of patients receiving ticagrelor as compared with 11.7% of those receiving clopidogrel (hazard ratio, 0.84; 95% confidence interval [CI], 0.77 to 0.92; P < 0.001). Predefined hierarchical testing of secondary end points showed significant differences in the rates of other composite end points, as well as myocardial infarction alone (5.8% in the ticagrelor group vs. 6.9% in the clopidogrel group, P = 0.005) and death from vascular causes (4.0% vs. 5.1%, P = 0.001) but not stroke alone (1.5% vs. 1.3%, P = 0.22). The rate of death from any cause was also reduced with ticagrelor (4.5%, vs. 5.9% with clopidogrel; P < 0.001). No significant difference in the rates of major bleeding was found between the ticagrelor and clopidogrel groups (11.6% and 11.2%, respectively; P = 0.43), but ticagrelor was associated with a higher rate of major bleeding not related to coronary-artery bypass grafting (4.5% vs. 3.8%, P = 0.03), including more instances of fatal intracranial bleeding and fewer of fatal bleeding of other types. CONCLUSIONS: In patients who have an acute coronary syndrome with or without ST-segment elevation, treatment with ticagrelor as compared with clopidogrel significantly reduced the rate of death from vascular causes, myocardial infarction, or stroke without an increase in the rate of overall major bleeding but with an increase in the rate of non-procedure-related bleeding. (ClinicalTrials.gov number, NCT00391872. 2009 Massachusetts Medical Society).*

N Engl J Med 2009;361:1045.

Ticagrelor *versus* clopidogrel em pacientes com síndrome coronariana aguda[1].

Wallentin L, Becker RC, Budaj A, Cannon CP, Emanuelsson H, Held C, Horrow J, Husted S, James S, Katus H, Mahaffey KW, Scirica BM, Skene A, Steg PG, Storey RF, Harrington RA; PLATO Investigators Freji A, Thorsén M.

Centro de Pesquisa de Upsala, Upsala, Suécia.

Resumo

CENÁRIO: O ticagrelor é um inibidor oral, reversível, que age diretamente no receptor P2Y12 do difosfato de adenosina e apresenta um pico de ação mais rápido e mais intenso que o do clopidogrel. MÉTODOS: Neste ensaio clínico multicêntrico, duplo-cego, randomizado, comparou-se o ticagrelor (180mg seguido por 90mg duas vezes por dia) e o clopidogrel (300-600mg seguido por 75mg diários) para a prevenção de eventos cardiovasculares em 18.624 pacientes admitidos em hospitais com síndrome coronariana aguda, com ou sem elevação de ST. RESULTADOS: Aos 12 meses, o desfecho primário – um desfecho combinado de morte por causa vascular, infarto do miocárdio ou acidente vascular cerebral – ocorreu em 9,8% dos pacientes recebendo ticagrelor comparados a 11,7% dos pacientes recebendo clopidogrel (razão de risco, 0,84; intervalo de confiança a 95% – IC 95% – 0,77-0,92; p < 0,001). A avaliação de desfechos secundários pré-definidos e hierarquizados mostrou diferenças significativas nas taxas do desfecho combinado, assim como nas de infarto do miocárdio isolado (5,8% no grupo do ticagrelor *vs.* 6,9% no grupo do clopidogrel, p = 0,005) e morte por causas vasculares (4,0% *vs.* 5,1%, p = 0,001), mas não para acidente vascular cerebral isolado (1,5% *vs.* 1,3%, p = 0,22). A taxa de mortalidade geral também diminuiu com o ticagrelor (4,5% *vs.* 5,9% com clopidogrel, p < 0,001). Não se observou nenhuma diferença significativa nas taxas de sangramento grave entre o grupo do ticagrelor e o do clopidogrel (11,6% e 11,2%, respectivamente, p = 0,43), mas o ticagrelor se associou com uma taxa maior de sangramentos não relacionados à cirurgia cardíaca (4,5% *vs.* 3,8%, p = 0,03), incluindo mais casos fatais de sangramento intracerebral e menos casos de sangramento fatal por outras causas. CONCLUSÕES: Em pacientes com síndrome coronariana aguda com ou sem elevação de ST, o tratamento com ticagrelor, quando comparado ao clopidogrel, reduziu significativamente a taxa de morte por causas vasculares, infarto do miocárdio, ou acidente vascular cerebral sem aumento na taxa de sangramentos graves, mas com aumento de sangramentos sem necessidade de outros procedimentos. (ClinicalTrials.gov number, NCT00391872. 2009 Massachusetts Medical Society).

COMO ANALISAR A VALIDADE DE UM ENSAIO CLÍNICO

A seleção dos pacientes que participam do estudo foi aleatorizada? E a lista de pacientes foi feita de forma independente, de modo que o profissional que lida diretamente com o paciente não possa prever a sequência de alocação?

Em todo ensaio clínico essa é a questão mais importante (Quadro 11.1). Foi utilizado algum método de aleatorização para fazer a seleção dos pacientes? O ponto fundamental da randomização é criar no início do estudo grupos muito semelhantes entre si, de modo que qualquer diferença nos resultados entre os grupos possa ser atribuída somente às diferenças no tratamento e não a alguma característica diversa entre os dois grupos. Se os grupos forem aleato-

Quadro 11.1 – Guia prático para análise crítica de um ensaio clínico: validade do estudo.

Os resultados do estudo são válidos?
A seleção dos pacientes que participam do estudo foi randomizada, ou seja, aleatória? E a lista de pacientes foi feita de forma independente, de modo que o profissional que lida diretamente com o paciente não saiba o tipo de tratamento a que o próximo paciente será submetido (não saiba prever a sequência de alocação)?
O seguimento dos pacientes foi suficientemente longo e completo?
Todos os pacientes foram analisados nos grupos para os quais foram randomizados, ou seja, o princípio da intenção de tratar foi respeitado?
Estavam tanto os pacientes quanto os médicos cegados ao tipo de tratamento a que foram submetidos os pacientes?
Os grupos foram acompanhados de forma idêntica, à exceção da terapêutica diferente instituída para cada grupo?
Os grupos no início do estudo eram similares? Havia uma tabela 1 no estudo descrevendo as características dos dois grupos e testando se havia alguma diferença?

ENSAIOS CLÍNICOS – CÁLCULO DO NÚMERO NECESSÁRIO PARA TRATAR

rizados, mesmo que haja algum fator no estudo ainda desconhecido pelo pesquisador que possa influir nos resultados, esse fator será distribuído de forma aleatória. Os fatores que podem levar a diferentes resultados, caso estejam distribuídos de forma não aleatória, são chamados de fatores de confusão. Por exemplo, um pesquisador faz um estudo comparando um novo tratamento para doença isquêmica coronariana com um tratamento já padronizado. O tabagismo é um fator de risco conhecido para doença coronariana. Ao sortearmos de forma aleatória os pacientes, a distribuição de fumantes nos dois grupos, tratamento novo e tratamento habitual, será a mesma. Dessa forma, se houver alguma diferença no desempenho do tratamento novo para melhor, não poderemos atribuir essa diferença à presença diminuída de tabagismo nesse grupo ou aumentada no grupo de tratamento habitual. Quando os fatores de risco ou prognósticos são conhecidos, torna-se fácil confirmar se eles se distribuem de forma igual. Entretanto, quando eles não são conhecidos, somente a aleatorização garantirá sua distribuição de forma igualitária.

A aleatorização também deve ser feita de forma independente, de modo que os profissionais que atendem diretamente os pacientes não consigam prever a sequência de alocação e assim influir nos resultados do estudo, encaixando um paciente específico ao qual o profissional está ligado, por exemplo, no grupo que ele inconscientemente considera o de melhor prognóstico.

A expressão ensaio clínico está geralmente incluída no título do estudo para realçar que se trata de pesquisa aleatorizada, já que essa é uma característica que valoriza o trabalho. Se a sequência de alocação foi ocultada, já é mais difícil de descobrir. O melhor método de verificar esse ponto é certificar-se se o processo foi realizado em um centro diferente de onde ocorre o estudo. Em geral, em estudos multicêntricos, há um centro que não cuida de pacientes, mas que os sorteia de forma aleatória para todos os outros. Quem faz essa aleatorização e a ocultação da sequência não entra em contato com o profissional que cuida do paciente nos diferentes centros. Isso garante que ninguém possa prever a sequência de alocação.

No exemplo de ensaio clínico selecionado, o artigo que publicou os resultados não discute como foi feita a aleatorização. Mas sempre há um artigo prévio em que a metodologia do estudo foi descrita em detalhes. No caso do PLATO, o artigo que descreve em detalhes a metodologia do estudo explica que a randomização foi feita em blocos na proporção de 1:1 para ticagrelor ou clopidogrel, usando um *site* específico para o projeto[2]. Os pacientes foram randomizados para doses de ataque de ticagrelor de 180mg ou de clopidogrel de 300mg de forma duplo-cega (com uma dose adicional de clopidogrel de 300mg na angioplastia) acompanhadas de 90mg diários de ticagrelor em duas tomadas diárias ou 75mg de clopidogrel em tomada única durante 6 a 12 meses junto com o ácido acetilsalicílico.

O seguimento dos pacientes foi suficientemente longo e completo?

Devemos verificar neste item se houve perdas no seguimento durante o estudo, quantificá-las e avaliar se elas podem interferir no resultado. Para fazer essa análise, deve-se selecionar os pacientes cujo seguimento foi perdido e calcular qual seria o resultado se todos eles apresentassem desfechos favoráveis (cura da doença, por exemplo) ou desfavoráveis (morte em decorrência da doença, por exemplo). Se os resultados se mantiverem similares, a perda não influenciará no resultado. Geralmente, são suportáveis perdas de até 20% no seguimento dos pacientes. Acima disso, dificilmente as conclusões do estudo serão válidas. Entretanto, em ensaios clínicos bem feitos, a perda não chega a 5%.

Em nosso exemplo, não houve perdas no estudo, ou seja, houve perda zero. Dos 18.624 pacientes aleatorizados, 9.333 ficaram no grupo do ticagrelor e 9.291 ficaram no grupo do clopidogrel, sendo seguidos pelo período de um ano.

Todos os pacientes foram analisados nos grupos para os quais foram aleatorizados, ou seja, o princípio da intenção de tratar foi respeitado?

O princípio da intenção de tratar é básico em qualquer ensaio clínico e mostra que o paciente sempre deve ser analisado no grupo para o qual ele foi inicialmente randomizado. A não obediência ao princípio da intenção de tratar gera grupos de pacientes que não são comparáveis em relação a um possível fator de risco desconhecido que pode interferir nos resultados do estudo. Por exemplo, pacientes que estão no grupo submetido a um novo tratamento podem abandonar o estudo por não suportar os efeitos colaterais do medicamento. Esses pacientes devem ser analisados no grupo do tratamento novo, embora não tenham conseguido tomar a medicação, e será um caso de abandono de tratamento em consequência de efeitos colaterais. Alguns pacientes simplesmente abandonaram o tratamento por falta de adesão. Eles também devem ser mantidos nos seus grupos originais. Mesmo que isso pareça pouco lógico, a razão do princípio da intenção de tratar é preservar a aleatorização, que é o ponto-chave em um ensaio clínico.

Em nosso exemplo, no item análise estatística, os autores informam que "todos os pacientes aleatorizados foram incluídos na análise por intenção de tratar". A figura 11.1 ilustra o princípio da intenção de tratar.

Estavam tanto pacientes quanto médicos cegados ao tipo de tratamento a que foram submetidos os pacientes?

É importante o estudo frisar se os pacientes e os profissionais de saúde que os atendem ou os pesquisadores que analisam o estudo estão cegos em relação ao tipo de tratamento que os pacientes que participam do estudo estão recebendo. Frequentemente, pelos efeitos colaterais dos medicamentos, os profissionais que atendem aos pacientes e o próprio paciente podem descobrir se ele está no

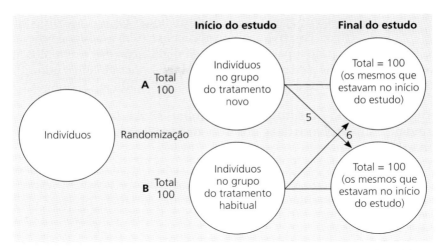

Figura 11.1 – Exemplo de análise por intenção de tratar. **A)** No grupo submetido ao novo tratamento havia 100 indivíduos no estudo. Entretanto, cinco (5) indivíduos deixaram de tomar o novo medicamento durante o decorrer do estudo. Pelo princípio da intenção de tratar, os mesmos 100 que começaram no estudo serão analisados no final e os cinco indivíduos que pararam de tomar o novo medicamento serão considerados falha do novo tratamento. Esse procedimento causará diluição do efeito do novo medicamento caso ele seja benéfico. **B)** No grupo submetido ao tratamento habitual havia 100 indivíduos no início do estudo. Entretanto, seis (6) indivíduos passaram a tomar o novo medicamento durante o decorrer do estudo (por exemplo, prescrito pelo médico do paciente). Pelo princípio da intenção de tratar eles continuam sendo analisados no grupo do tratamento habitual. Esse procedimento causará melhora no desempenho do grupo tratamento habitual caso o novo medicamento seja eficaz. Se a análise não for feita por intenção de tratar, o grupo **A** receberia seis (6) indivíduos e perderia cinco (5). Isso acabaria com a randomização. O princípio da intenção de tratar preserva a randomização, que é o princípio mais importante em um ensaio clínico. Quando a análise do estudo é realizada aceitando-se as mudanças de um grupo para o outro, chama-se análise exploratória.

grupo ativo ou no grupo controle. Nesse caso, é fundamental que a equipe que faz a análise esteja cegada.

Na seção de métodos do artigo os autores afirmam de forma clara que "o estudo PLATO foi um ensaio clínico multicêntrico, aleatorizado e duplo-cego".

Os grupos foram acompanhados de forma idêntica, à exceção da terapêutica instituída que era diferente para cada grupo?

O esquema de acompanhamento, diagnóstico de intercorrências e dos possíveis eventos deve ser feito de forma idêntica nos dois grupos durante todo o estudo. Em nosso exemplo, o esquema de acompanhamento e o diagnóstico das complicações foram exatamente os mesmos em ambos os grupos. Os participantes de ambos os grupos foram avaliados em ambulatório nos meses 1, 3, 6, 9 e 12, com uma visita de segurança um mês após o final do estudo. O tratamento foi efetuado e monitorizado durante 12 meses.

Os detalhes da metodologia desse ensaio clínico foram descritos previamente em outro artigo[2]. Isso frequentemente acontece em grandes ensaios clínicos com resultados muito esperados. Antes da divulgação dos resultados finais, são publicados artigos descrevendo em detalhes a metodologia utilizada no estudo, o que evita textos com resultados finais de estudo muito longos.

Os grupos, no início do estudo, eram similares? Havia uma tabela 1 descrevendo as características dos dois grupos e testando se havia alguma diferença?

Todo ensaio clínico deve começar com a tabela 1, na qual estão definidas as características dos dois grupos em relação a todos os possíveis fatores que possam interferir nos resultados. Frequentemente, na tabela 1 haverá uma terceira coluna com os valores de p, mostrando se há ou não diferença entre os grupos, embora ela não seja obrigatória.

Neste exemplo, não existia diferença significativa entre os dois grupos, conforme mostra a tabela 1 do artigo (Tabela 11.1). Todos os valores são muito semelhantes entre os grupos e quando houve qualquer diferença nunca foi acima de 1%. A proporção de participantes nos dois grupos foi bastante semelhante (9.333 no grupo do ticagrelor e 9.291 no grupo do clopidogrel). Nunca os números são exatamente iguais nos ensaios clínicos.

Depois que chegarmos à conclusão de que os resultados do estudo são válidos, é importante definir se eles são clinicamente importantes. Muitas vezes, um estudo traz resultados positivos, mas de pouca relevância clínica ou com pequeno impacto.

ANÁLISE DA IMPORTÂNCIA DO ESTUDO

O quadro 11.2 faz parte de um guia prático para análise de um ensaio clínico.

Qual a magnitude do efeito do tratamento?

Para avaliar a magnitude do efeito do tratamento, pode-se utilizar uma série de parâmetros quantitativos conhecidos.

Pode-se calcular a incidência de eventos (por exemplo, morte em decorrência da doença ou número de dias internados devido à doença – Incidência de evento nos expostos – I_{ee}) no grupo do tratamento ativo sobre o total de pacientes nesse grupo (total de expostos). É o que em um estudo de coorte se definiu como incidência nos expostos. Em um ensaio clínico, consideramos exposto o grupo que está recebendo a intervenção ou o tratamento habitual mais o novo tratamento. A I_{ee} também pode ser chamada de TEE (taxa de eventos no grupo submetido ao novo tratamento ou expostos).

$$TEE = I_{ee} = \frac{\text{Número de eventos nos expostos}}{\text{Total de pacientes expostos}}$$

ENSAIOS CLÍNICOS – CÁLCULO DO NÚMERO NECESSÁRIO PARA TRATAR

Tabela 11.1 – Características dos pacientes de acordo com o grupo.

Características	Grupo ticagrelor	Grupo clopidogrel
Mediana da idade (anos)	62	62
Idade > 75 anos – nº/total (%)	1.396/9.333 (15)	1.482/9.261 (16)
Sexo feminino – nº/total (%)	2.655/9.333 (28,4)	2.633/9.291 (28,3)
Mediana do peso – kg (variação)	80 (28-174)	80 (29-180)
Peso corporal < 60kg – nº/total (%)	652/9.333 (7,0)	660/9.291 (7,1)
Índice de massa corporal – mediana (variação)	27 (13-68)	27 (13-70)

Raça
  Branca
  Negra
  Amarela
  Outras
	8.566/9.332 (91,8)
	115/9.332 (1,2)
	542/9.332 (5,8)
	109/9.332 (1,2)
		8.511/9.291 (91,6)
		115/9.332 (1,2)
		542/9.332 (6,0)
		109/9.332 (1,2)

Fatores de risco para DCV – nº/total nº
  Tabagismo
  Hipertensão
  Dislipidemia
  Diabetes mellitus
	
	3.360/9.333 (36,0)
	6.139/9.333 (65,8)
	4.347/9.333 (46,6)
	2.326/9.333 (24,9)
		
		3.318/9.291 (35,7)
		6.044/9.291 (65,1)
		4.342/9.291 (46,7)
		2.336/9.291 (25,1)

História médica – nº/total nº
  IAM
  Angioplastia
  Revascularização cirúrgica do miocárdio
  Insuficiência cardíaca congestiva
  Acidente vascular cerebral isquêmico
  Doença arterial periférica
  Doença renal crônica
  História de dispneia
  Doença pulmonar obstrutiva crônica
  Asma
  Gota
	
	1.900/9.333 (20,4)
	1.272/9.333 (13,6)
	532/9.333 (5,7)
	513/9.333 (5,5)
	353/9.333 (3,8)
	566/9.333 (6,1)
	379/9.333 (4,1)
	1.412/9.333 (15,1)
	555/9.333 (5,9)
	267/9.333 (2,9)
	272/9.333 (85,3)
		
		1.924/9.291 (20,7)
		1.220/9.291 (13,1)
		574/9.291 (6,2)
		537/9.291 (5,8)
		369/9.291 (4,0)
		578/9.291 (6,2)
		406/9.291 (4,4)
		1.358/9.291 (14,6)
		530/9.291 (5,7)
		265/9.291 (2,9)
		262/9.291 (2,8)

Achados ao ECG no início do estudo – nº/total nº (%)
  Elevação persistente do segmento ST
  Depressão do segmento ST
  Inversão de onda T
	
	3.497/9.333 (37,5)
	4.730/9.333 (50,7)
	2.870/9.333 (31,8)
		
		3.511/9.291 (37,8)
		4.756/9.291 (51,2)
		2.975/9.291 (32,0)

Teste da troponina positiva na entrada do estudo – nº/total nº	7.695/9.333 (85,3)	7.999/9.291 (86,1)

Diagnóstico final de síndrome coronariana aguda – nº/total (%)
  IAM com elevação do segmento ST
  IAM sem elevação do segmento ST
  Angina instável
  Outros diagnósticos ou dados faltantes
	
	3.496/9.333 (37,5)
	4.005/9.333 (42,9)
	1.549/9.333 (16,6)
	283/9.333 (3,0)
		
		3.530/9.291 (38,0)
		3.950/9.291 (42,5)
		2.975/9.291 (16,8)
		248/9.291 (2,7)

Fatores de risco para IAM com elevação do segmento ST
  Classificação Killip > 2
  Escore de risco TIMI > 3
	
	25/3.496 (0,7)
	1.584/3.496 (45,3)
		
		41/3.530 (1,2)
		1.553/3.530 (44,0)

DCV = doença cardiovascular; ECG = eletrocardiograma; IAM = infarto agudo do miocárdio.

223

Quadro 11.2 – Guia prático para análise crítica de um ensaio clínico: importância do estudo.

Os resultados deste ensaio clínico individual apresentam relevância clínica? Qual a magnitude do efeito de tratamento? Quão precisa é a estimativa do efeito do tratamento?

Adaptado de Guyatt et al., 1994[3], leitura complementar.

Pode-se também calcular a incidência de eventos no grupo placebo ou de tratamento habitual (por exemplo, incidência de morte em decorrência da doença ou número de dias internado – Incidência nos não expostos – I_{ene}) sobre o total de pacientes nesse grupo (total de não expostos). É o que em um estudo de coorte se definiu como incidência nos não expostos. Consideramos não exposto o grupo que está recebendo o placebo do tratamento ativo mais o tratamento habitual. A I_{ene} também pode ser chamada de TEC (taxa de eventos no grupo controle ou de tratamento habitual).

$$TEC = I_{ene} = \frac{\text{Número de eventos nos não expostos}}{\text{Total de não expostos}}$$

A partir da I_{ee} e da I_{ne} podemos calcular o risco relativo e sua redução. A redução do risco relativo (RRR) tem sido muito utilizada para mostrar a magnitude do efeito de um novo tipo de tratamento.

$$\text{Risco relativo} = \frac{I_{ee}}{I_{ene}}$$

Espera-se que o novo tratamento diminua o risco de o paciente morrer em decorrência de determinada doença. Portanto, espera-se que o risco relativo em um ensaio clínico seja sempre menor que 1, ou seja, que o novo tratamento seja um fator de proteção e diminua o risco de morrer em decorrência da doença. Se ao se analisar um estudo de coorte procura-se principalmente por fatores de risco, cuja presença torne mais provável a ocorrência da doença, nos ensaios clínicos procura-se um novo tipo de tratamento que funcione como proteção efetiva contra a doença. Nas coortes, entretanto, muitas vezes são encontrados também fatores de proteção, hábitos que quando presentes diminuem o risco de doença, como, por exemplo, em relação à dieta rica em fibras como fator de proteção no desencadeamento de doença cardiovascular por provável diminuição da absorção de carboidratos e do colesterol (nesse caso, o risco relativo será menor que 1 e o intervalo de confiança também estará contido abaixo de 1 para que o resultado seja significativo). Por outro lado, muitas vezes, nos ensaios clínicos, vamos demonstrar que o novo tratamento pode ser pior que o tratamento habitual (nesse caso, o risco relativo de morrer em decorrência da doença está acima de 1 com o novo tratamento e com o intervalo de confiança também contido acima de 1 para que o resultado seja significativo, mostrando desempenho pior do novo tratamento em relação ao tratamento habitual).

Se o novo tratamento se mostrar efetivo, o RR será menor que 1 e o intervalo de confiança também estará contido abaixo de 1. Portanto, uma maneira de se avaliar o quanto o novo tratamento é melhor que o anterior é calcular a redução do RR:

Redução do RR [RRR] = (1 – RR obtido com o novo tratamento)

A redução percentual do risco relativo é calculada multiplicando-se o resultado por 100.

Em nosso exemplo, vamos analisar o resultado do desfecho combinado composto por morte por causa vascular, infarto do miocárdio ou acidente vascular cerebral. Houve 864 mortes nos 9.333 indivíduos tomando ticagrelor e 1.014 em 9.291 indivíduos tomando clopidogrel. A I_{ee} (grupo do ticagrelor) será de:

$$I_{ee} \text{ (ticagrelor)} = \frac{864}{9.333} = 0,09$$

A I_{ene} (grupo clopidogrel) será:

$$I_{ene} \text{ (clopidogrel)} = \frac{1.014}{9.291} = 0,11$$

O cálculo do RR será:

$$RR = \frac{I_e}{I_{ene}} = \frac{0,09}{0,11} = 0,82$$

A redução do risco relativo (RRR) será:

$$RRR = 1 - RR = 1 - 0,82 = 0,18 \text{ ou } 18,0\%$$

Notar que o valor que foi calculado de 0,82 é um pouco diferente do resultado publicado do estudo, que foi de 0,84. Como explicar essa diferença? Aqui calculamos o risco relativo de forma simples sem considerar o fator tempo, já que não tínhamos como saber o nº de pessoas-ano. No ensaio clínico real foi utilizado o modelo de Cox e assim se explica a diferença pequena de 0,02.

Uma das desvantagens de se utilizar a RRR para avaliar a magnitude de efeito de um ensaio clínico é que muitas vezes há grande redução do RR, mas os valores em termos absolutos são muito pequenos e, portanto, sem relevância clínica. Em nosso estudo, a RRR foi de 0,18 ou 18,0% em um desfecho combinado extremamente relevante. Às vezes, utilizando somente a RRR fica difícil avaliar a magnitude real do risco. Vamos usar o exemplo hipotético de um outro estudo em que a RRR também fosse de 18,0%, mas os valores das incidências no grupo que recebeu o medicamento e no grupo placebo foram, respectivamente, de 0,000116 e 0,000143. Embora a RRR seja razoável, RRR = 1 − (0,000117/0,000142) = 18,0%, os valores absolutos são muito pequenos e sem nenhuma relevância clínica.

Por isso, criou-se outro método para analisar o resultado de um ensaio clínico por meio do cálculo da diferença entre os riscos absolutos (redução do risco absoluto ou risco atribuível). A incidência de eventos no grupo submetido ao novo tratamento (I_{ee}) é o risco absoluto de eventos com o novo tratamento (risco absoluto no grupo exposto ao novo tratamento – RA_e). A incidência de eventos no grupo de tratamento habitual ou placebo (I_{ene}) é o risco absoluto de eventos com o tratamento habitual ou placebo (risco absoluto no grupo não exposto ao novo tratamento – RA_{ne}). A redução do risco absoluto (RRA) será:

$$\text{Redução do risco absoluto (RRA)} = RA_e - RA_{ne}$$

Nesse caso, os valores absolutos são preservados e pode-se ter uma ideia da magnitude do risco. Entretanto, mesmo assim, a RRA poderá ser um valor pequeno, sendo difícil perceber sua significância. Assim, criou-se uma maneira mais fácil de demonstrar a magnitude do efeito de um ensaio clínico para o profissional de saúde: o número necessário para tratar (NNT).

O NNT é o número de pacientes que devem ser tratados para que se evite uma morte pela doença. É calculado dividindo-se o número 1 pela RRA, ou seja:

$$NNT = \frac{1}{RRA}$$

O NNT é um número inteiro que representa o total de pacientes que deve ser tratado no período de duração do ensaio clínico para que se evite um evento grave (pode ser morte por doença ou internação). O NNT refere-se a um período específico de tempo, que é o de duração do ensaio clínico que se está analisando. No exemplo utilizado teremos:

$$RRA = RA_{ne} - RA_e$$
$$RRA = 0,11 - 0,09 = 0,02$$
$$NNT = 1/RRA$$
$$NNT = 1/0,02$$
$$NNT = 50$$

Na tabela 11.2 mostramos uma simulação do que seria uma situação na qual a letalidade de uma doença variasse de 100% a 0,3%, mas onde todas as intervenções conduzissem a redução em 50% do risco relativo. Nessa simulação, mostra-se que a redução do risco relativo é de pouco ou nenhum significado, porque o NNT dependerá do risco atribuído (redução do risco absoluto). Na tabela 11.3 mostra-se outra simulação de uma doença com 100% de letali-

ENSAIOS CLÍNICOS – CÁLCULO DO NÚMERO NECESSÁRIO PARA TRATAR

Tabela 11.2 – Simulação de doenças com letalidade variável em que houve ensaio clínico que obteve redução em 50% do risco relativo.

Letalidade nos não tratados (%)	letalidade nos submetidos à intervenção (%)	RR	RRR (%)	RRA	NNT
100	50	2	50	50	2
80	40	2	50	40	3
60	30	2	50	30	3
40	20	2	50	20	5
20	10	2	50	10	10
10	5	2	50	5	20
5	2,5	2	50	2,5	40
2,5	1,25	2	50	1,25	80
1,25	0,625	2	50	0,63	159
0,625	0,3125	2	50	0,31	323
0,3125	0,15625	2	50	0,16	625

Tabela 11.3 – Simulação de uma doença com 100% de letalidade em que diferentes ensaios clínicos obtiveram resultados distintos.

Letalidade nos não tratados (%)	Letalidade nos submetidos à intervenção (%)	RR	RRR (%)	RRA (%)	NNT
100	99	0,99	1	1	100
100	90	0,9	10	10	10
100	80	0,8	20	20	5
100	70	0,7	30	30	3
100	60	0,6	40	40	3
100	50	0,5	50	50	2
100	40	0,4	60	60	2
100	30	0,3	70	70	1
100	20	0,2	80,000	0,8	1
100	10	0,1	90,000	0,9	1
100	1	0,01	99,000	0,99	1
100	0	0	100,000	1	1

dade que foi objeto de ensaios clínicos diferentes com resultados bem distintos. Nesse caso, mesmo com reduções significativas do risco relativo, o NNT não se alterará muito a partir de um determinado ponto de redução do risco.

Cálculo da RRA, NNT e duração do estudo

O quadro 11.3 resume os principais parâmetros para avaliação de um ensaio clínico.

Quadro 11.3 – Parâmetros para avaliação de um ensaio clínico com suas vantagens e desvantagens.

Redução do risco relativo = $1 - \dfrac{RA_e}{RA_{ne}}$	Exprime a redução do RR. Pode ser expresso na forma de porcentagem multiplicando-se o valor obtido por 100 Não dá uma ideia da magnitude absoluta do risco
Redução do risco absoluto = $RA_e - RA_{ne}$	Exprime a redução do risco absoluto Também pode ser expresso na forma percentual pela fórmula: $RRA = \dfrac{RA_e - RA_{ne}}{RA_{ne}} \times 100$ Permite verificar a magnitude do risco, mas quando os valores são pequenos isso não fica tão claro
$NNT = \dfrac{1}{RRA}$	Calcula quantos pacientes o profissional deve tratar para evitar um evento em decorrência da doença por um período determinado de tempo

Do mesmo modo que se calculam a RRA e o NNT, podemos aferir a presença de efeitos colaterais graves que inviabilizem o uso do novo tipo de tratamento. O risco absoluto de apresentar efeitos colaterais pode ser calculado para os expostos ao novo tratamento ($RAEC_e$) e os não expostos ($RAEC_{ne}$). Assim, calcularemos a redução do risco absoluto de efeitos colaterais (RRAEC) como:

$$RRAEC = RAEC_e - RAEC_{ne}$$

O número necessário para causar um efeito colateral grave deve ser igual a:

$$NNEC = \frac{1}{RRAEC}$$

Em nosso exemplo teremos:

I_e (ticagrelor) = RA (ticagrelor) e I_{ene} (placebo) = RA (clopidogrel). Logo, a redução do risco absoluto (RRA) será:

$$RRA = 0,116 - 0,112 = 0,004$$

(lembre que na RRA você sempre trabalha em módulo)

O NNT será:

$$NNT = \frac{1}{0,004} = 250$$

Observar que, quando calculamos o NNT no ticagrelor em relação ao clopidogrel, o RA no clopidogrel (mais alto) vem na frente e o do ticagrelor (mais baixo) vem depois. Ao calcularmos o risco de um efeito colateral, o do ticagrelor (mais alto) vem na frente e o do clopidogrel (mais baixo) vem depois. A lógica é sempre essa. Agora, vamos comparar os resultados com o nosso estudo hipotético. Para mais clareza, recordaremos nosso ensaio clínico hipotético, no qual a RRR também foi de 18,0%, mas os valores dos RA eram, respectivamente, de 0,000117 e 0,000142? Nesse caso, a RRA será de 0,000142 − 0,000117 = 0,000025 e o NNT de 1/0,000025 = 40.000. Por isso, fica muito mais claro analisar a magnitude da redução utilizando-se o RA, a RRA e o NNT em vez da redução do risco relativo (RRR).

A relação entre o NNT e o NNEC pode nos dar o número de eventos prevenidos em relação à possibilidade de um efeito colateral grave para cada paciente tratado em determinado período. Em nosso exemplo, uma pessoa deixou de morrer a cada 50 pacientes tratados com ticagrelor e um indivíduo em uso do ticagrelor apresentou um sangramento grave a cada 250 tratados com o medicamento. É importante observar que a frequência de sangramentos graves definidos pelo estudo como sangramento fatal, intracraniano, intrapericárdico com tamponamento cardíaco, choque hipovolêmico ou hipotensão grave requerendo uso de drogas vasoativas, queda na hemoglobina para menos de 5g/dl ou necessidade de transfusão de pelo menos quatro unidades de papa de hemácias foi praticamente a mesma com os dois medicamentos: 11,6% no ticagrelor e 11,2% no clopidogrel, p = 0,43. A única diferença em relação aos sangramentos graves foi que a maior parte das mortes por sangramento no grupo do ticagrelor foi por hemorragia intracraniana [11 (0,1%) no ticagrelor *versus* 1 (0,01%) no clopidogrel, p = 0,02], enquanto no grupo do clopidogrel a maioria dos sangramentos levando à morte foi por hemorragias em outros locais que não o sistema nervoso central [9 (0,1%) no grupo do ticagrelor *versus* 21 (0,3%) no grupo do clopidogrel, p = 0,03].

Tanto o NNT quanto o NNEC devem ser interpretados à luz do tempo de duração do estudo. Em nosso exemplo, a duração do estudo foi de um ano. Por isso, quando se deseja comparar NNT de diferentes tipos de tratamento para uma mesma doença, deve-se fazer um ajuste de tempo quando a duração dos estudos é diferenciada. Podemos fazer isso assumindo que a redução do risco relativo será constante durante todo o estudo, ou seja, que o efeito do tratamento se mantém constante ao longo do tempo.

O NNT ajustado (NNT_{aj}) será calculado como:

$$NNT_{aj} = \frac{NNT \text{ observado no estudo} \times \text{tempo de duração do estudo}}{\text{Tempo que se quer comparar}}$$

Vamos supor que se quiséssemos comparar o NNT de outro antiagregante plaquetário com o NNT obtido pelo ticagrelor. O NNT do ticagrelor foi de 50 em um estudo com duração de um ano e o do outro antiagregante foi de 45 em um estudo com duração de dois anos.

$$NNT_{aj} \text{ (para o novo medicamento)} = \frac{NNT_{observado} \times \text{tempo de duração do estudo}}{\text{Tempo de duração do estudo do ticagrelor}}$$

$$NNT_{aj} \text{ (para o novo medicamento)} = 45 \times 2 \text{ anos/1 ano} = 45 \times 2 = 90$$

Embora, aparentemente, o NNT do outro antiagregante fosse menor, o ajuste pelo tempo mostra que, na verdade, o NNT do ticagrelor é melhor. No caso do NNT, quanto menor, melhor, já que reduz o número de pacientes que devem ser tratados para que se previna um evento fatal ou se evite uma internação.

O NNT é sempre expresso como um número inteiro e o arredondamento é sempre feito para cima.

Quão precisa é a estimativa do efeito do tratamento?

Como todas as medidas, o NNT é a expressão da estimativa pontual. Para sabermos a precisão dessa estimativa, é necessário determinar o intervalo de confiança do mesmo modo que fazemos para o RR. Quanto menor a amostra, maior o intervalo de confiança do RR e também maior o intervalo de confiança do NNT. À medida que a amostra aumenta, o intervalo de confiança se estreita.

O próximo passo na análise de um ensaio clínico é determinar se os resultados mostrados no estudo são aplicáveis ao paciente que frequenta o ambulatório ou hospital em nossa prática diária. O quadro 11.4 resume as principais perguntas a serem feitas para avaliar se os resultados do estudo podem ser extrapolados para o nosso paciente.

Quadro 11.4 – Guia prático para análise crítica de um ensaio clínico: extrapolação dos dados do estudo.

O paciente que procura o nosso hospital é semelhante àqueles do estudo e, portanto, podemos extrapolar os resultados da pesquisa para ele?
O tratamento pode ser aplicado em nosso hospital?
Quais os potenciais benefícios e potenciais complicações desse tipo de tratamento ao nosso paciente?
Quais são as expectativas que o nosso paciente apresenta em relação aos benefícios e aos efeitos colaterais do tratamento?

O paciente que procura o nosso hospital é semelhante àqueles do estudo e, portanto, podemos extrapolar os resultados da pesquisa para ele?

O primeiro passo é avaliar se nosso paciente preenche os critérios de inclusão e de exclusão desse estudo. Isso torna possível fazer uma avaliação qualitativa, mas não permite que se faça uma avaliação quantitativa das diferenças e semelhanças entre o nosso paciente e o do estudo: então, é importante ainda comparar as idades e a gravidade da doença (% de infartos com elevação de ST, % Killip > 2 ou do escore TIMI ≥ 3). Alguns outros parâmetros quantitativos podem ser de avaliação mais difícil, dificultando a comparação e o grau de resposta do nosso paciente em relação ao do estudo. Uma abordagem possível é avaliar se as características sociodemográficas dos nossos pacientes são tão diferentes das dos pacientes do estudo que os resultados não possam ser extrapolados para o nosso paciente. Muitas vezes, devemos verificar se os pacientes não apresentam nenhum efeito colateral que inviabilize o uso da medicação testada no estudo. Por exemplo, o estudo testa um betabloqueador e temos pacientes asmáticos. Outra forma de abordagem é avaliar se ele tolerará os efeitos colaterais da medicação testada no estudo.

Muitas vezes, o benefício demonstrado no estudo pode ser maior em determinado grupo de pacientes. O quadro 11.5 mostra como avaliar de modo qualitativo as diferenças na eficácia da terapêutica em alguns subgrupos de pacientes.

Vamos supor que o médico que leu o artigo do ticagrelor trabalha em um hospital de referência que recebe casos graves de infarto e acidente vascular cerebral. Provavelmente, os resultados do estudo poderão sim ser aplicados ao seu paciente grave com infarto ou acidente vascular cerebral.

Os estudos sobre a aspirina na profilaxia de eventos cardiovasculares foram inicialmente realizados em homens, viés bastante comum nas pesquisas mais antigas. Os primeiros estudos em mulheres não mostraram um efeito protetor da aspirina na prevenção de doenças cardiovasculares[3,4]. Posteriormente, mostrou-se que isso aconteceu devido ao acaso, comprovando-se os benefícios da aspirina no gênero feminino[5]. Em relação à aspirina na prevenção de cefa-

Quadro 11.5 – Perguntas para avaliação de diferenças qualitativas na eficácia de determinado tratamento em subgrupos específicos de pacientes.

Há plausibilidade biológica e clínica para a utilização desse tipo de tratamento em determinado grupo de pacientes?
Há diferença tanto clínica quanto estatisticamente significativa de que esse tipo de tratamento pode induzir melhora em alguns subgrupos de pacientes?
Essa análise do efeito da terapêutica sobre determinado subgrupo de pacientes foi proposta no projeto inicial do estudo ou confirmada em estudos independentes?
A análise dos efeitos da terapêutica foi restrita a alguns subgrupos específicos?
Se a resposta for sim a todas essas pesquisas, provavelmente vale a pena testar a nova terapêutica em um subgrupo específico de pacientes.

Adaptado de Guyatt et al., 1994[3], leitura complementar.

leias do tipo migrânea (enxaqueca), a situação foi ainda mais curiosa. Os dois grandes estudos sobre profilaxia da enxaqueca com aspirina foram feitos em homens (*British Doctors' Trial e Physicians' Health Study*), mas a enxaqueca é uma doença predominantemente feminina. Será que a aspirina seria útil na profilaxia da enxaqueca em mulheres? Do ponto de vista clínico e fisiopatológico, parecia muito plausível, e a ação da aspirina seria por meio da inibição da ciclo-oxigenase plaquetária, alterando a concentração de serotonina, neurotransmissor envolvido na gênese da enxaqueca e que fora do sistema nervoso central existe no trato digestório e nas plaquetas. Por isso, o *Women's Health Study*, ensaio clínico que avaliou os efeitos da aspirina na prevenção de doenças cardiovasculares em mulheres, resolveu incluir no seu projeto inicial um subestudo com 24 meses de duração para avaliar o efeito da aspirina na profilaxia da enxaqueca em mulheres que apresentavam ao menos uma crise mensalmente. Os resultados desse estudo mostraram um efeito da aspirina limítrofe, mas estatisticamente não significativo. Como explicar esse achado[6]? O erro foi na plausibilidade biológica. O *Women's Health Study* usou doses de aspirina de 100mg em dias alternados, muito menores que em outros estudos. Essa dose seria suficiente para inibir a ciclo-oxigenase na plaqueta e, portanto, para prevenir doença cardiovascular. Entretanto, descobriu-se a partir de resultados de outros estudos que a ação da aspirina na profilaxia da enxaqueca é mediada diretamente por receptores no sistema nervoso central e, portanto, embora essa dose (100mg em dias alternados) talvez fosse suficiente para prevenir doença cardiovascular, era insuficiente para atuar na profilaxia da enxaqueca, sendo necessárias provavelmente doses maiores.

Outro exemplo é o estudo *Digitalis Investigation Group* (DIG), que mostrou que a digoxina melhora clinicamente os sintomas, especialmente a falta de ar, na insuficiência cardíaca congestiva, sem alterar, entretanto, a mortalidade decorrente da doença. Análise de subgrupo do estudo DIG feita *a posteriori*, mas envolvendo todos os participantes do estudo e subdivindo-os em gênero masculino e feminino, mostrou uma ação negativa da digoxina no gênero feminino, com aumento da mortalidade[7].

O tratamento pode ser aplicado em nosso hospital? Nosso paciente ou nosso sistema de saúde tem condições de pagar ou arcar com esse tipo de tratamento?

No Brasil, os medicamentos utilizados no tratamento da aids são controlados pelo governo, e o Brasil atualmente é um exemplo mundial de boa administração de recursos e sucesso no combate à aids. Essa posição foi tomada porque se achou que, desse modo, seria mais fácil controlar a epidemia, o que de fato aconteceu. Posições como essa podem ser tomadas dentro de uma instituição ou em termos de políticas públicas, mesmo que se trate de um medicamento caro.

Quais são os potenciais benefícios e potenciais complicações desse tipo de tratamento ao nosso paciente?

É fundamental estimar quais serão os riscos e os benefícios decorrentes da utilização do novo tratamento. Para calcular o risco de efeitos colaterais nos pacientes do grupo controle, comparamos o risco específico em relação ao risco médio daqueles submetidos ao tratamento controle no estudo. Por exemplo, estimamos que o risco do nosso paciente no grupo controle é o dobro do risco daqueles do estudo, logo a fração de risco (Fr) = 2. Se acharmos que o risco do nosso paciente é metade do risco daquele do controle no estudo, a Fr será igual a ½. Para determinar a Fr, utilizaremos as informações disponíveis na literatura ou, quando essa informação não estiver disponível, nossa experiência clínica. O NNT para nosso paciente será simplesmente o NNT calculado no estudo dividido pela Fr. O NNEC será o NNEC do estudo dividido pela fração de efeitos colaterais (Fec) de o nosso paciente apresentar efeitos colaterais comparados aos do estudo. No exemplo, vamos supor que atendamos somente pacientes mais graves comparados ao do estudo do ticagrelor. A Fr seria então de 2 em relação ao do estudo do ticagrelor e a Fec poderia ser de 3 (usando o raciocínio que os pacientes mais graves tomariam doses mais elevadas do medicamento, estando sujeitos a mais efeitos colaterais).

Logo, NNT (hospital terciário) = NNT ticagrelor/2 = 50/2 = 25

O NNEC (hospital terciário) = NNEC ticagrelor/3 = 250/3 = 83

Quais são as expectativas que nosso paciente apresenta em relação aos benefícios e aos efeitos colaterais do tratamento?

É fundamental incorporar aos resultados positivos do estudo que foi lido as preferências individuais de cada paciente. Pode ser que o paciente não suporte um dos possíveis efeitos colaterais decorrentes da terapêutica, e essa é uma preferência individual.

Ponto número 1 – saber quais são as preferências do nosso paciente e descobrir o quanto pesam para ele os riscos da evolução da doença e de futuros eventos em relação à possibilidade de um efeito colateral decorrente do tratamento. Para isso, é preciso que o paciente saiba as complicações e os benefícios do tratamento de forma clara, o que cabe ao profissional de saúde esclarecer. Nosso paciente pode dar nota de 0 a 1 para o que ele considera melhora importante e nota de 0 a 1 para o que ele considera um efeito colateral importante.

Ponto número 2 – calcular os valores de NNT e NNEC. Nesse exemplo, os valores de NNT e NNEC são de 50 e 250, respectivamente. O próximo passo é combinar esses dois valores de NNT e NNEC com a fração que calculamos para o nosso paciente em especial e a nota que ele dá para melhorar e para o surgimento de um efeito colateral. Vamos supor que para o nosso paciente o importante é estar vivo até o final do ano (quando a neta mais velha vai se casar, por exemplo). A nota que ele dá para a melhora é 0,05 (qualquer pequena melhora é boa, já que zero corresponde à morte) e a nota que ele dá para o aparecimento de um efeito colateral é 0,95 (ele aguenta qualquer efeito colateral do tratamento, desde que isso aumente a chance de ele continuar vivo). Juntando o NNT e o NNEC do estudo, com as frações referentes ao nosso serviço mais as notas dadas pelo paciente, teremos o cálculo final. Nesse cálculo, utilizamos o inverso dos valores de NNT e NNEC, respectivamente, 1/NNT e 1/NNEC, que nada mais são que a redução do risco absoluto (RRA) e a redução do risco de efeitos colaterais (RREC). Com isso, podemos calcular a chance de benefício em relação à chance de efeitos colaterais abreviada como $R_{B/EC}$.

$$R_{B/EC} = \frac{1}{NNT} \text{ para } \frac{1}{NNEC}$$

Em nosso exemplo:

$$R_{B/EC} = 1/50 \text{ para } 1/250 = 0,02 \text{ para } 0,004, \text{ ou seja,}$$
$$0,02/0,004 = 5 \text{ para } 1, \text{ favorável ao ticagrelor}$$

Podemos, portanto, dizer ao paciente, com base no estudo, que há uma relação de 5 para 1 de benefícios do uso do ticagrelor em relação ao aparecimento do efeito colateral.

Adaptando essa fórmula às estimativas para o nosso serviço e também às preferências pessoais do nosso paciente, teremos:

$$R_{B/EC} = \frac{1}{NNT} \times Fr \times npm \; versus \; \frac{1}{NNEC} \times Fec \times npec$$

Em nosso exemplo, Fr = 2 e Fec = 3. A nota dada pelo paciente (npm) para a melhora é 0,05 e para o efeito colateral (npec) é 0,95.

Logo

$$R_{B/EC} = \frac{1}{NNT} \times Fr \times npm \; versus \; \frac{1}{NNEC} \times Fec \times npec$$

$$R_{B/EC} = \frac{1}{50} \times 2 \times npm \; versus \; \frac{1}{250} \times 3 \times npec$$

A nota que o paciente deu para a progressão da doença é 0,05, e para o aparecimento de efeitos colaterais, 0,95. Comparando essas duas notas (0,95/0,05 = 19), podemos dizer que o nosso paciente considera a progressão da doença 19 vezes pior que o aparecimento de algum efeito colateral (19 para 1). Vamos substituir na fórmula o quanto ele valoriza mais a sobrevida diante da presença de efeitos colaterais.

$R_{B/EC} = 1/50 \times 2 \times 19$ para $1/250 \times 3 \times 1 = 0,02 \times 2 \times 19$ para $0,004 \times 3 \times 1 = 0,76$ para $0,012$ ($0,76/0,012 = 63,3$), ou seja, 63 para 1 a favor do uso do ticagrelor

Portanto, adicionando à fórmula nossa avaliação pessoal do paciente e as preferências pessoais dele, a chance a favor do ticagrelor, que já era de 2 para 1, aumenta de 63 para 1.

ENSAIO CLÍNICO DE UM PACIENTE

Muitas vezes, procuramos na literatura e não há nenhum ensaio clínico que responda à nossa pergunta sobre terapêutica. Nesse caso, você pode testar o tratamento proposto no seu paciente, observando as consequências ao longo do tempo. Esse é um tipo de ensaio clínico que pode ser muito influenciado por vieses: o paciente melhora pela evolução natural da doença, pelo fenômeno de regressão à média ou pelos efeitos *Hawthorne* e placebo, os resultados são distorcidos pela expectativa que pesquisador e paciente depositam no tratamento, além do fato de que pacientes educados tendem a exagerar os efeitos benéficos da terapêutica[8].

O ensaio clínico de um paciente incorpora a metodologia rígida dos ensaios clínicos, incluindo randomização, cegamento e avaliação dos desfechos. O paciente pode ser randomizado a tratamento ativo ou placebo, com mudanças (*cross-over*) ao longo do tempo, o que ajuda a decidir entre placebo ou tratamento ativo, o que foi melhor para o paciente. É muito útil na avaliação de sintomas decorrentes de uma doença crônica, como a insuficiência cardíaca.

É sempre necessário conversar com o paciente e discutir sua disposição em participar e também é fundamental a aprovação do comitê de ética da instituição, pois sem ele o ensaio clínico não poderá acontecer.

O quadro 11.6 resume as perguntas que devem ser feitas antes de se iniciar um ensaio clínico de um paciente[9].

Quadro 11.6 – Orientações para a realização de um ensaio clínico de um paciente.

O ensaio clínico de um paciente está realmente indicado no seu paciente?
A efetividade do tratamento é realmente duvidosa no caso do seu paciente?
O tratamento, se efetivo, pode ser continuado a longo prazo?
O paciente a ser tratado deseja participar desse ensaio clínico?

O ensaio clínico de um paciente é adequado no seu paciente específico?
O efeito da terapêutica é rápido?
O efeito do tratamento termina assim que ele é interrompido?
A duração do tratamento é adequada?
Os desfechos a serem medidos são importantes para o seu paciente?
Há critérios definidos de interrupção do ensaio clínico?
Pode ser feito um período de *run-in* sem cegamento e sem utilização de medicamentos?

O ensaio clínico de um paciente é adequado ao seu local de trabalho?
Existe um farmacêutico para ajudar você?
Existem estratégias para a interpretação dos dados no seu local de trabalho?

O ensaio clínico de um paciente é ético?
Você conseguiu uma aprovação do comitê de ética da sua instituição?

Adaptado de Guyatt et al., 1994[3], leitura complementar.

ENSAIOS CLÍNICOS QUE INCORPORAM ANÁLISE DE CUSTOS

Muitas vezes, as decisões sobre terapêutica são tomadas também levando-se em conta uma análise econômica dos custos envolvidos com um tratamento específico, principalmente quando se pensa em termos de saúde pública. Análises econômicas, como tudo em economia, são extremamente difíceis de ser interpretadas. Por serem extremamente complicadas, poucos pesquisadores se dispõem a fazer análises de custos, e o número de artigos científicos sobre análises econômicas vem caindo com o passar do tempo[9].

Nas análises de custo, é preciso pensar não somente no custo específico de determinado tratamento, mas também nos outros procedimentos ou intervenções que deixarão de ser realizados se o dinheiro disponível for usado na implementação de um novo tipo de tratamento. Portanto, quando resolvemos gastar uma parte do dinheiro em determinada prática terapêutica, poderemos deixar a descoberto, por exemplo, uma prática preventiva.

O quadro 11.7 resume as principais perguntas sobre a validade de uma análise econômica.

Quadro 11.7 – Perguntas orientadoras para decidir se os resultados de uma análise econômica são válidos.

Nessa análise de custo
Há uma comparação bem definida entre os vários tipos de tratamento disponíveis?
Avaliando-se especificamente as relações entre custo e desfechos clínicos
A análise econômica cita as evidências nas quais se baseiam as opções terapêuticas?
A análise econômica identifica todos os custos e efeitos importantes e seleciona métodos adequados para medi-los?
A análise se coaduna com a dúvida que ela tenta responder?
Quão robusta é a conclusão final?

Adaptado de Guyatt et al., 1994[3], leitura complementar.

Nas análises econômicas, sempre devem ser comparadas todas as alternativas possíveis de tratamento para uma possível doença. Uma análise de custos de somente um dos possíveis tratamentos não pode ser considerada análise econômica, e sim estimativa de custos. Estudo feito por Danese et al. (1996) analisa os custos referentes a pacientes com hipercolesterolemia se eles forem tratados diretamente com estatinas ou se for dosado o hormônio tireotrópico (TSH) e o paciente tratado com T_4 livre, se o TSH estiver elevado, só depois sendo encaminhado para o tratamento com estatinas. Ele mostra redução de custos se utilizarmos a dosagem do TSH como rastreamento de hipotireoidismo em paciente com hipercolesterolemia[10].

Uma análise econômica também deve definir em que ponto de vista estão sendo avaliados os custos: do paciente, do hospital, do seguro-saúde ou do sistema de saúde de determinado local. Esses pontos de vista muitas vezes são conflituosos.

Todos os possíveis tratamentos a serem citados em uma análise de custos têm que estar embasados em evidências fortes, vindas de estudos científicos metodologicamente adequados. Todos os custos decorrentes do tipo de procedimento devem ser anotados, incluindo treinamento de pessoal, compra de materiais permanentes e de consumo associados ao procedimento ou à nova terapêutica. E também deve incluir no seu bojo os custos que estarão sendo evitados em termos futuros em decorrência do tratamento.

Frequentemente, as análises econômicas usam alguns índices específicos chamados de *utilities* ou, em português, utilidades, que são uma fração que se atribui à qualidade de vida após determinada doença. A fração para acidente vascular cerebral é igual a 0,3. Então, associando-se a fração com o fator tempo podem ser definidos os QALY, abreviação do inglês *quality-adjusted-life-years* (anos de vida ajustados para a qualidade de vida), em que, no caso do acidente vascular cerebral, um ano de perfeita saúde é considerado equivalente a três anos de sobrevida após um acidente vascular cerebral[11].

Uma vez decidido que os dados da análise econômica que você está lendo são válidos, é importante avaliar se os resultados mostrados são relevantes. O quadro 11.8 resume as perguntas orientadoras.

Quadro 11.8 – Perguntas orientadoras para definir se os resultados da análise econômica são relevantes.

Os custos resultantes ou a relação entre custos/unidades de saúde são relevantes?
Os resultados da análise econômica mudam quando a relação entre custo e efetividade é alterada?

Adaptado de Guyatt et al., 1994[3], leitura complementar.

Pode ser feita uma análise de custo-minimização na qual se avalia se as diferenças nos custos mostradas na análise econômica são tão grandes que realmente sugerem a mudança de um tipo de procedimento para outro; uma análise de custo-efetividade, na qual se avalia se as diferenças relativas à maior efetividade do procedimento justificam os gastos a mais que serão efetuados; ou uma análise de custo-utilidade, quando são calculados os QALY. A tabela 11.4 resume os custos do ganho de um QALY para diferentes tipos de tratamento.

Por último, é importante avaliar se os resultados da análise econômica se adaptam ao paciente que você atende na prática diária. O quadro 11.9 resume as perguntas orientadoras.

Quadro 11.9 – Perguntas orientadoras para decidir se os dados da análise econômica se adaptam ao seu paciente[11].

Os custos da análise econômica são adequados à realidade econômica do seu serviço ou país?
Os tipos de tratamento analisados serão efetivos no seu local de trabalho?

Adaptado de Guyatt et al., 1994[3], leitura complementar.

Tabela 11.4 – Custos relacionados ao ganho de um QALY associados a determinados procedimentos ou terapêuticas.

Tratamento	Custo/QALY em libras
Dosagem de colesterol e prescrição de dieta em adultos de 40-69 anos de idade	220
Tratamento anti-hipertensivo para a prevenção de acidente vascular cerebral em adultos de 45-64 anos de idade	940
Colocação de prótese de quadril	1.180
Colocação de ponte de safena (angina grave com uma artéria principal ocluída)	2.090
Rastreamento para câncer de mama	5.780
Diálise peritoneal ambulatorial contínua	19.870
Hemodiálise hospitalar	21.970

Adaptado de Mason J et al., 1993.

LEITURA COMPLEMENTAR

1. Sackett DL et al. Evidence-based medicine – how to practice and teach EBM. 2nd ed. Edinburgh: United Kingdom, Harcourt Publishers Limited; 2000.

2. Guyatt GH et al. For the Evidence-Based Medicine Working Group. Users' Guides to the Medical Literature. II. How to use an article about therapy or prevention. A. Are the results of the study valid? JAMA 1993;270:2598.

3. Guyatt GH et al. For the Evidence-Based Medicine Working Group. Users' Guides to the Medical Literature. II. How to use an article about therapy or prevention. B. What were the results and will they help me in caring for my patients? JAMA 1994;271:59.

REFERÊNCIAS BIBLIOGRÁFICAS

1. Wallentin L et al. Ticagrelor versus clopidogrel in patients with acute coronary syndromes. N Engl J Med 2009;361:1045.

2. James S et al. Comparison of ticagrelor, the first oral P2Y12 receptor agonist, with clopidogrel in patients with acute coronary syndromes: Rationale, design, and baseline characteristics of the PLAtelet inhibition and patient Outcomes (PLATO) trial. Am Heart J 2009;157:599.

3. Doll R et al.. Mortality in relation to smoking: 40 years' observations on male British doctors. BMJ 1994;309:901.

4. The Physicians' Health Study. Aspirin for the primary prevention of myocardial infarction. N Engl J Med 1988;318:924.

5. Hennekens CH et al. An overview of the British and American aspirin studies. N Engl J Med 1988;318:923.

6. Benseñor IM et al. Low-dose aspirin for migraine prophylaxis in women. Cephalalgia 2001;21:175.

7. The effect of digoxin on mortality and morbidity in patients with heart failure. The Digitalis Investigation Group. N Engl J Med 1997;336:525.

8. Guyatt G et al. A clinician's guide for conducting randomized trials in individuals patients. CMAJ 1998;139:497.

9. Drummond MF et al., for the Evidence-Based Medicine Working Group. Users' Guides to the Medical Literature. XIII. How to use an article on economic analysis of clinical practice. A. Are the results of the study valid? JAMA 1997;277:1552.

10. Danese MD et al. Screening for mild thyroid failure at the periodic health examination: a decision and cost-effectiveness analysis. JAMA 1996;276:285.

11. Mason J et al. Some guidelines on the use of cost-effectiveness league tables. BMJ 1993;306:570.

EXERCÍCIOS

1. No estudo a seguir, calcule os riscos absolutos (RA) de tratamento, a redução do risco absoluto (RRA) e o número necessário para tratar (NNT) para o desfecho combinado e para infarto do miocárdio e acidente vascular cerebral separadamente, a redução do risco absoluto (RRA) e o número necessário para tratar (NNT).

N Engl J Med 2010;363:905.

Effects of sibutramine in cardiovascular outcomes in overweight and obese subjects.

James WP, Caterson ID, Coutinho W, Finer N, Van Gaal LF, Maggione AP, Torp-Pedersen C, Sharma AM, Shepherd GM, Rode RA, Renz CL, SCOUT Investigators.

London School of Hygiene and Tropical Medicine, London, England.

Abstract

BACKGROUND: The long-term effects of sibutramine treatment on the rates of cardiovascular events and cardiovascular death among subjects at high cardiovascular risk have not been established. METHODS: We enrolled in our study 10,744 overweight or obese subjects, 55 years of age or older, with preexisting cardiovascular disease, type 2 diabetes mellitus, or both to assess the cardiovascular consequences of weight management with and without sibutramine in subjects at high risk for cardiovascular events. All the subjects received sibutramine in addition to participating in a weight-management program during a 6-week, single-blind, lead-in period, after which 9804 subjects underwent random assignment in a double-blind fashion to sibutramine (4906 subjects) or placebo (4898 subjects). The primary end point was the time from randomization to the first occurrence of a primary outcome event (nonfatal myocardial infarction, nonfatal stroke, resuscitation after cardiac arrest, or cardiovascular death). RESULTS: The mean duration of treatment was 3.4 years. The mean weight loss during the lead-in period was 2.6 kg; after randomization, the subjects in the sibutramine group achieved and maintained further weight reduction (mean, 1.7 kg). The mean blood pressure decreased in both groups, with greater reductions in the placebo group than in the sibutramine group (mean difference, 1.2/1.4 mm Hg). The risk of a primary outcome event was 11.4% in the sibutramine group as compared with 10.0% in the placebo group (hazard ratio, 1.16; 95% confidence interval [CI], 1.03 to 1.31; P=0.02). The rates of nonfatal myocardial infarction and nonfatal stroke were 4.1% and 2.6% in the sibutramine group and 3.2% and 1.9% in the placebo group, respectively (hazard ratio for nonfatal myocardial infarction, 1.28; 95% CI, 1.04 to 1.57; P = 0.02; hazard ratio for nonfatal stroke, 1.36; 95% CI, 1.04 to 1.77; P = 0.03). The rates of cardiovascular death and death from any cause were not increased. CONCLUSIONS: Subjects with preexisting cardiovascular conditions who were receiving long-term sibutramine treatment had an increased risk of nonfatal myocardial infarction and nonfatal stroke but not of cardiovascular death or death from any cause. (Funded by Abbott; ClinicalTrials.gov number, NCT00234832.)

N Eng J Med 2010;363:905.

Efeitos da sibutramina no desfecho cardiovascular em indivíduos com sobrepeso e obesidade.

James WP, Caterson ID, Coutinho W, Finer N, Van Gaal LF, Maggione AP, Torp-Pedersen C, Sharma AM, Shepherd GM, Rode RA, Renz CL, SCOUT Investigators.

London School of Hygiene and Tropical Medicine, London, England.

Resumo

CONTEXTO: O efeito a longo prazo do tratamento com a sibutramina na taxa de eventos cardiovasculares e de morte cardiovascular entre indivíduos de alto risco cardiovascular não está bem estabelecido. MÉTODOS: Foram arrolados no estudo 10.744 indivíduos com sobrepeso ou obesos, com 55 anos de idade ou mais, com doença cardiovascular preexistente, diabetes tipo 2, ou ambos, para avaliar as consequências cardiovasculares do controle do peso com ou sem a sibutramina em indivíduos com risco elevado de eventos cardiovasculares. Todos os indivíduos receberam sibutramina ao participarem de um programa de perda de peso com duração de seis semanas, unicego, após o que 9.804 indivíduos foram randomizados de forma duplo-cega para sibutramina (4.906 indivíduos) ou placebo (4.898 indivíduos). O desfecho primário foi o tempo entre a randomização até a ocorrência do desfecho primário (infarto do miocárdio não fatal, acidente vascular cerebral não fatal, ressuscitação após parada cardíaca ou morte cardiovascular). RESULTADOS: A duração média do tratamento foi de 3,4 anos. A média da perda de peso durante o período de seis semanas foi de 2,6kg; após a randomização, os indivíduos no grupo da sibutramina alcançaram e mantiveram a redução do peso (média de 1,7kg). A pressão arterial média diminuiu nos dois grupos, com reduções maiores no grupo placebo do que no grupo da sibutramina (média da diferença, 1,2/1,4mmHg). O risco do desfecho primário foi de 11,4% no grupo da sibutramina comparado a 10,0% no grupo placebo (razão de risco 1,16; intervalo de confiança a 95% [IC], 1,03 a 1,31; p = 0,02). As taxas de infarto do miocárdio e de acidente vascular cerebral não fatais foram de 4,1% e de 2,6% no grupo da sibutramina e de 3,2%, e 1,9% no grupo placebo, respectivamente (razão de risco para infarto do miocárdio não fatal de 1,28; IC 95%, 1,04 a 1,57, p = 0,02; razão de risco para acidente vascular cerebral não fatal, 1,36; IC 95%, 1,04 a 1,77, p = 0,03). As taxas de morte cardiovascular e de mortalidade por outras causas não estavam aumentadas. CONCLUSÃO: Indivíduos com doença cardiovascular prévia que foram randomizados para receber sibutramina a longo prazo apresentaram risco aumentado de infarto do miocárdio e de acidente vascular cerebral não fatal, mas sem risco aumentado de mortalidade cardiovascular ou por outras causas.

2. No estudo a seguir, calcule os riscos absolutos (RA), a redução do risco absoluto (RRA) e o número necessário para tratar (NNT). Você concorda com a interrupção precoce do estudo?

Lancet 2010;376:517.

Rimonaban for prevention of cardiovascular events (CRESCENDO): a randomized, multicentre, placebo-controlled trial.

Topol EJ, Bousser MG, Fox KA, Creager MA, Despres JP, Easton JD, Hamm CW, Montalescot G, Steg PG, Pearson TA, Cohen E, Gaudin C, Job B, Murphy JH, Bhatt DL; CRESCENDO Investigators.

Scripps Translational Science Institute, La Jolla, CA 92037, USA.

Abstract

BACKGROUND: Blockade of the endocannabinoid receptor reduces obesity and improves metabolic abnormalities such as triglycerides, HDL cholesterol, and fasting blood glucose. We assessed whether rimonabant would improve major vascular event-free survival. METHODS: This double-blind, placebo-controlled trial was undertaken in 974 hospitals in 42 countries. 18,695 patients with previously manifest or increased risk of vascular disease were randomly assigned to receive either rimonabant 20 mg (n = 9381) or matching placebo (n = 9314). Randomisation was stratified by centre, implemented with an independent interactive voice response system, and all study personnel and participants were masked to group assignment. The primary endpoint was the composite of cardiovascular death, myocardial infarction, or stroke, as determined via central adjudication. Analysis was by intention to treat. This study is registered with ClinicalTrials.gov, number NCT00263042. FINDINGS: At a mean follow-up of 13.8 months (95% CI 13.6-14.0), the trial was prematurely discontinued because of concerns by health regulatory authorities in three countries about suicide in individuals receiving rimonabant. All randomised participants were analysed. At the close of the trial (Nov 6, 2008), the composite primary endpoint of cardiovascular death, myocardial infarction, or stroke occurred in 364 (3.9%) patients assigned to rimonabant and 375 (4.0%) assigned to placebo (hazard ratio 0.97, 95% CI , 0.84-1.12, p = 0.68). With rimonabant, gastrointestinal (3038 [33%] vs 2084 [22%]), neuropsychiatric (3028 [32%] vs 1989 [21%]), and serious psychiatric side-effects (232 [2.5%] vs 120 [1.3%]) were significantly increased compared with placebo. Four patients in the rimonabant group and one in the placebo group committed suicide. INTERPRETATION: The premature termination of this trial has important lessons for drug development. A drug that was being marketed for weight loss, but being tested for improving cardiovascular outcomes, induced a level of serious neuropsychiatric effects that was deemed unacceptable by regulatory authorities, and both the drug and the trial were abruptly terminated.

Lancet 2010; 376:517.

Uso do rimonaban na prevenção de eventos cardiovasculares (CRESCENDO): ensaio clínico randomizado, multicêntrico, placebo-controlado.

Topol EJ, Bousser MG, Fox KA, Creager MA, Despres JP, Easton JD, Hamm CW, Montalescot G, Steg PG, Pearson TA, Cohen E, Gaudin C, Job B, Murphy JH, Bhatt DL; CRESCENDO Investigators.

Intituto de Medicina Translacional de La Jolla, CA 92037, EUA.

Resumo

CENÁRIO: O bloqueio do receptor endocanabinoide reduz a obesidade e melhora as alterações metabólicas relacionadas aos triglicérides, HDL-colesterol e glicemia de jejum. O estudo avaliou se o rimonaban poderia melhorar a sobrevida livre de eventos cardiovasculares importantes. MÉTODOS: Este ensaio clínico, placebo-controlado, foi realizado em 974 hospitais em 42 países. 18.695 pacientes com doença cardiovascular prévia ou de alto risco para doença cardiovascular foram randomizados para receber rimonaban 20mg (n = 9.381) ou placebo de rimonaban (n = 9.314). A randomização foi estratificada por centro, implementada por um sistema de secretaria eletrônica iterativo independente, e todo o pessoal do estudo e os participantes estavam cegados em relação ao alocamento dos grupos. O desfecho primário foi o desfecho combinado de morte, infarto do miocárdio, ou acidente vascular cerebral, como determinado por adjudicação central. A análise foi por intenção de tratar. O estudo foi registrado no ClinicalTrials.gov, número NCT00263042. RESULTADOS: Com um seguimento médio de 13,8 meses (IC 95%, 13,6-14,0), o ensaio clínico foi interrompido precocemente pelas autoridades de agências reguladoras na área da saúde de três países pelo suicídio de indivíduos no grupo do rimonaban. Todos os participantes randomizados foram avaliados. Até o final do ensaio (em 6 de novembro de 2008), o desfecho primário combinado de morte, infarto do miocárdio ou acidente vascular cerebral ocorreu em 364 (3,9%) pacientes alocados para o rimonaban e 375 (4,0%) alocados para o placebo (razão de risco de 0,97, IC 95%, 0,84-1,12, p = 0,68). No grupo do rimonaban, os efeitos colaterais gastrintestinais (3.028 [33%] *vs.* 2.084 [1,3%]), neuropsiquiátricos (3.028 [32%] *vs.* 1.989 [21%] e psiquiátricos graves (232 [2,5%] *vs.* 120 [1,3%] foram siginificativamente elevados comparados ao grupo placebo. Quatro pacientes no grupo do rimonaban e um no grupo placebo cometeram suicídio. INTERPRETAÇÃO: O término prematuro do estudo trouxe lições importantes para o desenvolvimento do medicamento. O medicamento que foi divulgado na mídia como sendo para perda de peso, mas que somente foi testado na prevenção de desfechos cardiovasculares, induziu um número muito elevado de efeitos colaterais neuropsiquiátricos graves que foram considerados inaceitáveis por autoridades das agências reguladoras na área da saúde, e tanto o medicamento como o ensaio clínico tiveram que ser suspensos de forma abrupta.

3. Um ensaio clínico com poucos participantes é desenhado para comparar a efetividade de um novo tratamento *versus* um tratamento quimioterápico padronizado para câncer de mama. Não houve diferença na sobrevida em 4 anos, apesar de se saber pelo resultado de outros estudos publicados nos últimos seis meses que o novo tratamento é, com grande probabilidade, superior ao tratamento habitual. A falha na detecção do benefício nesse pequeno estudo é devida a:

    A) Viés de confusão.
    B) Efeito *Hawthorne*.
    C) Erro tipo I.
    D) Erro tipo II.
    E) Mascaramento.

4. Em um ensaio clínico que compara o tratamento clínico e o cirúrgico da angina de peito, 30% dos pacientes randomizados para o tratamento médico foram submetidos ao procedimento cirúrgico e 15% inicialmente randomizados para o grupo de tratamento cirúrgico recusaram-se ao procedimento. Deve-se realizar uma análise:

    A) Exploratória.
    B) De sensibilidade.
    C) Retrospectiva.
    D) Por intenção de tratar.
    E) Simplificada.

5. Em relação ao resumo abaixo:
   A) Calcule os riscos absolutos (RA), a redução do risco relativo (RRR), a redução do risco absoluto (RRA) e o NNT para os desfechos secundários com os dados do resumo abaixo.
   B) Os resultados do estudo autorizam o uso do bezafibrato a longo prazo em pacientes com infarto do miocárdio e níveis elevados de fibrinogênio?
   C) Você detecta algum problema nesse ensaio clínico?

Cir Cir 2010;78:229.

Impact of bezafibrate treatment in patients with hyperfibrinogenemia and ST-elevation acute myocardial.

infarct: a randomized placebo-controlled clinical trial.

Madrid-Miller A, Moreno-Ruiz LA, Borrayo-Sánchez G, Almeida-Gutierrez E, Martínez-Gómez DF, Jáuregui-Aguilar R.

Hospital de Cardiologia, Centro Médico Nacional Siglo XXI, Instituto Mexicano Del Seguro Social, México, D. F., México.

Abstract

BACKGROUND: Hyperfibrinogenemia is a predictor of cardiovascular events in healthy subjects and in patients with chronic ischemic heart disease. Bezafibrate decreases fibrinogen levels and also the incidence of major cardiovascular events in primary prevention, but its effects in acute coronary syndrome are unknown. METHODS: This is a randomized, controlled clinical trial with conventional therapy. We included patients with Acute ST Elevation Myocardial Infarction (STEAMI) and fibrinogen concentration >500 mg/dl at 72 h of evolution. We randomized subjects into two groups: bezafibrate 400 mg (group I) and conventional therapy (group II). Primary end point was decrease of fibrinogen concentrations. Secondary end points were recurrence of angina or infarction, left ventricular failure and combined end points during hospitalization. RESULTS: We included 25 patients in each group. Fibrinogen concentrations were lower at hospital discharge in Group I than in Group II (532.42 +/- 129.6 vs. 889 +/- 127.32 mg/dl in group II, p < 0.0001). Secondary end points were more frequent in Group II than in Group I: angina (56% vs. 4%, RR 0.071 [0.010-0.503], p < 0.0001), left ventricular failure (24% vs. 4%, RR 0.167 [0.022-1.286], p = 0.049) and combined end points (76% vs. 8%, RR 0.105 [0.027-0.405], p < 0.001). CONCLUSIONS: Bezafibrate treatment was a safe treatment and reduced fibrinogen levels in patients with STEAMI and hyperfibrinogenemia. In the short term, this reduction was associated with a lower incidence of major cardiovascular events.

Cir Cir 2010;78:229.

Impacto do tratamento com bezafibrato em pacientes com hiperfibrinogenemia e elevação do segmento ST no infarto agudo do miocárdio: ensaio clínico randomizado, placebo-controlado.

Madrid-Miller A, Moreno-Ruiz LA, Borrayo-Sánchez G, Almeida-Gutierrez E, Martínez-Gómez DF, Jáuregui-Aguilar.

Hospital de Cardiologia, Centro Médico Nacional Siglo XXI, Instituto Mexicano Del Seguro Social, México, D. F., México.

Resumo

CENÁRIO: A hiperfibrinogenemia é um preditor de eventos cardiovasculares em indivíduos sadios e em pacientes com doença isquêmica coronariana. O bezafibrato diminui os níveis de fibrinogênio e também a incidência de eventos cardiovasculares importantes na prevenção primária, mas seus efeitos na síndrome coronariana aguda são desconhecidos. MÉTODOS: Ensaio clínico randomizado, placebo-controlado com terapêutica convencional. Foram incluídos pacientes com elevação aguda do segmento ST pelo infarto (EASTI) e concentração de fibrinogênio > 500mg/dl com 72 horas de evolução. Os indivíduos foram randomizados em dois grupos: bezafibrato 400mg (grupo I) e terapia convencional (grupo II). O desfecho primário foi a queda das concentrações de fibrinogênio. Os desfechos secundários foram a recorrência da angina ou do infarto, insuficiência ventricular esquerda e desfechos combinados durante a hospitalização. RESULTADOS: Foram incluídos 25 pacientes em cada grupo. As concentrações de fibrinogênio estavam mais baixas no grupo I do que no grupo II à alta hospitalar (532,42 ± 129,6 *vs*. 889 ± 127,32mg/dl no grupo II, p < 0,0001). Os desfechos secundários foram mais frequentes no grupo II do que no grupo I: angina (56% *vs*. 4%, RR de 0,071 [0,010-0,503], p < 0,0001), insuficiência ventricular esquerda (24% *vs*. 4%, RR de 0,167 [0,022-1,286], p = 0,049) e desfechos combinados (76% *vs*. 8%, RR de 0,105 [0,027-0,405], p < 0,001). CONCLUSÕES: O tratamento com o bezafibrato foi seguro e reduziu os níveis de fibrinogênio em pacientes com EASTI e hiperfibrinogenemia. A curto prazo, essa redução se associou a uma queda na incidência de eventos cardiovasculares importantes.

RESPOSTAS

1. Os riscos absolutos já estão calculados no resumo. É impossível calcular a RRA e o NNT porque o risco absoluto no grupo da sibutramina foi sempre mais elevado do que no placebo, ou seja, nos indivíduos que já tinham doença cardiovascular e receberam sibutramina a longo prazo, houve risco aumentado de infarto do miocárdio e acidente vascular cerebral não fatal.

2. Novamente é impossível calcular a RRA porque não houve redução. O risco absoluto foi de 3,9% no grupo do rimonaban e de 4,0% no placebo, mas o risco relativo foi de 0,97 com intervalo de confiança a 95% de 0,84 a 1,12, cruzando a barreira do 1. Talvez, se o estudo prosseguisse, fosse possível mostrar redução do risco com o rimonaban, mas o estudo teve que ser interrompido pelos efeitos colaterais do medicamento. A interrupção do estudo foi correta porque o número de efeitos colaterais foi muito elevado, incluindo quatro casos de suicídio no grupo do rimonaban comparado a um caso no braço placebo.

3. D) A ação que incrementará o poder do estudo será o aumento da amostra. Aumentando-se a amostra, diminui-se o erro tipo 2.

4. D) A análise sem levar em conta as trocas de grupo e obedecendo rigorosamente a randomização é o princípio da intenção de tratar que preserva a randomização.

5. A) Os riscos absolutos já foram calculados para angina (56% no grupo II *vs*. 4% no grupo I), para insuficiência ventricular esquerda (24% no grupo II *vs*. 4% no grupo I) e no desfecho combinado (76% no grupo II *vs*. 8% no grupo I). A redução do RR foi:
   – Angina RRR = 1-0,071 = 0,929 = 92,9%.
   – Insuficiência ventricular esquerda RRR = 1-0,167 = 0,833 = 83,3%.
   – Desfecho combinado RRR = 1-0,105 = 0,895 = 89,5%.

A RRA foi:
- Angina RRA = 56-4 = 52%.
- Insuficiência ventricular esquerda RRA = 24-4 = 20%.
- Desfecho combinado RRA = 76-8 = 68%.

O NNT foi:
- Angina NNT = 1/RRA = 1/0,052 = 19,2 = 20.
- Insuficiência ventricular esquerda NNT = 1/RRA = 1/0,020 = 50.
- Desfecho combinado NNT = 1/RRA = 1/0,068 = 14,7 = 15.

B) Não podemos fazer isso porque o estudo só avaliou o efeito da prescrição do beza-fibrato a curto prazo.

C) O estudo incluiu um número muito pequeno de participantes e o desfecho definido pelo estudo como primário foi a mudança de um parâmetro laboratorial. Os desfechos considerados em epidemiologia como realmente importantes são morte, morbidade e qualidade de vida.

12. REVISÃO SISTEMÁTICA E META-ANÁLISE: JUNTANDO MAÇÃS E LARANJAS*

Andre Russowsky Brunoni

INTRODUÇÃO

O conhecimento médico cresce de maneira exponencial, o que pode ser constatado no crescente número de novas revistas biomédicas e no montante de verbas gasto em pesquisa e desenvolvimento biomédico. Isto faz com que seja muito difícil para que mesmo um especialista em determinado campo consiga manter-se completamente atualizado. Para um não especialista, contudo, é praticamente impossível ler toda a literatura científica a respeito de um tema, quiçá analisar criticamente cada artigo disponível para selecionar aqueles que são realmente importantes. Neste contexto, a leitura de artigos de revisão parece uma alternativa razoável, porém revisões tradicionais também são vulneráveis ao mesmo problema e, ainda, podem refletir menos o estado da arte do campo do que a visão particular dos autores, que não está isenta de ser parcial ou tendenciosa.

Dessa maneira, artigos de revisão sistemática sobre determinado tema são cada vez mais importantes: para o especialista, para sumarizar um tema e definir futuras linhas de estudo, para um não especialista ou não pesquisador, para ajudá-lo a tomar as melhores condutas na beira do leito. O campo da cardiolo-

---

* Juntar "maçãs e laranjas" (*apples and oranges*) é uma expressão utilizada há décadas no ensino da aritmética para enfatizar a necessidade de se diferenciar os objetos do cálculo. Em epidemiologia, para descrever pessoas ou objetos fundamentalmente diferentes. Na pesquisa clínica, costuma-se dizer que a meta-análise permite agrupar "maçãs e laranjas", o que, ao mesmo tempo descreve a principal virtude e o principal revés desta técnica: a possibilidade de sintetizar dados muito diferentes entre si.

gia é um bom exemplo de como estes objetivos podem ser alcançados pela revisão sistemática: o tratamento do infarto agudo do miocárdio mudou após os grandes estudos multicêntricos – *Gruppo Italiano per lo Studio della Sopravvivenza nell'Infarto* (GISSI), em 1986, e *International Study of Infarct* Survival (ISIS-2), em 1988[2,3] – que mostraram de maneira inequívoca que o uso da estreptoquinase na fase aguda do evento poderia reduzir a mortalidade em até 50%. Até aquele momento, já havia cerca de 30 ensaios clínicos comparando estreptoquinase *vs.* placebo no infarto do miocárdio, tratamento que já era estudado desde a década de 1970, com resultados em geral bastante positivos. Porém, antes dos estudos GISSI e ISIS-2 nenhum órgão regulador havia aprovado o uso desta droga no tratamento do infarto do miocárdio[5].

Na verdade, tão revolucionário quanto estes grandes estudos multicêntricos foi uma meta-análise cumulativa, realizada alguns anos depois, de todos os estudos com estreptoquinase *vs.* placebo para o infarto. Esta meta-análise demonstrou que a estreptoquinase já tinha superioridade estatística (p = 0,01) sobre o placebo, com o resultado combinado dos ensaios clínicos feitos até 1973. Na verdade, nos 15 anos que se sucederam até o ISIS-2, 20 ensaios clínicos e 13.000 pacientes estudados apenas confirmaram tal superioridade estatística[5] (Fig. 12.1).

Este exemplo ilustra uma das principais características das meta-análises: a capacidade de sintetizar em uma só medida o resultado de dezenas de estudos, sendo, portanto, uma maneira eficiente de sintetizar o estado-da-arte de um determinado tema na literatura biomédica. Por outro lado, o uso correto desta ferramenta depende de uma série de pressupostos que devem ser atendidos (por exemplo, dados extraídos de estudos de qualidade, critérios de seleção adequados, cálculo estatístico correto, verificação de possíveis vieses, entre outros) para que os resultados da revisão sejam válidos. Dessa forma, considerando também o número crescente de publicações com desenhos de meta-análise, o profis-

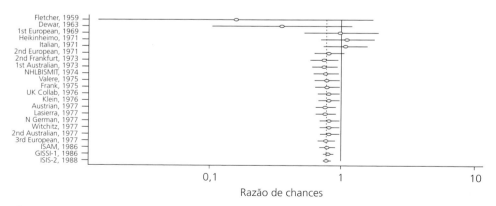

Figura 12.1 – Magnitude do efeito da estreptoquinase no infarto agudo do miocárdio não variou significativamente com novos estudos a partir de 1973, que apenas confirmaram e acrescentaram dados já sabidos ao total de estudos sobre o tema[5].

sional da área da saúde deve ter um entendimento fundamental de sua metodologia para interpretar os resultados destes estudos. Este capítulo revê os principais conceitos e técnicas nos quais se baseiam as meta-análises (Quadro 12.1).

Quadro 12.1 – Colaboração Cochrane.

A colaboração Cochrane, fundada em 1993, é uma organização internacional distribuída em 12 centros ao redor do mundo para promover o desenvolvimento e a disseminação de revisões sistemáticas e meta-análises. Seu nome é uma homenagem a Archie Cochrane (1908-1988), um médico britânico que defendia o uso de ferramentas estatísticas para sintetizar as informações provenientes de ensaios clínicos[1]. Ao longo destes 17 anos, a Cochrane já realizou milhares de revisões sistemáticas em diferentes áreas, como tratamento do HIV/aids, acidente vascular cerebral, doenças cardiovasculares e outras, contribuindo para a disseminação e síntese do conhecimento científico. Outra contribuição importante dessa organização é a elaboração de um pacote estatístico computadorizado e de um manual para a realização de revisões sistemáticas[4], ambos com acesso gratuito e *online*.

CONCEITOS

Uma revisão de literatura pode ser não sistemática ou sistemática, sendo que apenas a revisão sistemática estabelece *a priori* quais critérios serão utilizados para escolher os estudos a serem revisados. Dessa maneira, em uma revisão sistemática sobre ganho de peso com o uso de antidepressivos, o primeiro passo é estabelecer quais os critérios de inclusão e exclusão dos estudos (por exemplo, apenas ensaios clínicos, apenas estudos com desfecho em seis meses ou mais, estudos publicados em determinado tempo, quais antidepressivos serão estudados, entre outros). Por outro lado, uma revisão não sistemática (ou narrativa) não estabelece nenhum critério: os estudos serão considerados elegíveis ou não de acordo com o julgamento dos autores, em relação ao peso relativo de cada estudo. Sendo estes critérios subjetivos, é possível que os resultados do estudo reflitam menos o estado da arte do que a opinião pessoal dos autores sobre determinado tema. As vantagens da revisão sistemática são, portanto, imparcialidade na seleção dos estudos, identificação e revisão de todos os estudos disponíveis de acordo com os critérios predefinidos, uso de uma metodologia explícita e reprodutível (podendo ser, portanto, atualizada conforme novos conhecimentos são adquiridos) e, finalmente, uma apresentação sintética e sistemática de todos os dados colhidos[4].

A meta-análise é um conjunto de técnicas estatísticas aplicáveis aos resultados de diversos estudos para sintetizá-los em uma medida de efeito única[4]. Esta técnica é um processo de duas etapas: primeiro, extrai-se os dados de cada estudo e calcula-se o resultado de cada um deles ("estimativa-ponto") e, depois, calcula-se a medida de efeito atribuindo pesos diferentes para cada estudo. Dessa maneira, uma revisão sistemática pode ou não ser acompanhada de uma meta-análise – em algumas situações, o número de estudos encontrados pode ser muito pequeno, ou os estudos serem muito heterogêneos, ou ainda a qualidade destes pode ser baixa, não permitindo a extração de dados[6]. Quando não há condições impeditivas, a meta-análise da revisão sistemática costuma ser realizada, dando aos leitores as informações adicionais de medidas de efeito, além de resultados de metarregressão, meta-análise cumulativa, análise de sensibilidade e verificação de viés de publicação.

Pelos conceitos acima definidos, o leitor pode perguntar-se se é possível a realização de uma meta-análise *sem* uma revisão sistemática precedente – afinal, a primeira diz respeito a um processo estatístico, e a segunda, a uma revisão com critérios definidos *a priori*. Teoricamente, é possível realizar uma meta-análise apenas de alguns estudos selecionados (ou seja, sem uma revisão sistemática prévia), porém, isto não é, de maneira alguma, recomendado[7]. Como veremos a seguir, o processo de revisão sistemática reduz de maneira bastante eficaz o risco de viés e de heterogeneidade entre os estudos, aumentando a chance de que uma meta-análise produza resultados válidos.

Finalmente, alguns estudos realizam "análises combinadas" (*pooled analysis)*. Este termo pode ter diversos significados, mas geralmente se refere a revisões que combinam os dados individuais de cada sujeito de cada estudo (e não a média dos dados de cada estudo), o que permite análises muito mais precisas, já que a quantidade de informações disponíveis é muito maior. Por outro lado, este tipo de estudo é feito apenas em situações em que a coleta de dados é bastante padronizada (por exemplo, farmacovigilância) e que os autores (ou companhias farmacêuticas) de todos os estudos selecionados forneçam seus bancos de dados para análise (diferentemente de uma meta-análise em que os resultados são extraídos do próprio artigo), o que raramente acontece (Quadro 12.2).

Quadro 12.2 – Estudo original ou trabalho de revisão?

> Dentre os diversos tipos de publicação científica, que tipo de estudo é uma revisão sistemática e meta-análise? Esta é uma questão controversa. Alguns autores valorizam o termo "revisão" no nome, considerando que se trata de um artigo que apenas revisa os dados já existentes na literatura, não dando informações novas. Outros autores defendem que a meta-análise é um artigo original, pois utiliza a mesma estrutura de uma pesquisa (definição *a priori* das hipóteses, materiais e métodos, resultados, conclusões) e acrescenta dados novos na literatura – os resultados de uma meta-análise poderiam, na visão destes autores, encerrar ou estimular a pesquisa de um determinado tema. Diante dessa controvérsia, muitas revistas biomédicas adotam uma posição intermediária, publicando as meta-análises em uma seção à parte das revisões narrativas, bem como dos artigos originais

METODOLOGIA DAS REVISÕES SISTEMÁTICAS E META-ANÁLISES

OBJETIVOS

Como todos os artigos científicos, as meta-análises começam com uma ou mais hipóteses e objetivos. Geralmente, as primeiras meta-análises de um tema ocorrem após a publicação de vários ensaios clínicos testando uma nova intervenção ou medicamento, geralmente com resultados positivos e negativos. Neste caso, faz-se uma meta-análise para verificar se os resultados desta nova intervenção são favoráveis ou não. Em outros casos, a droga já foi aprovada para uso, mas a meta-análise é aplicada para avaliar outras condições (por exemplo, anticonvulsivantes para enxaqueca) ou outras populações (por exemplo, pacientes idosos). Em ambos os casos, se o efeito for de pequena magnitude, a meta-análise é especialmente interessante por agrupar dezenas de estudos que isoladamente não possuem poder estatístico.

Dessa maneira, os objetivos de uma meta-análise são geralmente verificar qual o tamanho de efeito de uma determinada intervenção (em relação ao placebo ou outra intevenção) para uma determinada condição e uma determinada população. O acrônimo PICO (população, intervenção, comparação e desfecho – *outcome)* é útil para verificar os objetivos da meta-análise.

Vale lembrar que nem todas as meta-análises analisam efeitos de uma intervenção experimental, bem como nem todas as revisões sistemáticas são feitas sobre ensaios clínicos. As meta-análises podem ser realizadas com base em estudos não aleatorizados, como os estudos observacionais (coorte, caso--controle, série de casos). Contudo, como veremos adiante, a condição *sine qua non* para a realização de uma meta-análise confiável é a comparação de grupos que são semelhantes entre si até o momento da intervenção. Sendo assim, estudos não randomizados não garantem aleatoriedade na alocação de pacientes entre grupos (e, portanto, não garantem que se partiu de estudos semelhantes); e estudos observacionais, mesmo os desenhados de maneira rigorosa, podem garantir apenas que os grupos se assemelham ou não entre si quanto a variáveis já conhecidas (e que, portanto, podem ser controladas). Sendo assim, a realização de meta-análises de estudos observacionais[8] ou de estudos não randomizados[4], apesar de cada vez mais encontradas na literatura, partem de alguns pressupostos um pouco diferentes dos que apresentaremos a seguir e são consideradas de qualidade inferior às meta-análises de ensaios clínicos aleatorizados – razão pela qual focaremos apenas neste tipo de meta-análise ao longo deste capítulo.

CRITÉRIOS DE INCLUSÃO E EXCLUSÃO

Revisão da literatura

Uma máxima da pesquisa científica é que um estudo não pode ser melhor que a qualidade de seus dados. Em uma revisão sistemática com meta-análise, a unidade é o ensaio clínico, portanto uma meta-análise não será melhor que a qualidade dos ensaios clínicos que foram incluídos.

No processo de seleção de artigos, quatro conceitos devem ser lembrados:

1. Os critérios de seleção devem ser sempre especificados *a priori* – esta é uma das principais características que distinguem as revisões sistemáticas das não sistemáticas.

2. É altamente recomendado que dois autores façam todo o processo de busca e seleção de maneira independente, e que depois todas as incoerências sejam resolvidas em consenso e/ou com o auxílio de um terceiro (que pode ser inclusive um outro autor da revisão).

3. Todo o processo deve ser registrado e documentado – por exemplo, deve-se registrar cada artigo que foi excluído, bem como a razão da exclusão.

4. Dúvidas sobre os estudos podem e devem ser esclarecidas com os autores dos estudos!

Diferentemente de uma pesquisa prospectiva, a meta-análise é uma pesquisa retrospectiva, ou seja, no momento em que se inicia a pesquisa dos dados – no caso, os ensaios clínicos publicados sobre um tema – já existem. Dessa maneira, o primeiro passo de uma meta-análise é procurar por todos os estudos publicados dentro dos critérios preestabelecidos (por exemplo, todos os ensaios clínicos comparando betabloqueadores *versus* placebo no infarto do miocárdio, de janeiro de 1999 a janeiro de 2010). A busca deve ser pelo maior número de banco de dados possíveis (Quadro 12.3). Recomenda-se também a busca por referências em outras revisões, além de entrar em contato com especialistas na área. Por último, deve-se também buscar artigos na "literatura cinzenta", ou seja, dados apresentados em congressos, simpósios, defesas de tese e outros meios de divulgação que não atingem os grandes bancos de dados.

Na procura de estudos, uma outra questão é a inclusão de estudos completados e não publicados e aqueles em andamento. Estudos bastante recentes[9,10] evidenciam que cerca de um terço dos ensaios clínicos finalizados não são publicados em até 5 anos, sendo que tais estudos são mais associados com resultados negativos e patrocínio da indústria farmacêutica. Dessa maneira, é importante procurar estes estudos em plataformas específicas (Quadro 12.3)[4].

Para identificar os artigos desejados, normalmente se utiliza uma estratégia em três etapas: inicialmente, os autores fazem uma busca bastante ampla, para não perder artigos potenciais, mesmo que isto resulte em grande número de artigos rejeitados, ou seja, na primeira etapa a busca é bastante sensível e pouco específica (Quadro 12.4). Na segunda etapa, os autores "peneiram" os artigos selecionados até atingir aqueles que realmente são interessantes, excluindo-se um grande número de artigos. O processo de filtragem pode dar-se inclusive no título e no *abstract* (por exemplo, caso se busque ensaios clínicos sobre o uso de antidepressivos para ganho de peso em humanos, serão excluídas revisões, relatos de caso, estudos transversais, estudos em não humanos, e assim por diante). Artigos duplicados (ou seja, artigos diferentes que relatam o mesmo estudo) e que não sejam adequados pelos demais critérios pré-especificados também são excluídos.

Quadro 12.3 – Formas de busca de estudos para revisão sistemática e meta-análise.

Plataformas de dados – artigos publicados em revistas biomédicas	
Nome	**Web site**
PubMed/MEDLINE	www.pubmed.com
EMBASE	www.embase.com
Web of Science	isiknowledge.com
Scopus	www.scopus.com
LiLACS	bases.bvs.br
Literatura "cinzenta" – artigos divulgados, mas não publicados	
Anais de congressos e conferências	
Teses de pós-graduação	
Contato com colegas	
Referências dos artigos recuperados	
Cadastros de ensaios clínicos – estudos não publicados	
Cadastro Nacional Brasileiro	portal2.saude.gov.br/sisnep/
Cadastro Norte-Americano	clinicaltrials.gov
Cadastro Europeu	www.emea.europa.eu
Cadastro da Austrália e Nova Zelândia	www.anzctr.org.au
Cadastro Chinês	www.chictr.org
Ensaios clínicos de indústrias farmacêuticas	
AstraZeneca	www.astrazenecaclinicaltrials.com
Bristol-Meyers	ctr.bms.com/ctd/registry.do
Eli Lilly	www.lillytrials.com
GlaxoSmithKline	ctr.gsk.co.uk/medicinelist.asp
Novartis	www.novartisclinicaltrials.com
Roche	www.roche-trials.com
Wyeth	www.wyeth.com/clinicaltriallistings

ANÁLISE QUALITATIVA DA META-ANÁLISE

A terceira etapa é a análise qualitativa (*quality assessment)* dos artigos selecionados, que funciona como um "controle de qualidade" para os artigos selecionados. Dessa maneira, os artigos são lidos um a um, buscando-se por critérios adicionais de inclusão e exclusão, por exemplo, processo de randomização adequado, critérios de alocação bem especificados, testes estatísticos apropriados, e assim por diante. A etapa da análise qualitativa é fundamental para aferir o risco de vieses que cada estudo apresenta, evitando assim que estes

Quadro 12.4 – Exemplo de estratégia de busca. Adaptado do Livro de Referência da Cochrane.

> Os comandos abaixo exemplificam uma sugestão de busca de artigos pelo grupo Cochrane, utilizando a base de dados PubMED/MEDLINE. Cada número equivale a uma linha de comando: #1 randomized controlled Trial [pt] ; #2 controlled clinical trial [pt]; #3 randomized [tiab]; #4 placebo [tiab]; #5 drug therapy [sh]; #6 randomly [tiab]; #7 trial [tiab]; #8 groups [tiab]; #9 #1 OR #2 OR #3 OR #4 OR #5 OR #6 OR #7 OR #8; #10 animals [mh] NOT humans [mH]; #11 #9 NOT #10.
> A sintaxe é lida da seguinte maneira: de 1 a 8 são feitas buscas para todos os ensaios clínicos randomizados (#1, #3 e #6), controlados (#2) e assim por diante. Os comandos entre colchetes são delimitadores – por exemplo, [tiab] seleciona apenas os títulos e resumos (*titles* e **ab**stracts). O 9º comando utiliza o termo booleano "OR" ("ou") para agrupar todos os parágrafos anteriores, e os parágrafos 10 e 11 excluem estudos em animais. Esta estratégia pode ser adaptada para cada situação: caso não se deseja estudos com placebo, # 4 é modificado para *NOT placebo*, por outro lado, caso estude-se acupuntura, #5 é trocado para *acupuncture*, e assim por diante

sejam "carregados" para a meta-análise (Quadro 12.5). Isto é importante, pois a técnica da meta-análise tem como princípio a não heterogeneidade entre as amostras de diferentes estudos, ou seja, no processo de agrupar um grande número de estudos para testar o efeito de uma intervenção, é fundamental que a amostra de cada estudo seja representativa da condição estudada. Por exemplo, caso se teste a eficácia de um imunomodulador para pacientes com lúpus eritematoso sistêmico, os sujeitos de cada estudo devem ter comprovadamente lúpus (seguindo os critérios recomendados internacionalmente, o que pode ser mais rigoroso do que o que é feito na prática clínica usual), ou seja, os estudos devem ter *validade externa* *.

Além disso, na análise qualitativa deve-se verificar se os estudos possuem *validade interna*, ou seja, se estes geraram resultados confiáveis de acordo com a metodologia empregada – no exemplo acima, caso se tenha demonstrado a eficácia do imunomodulador para o lúpus, deve-se verificar se o estudo era duplo-cego, controlado, randomizado, e assim por diante. Concluindo, na etapa da análise qualitativa, verifica-se o risco de viés que cada estudo possui. O quadro 12.5 mostra as principais fontes de vieses de estudos controlados e o significado de cada um deles.

Contudo, há duas questões controversas na verificação da qualidade dos estudos: a primeira é como avaliar esta qualidade – vários autores[11,12] propuseram usar *checklists* ou sistemas de pontuação para excluir estudos com base em pontos de corte, porém, posteriormente, outros autores[13] verificaram que os resultados da meta-análise geralmente não se modificam com a utilização desse sistema. Uma possível explicação para isto é que há uma diferença entre o que

---

* Neste exemplo específico, trata-se de um tipo de validade conhecida como *validade de* consumo.

REVISÃO SISTEMÁTICA E META-ANÁLISE: JUNTANDO MAÇÃS E LARANJAS

Quadro 12.5 – Principais tipos de vieses de ensaios clínicos randomizados para uma meta-análise.

Tipo de viés	Descrição	Itens que devem ser verificados	Exemplo
Viés de seleção	Ocorre quando os grupos experimental e controle são formados de maneira sistematicamente diferentes	Randomização – descrição do método para gerar sequências de alocação que garantem que cada sujeito tenha a mesma probabilidade de cair em qualquer grupo do estudo. Considerado adequado quando o método é totalmente aleatório	Adequado – jogar uma moeda para o alto (cara/coroa decidem o grupo)
			Inadequado – dia do mês (par/ímpar decidem o grupo)
		Alocação – descrição do método usado para alocar o sujeito preservando randomização e cegamento. Considerado adequado quando é impossível saber para qual grupo o paciente será alocado	Adequado – randomização centralizada em centro específico
			Inadequado – envelope não opaco, permitindo que o código seja lido contra a luz
Viés de desempenho	Ocorre quando o conjunto de intervenções (específicas e não específicas) é sistematicamente diferente entre os grupos	Cegamento – descrição do método utilizado para que sujeitos e pesquisadores não saibam o grupo para o qual o paciente foi alocado. Considerado adequado quando as intervenções específicas (por exemplo, acupuntura simulada ou pílula placebo no grupo controle) e inespecíficas (por exemplo, igual atenção e disponibilidade para sujeitos de todos os grupos) são semelhantes para todos os grupos	Adequado – usar uma pílula placebo com a mesma cor, forma, cheiro e gosto da pílula que contém o princípio ativo
			Inadequado – em um estudo que avalia medidas séricas (por exemplo, colesterol total) cegar apenas os sujeitos e não os pesquisadores
Viés de atrito	Ocorre quando há diferenças sistemáticas na não aderência entre os grupos	Cegamento – ver acima	Adequado – análise por intenção de tratamento em um estudo farmacológico
		Manejo estatístico – descrição do método utilizado para lidar com dados incompletos em virtude da não aderência, por exemplo, análise de casos completos ou análise por intenção de tratamento	
			Inadequado – análise de casos completos comparando tratamento cirúrgico *versus* clínico (em estudos assim geralmente a intervenção cirúrgica tem maior efetividade e morbidade)
		Dados perdidos ou incompletos – descrição da classificação do tipo de dado perdido (ao acaso, completamente ao acaso ou não ao acaso)	
Viés de publicação seletiva	Ocorre quando dados favoráveis são sistematicamente mais apresentados que não favoráveis	Comparação entre a descrição de métodos e resultados para verificar a omissão de dados	Inadequado – um estudo apresenta nos métodos que foram usadas cinco escalas neurocognitivas porém o resultado de apenas duas é apresentado

255

está *escrito* em um artigo e o que foi *de fato* feito: por exemplo, um estudo pode não descrever o processo de randomização em detalhes, mas isso não significa que a randomização não tenha sido perfeita (os autores podem ter excluído estas informações por questão de espaço, por exemplo); por outro lado, um artigo pode descrever uma randomização adequada, porém esta não foi de fato feita. Sendo assim, em vez de verificar se um estudo tem ou não viés, é melhor descrever a *probabilidade* (ou *risco)* de viés do estudo. Caso haja dúvidas a respeito da metodologia empregada, os autores dos estudos devem ser contatados.

O segundo ponto controverso nesta etapa é o que deve ser feito com os estudos avaliados. Na verdade, é claro que os artigos sem reparos metodológicos serão incluídos, e que os artigos com problemas metodológicos básicos serão excluídos, porém é discutível o que deve ser feito com os artigos que ficam em uma zona intermediária de qualidade. Alguns autores optam por não incluir estes artigos, considerando que há o risco de "carregar" vieses para a meta-análise e doravante invalidá-la. Outros autores optam por incluir os artigos de qualidade intermediária, partindo do princípio de que o viés de excluir estes estudos é ainda maior e, além disso, que a exclusão de muitos estudos pode ser considerada parcial e subjetiva. Independentemente do critério que será adotado, contudo, deve-se fazer uma análise de sensibilidade (conceito que será discutido a seguir) dos artigos suspeitos, para verificar se e em que grau os resultados da meta-análise se modificam com a inclusão e exclusão destes artigos.

Após percorrer todas estas etapas, o pesquisador terá em mãos os artigos que comporão sua revisão sistemática e meta-análise e poderá começar a avaliá-los.

COLETA E PADRONIZAÇÃO DOS DADOS

Em uma meta-análise de ensaios clínicos sobre o efeito de uma determinada intervenção, os dados podem apresentar-se na forma categórica binária, quando o desfecho para cada participante contempla apenas duas possibilidades (por exemplo, morte ou vida, presença ou ausência de hipertensão, depressão remitida ou ativa etc.) e/ou contínua, quando o desfecho é uma medida quantitativa (por exemplo, contagem de CD4+, pressão arterial, escore de depressão etc.). Além disso, muitas vezes os dados devem ser preparados para extração de maneira correta: por exemplo, se um estudo constatar que 30% dos pacientes tinham morrido ao seu final, o pesquisador deverá calcular o valor absoluto para extrair o dado. No caso de dados contínuos, duas informações devem ser extraídas (média e desvio-padrão), porém nem sempre essas informações estão disponíveis nos artigos. Sendo assim, muitas vezes o pesquisador é obrigado a "calcular de volta", partindo dos valores informados pelo estudo (valor de p ou dos testes estatísticos) para obter informações coletáveis. Na etapa de extração dos dados é comum entrar em contato com os autores do estudo para solicitar informações incompletas. O quadro 12.6 mostra as principais medidas de efeito utilizadas em meta-análises.

256

Quadro 12.6 – Medidas de efeito utilizadas em meta-análises.

Modelo de agrupamento	Descrição
Efeito fixo (*fixed-effects*)	Parte da presunção de que os estudos são homogêneos
Efeito variável (*random-effects*)	Assume que há heterogeneidade entre os estudos
Desfechos dicotômicos	
Mantel-Haenszel	Medida de efeito fixo usada para cálculo da razão de chances (*odds ratio*) e risco relativo. Foi a primeira técnica desenvolvida em meta-análises, há 40 anos, e estima medidas de efeito conservadoras
Peto (Método O–E)	Medida de efeito fixo usada para cálculo de razão de chances. Usada em meta-análises de grandes estudos nas quais cada estudo individual tem efeito modesto, por exemplo, na cardiologia. Também conhecido como método O-E, pois calcula eventos observados menos esperados
DerSimonian e Laird	Medida de efeito variável que calcula razão de chances e o risco relativo. Assume que a eficácia da intervenção varia entre os estudos além do acaso, sendo empregada em meta-análises em que se observa heterogeneidade entre os estudos
Desfechos contínuos – padronização do efeito	
Diferença média ponderada (*weighted mean difference*)	Utilizada para meta-análises cujos estudos utilizaram a mesma escala. Pode estimar medidas de efeito fixo ou variável
Diferença média padronizada (*standardized mean difference*)	Utilizada quando os estudos utilizaram escalas diferentes, sendo necessária uma padronização do efeito observado (geralmente em termos de desvio-padrão). Produz resultados confiáveis, porém de interpretação mais difícil que a diferença média padronizada. Pode estimar medidas de efeito fixo ou variável
Desfechos contínuos	
d de Cohen	Método mais simples, assume que o desvio-padrão entre os estudos é homogêneo
Δ de Glass	Método que padroniza o desvio-padrão da meta-análise em função do desvio-padrão dos grupos controles
g de Hedges	Método-padrão da colaboração Cochrane. Faz uma correção do desvio-padrão para amostras pequenas

Desfechos dicotômicos

Estatisticamente, a síntese dos dados coletados denomina-se medida de efeito. Para dados dicotômicos, quatro medidas de efeito comumente usadas são: risco relativo (RR), razão de chances (ou *odds ratio – OR)*, redução do risco absoluto (RRA) e número necessário para tratar (ou *number needed to treat – NNT)*. O significado estatístico destes testes é o mesmo discutido em outros capítulos deste livro. Para o modelo de agrupamento de dados (*pooling model)*, podem-se usar os métodos de Mantel-Haenszel, de Peto e de DerSimonian. Os dois primeiros são métodos de efeito fixo (*fixed-effects model)**, enquanto o método de DerSimonian assume efeitos aleatórios (*random-effects model)*. Dá-se preferência ao método de efeito fixo quando o pesquisador acredita que não há grandes diferenças ("heterogeneidades") entre os estudos e, sendo assim, o peso ponderado deve ser calculado de acordo com o tamanho de cada um deles. Na verdade, se não houver nenhuma heterogeneidade entre os estudos, as medidas de efeito fixo e de efeito variável produzirão os mesmos resultados. Por outro lado, se o pesquisador acredita que os estudos são muito diferentes entre si e que a heterogeneidade entre estudos pode influenciar nos resultados, o método de escolha é o de efeitos variáveis.

Desfechos contínuos

Para os dados contínuos, a medida de efeito é uma diferença entre as médias (*difference in means)***. As medidas de efeito podem ser o *d* de Cohen, o *g* de Hedges ou o Δ de Glass, sendo que as três diferem quanto ao cálculo do desvio-padrão da amostra – o *d* de Cohen assume que a amostra é homogênea e calcula o desvio-padrão da amostra como um todo (é o método-padrão e único método disponível de vários pacotes estatísticos de computação), o *g* de Hedges faz uma correção estatística para amostras pequenas (é o método--padrão das revisões Cochrane) e o Δ de Glass utiliza o desvio-padrão do grupo controle, com a justificativa de que a variância do grupo-padrão é mais estável entre os estudos. Na prática, a diferença entre os três métodos é pequena.

---

* Estatisticamente, o método de Mantel-Haenszel calcula a soma do produto da variância com a medida de efeito de cada estudo, dividido pela soma do inverso da variância de cada estudo, enquanto no método de Peto a razão de chances é calculada pela transformação logarítmica de base n da soma da diferença entre o resultado esperado e observado de cada estudo, dividido pela soma da variância de cada estudo. Pela transformação logarítmica, o método de Peto é mais adequado para estudos pequenos, mas pode fornecer resultados menos precisos caso haja desequilíbrio no tamanho da amostra entre os grupos experimental e controle.

** Alguns autores utilizam o termo *mean difference* (diferença média), enquanto outros dizem que a medida de efeito é uma diferença entre as médias (*difference in means)*. Ambos são incompletos, uma vez que a medida de efeito (*effect size ou* ES) é obtida pela diferença das médias ($X_1 - X_2$) dividida pelo desvio-padrão da média das diferenças ($DP_{X_1X_2}$), ou ES = $X_1 - X_2/DP_{X_1X_2}$.

Além disso, para os dados contínuos há uma dificuldade adicional, que é quando diferentes escalas são utilizadas para medir o mesmo fenômeno. O exemplo mais conhecido são os testes psicométricos para avaliar transtornos psiquiátricos – por exemplo, há no mínimo 5 grandes escalas para medir a gravidade de depressão[14]. Dessa maneira, é muito provável que no processo de coleta de dados haja escalas que são usadas em alguns ensaios clínicos, mas não em outros. Neste caso, não se podem usar os valores absolutos das escalas para aferir o tamanho do efeito, tendo-se de lançar mão de uma técnica chamada *diferença das médias padronizada (standard mean difference – SMD)*, que significa calcular uma medida de efeito relativa para cada estudo para que os dados possam ser agrupados. No caso em que todos os estudos utilizam os mesmos dados (por exemplo, estudos de pressão arterial), podem-se utilizar os valores absolutos para calcular uma medida chamada *diferença das médias ponderada (weighted mean difference – WMD)*, não sendo necessária, portanto, uma pré-padronização. O principal revés de usar medidas de efeito padronizadas é a interpretação dos resultados, pois um resultado padronizado indica diferenças entre grupos também por uma medida padronizada (normalmente em quanto o desvio-padrão de um grupo difere de outro), enquanto no método das medidas ponderadas as diferenças entre grupos podem ser expressas em termos percentuais e em valores absolutos, facilitando bastante a interpretação dos resultados.

ANÁLISE QUANTITATIVA DA META-ANÁLISE

Gráfico de Forest *(Forest plot)*

O gráfico de Forest permite visualizar o tamanho de efeito e o intervalo de confiança de cada estudo, o peso relativo de cada estudo e a medida de efeito total da meta-análise (representada como uma figura em forma de diamante na última linha do gráfico) (Fig. 12.2). Como descrito anteriormente, serão gerados gráficos de Forest diferentes de acordo com a medida de efeito escolhida (por exemplo, risco relativo, *d* de Cohen, e assim por diante) e do modelo de agrupamento de dados (efeitos fixos ou efeitos aleatórios).

Nesta etapa também é possível avaliar a heterogeneidade dos dados. Dois métodos são possíveis: o do Q de Cochran ou o da estatística do quadrado da variância (I^2). No primeiro método, testa-se, utilizando-se do x^2, se a soma ponderada de cada estudo individual é estatisticamente diferente da medida de efeito obtida – caso seja, isto é indicativo de heterogeneidade. Este método tem pouco poder caso o número total de estudos seja pequeno[16]. Por outro lado, a estatística I^2 é uma porcentagem que descreve o quanto da variação entre os estudos provém da heterogeneidade, e não do acaso, sendo uma medida intuitiva de efeito e mais robusta para estudos pequenos*[4].

---

* A fórmula do $I^2 = 100\% \times (Q\text{-g.l.})/Q$, sendo g.l. = graus de liberdade e Q = Q de Cochran. Portanto, I^2 deriva do Q de Cochran para estimar uma medida *contínua* de heterogeneidade, enquanto o Q de Cochran é uma medida dicotômica, ou seja, apenas descreve se há ou não heterogeneidade.

Estudo	N	Intervenção Média (DP)	N	Controle Média (DP)	Diferença média ponderada (IC 95%)	Peso (%)	Diferença média ponderada (IC 95%)
Derosa, 2003	25	–8,60 (5,00)	23	–7,60 (3,36)		1,99	–1,00 (–3,39 a –1,39)
Krempf, 2003	346	–5,30 (9,30)	350	–2,40 (9,35)		5,93	–2,90 (–4,29 a –1,51)
Swinburn, 2005	170	–4,70 (7,70)	169	–0,90 (4,20)		6,54	–3,80 (–5,12 a –2,48)
Hollander, 1998	163	–6,19 (6,51)	159	–4,31 (7,18)		5,07	–1,88 (–3,38 a –0,38)
Sjostrom, 1998	343	–10,30 (16,61)	340	–6,10 (16,61)		1,83	–4,20 (–6,69 a –1,71)
Davidson, 1999	657	–8,76 (9,48)	223	–5,81 (10,00)		5,06	–2,95 (–4,45 a –1,45)
Finer, 2000	110	–3,29 (6,05)	108	–1,31 (6,05)		4,41	–1,98 (–3,59 a –0,37)
Hauptman, 2000	210	–7,94 (8,26)	212	–4,14 (8,15)		4,64	–3,80 (–5,37 a –2,23)
Rossner, 2000	242	–9,40 (6,40)	237	–6,40 (6,70)		8,26	–3,00 (–4,17 a –1,83)
Bakris, 2002	267	–5,40 (6,40)	265	–2,70 (6,40)		9,62	–2,70 (–3,79 a –1,61)
Broom, 2002	259	–5,80 (8,50)	263	–2,30 (6,40)		6,81	–3,50 (–4,79 a –2,21)
Kelley, 2002	266	–3,89 (4,48)	269	–1,27 (4,59)		19,26	–2,62 (–3,39 a –1,85)
Miles, 2002	250	–4,70 (4,74)	254	–1,80 (4,78)		16,47	–2,90 (–3,73 a –2,07)
XENDOS	1.640	–5,80 (24,30)	1.637	–3,00 (24,30)		4,11	–2,80 (–4,46 a –1,14)
Total (IC 95%)	4.948		4.509		◆	100,00	–2,87 (–3,21 a –2,53)

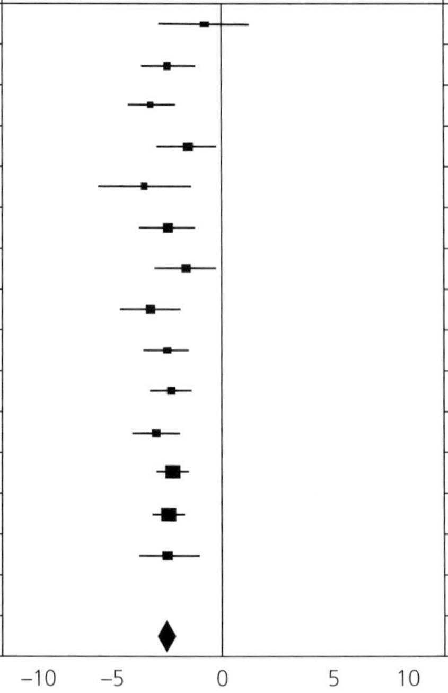

–10   –5   0   5   10

Teste de heterogeneidade: $x^2 = 11,05$; df = 13; p = 0,61; $I^2 = 0\%$

Favorece tratamento   Favorece controle

Teste para efeito total: z = 16,67; p < 0,001

Figura 12.2 – Gráfico de Forest extraído de Rucker et al.[15] em estudo que avalia a eficácia do orlistat para perda de peso. Cada linha informa o nome do primeiro autor de cada estudo incluído, bem como o tamanho da amostra, a média e o desvio-padrão dos grupos experimental e controle, o peso relativo de cada estudo e a medida de efeito ponderada (que foi utilizada por ser o mesmo desfecho contínuo – perda de peso – em todos os estudos). No gráfico, o quadrado e o traço horizontal representam a medida de efeito e seu intervalo de confiança a 95%. Na última linha a figura em forma de diamante representa a medida de efeito final do estudo. Pode-se observar também que os testes de heterogeneidade foram significativos, o que corrobora o uso do modelo de efeitos aleatórios para o cálculo.

Gráfico de L'Abbé *(L'Abbé Plot)*

Finalmente, a heterogeneidade de meta-análise de ensaios clínicos também pode ser visualizada por meio do gráfico de L'Abbé[17], em que se compara a medida de efeito do grupo experimental em relação ao grupo controle, os quais ficam em eixos diferentes, para cada estudo. Na verdade, o gráfico de L'Abbé é basicamente um gráfico de pontos em dispersão (*scatter plot*) em que se avalia de forma macroscópica a distribuição global dos resultados. Isto permite visualizar quais estudos apresentaram valores muito díspares da medida de efeito final (Fig. 12.3). O gráfico de L'Abbé é bastante sensível, contudo pouco específico para detectar heterogeneidade, especialmente se a maioria dos estudos tiverem resultados semelhantes – neste caso, um valor que se distancie discretamente da tendência central costuma ser detectado como fora da curva (*outlier*)[18].

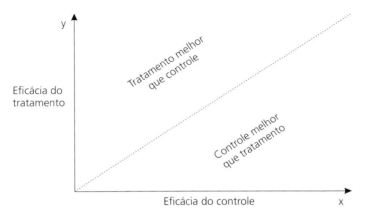

Figura 12.3 – Gráfico de L'Abbé em que se cruza o tamanho de efeito do grupo intervenção (eixo y) com o tamanho de efeito do grupo controle (eixo x). Estes valores devem estar proporcionais em relação ao centro do gráfico (linha pontilhada). Caso não sejam proporcionais, pode ser um indicativo de heterogeneidade.

Análise de sensibilidade *(sensitivity analysis)*

A análise de sensibilidade estima a medida de efeito de uma meta-análise com a exclusão de um determinado estudo (Fig. 12.4), permitindo visualizar se há algum estudo que modifica substancialmente os resultados da meta-análise. Esta é uma técnica interessante para verificar a heterogeneidade de cada estudo individualmente, o que ocorre quando se observa que a exclusão deste estudo modifica o resultado da meta-análise. Isto pode ser um problema se tal estudo tiver um peso muito importante para os resultados da análise (por exemplo, um estudo com tamanho de amostra maior que todos os outros somados – neste caso, a análise de sensibilidade poderá demonstrar que os resultados são dirigidos por um estudo em particular e, mesmo com resultados significativos, indicar a necessidade de novos estudos).

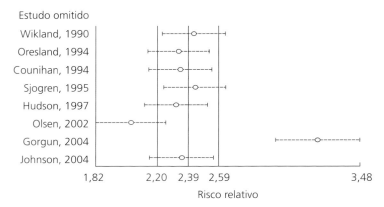

Figura 12.4 – Extraída de Waljee et al.[19], uma meta-análise de risco de infertilidade após cirurgia de anastomose ileal. A análise de sensibilidade mostra que a exclusão de um estudo em particular – de Gorgun et al. – aumenta substancialmente o risco de infertilidade, enquanto a exclusão do estudo de Olsen et al. diminui substancialmente o risco. Isto sugere que tais estudos estavam, respectivamente, sub e superestimando o risco de infertilidade decorrente da cirurgia. Tal análise deve motivar uma busca mais detalhada quanto à heterogeneidade e à validade destes estudos em particular.

Ainda, a análise de sensibilidade pode ser feita para alguns subgrupos, por exemplo, para verificar os resultados da meta-análise excluindo os estudos com alto risco de viés, ou estudos cujos resultados foram imputados, pois os dados estavam faltando, e assim por diante. Neste caso, a análise de sensibilidade é feita *post-hoc*, sendo mais uma ferramenta útil para verificar e controlar a heterogeneidade de uma revisão sistemática e meta-análise. Ainda, a análise de sensibilidade não deve ser confundida com análise de subgrupos, uma vez que a última busca aprofundar os resultados de uma meta-análise verificando a magnitude do efeito em todos os subgrupos considerados e comparando estatisticamente estes resultados. Além disso, a definição dos subgrupos é mais rígida (por exemplo, masculino *vs.* feminino ou menor de 45 anos *vs.* 45-65 anos *vs.* maior de 65 anos), enquanto a análise de sensibilidade não calcula a magnitude do efeito dos estudos excluídos e permite o agrupamento de estudos utilizando critérios mais frouxos (por exemplo, "estudos com alto risco de viés").

Meta-análise cumulativa *(cummulative meta-analysis)*

A meta-análise cumulativa (Fig. 12.4) desenha um gráfico em que se recalcula a medida de efeito da meta-análise de maneira aditiva ou cumulativa – a cada linha se somam os resultados de todos os estudos anteriores até completar o total de estudos. Normalmente, estes estudos são colocados em ordem temporal, ou seja, do mais antigo até o mais recente, embora qualquer tipo de ordenação possa ser feito (por exemplo, tamanho da amostra). A utilidade da meta-análise cumulativa, na ordem temporal, é verificar quando o tamanho de efeito se estabiliza, ou seja, deixa de se modificar com a inclusão de novos estudos, o que pode sugerir se novos estudos são ou não necessários.

Teste de Egger e gráfico do funil *(funnel plot)*

Estes testes avaliam a heterogeneidade advinda de estudos não inclusos em uma meta-análise. O gráfico do funil cruza a medida de efeito de cada estudo (eixo vertical) com a medida de tamanho de cada estudo (eixo horizontal) (Fig. 12.5). Para a medida de tamanho, pode-se usar o próprio tamanho amostral do estudo, o desvio-padrão de cada estudo (mais comumente usado), o inverso da variância, o intervalo de confiança, ou outras medidas de dispersão.

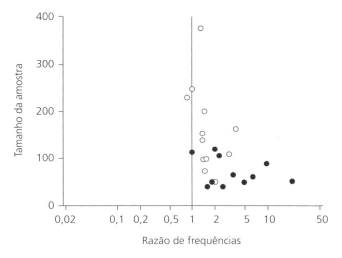

Figura 12.5 – Gráfico do funil extraído de Linde et al.[20], que estudou o uso da erva-de-são-joão (*Hypericum*) para o tratamento da depressão. Os resultados da meta-análise foram positivos, porém o gráfico do funil fornece dados adicionais ao cruzar a medida de efeito (risco relativo, eixo horizontal) com a medida de tamanho (tamanho da amostra, eixo vertical) de cada estudo. É possível visualizar que praticamente todos os estudos tiveram resultados positivos e que os estudos menores (na base do gráfico) apresentaram medidas de efeito muito grandes. Isto pode sugerir que estudos com resultados negativos não foram publicados.

Um ponto importante é que, apesar de muitos autores entenderem que o gráfico do funil testa "viés de publicação", este conceito não é totalmente correto, uma vez que tal viés se refere aos estudos não publicados que teriam resultados sistematicamente diferentes dos estudos incluídos na análise, ou seja, de um grupo de estudos que *não foi incluso* na meta-análise. O gráfico do funil indica heterogeneidade pela comparação entre tamanho de efeito *vs.* tamanho da amostra – como estudos negativos e pequenos são menos publicados que estudos positivos e/ou maiores, normalmente o gráfico do funil mostra que tais estudos estão "faltando" no gráfico, porém outras causas, além do viés de publicação (por exemplo, estudos publicados mas não inclusos por uma revisão incompleta), podem explicar o achado. Além disso, o gráfico do funil não detecta apenas os estudos negativos e/ou pequenos faltantes, mas *qualquer distribuição anômala na interação efeito vs. amostra*. Portanto, a ideia mais correta é que o gráfico do funil é um mecanismo utilizado para detectar heterogeneidade proveniente desta interação.

O teste de Egger é um teste do tipo x^2 que verifica se a interação efeito *vs.* amostra (discutida acima) observada é significativamente diferente da observada. O teste de Egger espera que, em uma distribuição perfeitamente aleatória, metade dos estudos apresentariam estimativa-ponto do feito acima e abaixo do tamanho de efeito global. Dessa maneira, o teste faz uma comparação estatística entre os resultados esperados e observados: se o teste for significativamente positivo, a diferença entre os estudos é maior do que a esperada pelo acaso e indica, portanto, heterogeneidade proveniente dessa fonte. Por outro lado, o teste de Egger pode produzir resultados falso-positivos e falso-negativos com alguma frequência, e é considerado inferior, como estimativa de heterogeneidade, à análise visual do gráfico do funil[21].

Metarregressão

A metarregressão é utilizada para investigar "potenciais modificadores de efeito"[4], ou seja, quais variáveis estão correlacionadas com a medida de efeito. Esta técnica estatística é útil tanto para investigar heterogeneidade (por exemplo, verificar se estudos com alta probabilidade de viés de seleção estão relacionados com a medida de efeito) quanto para aprofundar os resultados de uma meta-análise (por exemplo, verificar se idade ou gênero se associam com a medida de efeito). Normalmente, são feitas metarregressões univariadas, uma vez que regressões multivariadas exigem um grande número de estudos disponíveis, o que raramente acontece[22].

O modelo estatístico de uma metarregressão é, em geral, semelhante a uma regressão linear, porém diferindo em dois aspectos: o primeiro é que a metarregressão é ponderada de acordo com o tamanho do estudo (diferentemente das regressões lineares, as quais geralmente não são ponderadas). O segundo aspecto é a análise residual que geralmente é feita em uma regressão linear, porém não em uma metarregressão[23].

CONFIABILIDADE DE UMA META-ANÁLISE

Como visto até o momento, a realização de uma meta-análise exige a procura e a seleção exaustiva e criteriosa de estudos, o que envolve o domínio de ferramentas de busca em diferentes bancos de dados, além do conhecimento de metodologia de pesquisa clínica para analisar individualmente cada estudo, bem como o uso correto de uma série de pressupostos estatísticos para calcular a magnitude do efeito total e a avaliação da heterogeneidade. Como saber, portanto, se os resultados de uma meta-análise são válidos (ou confiáveis)?

VALIDADE INTERNA – OS CONSENSOS QUOROM E PRISMA

O primeiro passo é verificar se a meta-análise possui validade interna, em outras palavras, se todos os passos acima descritos foram seguidos de maneira correta. As revisões feitas pelo grupo Cochrane seguem uma padronização específica e são particularmente rigorosas para incluir artigos[4], porém a maior parte das meta-análises é feita por grupos independentes. Como verificar se estas meta-análises foram feitas de maneira correta? Na verdade, recomenda-se (especialmente para revistas de alto impacto) que revisões independentes sigam os modelos QUOROM ou PRISMA (acrônimos para *QU*ality *O*f *R*eporting *O*f *M*eta-Analysis" e "*P*referred *R*eporting *I*tems for *S*ystematic reviews and *M*eta-*A*nalysis", respectivamente)*[24], os quais foram elaborados por um conjunto de pesquisadores de diversas procedências (Instituto Canadense de Pesquisa em Saúde, Colaboração Cochrane, grupo de divulgação científica do *British Medical Journal*, entre outros). Nestes guias há uma lista de mais de vinte itens que, segundo estes especialistas, devem estar contidos em todas as meta-análises. Entre outras recomendações, estes guias também solicitam a publicação de um fluxograma que ilustre todas as etapas realizadas para a seleção de artigos (Fig. 12.6). O objetivo disto é garantir que a revisão sistemática possa ser replicável em estudos futuros e/ou para verificar a validade da revisão em questão.

VALIDADE EXTERNA – O CASO DA ROSIGLITAZONA

A meta-análise também deve possuir validade externa, ou seja, ter resultados generalizáveis para toda a população de interesse. Diferentes meta-análises podem ser mais ou menos confiáveis, dependendo da qualidade dos estudos incluídos – por exemplo, uma meta-análise composta apenas de ensaios clínicos aleatorizados possui um nível de evidência maior do que outra composta de estudos quase-experimentais**. Na verdade, mesmo meta-análises tratando do mesmo assunto podem produzir resultados opostos! Um exemplo recente disto são as meta-análises que analisaram se a rosiglitazona (um antidiabético de nova geração) predispõe a eventos cardiovasculares maiores. Nissen e Wolski[26] revisaram 42 estudos e concluíram que esta droga (*versus* placebo) estava associada a risco 43% maior de infarto agudo do miocárdio e um risco 64% maior de morte por eventos cardiovasculares. Contudo, uma outra meta-análise publicada alguns meses depois, realizada por Diamond et al.[27], concluía que a rosiglitazona não estava associada a maior morbidade ou mortalidade cardiovasculares! No mesmo estudo, o grupo de Diamond fez duras críticas ao estudo

---

* O PRISMA é uma versão mais completa e atualizada do QUOROM e provavelmente será seu substituto nos próximos anos.

** Estudos quase-experimentais são aqueles que realizam uma intervenção, porém sem incluir aleatorização, grupo controle, ou ambos.

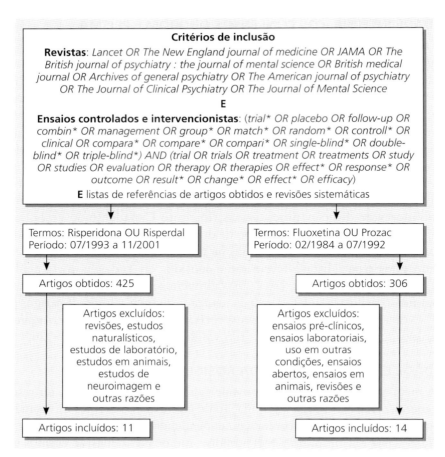

Figura 12.6 – Exemplo de fluxograma de elegibilidade de ensaios clínicos placebo-controlados para alguns psicofármacos, extraídos de Brunoni et al.[25]. Observe que todas as etapas da busca devem ser descritas: desde os unitermos utilizados, passando por todas as bases de dados consultadas, o período de tempo examinado, o número de artigos inicialmente obtidos, o número de artigos excluídos, as razões de exclusão e o número de artigos incluídos para realização da meta-análise em si. *Todas as letras após são aceitas.

de Nissen e Wolski, apontando várias falhas metodológicas, como, por exemplo, os critérios de elegibilidade dos artigos (pouco criterioso), o método estatístico utilizado (efeitos fixos de Peto, pouco apropriado para eventos incomuns) e a exclusão de "artigos com zeros" (ou seja, naqueles em que não havia eventos cardiovasculares). Estes estudos motivaram, ao longo de três anos, quase uma dezena de novas meta-análises, além de diversas especulações quanto a conflitos de interesse dos autores, interferência indevida da indústria farmacêutica no comitê assessor do FDA (agência norte-americana que regula o uso de drogas e alimentos)*e, também, quanto aos limites das meta-análises – como uma técnica que inicialmente se consagrou por ser sistemática, imparcial e objetiva (*versus* as revisões "compreensivas" que seriam subjetivas e enviesadas) poderia produzir resultados tão diferentes de acordo com os autores (e dos respectivos métodos estatísticos utilizados) – em outras palavras, seria a técnica de meta-análise mais subjetiva do que inicialmente pensávamos? [28]

A resposta mais correta talvez seja sim e não. Sem dúvida, diante de revisões não sistemáticas, a técnica da revisão sistemática e meta-análise é superior, mais robusta e mais generalizável. Porém, é também vulnerável a interpretações e interesses particulares e, naturalmente, o método de "juntar maçãs e laranjas" também tem seus limites. Portanto, ao interpretar os resultados de uma meta-análise, o clínico deve lembrar-se que a "Medicina Baseada em Evidências" leva a melhor evidência disponível *para o benefício do paciente*. No caso da rosiglitazona, por exemplo, o clínico deve pesar, para seu paciente, se o potencial risco do aumento de risco cardiovascular é ou não superior aos benefícios do controle glicêmico, o que é individualizado. Para avaliar o cenário como um todo, contudo, o clínico certamente se beneficiará se souber ler e interpretar de maneira crítica os resultados de uma meta-análise.

REFERÊNCIAS BIBLIOGRÁFICAS

1. Cochrane AL. Personal papers: forty years back: a retrospective survey. Br Med J 1979;2:1662.

2. Effectiveness of intravenous thrombolytic treatment in acute myocardial infarction. Gruppo Italiano per lo Studio della Streptochinasi nell'Infarto Miocardico (GISSI). Lancet 1986;1:397.

3. Randomized trial of intravenous streptokinase, oral aspirin, both, or neither among 17,187 cases of suspected acute myocardial infarction: ISIS-2.ISIS-2 (Second International Study of Infarct Survival) Collaborative Group. J Am Coll Cardiol 1988;12:3A.

4. Higgins J, Green S. Cochrane Handbook for systematic reviews of interventions version 5.0.2. (updated september 2009). The Cochrane Collaboration, 2008. Available from www.cochrane-handbook.org.

5. Egger M et al. Systematic rewiews en health care: meta-analysis in context. Londres: BMJ Publishing; 2001. p. 347.

6. Schulz KF et al. Empirical evidence of bias. Dimensions of methodological quality associated with estimates of treatment effects in controlled trials. JAMA 1995;273: 408.

7. Egger M et al. Uses and abuses of meta-analysis. Clin Med 2001;1:478.

8. Stroup DF et al. Meta-analysis of observational studies in epidemiology: a proposal for reporting. Meta-analysis of observational studies in epidemiology (MOOSE) group. JAMA 2000;283:2008.

9. Turner EH et al. Selective publication of

---

* Na análise dos resultados da meta-análise feita pelo próprio FDA, os assessores votaram (20 a 3 votos) que a rosiglitazona de fato aumentava a morbimortalidade cardiovascular. Porém, os mesmos assessores votaram (22 a 1) para manter a rosiglitazona no mercado.

antidepressant trials and its influence on apparent efficacy. N Engl J Med 2008;358:252.

10. Bourgeois FT et al. Outcome reporting among drug trials registered in ClinicalTrials.gov. Ann Intern Med 2010;153:158.

11. Maher CG et al. Reliability of the PEDro scale for rating quality of randomized controlled trials. Phys Ther 2003;83:713.

12. Moher D et al. Assessing the quality of randomized controlled trials. Current issues and future directions. Int J Technol Assess Health Care 1996;12:195.

13. Portney LG, Watkins MP. Foundations of clinical research: applications to practice 3rd ed. Upper Saddle, NJ, USA: Prentice Hall; 2008.

14. Gelenberg AJ et al. The history and current state of antidepressant clinical trial design: a call to action for proof-of-concept studies. J Clin Psychiatry 2008;69:1513.

15. Rucker D et al. Long term pharmacotherapy for obesity and overweight: updated meta-analysis. BMJ 2007;335:1194.

16. Gavaghan DJ et al. An evaluation of homogeneity tests in meta-analyses in pain using simulations of individual patient data. Pain 2000;85:415.

17. L'Abbe KA et al. Meta-analysis in clinical research. Ann Intern Med 1987;107:224.

18. Song F. Exploring heterogeneity in meta-analysis: is the L'Abbe plot useful? J Clin Epidemiol 1999;52:725.

19. Waljee A et al. Threefold increased risk of infertility: a meta-analysis of infertility after ileal pouch anal anastomosis in ulcerative colitis. Gut 2006;55:1575.

20. Linde K et al. St John's wort for depression: meta-analysis of randomised controlled trials. Br J Psychiatry 2005;186:99.

21. Harbord RM et al. A modified test for small-study effects in meta-analyses of controlled trials with binary endpoints. Stat Med 2006;25:3443.

22. Thompson SG, Higgins JP. How should meta-regression analyses be undertaken and interpreted? Stat Med 2002;21:1559.

23. Thompson SG, Sharp SJ. Explaining heterogeneity in meta-analysis: a comparison of methods. Stat Med 1999;18:2693.

24. Liberati A et al. The PRISMA statement for reporting systematic reviews and meta-analyses of studies that evaluate health care interventions: explanation and elaboration. J Clin Epidemiol 2009;62:e1.

25. Brunoni AR et al. Changes in clinical trials methodology over time: a systematic review of six decades of research in psychopharmacology. PLoS One 2010;5: e9479.

26. Nissen SE, Wolski K. Effect of rosiglitazone on the risk of myocardial infarction and death from cardiovascular causes. N Engl J Med 2007;356:2457.

27. Diamond GA et al. Uncertain effects of rosiglitazone on the risk for myocardial infarction and cardiovascular death. Ann Intern Med 2007;147:578.

28. Friedrich JO et al. Inclusion of zero total event trials in meta-analyses maintains analytic consistency and incorporates all available data. BMC Med Res Methodol 2007;7: 5.

REVISÃO SISTEMÁTICA E META-ANÁLISE: JUNTANDO MAÇÃS E LARANJAS

EXERCÍCIOS

1. A meta-análise é descrita como uma técnica que envolve duas etapas. Quais são?
   A) (1) Procura ampla de todos artigos potencialmente relevantes e (2) seleção dos artigos de fato relevantes.
   B) (1) Revisão sistemática e (2) síntese dos dados.
   C) (1) Análise qualitativa e (2) análise quantitativa.
   D) (1) Cálculo do resultado de cada estudo e (2) cálculo do tamanho de efeito global.
   E) (1) Revisão sistemática e (2) meta-análise.

2. Em uma mesa redonda, você ouve um respeitado professor criticando o uso de meta-análises. Ele diz: "...juntar bananas, laranjas, maçãs... o resultado disso é um suco de frutas, não uma evidência médica! *Neste estudo sobre morte cardiovascular, por exemplo... os autores simplesmente somaram as mortes em cada grupo e depois tiraram a média para calcular o resultado final!* ". Sobre esta afirmação, você:
   A) Concorda com o professor, afinal as meta-análises basicamente juntam vários estudos pequenos e transformam em um estudo grande.
   B) Concorda parcialmente com o professor: apesar de a técnica ser basicamente esta, a força da meta-análise está em juntar dezenas de estudos e, portanto, acaba por produzir um resultado bastante acurado.
   C) Concorda parcialmente com o professor: apesar de a técnica ser basicamente esta, a etapa de revisão sistemática e análise qualitativa exclui os artigos muito diferentes. Assim, o resultado final é bastante acurado.
   D) Discorda do professor, pois na meta-análise primeiro se calcula uma estimativa-ponto de cada estudo, para depois calcular um tamanho de efeito global.
   E) Discorda do professor, pois a técnica de meta-análise faz uma média ponderada (de acordo com o tamanho de cada estudo), não sendo uma média simples como ele sugere.

3. Um revisor recebe uma meta-análise sobre a eficácia da eletroconvulsoterapia na mania psicótica. Esta meta-análise estudou eletroconvulsoterapia ativa contra tratamento-placebo (ou tratamento "simulado"). Como um pesquisador experiente no assunto, o revisor lembra-se imediatamente que no tratamento "simulado" da eletroconvulsoterapia o paciente recebe sedação e relaxantes musculares (da mesma forma que a eletroconvulsoterapia real) e que os eletrodos são posicionados, porém a descarga elétrica não é aplicada. Sendo assim, o revisor imagina que esta meta-análise terá de se preocupar com um viés específico desse tipo de ensaio clínico e verificar, na etapa de análise qualitativa, se este viés foi resolvido da maneira correta. Trata-se de:
   A) Viés de publicação, inclusão de artigos escritos em português, chinês e russo (uma vez que Brasil, China e Rússia são os locais que mais se realizam estudos com eletroconvulsoterapia).
   B) Viés de atrito, análise por intenção de tratamento.
   C) Viés de seleção, uso de escalas objetivas para avaliar resposta do quadro psiquiátrico.
   D) Viés de atrito, avaliar se houve *cross-over* para tratamento farmacológico.
   E) Viés de desempenho, avaliar se os avaliadores estavam cegados quanto ao tratamento que o paciente recebeu.

4. Em uma meta-análise que incluiu 120 estudos de 39 países diferentes, não foi constatado que o uso de finasterida era eficaz para a prevenção da alopecia feminina ($RR = 1,2$,

intervalo de confiança [IC] 95%, 0,9-1,3). Em uma análise de subgrupos, foi visto que nos estudos realizados em países banhados pelo Mar Adriático (no caso, Itália, Croácia e Grécia) a finasterida funcionava para esta condição (RR = 1,6, IC 95%, 1,4 = 1,95). Dr. Luca Sbagliato, pesquisador da Universidade de Trieste (cidade banhada pelo Mar Adriático), fica empolgado com estes resultados e passa a recomendar finasterida para suas pacientes em risco para alopecia. A conduta do Dr. Sbagliato está:

A) Correta, pois os resultados do estudo mostram que se a meta-análise fosse realizada apenas com estudos destes três países haveria efeito.
B) Correta, pois a análise de subgrupo mostrou um efeito cuja margem inferior do intervalo de confiança (1,4) foi maior que a margem superior do intervalo de confiança global (1,3).
C) Correta, uma vez que a análise de subgrupo mostra que o Mar Adriático influencia no efeito da finasterida na alopecia feminina. Alem disso, Trieste é uma cidade encravada no mar Adriático.
D) Incorreta, a conduta mais cautelosa seria analisar os resultados do estudo de maneira mais detalhada e procurar explicações plausíveis para o achado, a fim de diferenciar se tais resultados foram produzidos pela heterogeneidade entre estudos ou por características sociodemográficas locais.
E) Incorreta, uma vez que a análise de subgrupo é exploratória e não pode guiar novas condutas.

5. Em uma meta-análise sobre risco relativo de câncer de orofaringe com o consumo de café, o teste do funil revelou como mostrado na figura 12.7, no eixo horizontal que se encontra a medida do tamanho da amostra (no caso, a transformação logarítmica de base 10 do inverso da variância de cada estudo) e no eixo y está representada a estimativa-ponto de cada estudo (cada estudo é representado por um pequeno círculo). A linha vertical no gráfico representa o tamanho global do efeito, as linhas inclinadas são o limite superior e inferior em relação a pseudointervalos de confiança a 95%. Neste mesmo estudo, o teste de Egger foi significativo (x^2 = 32,01, p = 0,03) (Fig. 12.7). Pode-se concluir que:

A) Esta meta-análise provavelmente apresenta heterogeneidade entre os estudos.
B) A revisão sistemática não foi realizada de maneira correta e deixou de incluir artigos relevantes para a realização da meta-análise.

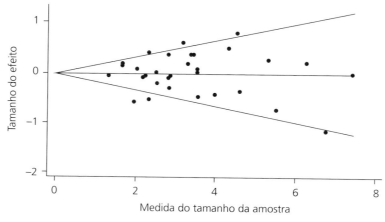

Figura 12.7 – Teste do funil de um estudo hipotético.

REVISÃO SISTEMÁTICA E META-ANÁLISE: JUNTANDO MAÇÃS E LARANJAS

C) A inspeção visual do gráfico do funil não é sugestiva de heterogeneidade decorrente de viés de publicação e, portanto, o risco deste tipo de viés, no estudo em questão, é baixo.

D) O teste de Egger indica que este estudo provavelmente apresenta viés de publicação.

E) O teste de Egger indica heterogeneidade, porém não a inspeção visual do gráfico do funil. Portanto, não se pode tirar conclusões a respeito da heterogeneidade relacionada a viés de publicação no estudo em questão.

RESPOSTAS

1. **Resposta:** A meta-análise é o processo estatístico que sintetiza os resultados de diferentes estudos em uma medida única. É um processo que primeiro calcula o resultado de cada estudo para depois fazer o cálculo do tamanho global. A resposta correta, portanto, é a alternativa **D**.

2. **Resposta:** A meta-análise não é uma técnica que "tira uma grande média" de todos os estudos. Caso fosse assim, grupos de estudos diferentes (quanto a sua validade interna) estariam sendo somados juntos, produzindo resultados pouco confiáveis. É por isto que a meta-análise calcula primeiro uma estimativa de efeito para cada estudo, para depois calcular uma medida de efeito global. A resposta correta é **D**.

3. **Resposta:** Como descrito na questão, o tratamento simulado é em si simples-cego (apenas o paciente não sabe o grupo no qual foi alocado). Para tornar o estudo duplo-cego, as pessoas que avaliam os resultados não podem ter visto que tratamento o paciente recebeu, já que isto poderia levar a um viés em que aqueles que receberam o tratamento seriam pontuados diferentes daqueles que não receberam, ou seja, um viés de desempenho. A alternativa correta é **E**.

4. **Resposta:** O Dr. Sbagliato certamente agiu com a melhor das intenções ao recomendar finasterida para suas pacientes em risco para alopecia, uma vez que interpretou os resultados da análise de subgrupo como válidos. Contudo, resultados de análise de subgrupo devem ser interpretados com cautela, pois são exploratórios e muitas vezes realizados de forma *post-hoc*. Neste caso, é menos plausível que o efeito do Mar Adriático no tratamento da alopecia explique melhor os resultados do estudo do que a heterogeneidade entre estudos. Desta maneira, a resposta correta é a letra **D**. Contudo, apesar de a análise de subgrupo ser exploratória, esta pode gerar novas condutas em alguns casos, por exemplo, quando se observar plausibilidade biológica e gradiente de efeito entre grupos (por exemplo, ausência de eficácia de uma intervenção em adolescentes, eficácia modesta em adultos e alta eficácia em idosos – neste caso a intervenção poderia ser recomendada em idosos).

5. **Resposta**: A inspeção visual do gráfico do funil mostra claramente uma distribuição simétrica da estimativa-ponto de cada estudo ao longo da linha central. Há 3 estudos acima e 3 estudos abaixo que escapam dos limites do pseudointervalo de confiança a 95%, e praticamente o mesmo número de estudos acima e abaixo da linha central. O teste de Egger, apesar de positivo, é pouco específico e inferior ao gráfico do funil para indicar heterogeneidade decorrente de viés de publicação. A resposta correta é a alternativa **C**.

13. AVALIAÇÃO DE TESTES DIAGNÓSTICOS

Veruska Menegatti Anastacio Hatanaka
Isabela M. Benseñor

O diagnóstico clínico é uma etapa fundamental da prática médica. Trata-se, no entanto, de processo impreciso baseado em dados da anamnese e do exame clínico muitas vezes de valor desconhecido ou indeterminado. Para se chegar a um diagnóstico, o médico lança mão de várias ferramentas que são os testes diagnósticos. Embora a experiência e o bom senso possam ser utilizados pelo clínico para se chegar a um diagnóstico definitivo, existem atualmente ferramentas muito mais precisas para a interpretação de testes diagnósticos que serão discutidas neste capítulo.

A peça fundamental para se chegar ao diagnóstico de determinado paciente é a anamnese seguida pelo exame clínico e os exames complementares, devendo-se ainda considerar o próprio acompanhamento clínico do paciente que confirma ou afasta hipóteses diagnósticas feitas previamente. A anamnese e o exame clínico, por exemplo, podem ser considerados testes diagnósticos cuja acurácia pode ser calculada[1].

Atualmente, dá-se grande importância à acurácia de determinadas perguntas da anamnese e de achados do exame clínico para se chegar a um diagnóstico. Estudo publicado no *Journal of the American Medical Society* avalia o papel de algumas informações como tabagismo há mais de 40 anos, história relatada de doença pulmonar obstrutiva crônica e achados do exame clínico como presença de sibilos e tempo expiratório forçado à espirometria. As razões de verossimilhança para essas variáveis foram de 3,3, 5,6, 4,0 e 6,7, respectivamente. Agrupando-se história relatada de doença pulmonar obstrutiva crônica, presença de sibilos e tempo expiratório forçado acima de 9 segundos, encontrou-se razão de verossimilhança positiva de 33. Portanto, dados simples de história e exame clínico podem fazer o diagnóstico de doença pulmonar obstrutiva crônica com elevado grau de certeza, conforme mostram as razões de verossimilhança encontradas[2].

Na prática médica, muitas vezes deparamo-nos com situações paradoxais, incoerentes, que inviabilizam *a priori* o diagnóstico meticulosamente traçado (o resultado do teste, por exemplo, que destoa do todo; o paciente que se recusa a responder à terapêutica consistente com seu diagnóstico). O desejo de encontrar respostas que confrontem com o diagnóstico feito cega-nos para novos diagnósticos, dificultando a conduta clínica correta. A medicina baseada em evidências surge nesse âmbito, visando à integração da experiência clínica individual com a melhor evidência científica disponível, tentando trazer um pouco mais de precisão a uma prática pouco precisa, que é "fazer o diagnóstico"[3].

Neste capítulo discutiremos a leitura de artigos relacionados à validação de novos testes diagnósticos para posterior inserção na prática clínica e sua incorporação como parte do processo de diagnóstico. Artigos de testes diagnósticos visam demonstrar a utilidade de tais testes e para isso focam-se em questões como reprodutibilidade do teste, sua acurácia, aplicação prática e efeitos nas decisões clínicas e resultados. Respostas favoráveis a cada um desses pontos são necessárias, porém insuficientes para indicar a realização de determinado teste. Por exemplo, se o teste não fornece resultados consistentes quando realizado por pessoas diferentes, ou em lugares diferentes, dificilmente será útil. Se raramente fornece informações adicionais, ou mesmo que o faça, se tais informações não afetarem as decisões e as condutas clínicas, também será pouco útil.

O médico quantifica vários sinais do exame clínico qualitativo, como presença de cianose, icterícia, anemia, grau de edema ou grau de desidratação em cruzes (variando de + a 4+); alguns médicos, entretanto, usam formas mais simples de classificação do sinal clínico (como leve, moderado ou intenso) ou às vezes de forma dicotômica (sinal presente ou ausente). O mesmo acontece para a classificação dos sopros cardíacos e quanto à intensidade do grau de força muscular ao exame neurológico. Embora haja essa tendência de classificação do sinal de modo a caracterizar sua intensidade, muitas vezes torna-se necessário dicotomizar a variável em termos de presente ou ausente, principalmente quando se quer chegar a um diagnóstico. Frequentemente, são inventados pontos de corte arbitrários para se classificar as variáveis. Isso acontece para a definição da presença de hipertensão (o ponto de corte atual é pressão arterial sistólica igual ou acima de 140mmHg e pressão arterial diastólica igual ou acima de 90mmHg). Entretanto, é importante lembrar que os pontos de corte mudam com o tempo. Há 30 anos o ponto de corte para a definição de hipertensão arterial era pressão arterial sistólica igual ou acima de 160mmHg e pressão arterial diastólica igual ou acima de 95mmHg. O mesmo aconteceu para o diagnóstico de *diabetes mellitus*. O nível sérico de glicose para o diagnóstico de diabetes caiu nos últimos anos de 140 para 126mg/dl.

Se podemos dicotomizar a variável em presente ou ausente, também podemos reclassificá-la de acordo com sua intensidade. É o caso da pressão arterial que, quando elevada, pode ser classificada em leve, moderada e grave. Entretanto, mesmo para o normotenso, já se criaram subdivisões como o indivíduo normal-normal, o normal-alto e o pré-hipertenso. Estudos recentes mostram que o indivíduo que não é hipertenso, mas tem a pressão arterial na faixa do normal alta (essa era a classificação vigente na época do estudo), apresenta risco aumentado de doenças cardiovasculares em relação ao indivíduo com pressão normal-normal[4]. Esses comentários referiam-se à classificação da hipertensão arterial baseada no JNC-VI (*Joint National Committee on Detection, Evaluation and Treatment of high Blood Pressure, 6th Version*). Com a publicação da nova edição do JNC (JNC-VII), a classificação da hipertensão mudou novamente. Isso mostra que, constantemente, as variáveis são reclassificadas, devendo ser descritas na forma numérica simples. Por exemplo, se um indivíduo apresenta pressão arterial sistólica de 120mmHg, é melhor colocar o número de 120mmHg do que dizer que sua pressão arterial sistólica está na faixa do normal, já que os limites da normalidade podem e frequentemente mudam com o tempo.

SENSIBILIDADE E ESPECIFICIDADE

Para a interpretação de um teste diagnóstico é necessário o conhecimento de algumas definições. Vamos partir de uma tabela 2 × 2 que vai nos ajudar a entender algumas das definições que nos interessam. No resultado de um teste diagnóstico cabem quatro possíveis interpretações: 1. verdadeiro-positivo, quando o teste é positivo na presença da doença; 2. falso-positivo, quando o teste é positivo em paciente sem a doença; 3. verdadeiro-negativo, quando o teste exclui a possibilidade da doença em indivíduo que realmente não a possui; 4. falso-negativo, teste negativo na presença de doença (Quadro 13.1).

Caracteriza-se sensibilidade como a proporção de indivíduos com a doença que têm um teste positivo (verdadeiro-positivos). Testes altamente sensíveis são selecionados para as situações em que se quer detectar todos os indivíduos com determinada doença na população sem que haja perda de casos. Assim, em geral, testes muito sensíveis apresentam-se mais úteis quando resultam negativos, já que a possibilidade de um falso-negativo é menor. Cabe ainda para testes muito sensíveis o papel no início do processo diagnóstico quando um grande número de possibilidades está sendo considerado e se quer reduzi-lo. Assim, na constatação de infecção pelo vírus HIV, quando se deseja detectar todos os casos presentes na população que se submete ao teste, realiza-se o ELISA, o qual se caracteriza pela alta sensibilidade, ainda que isso signifique a inclusão de indivíduos saudáveis dentre aqueles que virão com resultado positivo.

No quadro 13.1 calculamos a sensibilidade de um teste como o número de indivíduos com teste positivo que realmente apresentam a doença (casela a) sobre o número total de indivíduos doentes (a + c).

Quadro 13.1 – Interpretações possíveis para o resultado de um teste diagnóstico.

		Doença	
		Presente	**Ausente**
Teste	Positivo	Verdadeiro-positivo (a)	Falso-positivo (b)
	Negativo	Falso-negativo (c)	Verdadeiro-negativo (d)

Ou seja,

$$\text{Sensibilidade} = \frac{a}{a + c} \text{ ou} = \frac{\text{Verdadeiro-positivos}}{\text{Verdadeiro-positivos + falso-negativos}}$$

Define-se especificidade como a proporção de indivíduos sem a doença que apresentam um teste negativo (verdadeiro-negativo). Testes com especificidade alta são indicados para confirmar um diagnóstico sugerido por testes prévios (mais sensíveis), já que raramente são positivos na ausência da doença (falso-positivos). Com isso, um teste específico é mais útil clinicamente quando resulta positivo. No caso da infecção pelo HIV, o resultado positivo ao teste ELISA exige que se realize o *Western blot*, muito mais específico e capaz de confirmar ou não o diagnóstico realizado pelo primeiro teste (ELISA).

No quadro 13.1 calculamos a especificidade de um teste como o número de indivíduos com teste negativo que realmente não são portadores da doença (casela d) sobre o número total de indivíduos sem a doença (b + d).

Ou seja,

$$\text{Especificidade} = \frac{d}{b + d} \text{ ou} = \frac{\text{Verdadeiro-negativo}}{\text{Verdadeiro-negativo + falso-positivo}}$$

Alguns exemplos de testes altamente sensíveis cujos resultados negativos excluem o diagnóstico são: a) visualização da pulsação da veia retiniana como método diagnóstico para verificar aumento ou não da pressão intracraniana (confirmada por medida direta) – a ausência da perda espontânea da pulsação exclui a possibilidade de hipertensão intracraniana em 100%[5]; b) diagnóstico de ascite (confirmado por método ultrassonográfico) – ausência de edema de tornozelo afasta a possibilidade de ascite em 93% dos casos[6]; c) câncer como causa de lombalgia – ausência de um conjunto de fatores, representado por idade superior a 50 anos, história ou perda de peso inexplicada ou falha de terapia conservadora, afasta a possibilidade de câncer como causa de lombalgia em 100% dos casos[7].

Alguns exemplos de testes altamente específicos cujos resultados positivos confirmam o diagnóstico: a) diagnóstico de derrame pleural por meio da percussão pulmonar – presença de macicez à percussão permite o diagnóstico em 100% dos casos; b) diagnóstico de esplenomegalia (confirmada por ultrassonografia) – percussão maciça e palpação positiva evidenciam seu diagnóstico em 59-82% dos casos[8].

Usando como exemplo um estudo para a validação de rastreamento de abuso de álcool por meio do emprego do questionário CAGE, tendo por referência, ou padrão-ouro, a aplicação do teste de rastreamento de alcoolismo de Michigan e a análise da quantidade de álcool consumida, pode ser criada a tabela 2×2[9] (Tabela 13.1).

Tabela 13.1 – Comparação do teste de CAGE (para o diagnóstico de abuso ou dependência ao álcool) comparado ao teste de rastreamento de alcoolismo de Michigan e a quantidade de ingestão alcoólica (padrão-ouro de comparação). Adaptado de Beresford, 1987[9].

		Abuso de álcool		
		Sim	**Não**	
Número de respostas positivas às quatro questões do questionário CAGE	3 ou 4	60 (verdadeiro +) a	1 (falso +) b	61 a + b
	2, 1, ou nenhuma	c 57 (falso –)	d 400 (verdadeiro –)	c + d 457
		a + c 117	b + d 401	a + b + c + d 518

Sensibilidade: a/(a + c) = 60/117 = 0,51 ou 51%.
Especificidade: d/(b + d) = 400/401 = 0,998 ou 99,8%.

Assim, a capacidade do questionário CAGE em detectar a dependência ou o abuso de álcool é de 51%, com a possibilidade de descartá-la, quando realmente ausente, de 99,8%. Com isso, pode-se afirmar que indivíduos com três ou mais respostas positivas ao questionário CAGE podem ser classificados como dependentes.

Ao aumento de sensibilidade corresponde, para a maioria dos testes, perda de especificidade. O aumento da especificidade, por sua vez, gera queda da sensibilidade. A relação entre sensibilidade e especificidade pode ser representada graficamente por meio da curva ROC (*receiver-operating characteristic*) (Fig. 13.1). Essa curva compara sensibilidade e especificidade, além da taxa de falso-positivos e de verdadeiro-positivos em múltiplos pontos de corte. Utilizando a curva ROC, pode-se determinar o melhor ponto de corte para um teste diagnóstico (aquele que dá ao mesmo tempo a melhor sensibilidade e a melhor especificidade).

Nessa curva, testes de bom poder discriminatório concentram-se no canto superior esquerdo, no qual, à medida que a sensibilidade aumenta (diminuição

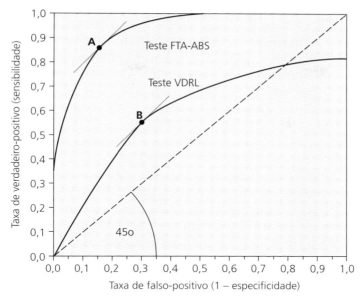

Figura 13.1 – Curva ROC (*receiver operating characteristic*). Adaptado de Hanrahan e Gangadhar, 1994[4], leitura complementar.

do ponto de corte), há pouca ou nenhuma perda na especificidade, até que níveis altos de sensibilidade sejam alcançados. A acurácia global de um teste, por sua vez, pode ser descrita como a área sob a curva ROC (*receiver operating characteristic*): quanto maior a área, melhor o teste. O ideal é que o teste, além de apresentar alta sensibilidade e especificidade, mantenha-se no canto esquerdo da curva ROC. A dosagem do hormônio tireotrópico por radioimunoensaio (método de terceira geração) é altamente sensível e específica (sensibilidade e especificidade acima de 99%), sendo um excelente método para o rastreamento de hiper e hipotireoidismo. Antigamente, os métodos de primeira geração faziam com facilidade o rastreamento do hipotireoidismo, mas apresentavam pouca sensibilidade para o rastreamento do hipertireoidismo (pouco sensíveis)[10].

A acurácia de um teste é definida como a porcentagem de vezes em que o teste acerta. Voltando à tabela 13.1, a acurácia será o número de vezes em que o teste acertou, que engloba o número de vezes em que o teste fez o diagnóstico e o paciente era realmente doente mais o número de vezes em que o teste não fez o diagnóstico e o paciente não tinha realmente a doença.

Ou seja, no quadro 13.1

$$\text{Acurácia} = \frac{a + d}{a + b + c + d}$$

CURVA ROC

A figura 13.1 mostra a sensibilidade e a especificidade de dois testes diagnósticos para sífilis: *Venereal Disease Research Laboratory* (VDRL) e *Fluorescent Treponemal Antibody Absorption* (FTA-ABS). Observe que a curva do FTA-ABS está muito mais próxima do canto superior esquerdo do gráfico próximo do local onde o valor da sensibilidade é de 1 e o valor de (1–especificidade) é igual a 0. O VDRL está muito mais longe do canto superior esquerdo. Isso mostra de forma clara que o FTA-ABS é um teste muito mais sensível e específico que o VDRL para o diagnóstico de sífilis. Nessa curva, A e B representam os pontos de corte do teste (*cuttoff point*) para cada teste, que podem ser determinados calculando-se o ponto onde a tangente da linha da curva é igual a 45°. A acurácia do teste é determinada medindo-se a área entre as curvas de cada exame e a linha que sai a 45° do ponto de origem do gráfico.

O ponto de corte de um determinado teste pode afetar sua sensibilidade e especificidade. Quando se abaixou o ponto de corte para o diagnóstico de hipertensão arterial ou diabetes, discutido no início do capítulo, aumentamos a sensibilidade para fazer o diagnóstico desses fatores de risco para a doença cardiovascular. Vamos tentar definir um ponto de corte adequado para o diagnóstico de diabetes (Fig. 13.2). Se o ponto de corte para o diagnóstico de diabetes fica muito elevado (ponto B da figura 13.2), o teste será incapaz de detectar hiperglicemias de leve a moderada intensidades. Por outro lado, se o ponto de corte fica muito baixo (ponto A da figura 13.2), algumas das pessoas com valores baixos de glicemia de jejum serão classificadas erroneamente como diabéticas. O ponto de corte A tornará seu teste mais sensível e menos específico com proporção maior de resultados falso-positivos. O ponto de corte B tornará o teste menos sensível, mais específico, com proporção maior de resultados falso-negativos[11].

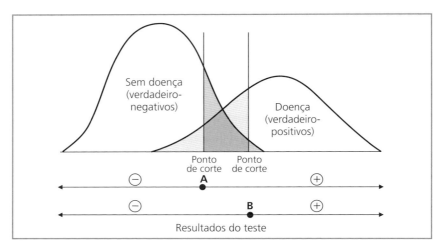

Figura 13.2 – Pontos de corte em um teste diagnóstico. Adaptado de Hanrahan e Gangadhar, 1994[5], leitura complementar.

A sensibilidade e a especificidade são características do teste diagnóstico. O profissional da saúde, em geral, quer que o teste utilizado na realização do diagnóstico seja sensível e específico: escolher o melhor teste cabe ao laboratório (no caso de um teste sorológico). Entretanto, a pergunta que o profissional da saúde se faz é sempre outra: "uma vez que o teste é positivo, qual a possibilidade de o paciente realmente ser portador da doença?" Ou, ao contrário, "uma vez que o teste é negativo, qual a possibilidade de o paciente realmente não ser portador da doença?" Vamos então aos conceitos de valor preditivo positivo e valor preditivo negativo.

VALOR PREDITIVO

O valor preditivo de um teste constitui-se na probabilidade da doença, dados os resultados do teste. No momento em que o resultado de um teste esteja disponível, seja positivo, seja negativo, o valor de sensibilidade e especificidade do teste não é mais relevante (desde que se tenha utilizado um teste altamente sensível e específico). O problema, agora, consiste em estabelecer qual a possibilidade da doença após o resultado do teste, ou seja, qual o valor preditivo do teste para a determinação da presença ou da ausência de doença.

O valor preditivo positivo refere-se à probabilidade de o paciente ter a doença, já que o teste resultou positivo, e o valor preditivo negativo refere-se à probabilidade de o paciente não ter a doença, visto que o resultado do teste foi negativo.

Distintamente dos conceitos de sensibilidade e especificidade, os quais são próprios do teste, não se sujeitando a variações como a prevalência da doença na população em estudo, o valor preditivo depende da prevalência da doença na população testada.

Por prevalência compreende-se a proporção de pessoas com a doença em estudo, em uma população definida, em determinado ponto do tempo. Com isso, pode-se designá-la como probabilidade prévia (pré-teste), ou seja, a probabilidade da doença antes do conhecimento do resultado do teste que nada mais é que a prevalência da doença na população geral.

Dessa forma, como o valor preditivo é influenciado pela prevalência, a interpretação de um resultado, seja positivo, seja negativo, varia de local para local, conforme a prevalência da doença estimada na população na qual se está utilizando o teste diagnóstico. Assim, resultados positivos, mesmo de testes muito específicos, quando se referem a pacientes com baixa probabilidade de apresentar a doença, serão, em grande parte, falso-positivos. Resultados negativos, por outro lado, mesmo de um teste muito sensível, quando se referem a pacientes com alto risco da doença, são prováveis falso-negativos.

Dados da prevalência da doença na população em estudo podem ser obtidos por meio de várias fontes de informação, a se considerar: literatura médica, bancos de dados locais e, ainda, julgamento clínico. Embora tal estimativa de prevalência seja raramente muito precisa, o erro presente dificilmente será grande o suficiente para alterar o julgamento clínico baseado em sua estimativa. Como a prevalência da doença é determinante poderoso da utilidade de um teste diagnóstico, dever-se-ia considerá-la antes de determinado teste diagnóstico ser solicitado, lembrando-se aqui o fato de serem os testes diagnósticos mais úteis quando a presença da doença não é muito provável, nem muito improvável.

No quadro 13.1, o valor preditivo positivo pode ser definido como a relação entre os indivíduos com teste positivo que realmente apresentam a doença (a) sobre o total de indivíduos com o teste positivo (a + b).

Ou seja,

$$\text{Valor preditivo positivo} = \frac{a}{a + b} \text{ ou} = \frac{\text{Verdadeiro-positivos}}{\text{Verdadeiro-positivos} + \text{falso-positivos}}$$

O valor preditivo negativo será o número de indivíduos que tem o teste positivo, mas não apresentam a doença (d) sobre o total de indivíduos com o teste negativo (c + d).

Ou seja,

$$\text{Valor preditivo negativo} = \frac{d}{c + d} \text{ ou} = \frac{\text{Verdadeiro-negativos}}{\text{Verdadeiro-negativos} + \text{falso-negativos}}$$

A tabela 13.2 mostra um estudo de validação da ferritina sérica como teste diagnóstico para anemia por deficiência de ferro[12].

Tabela 13.2 – Resultados de uma revisão sistemática da ferritina sérica como teste diagnóstico para anemia ferropriva.

		Anemia ferropriva		
		Presente	Ausente	
Resultado do teste diagnóstico (ferritina sérica)	Positivo (< 65mmol/l)	731 a	270 b	1.001 a + b
	Negativo (> 65mmol/l)	c 78	d 1.500	c + d 1.578
		a + c 809	b + d 1.770	a + b + c + d 2.579

Adaptado de Guyatt et al., 1992[12].
Sensibilidade: a/(a + c) = 731/809 = 90%.
Especificidade: d/(b + d) = 1.500/1.770 = 85%.
Valor preditivo positivo: a/(a + b) = 731/1.001 = 73%.
Valor preditivo negativo: d/(c + d) = 1.500/1.578 = 95%.
Prevalência: (a + c)/(a + b + c + d) = 809/2.579 = 32%

Com isso, o nível sérico de ferritina baixo corresponde em 73% dos casos ao diagnóstico de anemia ferropriva. Já o teste negativo (nível de ferritina alto) descarta o diagnóstico de anemia ferropriva em 95% dos casos, considerando--se a prevalência de anemia ferropriva na população desse estudo de 32%.

RAZÕES DE VEROSSIMILHANÇA

As razões de verossimilhança, também chamadas na literatura como razões de probabilidade ou, ainda, no inglês *likelihood ratio*, firmam-se como conceito inovador e poderoso na avaliação de um novo teste diagnóstico, permitindo descrever seu desempenho de forma mais precisa que o simples cálculo da sensibilidade e da especificidade. Expressam quantas vezes o resultado de um determinado teste diagnóstico é mais provável (ou menos provável) em pessoas com doença comparadas às sem doença. Assim, as razões de verossimilhança poderão ser positivas ou negativas, dependendo de o resultado do teste ser positivo ou negativo.

As razões de verossimilhança permitem converter as probabilidades pré--teste de determinada doença em probabilidades pós-teste. A probabilidade pré-teste corresponde à prevalência da doença em estudo na população, enquanto a probabilidade pós-teste, corresponde ao valor da probabilidade pré--teste multiplicado pela razão de verossimilhança. As razões de verossimilhança nesse contexto contêm a mesma informação que a sensibilidade e a especificidade, porém com a vantagem de acoplar esses dois conceitos em uma mesma medida. Também permitem que se avalie o teste ao mesmo tempo para diferentes pontos de corte. Com as razões de verossimilhança é possível resumir a informação contida no resultado de um teste em diversos níveis, ou seja, ao longo de uma faixa de resultados do teste (teste altamente positivo, moderadamente positivo ou levemente positivo). Com isso, a sensibilidade referir-se-á à capacidade de cada faixa de resultado do teste (alta, moderada ou levemente prováveis) em identificar pessoas com a doença. A especificidade também poderá ser caracterizada para cada resultado, estabelecendo-se, para cada um deles, a capacidade de descartar a doença.

A menos que um teste tenha acurácia de 100%, conhecer seus resultados não indica se uma pessoa tem ou não a doença. Em vez disso, podemos perguntar: "Quantas vezes esse resultado é possível de ocorrer em alguém com a doença em relação a alguém sem a doença? A razão de verossimilhança indica quanto o resultado de um teste diagnóstico aumentará ou diminuirá a probabilidade pré-teste da doença em questão. Se a razão de verossimilhança for igual a 1, significa que a probabilidade pós-teste é exatamente a mesma da probabilidade pré-teste (ou seja, da prevalência da doença na população). Se a razão de verossimilhança for maior que 1, aumenta a probabilidade de que a doença--alvo esteja presente, e quanto maior a razão maior será tal probabilidade. Se a razão de verossimilhança for menor que 1, diminui a probabilidade de a doença-alvo estar presente, e quanto menor a razão menor será tal probabilidade (Quadro 13.2).

Quadro 13.2 – Razão de verossimilhança, chance pré-teste e chance pós-teste.

> Razão de verossimilhança de 1: probabilidade pós-teste exatamente a mesma da probabilidade pré-teste
>
> Razão de verossimilhança maior que 1: aumenta a probabilidade de que a doença--alvo esteja presente, e quanto maior a razão maior será tal possibilidade
>
> Razão de verossimilhança menor que 1: diminui a probabilidade da doença-alvo, e quanto menor a razão menor será tal possibilidade

Como podemos calcular a razão de verossimilhança?

De modo muito simples podemos calcular a razão de verossimilhança positiva. Voltando ao quadro 13.1, teremos:

$$\text{Razão de verossimilhança positiva} = \frac{\dfrac{a}{a+c}}{1 - \left(\dfrac{d}{b+d}\right)} = \frac{\text{Sensibilidade}}{1 - \text{Especificidade}}$$

Consideremos a tabela 13.3: a razão de verossimilhança para a história positiva de edema de tornozelo é igual à sensibilidade/1 – especificidade ou 0,93/0,33 ou 2,8, indicando que uma história positiva é quase três vezes mais frequente de ser obtida para um paciente com ascite em comparação a um paciente sem ascite[6].

O cálculo da razão de verossimilhança negativa é feito da seguinte maneira:

$$\text{Razão de verossimilhança negativa} = \frac{1 - \left(\dfrac{a}{a+c}\right)}{\dfrac{d}{b+d}} = \frac{1 - \text{Sensibilidade}}{\text{Especificidade}}$$

A razão de verossimilhança para uma história negativa de edema de tornozelo é igual a 1 – sensibilidade/especificidade ou 0,07/0,67 ou 0,10, indicando que uma história negativa de edema de tornozelo em pacientes com ascite está presente em somente 1/10 dos pacientes com ascite comparativamente a pacientes sem ascite[6].

A razão de verossimilhança de uma determinada doença, quando aplicada às probabilidades pré-teste dessa doença (prevalência da doença na população), gera as probabilidades pós-teste. Já que a razão de verossimilhança é ex-

Tabela 13.3 – Razões de verossimilhança para a presença de história de edema de tornozelo no diagnóstico de ascite.

		Presença de ascite à ultrassonografia abdominal		
		Presente	Ausente	
História de edema de tornozelo	Sim	14 (0,93) a	16 (0,33) b	30 a + b
	Não	c 1 (0,07)	d 32 (0,67)	c + d 33
		a + c 15 (1,00)	b + d 48 (1,00)	a + b + c + d 63

Adaptado de Williams e Simmel, 1992[6].

Sensibilidade/1 – especificidade = razão de verossimilhança (de ter a doença-alvo) para um resultado de teste positivo = [a/(a + c)]/[b/(b + d)]/= 0,93/0,33 = 2,8.

1 – sensibilidade/especificidade = razão de verossimilhança (de ter a doença-alvo) para um resultado de teste negativo = [c/(a + c)]/[d/(b + d)]/= 0,07/0,67 = 0,10.

Probabilidade pré-teste: (a + c)/(a + b + c + d) = 15/63 = 24% = prevalência ou probabilidade pré-teste de ter a doença-alvo.

O que a razão de verossimilhança mostra: probabilidade pós-teste da doença-alvo (expressa como chances) = probabilidade pré-teste da doença-alvo (expressa como chances) × razão de probabilidades para o resultado do teste. História positiva: 0,24/0,76 = 0,32 × 2,8 = 0,90/1,90 = 47%. História negativa: 0,24/0,76 = 0,32 × 0,10 = 0,03/1,03 = 3%.

pressa como chance, a probabilidade pré-teste também deve ser transformada em chance para poder ser multiplicada pela razão de verossimilhança, e depois retransformada em probabilidade.

Vale lembrar a diferença entre probabilidade e chance. A probabilidade, que é a forma em que são expressos a sensibilidade, a especificidade e os valores preditivo positivo e negativo, é uma proporção (expressa a proporção de indivíduos em que uma determinada característica está presente, como, por exemplo, no caso do valor preditivo positivo, o número de indivíduos com a doença, sobre todos os indivíduos com teste positivo). A chance, por sua vez, é a razão entre duas probabilidades. Tanto a probabilidade quanto a chance expressam o mesmo tipo de informação e podem ser transformadas uma na outra. No Brasil, lidamos muito mais com a probabilidade que com a chance. Por exemplo, se um cavalo de corrida tem 20% de probabilidade de ganhar uma prova (probabilidade) significa que ele tem uma chance em quatro de ganhar a prova (chance). O mesmo pode-se dizer para o resultado esperado em uma copa do mundo. O Brasil tem 33% de probabilidade de ganhar a copa. Em uma bolsa de apostas, o Brasil pagaria 1 para 2.

A fórmula para transformar chance em probabilidade é a seguinte:

$$\text{Chance} = \frac{\text{Probabilidade do evento}}{1 - \text{Probabilidade do evento}}$$

No caso da razão de verossimilhança positiva, por exemplo:

$$\text{Razão de verossimilhança positiva (chance)} = \frac{\text{Sensibilidade (probabilidade)}}{1 - \text{Especificidade (probabilidade)}}$$

Para transformar a probabilidade em chance usa-se a fórmula:

$$\text{Probabilidade} = \frac{\text{Chance}}{1 - \text{Chance}}$$

Voltando à tabela 13.3, a probabilidade pré-teste da ascite é 0,24 e a probabilidade pré-teste de não ter ascite é 1,00 – 0,24 ou 0,76. Portanto, as chances pré-teste de ascite são 0,24/0,76 ou 0,32, e isso pode ser multiplicado por 2,8, gerando as chances pós-teste de ascite de 0,90 (quando a história é positiva para edema de tornozelo) e por 0,10, gerando uma chance pós-teste de 0,03 (quando essa história é negativa). A chance pós-teste pode, então, ser convertida para probabilidade pela fórmula seguinte:

$$\text{Probabilidade pós-teste da doença-alvo} = \frac{\text{Chances pós-teste}}{\text{Chances pós-teste} + 1}$$

Assim, as chances pós-teste de 0,90, para uma história positiva de edema de tornozelo, convertem-se em uma probabilidade pós-teste de 47% (0,90/1,90), e as chances pós-teste de ascite de 0,03, para história negativa, convertem-se em uma probabilidade pós-teste de 3% (0,03/1,03).

A necessidade de converter probabilidades a chances para, então, novamente convertê-las em probabilidades pode ser simplificada pelo uso do nomograma de Fagan. Fagan publicou uma carta na qual ele mostrava o nomograma que levou seu nome, e que se transformou em uma das referências mais citadas da literatura. O nomograma proposto por Fagan transforma a probabilidade pré-teste (prevalência da doença na população estudada) em chance, multiplica pela razão de verossimilhança e converte esse resultado que é calculado na forma de chance novamente para probabilidade, evitando que o leitor tenha que fazer a transformação. Ele pode simplesmente calcular a razão de verossimilhança e transpor para o nomograma, obtendo diretamente o valor da probabilidade pós-teste (Fig. 13.3).

Como proceder com o nomograma de Fagan? Deve-se ancorar uma régua na margem esquerda do nomograma, no caso, no ponto onde está a probabilidade pré-teste de 24% (em nosso exemplo da ascite), e rodá-la (a régua) até que cruze com a linha central do nomograma na razão de verossimilhança de 2,8

AVALIAÇÃO DE TESTES DIAGNÓSTICOS

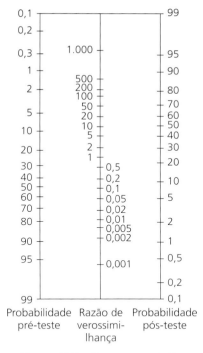

Figura 13.3 – Nomograma de Fagan.

(já calculada), correspondendo à história positiva de edema de tornozelo. O ponto de intersecção da régua com a terceira linha, presente à direita, identifica o valor de 50%, correspondente à probabilidade pós-teste. Da mesma forma, roda-se a régua até a razão de 0,10 para a história negativa e nota-se que a probabilidade pós-teste de ascite cai para 3%.

Assim, a razão de verossimilhança poderá acarretar mudanças na probabilidade pré-teste para a probabilidade pós-teste com magnitudes diferentes, conforme o seu valor:

Razão de verossimilhança maior que 10 ou menor que 0,1: introduz mudanças conclusivas da probabilidade pré-teste para a pós-teste.

Razão de verossimilhança de 5 a 10 e 0,1 a 0,2: determina mudanças moderadas da probabilidade pré-teste para a pós-teste.

Razão de verossimilhança de 2 a 5 e 0,5 a 0,2: gera mudanças pequenas, mas ainda assim importantes, na probabilidade pós-teste.

Razão de verossimilhança de 1 a 2 e 0,5 a 1: altera pouco a probabilidade pós-teste e de forma raramente importante.

Consideremos o seguinte caso clínico: um médico interconsultor é chamado para avaliar uma senhora de 78 anos no 10º dia de pós-operatório de uma cirurgia abdominal e que nas últimas 24 horas evoluiu com taquipneia progressiva. Ela refere desconforto torácico à inspiração profunda e ao exame clínico detectam-se estertores inspiratórios em base pulmonar direita. A imagem radiográfica revela derrame pleural discreto à direita, e a gasometria arterial, pO_2 de 70mmHg com saturação de O_2 de 92%. Eletrocardiograma sem alterações. Embora essa paciente estivesse realizando profilaxia para trombose venosa profunda, o médico responsável pela avaliação acredita que ela apresente um tromboembolismo pulmonar e, diante de tal suspeita, solicita um teste de mapeamento ventilação/perfusão. O mapeamento mostra o seguinte resultado: probabilidade intermediária para tromboembolismo pulmonar. Embora sem certeza quanto ao diagnóstico, o médico inicia anticoagulação plena da paciente. Mas seria a anticoagulação a conduta mais correta nesse caso? É a mais conveniente? Ou há necessidade de investigação adicional, uma vez que a anticoagulação plena gera a possibilidade de efeitos colaterais importantes, suficientes para que se pese sua utilização sem a devida certeza quanto ao diagnóstico? Com a dúvida, o médico inicia uma busca no MEDLINE até se deparar com três estudos, o PIOPED[13], o PIOPED II[14] e o PIOPED III[15] que avaliaram três exames diferentes utilizados para o diagnóstico de tromboembolismo pulmonar usando como padrão-ouro, inicialmente, a arteriografia pulmonar e no PIOPED II e no PIOPED III uma combinação de história clínica e de vários exames diagnósticos. O primeiro desses estudos testou o valor do mapeamento ventilação/perfusão no tromboembolismo pulmonar agudo.

Como o médico interconsultor poderá utilizar esse dado? Consideremos a tabela 13.4. Ela representa todos os possíveis resultados obtidos por meio do teste mapeamento ventilação/perfusão e os compara com os resultados apresentados pelo teste padrão-ouro (angiografia pulmonar), que define ou não a presença da doença. Para cada resultado, é possível calcular os valores de sensibilidade, especificidade, valores preditivos positivo e negativo, assim como a razão de verossimilhança positiva e negativa.

Assim, para a alta probabilidade a razão de verossimilhança positiva calculada é de 18,3, atingindo-se tal valor pela razão entre a frequência de indiví-

Tabela 13.4 – Comparação dos resultados do mapeamento ventilação/perfusão com o resultado do padrão de referência e a razão de verossimilhança para cada resultado do mapeamento.

Mapeamento V/Q	TEP presente	TEP ausente	Total	Razão de verossimilhança
Alta probabilidade	102	14	116	18,3
Probabilidade intermediária	105	217	322	1,2
Baixa probabilidade	39	273	312	0,36
Normal	5	126	131	0,1
Total	251	630	881	

TEP = tromboembolismo pulmonar. Adaptado de The PIOPED Investigators, 1990[13].

AVALIAÇÃO DE TESTES DIAGNÓSTICOS

duos com alta probabilidade dentre os com tromboembolismo, 102/251 = 0,406, e a frequência de indivíduos com alta probabilidade dentre os sem tromboembolismo, 14/630 = 0,022, ou seja, 0,406/0,022. O mesmo poderá ser feito para os demais resultados do mapeamento ventilação/perfusão, inclusive para a probabilidade intermediária. Utilizando-se o nomograma de Fagan, podemos determinar a probabilidade pós-teste a partir da probabilidade pré-teste. Assim, se considerarmos uma probabilidade pré-teste de 70% para essa senhora de 78 anos e supondo-se que o mapeamento registre alta probabilidade (razão de verossimilhança de 18,3), alinhando-se os dados no nomograma teremos uma probabilidade pós-teste de 97%. No mapeamento com probabilidade intermediária, a probabilidade pós-teste será de 74%, e no mapeamento normal, de 19%[13].

Com esses dados o médico interconsultor poderá delinear de forma mais adequada sua conduta, sobretudo se a ela forem atreladas informações adquiridas no tópico seguinte.

COMO LER UM ARTIGO SOBRE TESTE DIAGNÓSTICO?

OS RESULTADOS DO ESTUDO SÃO VÁLIDOS?

Diante de um artigo sobre um teste diagnóstico possivelmente útil, como se pode rápida e criticamente avaliar sua proximidade da verdade? Respostas a algumas questões simples (Quadro 13.3), encontradas comumente no resumo do artigo, permitem discorrer sobre esse aspecto. A padronização da leitura do artigo de teste diagnóstico por meio de respostas a questionamentos específicos facilita ao clínico a identificação de erros que inviabilizam a transferência dos resultados obtidos pelo estudo referentes ao novo teste para a prática clínica.

Validade consiste na capacidade de os dados medirem o que pretendem realmente medir, ou seja, os resultados de uma aferição que correspondem ao estado verdadeiro dos fenômenos que estão sendo medidos. A validação de observações clínicas que permitem aferição pelos meios físicos é mais fácil de ser realizada. Assim, pode-se determinar laboratorialmente o nível sérico de hemoglobina e compará-lo à constatação clínica de anemia. Já para aferições

Quadro 13.3 – Os resultados do estudo de um teste diagnóstico são válidos?

> Houve comparação cega e independente com uma referência padrão ("ouro")?
>
> O teste diagnóstico foi avaliado em um espectro apropriado de pacientes tais como aqueles para os quais se destinaria na prática clínica?
>
> O padrão-ouro foi aplicado independente do resultado do teste diagnóstico?
>
> O teste (ou conjunto de testes) foi validado em um grupo independente de pacientes?
>
> A metodologia do teste foi descrita com detalhes suficientes para permitir reprodução na prática clínica?

Adaptado de Jaeschke et al., 1995[4], leitura complementar.

clínicas como dor, dispneia, fraqueza e medo não há padrão físico de validade, necessitando-se, para implementar a validade ou não de tais sintomas, de abordagens formais e estruturadas, por meio de questionários constituídos por perguntas delineadas para aferir fenômenos específicos (como sintomas, sentimentos, dentre outros), denominando-se ao conjunto das perguntas de construtos. As respostas a tais perguntas são convertidas em números e agrupadas em "escalas".

A validação de aferições que não podem ser confirmadas diretamente a partir dos sentidos físicos pode ser feita por meio de algumas estratégias: a) validade de conteúdo, grau em que um determinado método de aferição inclui todas as dimensões do construto que se pretende aferir e nada mais, ou seja, uma escala para dor teria validade se incluísse perguntas sobre dolorimento, ardência, queimação e pontadas, mas não sobre outros sintomas; b) validade de construto, se os resultados de uma escala variam de acordo com outras aferições sobre o mesmo fenômeno, ou seja, o pesquisador pode mostrar que as respostas de uma escala de dor estão associadas a outras manifestações da intensidade da dor, como incapacitação para realizar tarefas habituais, gemidos, sudorese; e c) validade de critério, existente na medida em que as aferições predizem um fenômeno diretamente observável, comparando-se, por exemplo, as respostas a uma escala de dor com dores de intensidades previamente conhecidas.

Os principais pontos a serem considerados no processo de validação de um teste diagnóstico são:

Houve comparação cega e independente com uma referência padrão ("ouro")?

Na avaliação de um estudo concernente a um novo teste diagnóstico, deve-se proceder à busca, no artigo, de referências pertinentes, primeiro, quanto ao fato de os pacientes participantes do estudo terem sido ou não submetidos tanto ao teste diagnóstico em validação quanto ao teste padrão-ouro com o qual o teste a ser validado será comparado. Teste padrão-ouro ou *gold standard* é o melhor teste disponível no momento para a confirmação do diagnóstico de uma determinada doença (por exemplo, no caso do mapeamento pulmonar para o diagnóstico de tromboembolismo pulmonar, o teste padrão-ouro de comparação será a arteriografia pulmonar); segundo, se os resultados do teste eram conhecidos por aqueles que aplicavam e/ou interpretavam os resultados do outro teste. Isso não pode acontecer, pois o conhecimento de um dos resultados influencia na interpretação do outro.

Assim, na validação para o uso da dosagem sérica do antígeno da próstata específico – PSA – no rastreamento do câncer de próstata, deve-se utilizar biópsia prostática como o teste padrão-ouro. Todos os indivíduos participantes do estudo deverão ser submetidos à dosagem do PSA e à biópsia da próstata. Além disso, na interpretação dos resultados o patologista responsável pelos laudos das biópsias da próstata deve estar "cego" para os resultados obtidos com a dosagem do PSA[16].

Por sua vez, o "cegamento" previne vieses, preconceitos e informações de outras fontes que as do teste em estudo e que podem afetar o julgamento de sua validade. Os vieses de consciência e inconsciência, determinantes da superinterpretação do padrão de referência quando o teste diagnóstico é positivo e da subinterpretação do padrão de referência quando o teste é negativo, deixam, assim, de existir.

Há que se constar, ainda, a necessidade premente da utilização de teste padrão adequado para efeitos de comparação, já que se inadequado determina perda da validação diagnóstica do teste em estudo. Se o teste em investigação for mais sensível que o padrão, e este for inexato, os pacientes identificados adicionalmente como tendo a doença poderão ser considerados falso-positivos em relação ao teste padrão utilizado; por outro lado, se mais específico, pacientes adicionalmente detectados com resultados negativos poderão ser tidos como falso-negativos se comparados ao teste padrão. Entende-se, daí, o papel preponderante do uso de teste padrão-ouro, indicador fidedigno da presença ou não da doença.

Existem, no entanto, muitas situações clínicas para as quais nenhum teste padrão-ouro existe e substitutos adequados não estão disponíveis (por exemplo, testes de provocação brônquica para asma; teste de esforço para a capacidade funcional a exercícios em pacientes com doenças cardíaca e pulmonar). Nesses casos, deve-se confiar na coerência. Para demonstrá-la, deve-se examinar a relação entre o novo teste e medidas já existentes e avaliar se a nova tecnologia se relaciona a outras variáveis da forma esperada, ou seja, se mede realmente o que se propõe a mensurar.

O teste diagnóstico foi avaliado em um espectro apropriado de pacientes tais como aqueles para os quais se destinaria na prática clínica?

A validade do teste diagnóstico somente se justifica em estudos cuja população envolvida se aproxima da encontrada na prática clínica. Com isso, espera-se que tenha sido o teste aplicado a pacientes com apresentações clínicas as mais diversas possíveis, desde indivíduos com manifestações muito precoces, até mesmo duvidosas, até aqueles com clínica suficientemente florida para permitir o diagnóstico por si só. No estudo PIOPED[13], todos os pacientes com suspeita de tromboembolismo pulmonar, fosse essa alta, intermediária ou baixa, presentes nos centros que participaram do estudo, foram eleitos e recrutados, tornando, assim, a amostra compatível com a realidade diária.

Nos estudos de testes diagnósticos cujo espectro da doença (ou da não doença) na amostra difira do encontrado na população para a qual o investigador deseja generalizar os resultados, define-se o viés de espectro. Assim, considerando estudo de concordância interobservador realizado entre radiologistas com respeito à leitura de radiografias de tórax como normal ou alteradas, a taxa de concordância será tanto maior quanto maior o número de radiografias positivas claramente alteradas e de radiografias negativas sem anormalidades suspeitas.

O padrão-ouro foi aplicado independente do resultado do teste diagnóstico?

Durante o processo de validação de um novo teste diagnóstico, procura-se aplicar o teste padrão-ouro a todos os pacientes participantes do estudo, independentemente dos resultados obtidos com o novo teste. No entanto, observa--se com frequência o que se designa de viés de verificação, ou seja, realização do teste padrão-ouro para a confirmação diagnóstica de resultados positivos obtidos com o teste em validação e não aplicação do teste padrão-ouro quando o primeiro diagnóstico é negativo. Em estudo sobre o valor do PSA no rastreamento do câncer de próstata, no qual a biópsia de próstata foi realizada apenas para indivíduos com o valor do PSA acima do ponto de corte arbitrariamente determinado, identifica-se presença de tal vício, responsável pelo menosprezo do número de possíveis resultados falso-negativos[14]. Isso ocorre sobretudo se o teste padrão-ouro for invasivo ou implicar riscos para o indivíduo. Visando sobrepor-se a esse obstáculo, muitos investigadores empregam uma referência padrão, constituída por períodos prolongados de seguimento do indivíduo com resultados negativos à investigação com o novo teste, para determinar que ele não tenha a doença-alvo sem que ele se submeta aos riscos de possíveis efeitos colaterais atrelados ao teste padrão-ouro.

O teste (ou conjunto de testes) foi validado em um grupo independente de pacientes?

Perante situações clínicas nas quais o diagnóstico se configura a partir da conjunção de critérios clínicos, o melhor indicador de acurácia está na demonstração de níveis similares de acurácia quando o novo teste, ou conjunto de testes, é avaliado em uma segunda série de pacientes. Se o desempenho do teste nessa nova série for similar, reafirma-se sua acurácia. Caso contrário, deve-se buscá-la de formas diferentes. Se, no entanto, nenhum estudo adicional tiver sido feito, reservas devem ser mantidas quanto ao julgamento do novo teste.

A metodologia do teste foi descrita com detalhes suficientes para permitir reprodução na prática clínica?

Se um artigo de diagnóstico conclui pela introdução de um novo teste diagnóstico na prática médica, deve trazer informações suficientemente minuciosas para permitir a reprodução do teste em outros lugares. Ausência de tais dados prejudicam toda e qualquer tentativa de viabilizar comercialmente o teste em questão.

Falha em se responder a qualquer uma dessas questões sugeridas induze--nos a considerar improvável a utilização em larga escala do novo teste diagnóstico. Por outro lado, se as respostas preliminares se mostrarem plausíveis, deve-se avançar na avaliação do teste determinando-se a importância de seus resultados.

ESSA EVIDÊNCIA, QUANDO VÁLIDA, DEMONSTRA UMA CAPACIDADE IMPORTANTE DO TESTE DE ACURADAMENTE DISTINGUIR PACIENTES QUE TÊM OU NÃO DETERMINADA DOENÇA?

Estabelecida a validade do teste diagnóstico, em respeito às considerações anteriormente descritas, inicia-se busca ativa por informações contidas no artigo referentes ao novo teste proposto que afirmem sua importância, justificando seu uso mediante indisponibilidade do teste padrão-ouro e os custos inerentes à sua introdução no mercado.

Precisão do teste

A acurácia do teste diagnóstico, ou seja, a frequência com que ele acerta o resultado tanto para indivíduos com a doença como para aqueles sem a doença, serve-nos de instrumento na constatação do grau de importância do teste em estudo. Para tal, dispomos não apenas de conceitos antigos, como os de sensibilidade e especificidade, mas também de ideias renovadoras e poderosas imbuídas nas definições de probabilidades pré e pós-teste. Antes, no entanto, de estabelecermos a acurácia do novo teste, há que se estar certo quanto a sua precisão. Se dois clínicos propõem-se a examinar um paciente com possível pneumonia e para tal procuram por estertores inspiratórios à ausculta pulmonar, a precisão está na concordância entre ambos quanto à presença ou não desse sinal. Suponhamos que os registros dos dois clínicos na busca de estertores inspiratórios à ausculta pulmonar, ao examinarem 100 pacientes de forma independente, tenham gerado a tabela 13.5.

Tabela 13.5 – A precisão do exame clínico para estertores inspiratórios em amostra de dois observadores independentes.

		Exame do primeiro clínico para estertores inspiratórios		
		Positivo	Negativo	
Exame do segundo clínico para estertores inspiratórios	Positivo	24 (esperados 8) a	4 b	28 a + b
	Negativo	c 5	d 67 (esperados 51)	c + d 72
		a + c 29	b + d 71	a + b + c + d 100

Adaptado de Guarino e Guarino, 1994[17].

Concordância observada: $(a + d)/(a + b + c + d) = (24 + 67)/100 = 91\%$.
Concordância esperada: para a célula a: $([a + b] \times [a + c])/(a + b + c + d) = (28 \times 29)/100 = 8$. Para a célula d: $([c + d] \times [b + d])/(a + b + c + d) = (72 \times 71)/100 = 51$ (esperado a + esperado d)/$(a + b + c + d) = (8 + 51)/100 = 59\%$.
Concordância além do acaso (κ): (concordância observada – concordância esperada)/(100% – concordância esperada) = (91% – 59%)/(100% – 59%) = 0,78.
Níveis convencionais de κ: 0,0-0,2, quase nenhuma concordância; 0,2-0,4, discreta; 0,4-0,6, moderada; 0,6-0,8, substancial; 0,8-1,0, quase perfeito.

Os dois clínicos concordam que 24% dos pacientes têm estertores inspiratórios e que 67% não apresentam esse sinal, ou seja, concordam em 91% dos pacientes examinados. Será esse grau de concordância suficiente ou poderia ser melhor? Deve-se reconhecer que algum grau de concordância ocorre por acaso. Qual seria esse grau dentre os 91% de concordância observada nesse exemplo? A resposta é obtida por meio do somatório da concordância esperada para a célula *a* e para a célula *d* em relação ao número total de indivíduos examinados, conforme explicitado na tabela 13.5[15]. Assim, os dois clínicos concordarão em 59% das vezes apenas em decorrência do acaso, restando um potencial de concordância além do acaso de 41%, isto é, 3/4 do potencial de concordância (0,78) serão atingidos pelos dois clínicos. Essa medida de concordância, designada de kappa (k), obedece a um intervalo de −1 (quando a discordância é perfeita), passando pelo 0, até +1 (quando a concordância é perfeita). Com isso, conforme os níveis de caracterização do coeficiente de correlação kappa, pode-se concluir que a concordância entre os dois clínicos foi substancial. É importante lembrar que em fenômenos biológicos um kappa acima de 0,60 é excelente.

Com a precisão determinada, introduziremos conceitos que identificam a acurácia de um teste diagnóstico.

Acurácia do teste

Os resultados do teste diagnóstico válido serão úteis para os meus pacientes?

Tendo-se encontrado uma revisão sistemática ou um registro individual válido sobre um teste diagnóstico e estabelecendo-se que sua acurácia é suficientemente alta, como integrar seus resultados com a probabilidade pré-teste inerente ao nosso paciente aplicando-lhe, então, o teste? (Quadro 13.4).

Quadro 13.4 – Os resultados do teste diagnóstico válido serão úteis para os meus pacientes?

O teste diagnóstico disponível é acurado e preciso?
Pode-se gerar uma estimativa clinicamente sensível da probabilidade pré-teste de nosso paciente?
A partir da experiência pessoal, estatísticas de prevalência, banco de dados ou estudos primários?
Os pacientes do estudo são similares aos nossos?
As probabilidades pós-teste afetarão nossa conduta e auxiliarão nossos pacientes?
Permitirão definir conduta por meio dos conceitos de limiar de teste e limiar de tratamento?
Nossos pacientes serão adequados para seu desempenho?
As consequências do teste permitirão aos nossos pacientes alcançar seus objetivos?

Adaptado de Jaeschke et al., 1995[4], leitura complementar.

O teste diagnóstico disponível é acurado e preciso?

Não se indicará na prática médica diária um teste indisponível; porém, se ele é acessível, há que se certificar que sua realização e interpretação se façam de forma competente e reprodutível, justificando-se as consequências e os custos gerados. Além disso, testes diagnósticos comportam-se de forma diferente em subséries diferentes de pacientes, determinando razões de verossimilhanças mais elevadas em estágios tardios da doença e razões menores em estágios iniciais ou precoces.

Pode-se gerar uma estimativa clinicamente sensível da probabilidade pré-teste de nosso paciente?

Para que se possa definir a probabilidade pré-teste, cinco diferentes fontes de informação mostram-se vitais: 1. experiência clínica; 2. estatísticas de prevalência regionais ou nacionais; 3. banco de dados; 4. registro original acerca da validação do teste diagnóstico; e 5. estudos devotados especificamente para determinar as probabilidades pré-teste.

Primeiro, recordamos experiências clínicas com pacientes prévios que denotavam o mesmo quadro clínico, registrando rapidamente sua evolução e diagnóstico final em relação às probabilidades pré-teste. Esse processo de recuperação mnemônica frequentemente é distorcido pela lembrança do último paciente, pelo caso mais dramático ou, ainda, pelo nosso medo de não identificar uma doença rara, mas potencialmente tratável. Em vista de tais fatos, exige-se muita cautela quando da utilização dessa fonte de informações, a menos que destinemos parte de nosso tempo a realizar um banco de dados próprio, com registros de todos os pacientes cujos casos clínicos tenhamos conduzido.

Podem-se utilizar dados estatísticos de prevalência regional ou nacional da doença-alvo na população geral ou amostras específicas dentro dessa população, constituindo-se essas informações em base para a identificação da probabilidade pré-teste.

Bancos de dados locais, regionais ou nacionais, com coleta de informações concernentes a pacientes com o mesmo problema clínico e o registro da frequência de doenças diagnosticadas nesses pacientes, poderão fornecer dados fundamentais para o estabelecimento da probabilidade pré-teste.

Podem-se extrapolar os dados de probabilidade pré-teste dos artigos originalmente associados à validação de um novo teste diagnóstico se o espectro de seus participantes se assemelhar ao dos nossos pacientes.

Por fim, estudos específicos com documentação das probabilidades pré-teste de determinado diagnóstico para pacientes com os mesmos sinais e sintomas demonstrados por nosso paciente constituem-se na melhor fonte de informação, já que com menor possibilidade de vieses, desde que submetidos a guias gerais, como delineados no quadro 13.5.

Quadro 13.5 – Guias para avaliação crítica de registros sobre probabilidades pré-teste da doença.

A evidência sobre a probabilidade pré-teste é válida?
Os pacientes do estudo representaram o espectro completo dos pacientes vistos na prática médica?
O critério para cada diagnóstico final foi descrito e confiável?
O trabalho diagnóstico foi compreensivo e consistentemente aplicado?
Para pacientes inicialmente não diagnosticados o seguimento foi suficientemente longo e completo?
A evidência sobre a probabilidade pré-teste foi importante?
Quais foram os diagnósticos e suas probabilidades?
Quão precisa foram essas estimativas da probabilidade da doença?

Adaptado de Jaeschke et al., 1995[4], leitura complementar.

EVOLUÇÃO DO CONHECIMENTO

O PIOPED foi um estudo publicado em 1990. Desde então surgiram outros exames para auxiliar no diagnóstico do tromboembolismo pulmonar. O PIOPED II (*Pulmonary Embolism Diagnosis* II) avaliou a acurácia da angiotomografia computadorizada com a utilização de contraste na detecção do tromboembolismo pulmonar e o quanto a associação da fase venosa da angiotomografia melhorava a acurácia da angiotomografia computadorizada convencional (sem fase venosa). Esse estudo foi publicado em 2006, 16 anos após o estudo inicial. O teste padrão-ouro que em várias revistas aparece como teste de referência ou padrão de referência foi uma combinação de vários testes: mapeamento ventilação-perfusão pulmonar, angiografia pulmonar digital e ultrassonografia de membros inferiores para a identificação de trombose venosa profunda. Nesse estudo, a alteração da ultrassonografia de membros inferiores foi considerada também um teste diagnóstico para o tromboembolismo pulmonar. Além disso, os participantes do estudo que não preenchiam critérios para tromboembolismo pulmonar foram acompanhados durante seis meses para realmente afastar a presença de embolia. Uma das novidades do PIOPED II foi o uso como padrão-ouro de uma combinação de vários exames. A segunda inovação foi a não utilização da arteriografia pulmonar convencional, que foi o padrão-ouro no primeiro estudo. A terceira inovação foi o uso do escore de Wells, que avalia a probabilidade de embolia baseado na presença de alguns dados de história e exame clínico para classificar os participantes com alta, moderada ou baixa probabilidade de embolia, o que auxiliou na escolha da amostra[18] (Quadro 13.6). A tabela 13.6 mostra os resultados do PIOPED II. Por último, o PIOPED III, publicado em 2010, avaliou o papel da angiorressonância com contraste à base de gadolínio com ou sem a fase venosa no diagnóstico do tromboembolismo pulmonar usando como padrão de referência novamente um conjunto de vários testes diagnósticos, incluindo a angiotomografia

AVALIAÇÃO DE TESTES DIAGNÓSTICOS

Quadro 13.6 – Fatores que determinam a probabilidade clínica de tromboembolismo no escore de Wells.

Achados clínicos	Escore
Sintomas e sinais clínicos de trombose venosa profunda (comparar o membro inferior com trombose venosa profunda com o sem trombose utilizando alguma medida como o diâmetro como um dado objetivo) e dor à palpação do membro inferior em área sugestiva de comprometimento do sistema venoso profundo	3,0
Frequência cardíaca > 100 batimentos por minuto	1,5
Imobilização por mais de 3 dias consecutivos (repouso no leito, exceto para ida ao banheiro) ou cirurgia nas 4 semanas anteriores	1,5
Diagnóstico de tromboembolismo pulmonar ou de trombose venosa profunda prévios	1,5
Hemoptise	1,0
Câncer (em tratamento nas últimas 6 semanas ou tratamento em paliativo)	1,0
Probabilidade maior de tromboembolismo pulmonar comparado aos possíveis diagnósticos diferenciais com base na história clínica, exame clínico, radiografia de tórax, eletrocardiograma e exames de sangue	3,0

Adaptado de Wells et al.[18]. Após soma de todos itens, o paciente será classificado como tendo baixa probabilidade de embolia se apresentar escore < 2,0; com média probabilidade de embolia se o escore ficar entre 2,0 e 6,0; e alta probabilidade de embolia se escore > 6,0.

Tabela 13.6 – Resultados da angiografia por tomografia isolada e associada à venografia em pacientes com diagnóstico confirmado de tromboembolismo pulmonar de acordo com o padrão de referência combinado (padrão-ouro).

Variáveis	Padrão de referência		Total
	Com alterações N	Sem alterações N	
Achados na angiotomografia isolada	150	25	175
Imagens alteradas	31	567	598
Imagens sem alteração	11	40	51
Total	192	632	824
Achados na angiotomografia com fase venosa			
Imagens alteradas em um dos dois exames	164	30	194
Imagens alteradas nos dois exames	19	524	543
Achados indeterminados	9	78	87
Total	192	632	824

computadorizada com fase venosa, o mapeamento pulmonar ventilação-perfusão, a ultrassonografia de membros inferiores, a dosagem do dímero d e a avaliação clínica. A tabela 13.7 mostra os resultados do PIOPED III. Todos os cálculos a seguir foram realizados sem arredondamento, por isso os nossos resultados são um pouco diferentes dos originais publicados no artigo que estão arredondados. Os valores de sensibilidade, especificidade, valor preditivo positivo, valor preditivo negativo e razões de verossimilhança positiva e negativa foram calculados utilizando-se como denominador o total de exames com imagem adequada, mas na análise final não basta trabalhar somente com esses valores sem valorizar também a capacidade do teste de criar imagens que permitam avaliação.

Tabela 13.7 – Resultados da angiografia por ressonância magnética isolada e associada à venografia em pacientes com diagnóstico confirmado de tromboembolismo pulmonar de acordo com o padrão de referência combinado (padrão-ouro).

| Variáveis | Padrão de referência | | |
	Com alterações N	Sem alterações N	Total
Achados na angiorressonância sem venografia	59	2	61
Imagens alteradas	17	201	218
Imagens sem alteração	28	64	92
Total	104	267	371
Achados na angiorressonância com venografia			
Imagens alteradas em um dos dois exames	65	4	69
Imagens alteradas nos dois exames	6	101	107
Achados indeterminados	33	161	194
Total	104	266	370

O mesmo raciocínio utilizado para o PIOPED pode ser empregado para os resultados do PIOPED II e do PIOPED III. No PIOPED II, a sensibilidade da angiotomografia sem fase venosa foi de 82,9% (150/131), especificidade de 95,8% (567/592), valor preditivo positivo de 85,5% (150/175) e valor preditivo negativo de 94,8% (567/598). A razão de verossimilhança positiva será de 19,3, e a razão de verossimilhança negativa, de 0,18. No mesmo estudo, mas incluindo a fase venosa na angiotomografia, os valores mostram uma melhora na sensibilidade (164/183 = 89,6%) e no valor preditivo negativo (524/543 = 96,5%) além da diminuição na razão de verossimilhança negativa (0,11). Esses resultados mostram que a angiotomografia com fase venosa apresenta sensibilidade maior que a angiotomografia sem a fase venosa. Entretanto, a razão de verossimilhança positiva é um pouco menor (19,3 *vs*. 16,6, respectivamente). Isso mostra que a angiotomografia com fase venosa é mais sensível para o diagnóstico de tromboembolismo, mas haverá um número mais elevado de resultados falso-positivos!

No PIOPED III, os resultados para a angiorressonância isolada apresentam sensibilidade de 77,6% (59/76), especificidade de 99,0% (201/203), valor preditivo positivo de 96,7% (59/61) e valor preditivo negativo de 92,2% (201/218), razão de verossimilhança positiva de 78 e razão de verossimilhança negativa de 0,23. Nos resultados da angiorressonância com fase venosa, a sensibilidade foi de 91,5 (65/71); a especificidade, de 96,2% (101/105); o valor preditivo positivo, de 94,2% (65/69); o valor preditivo negativo, de 94,4% (101/107); a razão de verossimilhança positiva, de 24; e a razão de verossimilhança negativa, de 0,09. A porcentagem de pacientes com exames inadequados no PIOPED III foi muito mais elevada do que se utilizando a angiotomografia no PIOPED II, especialmente na angiorressonância com fase venosa em que a proporção de exames inadequados entre os pacientes com tromboembolismo foi de 64,4% e de exames inadequados entre os pacientes que não apresentavam tromboembolismo pulmonar chegou a 60,5%, embora o número de exames inadequados também tenha sido elevado na angiorressonância sem fase venosa (26,9% e 24,0%, respectivamente). No PIOPED II, em relação à angiotomografia sem fase venosa, a proporção de exames inadequados foi de 5,7% nos pacientes com diagnóstico de tromboembolismo e de 6,3% entre os pacientes sem tromboembolismo; nos pacientes submetidos à angiotomografia incluindo a fase venosa, a proporção de exames inadequados entre os pacientes com diagnóstico de tromboembolismo pulmonar foi de 5,5% e entre os pacientes sem diagnóstico de angiotomografia foi de 12,3%. Os resultados do PIOPED e do PIOPED II mostram que a combinação de mapeamento ventilação/perfusão com angiotomografia com fase venosa são excelentes combinações de exames. A angiotomografia com fase venosa tem uma sensibilidade mais elevada, mas permite um número elevado de resultados falso-negativos, daí a importância de acoplá-la ao mapeamento pulmonar. O uso da angiorressonância com ou sem fase venosa está contraindicado pelo elevado número de exames inadequados que atingem 25% de todos os realizados.

As probabilidades pós-teste afetarão nossas condutas e auxiliarão nossos pacientes?

Antes de se realizar um teste diagnóstico no paciente, há que se reconhecer o impacto potencial desse teste. Os princípios críticos que ligam os benefícios e riscos de tratar são clareados por meio dos conceitos de limiar de teste e terapêutica. Assim, o risco de um teste diagnóstico deve ser pesado contra o risco de expor pacientes sem a doença a riscos desnecessários: pode ser apropriado utilizar um teste de alto risco para identificar pacientes sem a doença se com isso estaremos evitando uma terapia também de alto risco. Se o risco de testar excede o de tratar tais pacientes, não se deve utilizar o teste mesmo que ele proporcione informação diagnóstica perfeita. Nesses casos, todos os pacientes que se apresentam com probabilidade de doença acima do limiar terapêutico deverão ser tratados sem novos testes diagnósticos. Isso pode ser evidenciado quando, ao realizar determinado teste diagnóstico, obtém-se uma razão de verossimilhança elevada a ponto de gerar uma probabilidade pós-teste tão alta que ultrapassa o limiar de terapêutica. De forma similar, em pacientes com pequeno risco de apresentar a doença, a probabilidade de testar deve ser pesada contra o benefício potencialmente não alcançado de se tratar aqueles poucos pacientes que podem realmente ter a doença. Se o risco de testar excede o benefício de tratar tais pacientes, não seria razoável realizar o teste. Assim, pacientes com probabilidades da doença abaixo do limiar de teste deverão ser considerados sem a doença, descartando-se, para isso, a necessidade de testes adicionais.

Por outro lado, se o risco de testar for inexistente, os limiares serão determinados pela informação que o teste poderia providenciar à luz da probabilidade da doença antes do teste. Quando a probabilidade da doença é muito elevada ou muito pequena, poderia não ser alterada suficientemente pelos resultados do teste para influenciar a decisão terapêutica: nesses casos, testar é supérfluo e somente adiciona riscos e gastos.

Voltemos ao médico interconsultor e seu dilema em manter ou não a anticoagulação plena na paciente com suspeita de tromboembolismo pulmonar. Para essa doença poderíamos determinar um limiar de teste de 10% e um limiar de terapêutica de 80%. Nessas condições, o mapeamento ventilação/perfusão alterará a conduta proposta para a paciente? Se essa paciente se apresenta ao mapeamento com probabilidade alta de tromboembolismo, sua probabilidade pós-teste, como já vista, será de 97%. Se o mapeamento resultar em probabilidade intermediária, a do pós-teste será de 74%, e se o mapeamento for normal, de 19%. Ora, no primeiro caso ultrapassa-se o limiar de terapêutica proposto, devendo-se iniciá-la sem a necessidade de novos exames. Por outro lado, tanto para probabilidade intermediária como para mapeamento normal, a conduta será de prosseguir na investigação, já que as probabilidades pós-teste se mantêm no intervalo entre o limiar de teste e o de terapêutica. Portanto, nosso médico interconsultor terá que dar um passo atrás e rever sua conduta de anticoagular sua paciente.

Um teste diagnóstico somente deverá ser utilizado se de fato propiciar informações adicionais, responsáveis por mudanças no manuseio dos pacientes que lhes sejam claramente benéficas, ainda que determinem o término da investigação ou a não introdução de terapêutica específica.

A discussão anteriormente proposta viabiliza uma medicina mais custo-efetiva. Sua realização no meio acadêmico preenche o vácuo representado pela inércia na implementação de novos conhecimentos, além de condizer com o momento socioeconômico atual, caracterizado pela necessidade premente de uso racional do dinheiro.

LEITURA COMPLEMENTAR

1. Hulley SB et al. Designing clinical research. 2nd ed, Philadelphia, USA: Lippincott, Williams & Wilkins; 2001.

2. Sackett DL et al., and Evidence-Based Medicine. How to practice and teach EBM. 2nd ed, Edinburgh, United Kingdom: Harcourt Publishers Limited; 2000.

3. Fletcher RH et al. Clinical epidemiology – the essentials. Baltimore, USA: Williams & Wilkins; 1996.

4. Jaeschke R et al., and the Evidence Based Medicine Working Group. How to use an article about a diagnosis test. JAMA 1995;271:389.

5. Hanrahan EJ, Gangadhar M. Appleton & Lange's Review of Epidemiology & Biostatistics for the East Norwalk, Connecticut, USA: Appleton & Lange; 1994.

REFERÊNCIAS BIBLIOGRÁFICAS

1. Bensenor IM et al. Semiologia clínica. 1ª ed, São Paulo: Sarvier; 2002.

2. Straus SE et al., CARE-COAD2 Group. Accuracy of history, wheezing, and forced expiratory time in the diagnosis of chronic obstructive pulmonary disease. J Gen Intern Med 2002;17:684.

3. Medeiros MMCM, Ferraz MB. A importância da medicina baseada em evidências na prática médica. Bras Reumatol 1998;38:90.

4. Joint National Committee on Detection, Evaluation, and Treatment of High Blood Pressure (JNC-VI). The Sixth Report of the Joint National Committee on Prevention, Detection, Evaluation, and Treatment of High Blood Pressure. Arch Intern Med 1997;157:2413.

5. Levin BE. The clinical significance of spontaneous pulsations of the retinal vein. Arch Neurol 1978;35:37.

6. Williams JWR, Simmel DL. The rational clinical examination. Does this patient have ascites? How to divine fluid in the abdomen. JAMA 1992;267:2645.

7. Deyo RA et al. What can the history and physical examination tell us about low back pain? JAMA 1992;268:760.

8. Grover SA et al. Does this patient has splenomegaly? JAMA 1992;270:2218.

9. Beresford TP. Screening for alcohol abuse using the CAGE questionnaire. Am J Med 1987;82:231.

10. Helfand M, Redfern CC. Clinical guideline, part 2. Screening for thyroid disease: an update. American College of Physicians. Ann Intern Med 1998;129:144.

11. Hanrahan EJ, Madupu G. Epidemiology and biostatistics. East Norwalk, USA: Appleton & Lange; 1994.

12. Guyatt GH et al. Laboratory diagnosis of iron-deficiency anemia: an overview. J Gen Intern 1992;7:145.

13. The PIOPED Investigators. Value of the ventilation/perfusion scan in acute pulmonary embolism. Results of the Prospective Investigation of Pulmonary Embolism Diagnosis (PIOPED). JAMA 1990;263:2753.

14. Stein PD et al. Multidetector computed tomography for acute pulmonary embolism. N Engl J Med 2006;354:2317.

15. Stein PD et al. Gadolinium – enhanced magnetic ressonance angiography for pulmonary embolism: a multicenter prospective study (PIOPED III). Ann Intern Med 2010;152:434.

16. Catalona WJ et al. Measurement of prostate-specific antigen in serum as a screening test for prostate cancer. N Engl J Med 1991;324:1156.

17. Guarino JR, Guarino JC. Auscultatory percussion: a simple method to detect pleural effusion. Gen Intern Med 1994;9:71.

18. Wells OS et al. Use of a clinical model for safe management of patients with suspected pulmonary embolism. Ann Intern Med 1998;129:997.

EXERCÍCIOS

1. Um investigador aplica escala para o diagnóstico de depressão para diagnosticar depressão maior. A seguir, os pacientes passaram por entrevista psiquiátrica. A acurácia da escala na avaliação da depressão maior é de:

		Depressão maior		Total
		Presente	Ausente	
Teste	Positivo	36	54	90
	Negativo	84	126	210
		120	180	300

As seguintes proporções foram calculadas:

Calcule:

1. Sensibilidade.
2. Especificidade.
3. Valor preditivo positivo (VPP).
4. Valor preditivo negativo (VPN).
5. Acurácia.
6. Analise os valores da sensibilidade, especificidade, VPP, VPN e acurácia.
7. Calcule as razões de verossimilhança positiva e negativa e analise os resultados.

2. Baseando-se na tabela a seguir, responda às seguintes questões:

A) Assinale a casela que representa os resultados falso-negativos.
B) Assinale a casela que representa os resultados falso-positivos.
C) Assinale a casela que representa os resultados verdadeiro-negativos.
D) Assinale a casela que representa os resultados verdadeiro-positivos.

		Doença		
		Presente	Ausente	
Teste	Positivo	a	B	a + b
	Negativo	c	D	c + d
		a + c	b + d	a + b + c + d

3. Um novo teste radiológico para a detecção precoce do câncer de pâncreas foi desenvolvido, sendo testado em 1.000 pacientes com e sem diagnóstico de câncer. Os resultados estão resumidos na tabela a seguir

A) Calcule sensibilidade, especificidade, VPP, VPN, RVP, RVN e acurácia do novo teste.
B) Analise e comente os resultados.

		Câncer de pâncreas		Total
		Presente	Ausente	
Teste	Positivo	200	2.300	2.500
	Negativo	150	2.350	2.500
		350	4.650	5.000

AVALIAÇÃO DE TESTES DIAGNÓSTICOS

4. As tabelas a seguir mostram o desempenho de dois testes diferentes para o diagnóstico de uma doença recém-descoberta.

Desempenho do teste X			
	Doença recém-descoberta		Total
	Presente	Ausente	
Teste Positivo	220	20	240
Teste Negativo	20	740	760
	240	760	1.000

Desempenho do teste Y			
	Doença recém-descoberta		Total
	Presente	Ausente	
Teste Positivo	320	160	480
Teste Negativo	80	1.440	1.520
	400	1.600	2.000

A) Qual dos testes a seguir está mais indicado para fazer o diagnóstico da doença?

B) Utilizando o nomograma de Fagan mostrado neste capítulo, calcule a probabilidade pós-teste para os valores de RVP e RVN encontrados para o teste X, sabendo-se que se estima a prevalência da nova doença na população em torno de 40%. E, se a prevalência da doença na população fosse de 80%, como ficariam os resultados da probabilidade pós-teste?

RESPOSTAS

1. 1C) Sensibilidade = A/A + C = 36/120 = 30%.
   2A) Especificidade = D/B + D = 126/180 = 70%.
   3B) VPP = A/A + B = 36/90 = 40%.
   4D) VPN = D/C + D = 126/210 = 60%.
   5E) Acurácia = A + D/A + B + C + D = 54%.
   6) Analisando os dados de sensibilidade, especificidade, VPP, VPN e acurácia podemos concluir que a escala aplicada pelo investigador tem baixa acurácia, não sendo um bom teste diagnóstico.
   7) Razão de verossimilhança positiva (RVP) = sensibilidade/1 − especificidade = 0,30/0,30 = 1.
   Razão de verossimilhança negativa (RVN) = 1 − sensibilidade/especificidade = 0,70/0,70 = 1. A RVP e a RVN mostram que se trata de teste pouco útil para o diagnóstico de depressão.

2. A) Casela c; B) casela b; C) casela d; e D) casela a.

3. A) Sensibilidade = a/a + c = 100/175 = 57,1%; especificidade = d/c + d = 175/1.325 = 51%; VPP = a/a + b = 100/1.250 = 8%; VPN = d/c + d = 175/1.250 = 94%; RVP = sensibilidade/1 − especificidade = 0,57/0,49 = 1,17; RVN = 1 − sensibilidade/especificidade = 0,43/0,51 = 0,84; acurácia = a + d/a + b + c + d = 1.275/2.500 = 0,51.

B) Trata-se de teste com baixa sensibilidade, especificidade, VPP, VPN, razão de veros-similhança positiva, e razão de verossimilhança negativa e acurácia muito baixas, não devendo ser utilizado na prática clínica.

4. A tabela a seguir mostra os valores da sensibilidade, especificidade, VPP, VPN, acurácia, RVP e RVN para cada teste.

Teste X		Teste Y
91,7%	Sensibilidade	80%
97,4%	Especificidade	90%
91,7	VPP	66,7%
97,4%	VPN	94,7%
96%	Acurácia	88%
35,3	RVP	8
0,09	RVN	0,22

A) A partir desses cálculos é fácil concluir que o teste X é muito melhor que o teste Y, mais sensível e específico (com melhor acurácia), com VPP e VPN mais elevados e com melhores razões de verossimilhança: RVP de 30 e RVN de 0,08.

B) Para uma probabilidade pré-teste de 40%, se o teste for positivo, a probabilidade pós-teste será de 96,0%, e se o teste for negativo, de 4,0%. Para uma probabilidade pré-teste de 80%, a probabilidade pós-teste será de 100% se o teste for positivo e de 4% se o teste for negativo.

14. ESTUDOS DE PROGNÓSTICO

Luciano F. Drager
Alessandra Carvalho Goulart
Airlane Alencar

A palavra prognóstico, em termos gerais, significa a "realização de conjecturas sobre o desenvolvimento de uma determinada situação"[1]. Em termos médicos, prognóstico é a previsão do curso futuro de uma doença, após o diagnóstico, baseado no conhecimento da história natural dessa afecção (se houver) e nas possibilidades terapêuticas[2], incluindo a probabilidade de morte, sequela e reinternação pela doença após seu diagnóstico.

Cada característica identificada na fase do diagnóstico de uma doença que permite prever o surgimento de eventos futuros é conhecida como fator prognóstico (por exemplo, no infarto agudo do miocárdio, a presença de insuficiência cardíaca congestiva na fase inicial é um fator prognóstico de pior evolução da doença, com maior probabilidade de óbito). Os fatores prognósticos predizem eventos considerados bons ou ruins, mas não são necessariamente as causas desses eventos. Eles podem ser específicos do indivíduo como idade e gênero, relacionados à doença, como, por exemplo, a presença ou não de gânglios na neoplasia de mama, ou a presença de comorbidades, como, por exemplo, diabetes em um paciente com câncer de cólon[3].

O fator prognóstico deve ser diferenciado do fator de risco. O fator de risco é a característica do paciente que determina o aparecimento da doença, enquanto o fator prognóstico é a característica da doença ou do paciente que prediz o tipo de desfecho[2].

Tomemos como exemplo a história natural da nefropatia diabética em pacientes com diabetes tipo 2. Os fatores de risco maiores para nefropatia incluem duração do diabetes, controle metabólico ruim e hipertensão arterial[4]. Outros fatores são o tabagismo, a dislipidemia e a sobrecarga proteica. Alterações metabólicas e hemodinâmicas estão envolvidas no processo de glomeruloesclerose diabética (descrição microscópica da nefropatia), que cursam clinicamente com proteinúria, elevação dos níveis de creatinina, insuficiência renal, que por sua vez estão relacionados com o aumento da mortalidade cardiovascular (Fig. 14.1). [5] Assim como a proteinúria macroscópica e a insuficiência renal, a presença de microalbuminúria em pacientes diabéticos também se caracteriza como fator de mau prognóstico associado à mortalidade (Fig. 14.2)[6].

Finalmente, vale lembrar que alguns fatores podem agir tanto como fator de risco quanto de prognóstico, tal como ocorre para idade elevada e gênero masculino em relação ao maior risco e ao pior prognóstico de infarto agudo do miocárdio.

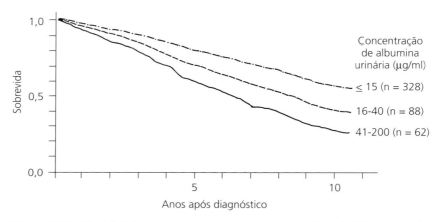

Figura 14.1 – Mortalidade em dobro em pacientes com microalbuminúria comparados com aqueles sem microalbuminúria acima de 10 anos. Adaptado de Jarrett & Alberti, 1984[6].

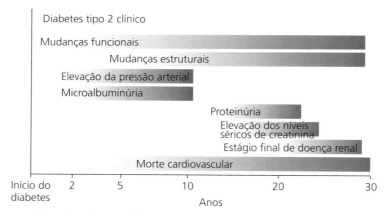

Figura 14.2 – História natural da nefropatia no diabetes tipo 2. Adaptado de Schmitz et al. 1988[5].

IMPORTÂNCIA DOS ESTUDOS DE PROGNÓSTICO

Os estudos de prognóstico têm importância fundamental na prática médica diária. É esse tipo de estudo que responde a uma pergunta básica dos pacientes quando são informados a respeito do diagnóstico da doença que eles apresentam. E agora, o que vai acontecer? Quais são as minhas chances?

Todo médico deve estar pronto para responder a essas perguntas, principalmente quando se compara o prognóstico de tipos de tratamento diferentes.

TIPOS DE DESENHOS DE ESTUDOS
USADOS EM ESTUDOS DE PROGNÓSTICO

Para análise de fatores prognósticos, podem ser utilizados vários tipos de estudos[7,8]. Os mais utilizados são os estudos de coorte. Os investigadores que participam de um estudo de coorte seguem de forma longitudinal um ou mais grupos de indivíduos após o diagnóstico da doença em questão, observando a ocorrência de possíveis eventos ao longo do tempo. Uma coorte ideal consiste de uma amostra de indivíduos representativa de determinada população seguida até o aparecimento do desfecho sob investigação ou até o final do estudo. Logo, esse tipo de estudo permite também que sejam investigados os fatores associados aos desfechos mais frequentes, que são os fatores prognósticos[7].

Além dos estudos de coorte, outros tipos de estudo podem ser utilizados para análise de fatores prognósticos. Os estudos de caso-controle também podem ser utilizados na análise de fatores prognósticos. Por exemplo, trabalhando-se com um grupo de pacientes hipertensos, podemos dividi-los em pacientes que já infartaram (casos) e aqueles que ainda não infartaram (controles), para estudar os fatores prognósticos presentes ou ausentes associados ao desfecho infarto agudo do miocárdio. Nesse caso, podem ser considerados fatores prognósticos, por exemplo, a aderência ao tratamento ou o controle dos níveis pressóricos.

Na leitura de um estudo sobre prognóstico devemos avaliar algumas recomendações básicas apresentadas no quadro 14.1.

OS RESULTADOS DO ESTUDO SÃO VÁLIDOS?

PERGUNTAS BÁSICAS

A amostra de pacientes era representativa e foi bem definida?
Além disso, todos os pacientes estavam na mesma fase da doença?

A checagem da validade de um estudo sobre prognóstico depende da verificação de dois pontos fundamentais: a seleção da amostra e o estágio da doença em que se encontram os pacientes que participam do estudo.

Quadro 14.1 – Perguntas que devem ser feitas ao se analisar um estudo sobre prognóstico.

Os resultados do estudo são válidos?

Perguntas básicas

A amostra de pacientes era representativa e foi bem definida? Além disso, todos os pacientes estavam na mesma fase da doença?

O seguimento foi completo e suficientemente longo para que os desfechos clínicos esperados ocorressem?

Perguntas secundárias

Os critérios para a definição dos desfechos foram adequados e não sujeitos a vieses?

Se dentro do estudo foram identificados subgrupos com prognóstico diferenciado, houve um ajuste para fatores prognósticos importantes?

Houve uma validação em um grupo independente de pacientes?

Quais foram os resultados do estudo?

Quão elevada era a probabilidade de um desfecho em um período de tempo determinado?

Quão precisa foi a estimativa dessa probabilidade?

Os resultados do estudo me ajudarão a cuidar de pacientes com essa doença?

Os pacientes do estudo eram similares aos da prática clínica diária?

Os resultados sugerem usar ou evitar um tipo de tratamento específico?

Os resultados são úteis para aconselhar pacientes?

Adaptado de Sackett et al., 2000[1], leitura complementar.

Um grande problema dos estudos de prognóstico é a escolha da amostra. Idealmente, o melhor seria incluir em um estudo de prognóstico todos os pacientes que apresentam determinada doença. Como isso seria impossível, deve-se proceder à seleção da amostra. Qualquer estudo de prognóstico deve especificar de forma clara quais foram os critérios adotados para identificar a doença em estudo. A grande maioria dos estudos de prognóstico é realizada em centros de atendimento terciário, onde geralmente são atendidos os casos mais graves de uma determinada doença, predispondo a um número elevado de desfechos não favoráveis, já que a gravidade da doença tende a ser maior. Um exemplo clássico desse tipo de viés foi relatado no estudo de Ellemberg e Nelson, em que se comparou o risco de um segundo episódio convulsivo após a convulsão febril em crianças seguidas em clínicas especializadas em relação a crianças atendidas em pronto-socorro geral. A frequência de uma segunda convulsão era muito mais elevada nas crianças atendidas em clínicas especializadas de neurologia em relação às atendidas em pronto-socorro geral[8] (Fig. 14.3).

Portanto, há um viés típico de qualquer centro terciário, que é o de trabalhar sempre com pacientes mais graves. Pacientes mais graves apresentam uma frequência maior de desfechos negativos (associados a mau prognóstico). Cen-

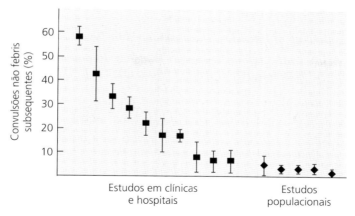

Figura 14.3 – Risco de convulsão não febril após convulsão febril. Diferenças de resultados de acordo com o tipo de população estudada. Adaptado de Ellenberg et al., 1980[8].

tros de atendimento terciário atendem pacientes com múltiplas doenças e o prognóstico acaba sendo muito influenciado pelas comorbidades e pelos efeitos colaterais dos vários tipos de medicamentos utilizados para o tratamento.

Outro ponto importante é saber se todos os pacientes envolvidos no estudo estão em estágios similares da evolução da doença em análise, pois há associação clara entre tempo de doença e aparecimento dos desfechos. Dessa forma, ao se ler um estudo sobre prognóstico deve-se identificar se a situação clínica dos pacientes era homogênea. Por exemplo, ao se tratar de pacientes com insuficiência cardíaca é importante citar no texto do estudo sua classe funcional. Pacientes das classes funcionais III e IV têm pior prognóstico e maior risco de apresentar desfechos negativos. Em estudos sobre câncer também deve ser observado o grau de estadiamento da doença. A heterogeneidade de pacientes em várias fases da doença interfere no resultado do estudo, já que o prognóstico muda de acordo com a fase.

Além disso, é importante determinar a partir de que ponto da doença os pacientes devem ser seguidos. Devemos seguir pacientes na fase inicial ou tardia da doença? Se os pacientes são seguidos em uma fase tardia da doença, aqueles que apresentaram a doença mas se recuperaram espontaneamente serão perdidos, assim como os que morreram muito rápido. Portanto, os estudos de prognóstico devem incluir indivíduos na fase inicial da doença, para não perder os desfechos mais rápidos, a menos que se queira estudar os fatores prognósticos específicos na fase final da doença. Nesse caso, vamos selecionar uma amostra de pacientes em fase mais avançada da doença.

A seguir, analisaremos um estudo sobre prognóstico em pacientes diabéticos[9].

N Engl J Med 2008;359:1577.

10-Year Follow-up of Intensive Glucose Control in Type 2 Diabetes.

Diabetes Trials Unit, Oxford Centre for Diabetes, Endocrinology, and Metabolism, Churchill Hospital, Headington, Oxford OX3 7LJ, United Kingdom.

Abstract

BACKGROUND: *During the United Kingdom Prospective Diabetes Study (UKPDS), patients with type 2 diabetes mellitus who received intensive glucose therapy had a lower risk of microvascular complications than did those receiving conventional dietary therapy. We conducted post-trial monitoring to determine whether this improved glucose control persisted and whether such therapy had a long-term effect on macrovascular outcomes.* METHODS: *Of 5102 patients with newly diagnosed type 2 diabetes, 4209 were randomly assigned to receive either conventional therapy (dietary restriction) or intensive therapy (either sulfonylurea or insulin or, in overweight patients, metformin) for glucose control. In post-trial monitoring, 3277 patients were asked to attend annual UKPDS clinics for 5 years, but no attempts were made to maintain their previously assigned therapies. Annual questionnaires were used to follow patients who were unable to attend the clinics, and all patients in years 6 to 10 were assessed through questionnaires. We examined seven prespecified aggregate clinical outcomes from the UKPDS on an intention-to-treat basis, according to previous randomization categories.* RESULTS: *Between-group differences in glycated hemoglobin levels were lost after the first year. In the sulfonylurea-insulin group, relative reductions in risk persisted at 10 years for any diabetes-related end point (9%, P = 0.04) and microvascular disease (24%, P = 0.001), and risk reductions for myocardial infarction (15%, P = 0.01) and death from any cause (13%, P = 0.007) emerged over time, as more events occurred. In the metformin group, significant risk reductions persisted for any diabetes-related end point (21%, P = 0.01), myocardial infarction (33%, P = 0.005), and death from any cause (27%, P = 0.002).* CONCLUSIONS: *Despite an early loss of glycemic differences, a continued reduction in microvascular risk and emergent risk reductions for myocardial infarction and death from any cause were observed during 10 years of post-trial follow-up. A continued benefit after metformin therapy was evident among overweight patients.*

N Engl J Med 2008;359:1577.

Seguimento de 10 anos de Controle Intensivo da Glicemia no Diabetes Tipo 2.

Diabetes Trials Unit, Centro de Oxford para o Diabetes, Endocrinologia e Metabolismo, Hospital Churchill, Headington, Oxford OX3 7LJ, Reino Unido.

Resumo

JUSTIFICATIVA: Durante o *United Kingdom Prospective Diabetes Study* (UKPDS), pacientes com *diabetes mellitus* tipo 2 que receberam a terapia intensiva para controle da glicemia tiveram menor risco de complicações microvasculares do que aqueles que receberam a terapia convencional. Realizamos um estudo pós--ensaio clínico para determinar se esse controle intensivo da glicemia persistiu e se tal terapia teve um efeito a longo prazo sobre os desfechos macrovasculares. MÉTODOS: Dos 5.102 pacientes com diagnóstico recente de diabetes tipo 2, 4.209 foram aleatoriamente designados para receber terapia convencional (restrição alimentar) ou terapia intensiva (ou sulfonilureias ou insulina, ou, em pacientes com sobrepeso, metformina) para o controle da glicose. Na monitorização pós-ensaio clínico, 3.277 pacientes foram solicitados a comparecer a consultas no centro de investigação UKPDS anualmente durante 5 anos, mas não foram feitas tentativas para manter o tipo de terapia designado na randomização. Questionários anuais foram utilizados para acompanhar os pacientes que não puderam comparecer às consultas clínicas e todos os pacientes nos anos 6 a 10 foram avaliados por meio de questionários. Examinamos sete desfechos clínicos combinados pré-especificados, e os resultados clínicos do UKPDS foram avaliados pela análise de intenção de tratamento, de acordo com as categorias de randomização prévias. RESULTADOS: As diferenças entre os grupos com relação aos níveis de hemoglobina glicada desapareceram após o primeiro ano. No grupo das sulfonilureias ou insulina, a redução do risco relativo persistiu por 10 anos para qualquer desfecho relacionado ao diabetes (9%, p = 0,04) e doença microvascular (24%, p = 0,001); e as reduções de risco para infarto do miocárdio (15%, p = 0,01) e morte por qualquer causa (13%, p = 0,007) surgiram ao longo do tempo, conforme foi aumentando o número de eventos. No grupo tratado com metformina, a redução significativa do risco persistiu para os desfechos relacionados ao diabetes (21%, p = 0,01), infarto do miocárdio (33%, p = 0,005) e morte por qualquer causa (27%, p = 0,002). CONCLUSÕES: Apesar da perda precoce de diferenças no controle glicêmico, observou-se contínua redução do risco de doença microvascular e dos riscos emergentes de morte por qualquer causa e infarto do miocárdio durante 10 anos de seguimento no estudo pós-ensaio clínico. Nos pacientes com sobrepeso observou-se melhor prognóstico a longo prazo após tratamento com metformina.

No estudo *the United Kingdom Prospective Diabetes Study (UKPDS)*, foram incluídos pacientes com diabetes tipo 2 recém-diagnosticados, ou seja na fase inicial de doença clínica, sobreviventes da primeira fase do estudo[10]. Nesta fase inicial foi observada redução das complicações microvasculares, e redução não significativa de infarto do miocárdio em pacientes sob controle intensivo da glicemia (risco relativo de 16%, p = 0,052). Dos 4.209 pacientes que foram submetidos à randomização no projeto original do UKPDS, 78% fizeram parte da monitorização da glicemia no estudo pós-ensaio clínico[10]. A figura 14.4 (UKPDS) mostra as principais curvas de sobrevida do estudo UKPDS. Em 10 anos de seguimento, a redução do risco no grupo das sulfonilureias/insulina foi, respectivamente, de 9% para qualquer desfecho relacionado ao diabetes (p = 0,04) e 24% para doença microvascular (p = 0,001). Além disso, no grupo da insulina/sulfonilureias foram observadas reduções no risco de morte relacionada ao diabetes (17%, p = 0,01), infarto do miocárdio (15%, p = 0,01) e morte por qualquer causa (13%, p = 0,006), comparativamente à terapia convencional. Não foram observadas reduções de risco significativas para acidente vascular cerebral ou doença vascular periférica em nenhum dos grupos seguidos.

A Qualquer desfecho relacionado ao diabetes

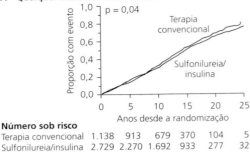

Número sob risco
Terapia convencional 1.138 913 679 370 104 5
Sulfonilureia/insulina 2.729 2.270 1.692 933 277 32

B Infarto do miocárdio

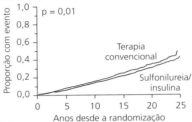

Número sob risco
Terapia convencional 1.138 1.013 857 578 221 20
Sulfonilureia/insulina 2.729 2.488 2.097 1.459 577 66

C Doença microvascular

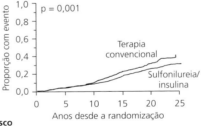

Número sob risco
Terapia convencional 1.138 1.018 844 508 172 13
Sulfonilureia/insulina 2.729 2.465 2.076 1.368 488 53

D Morte por qualquer causa

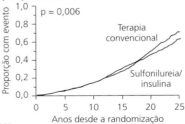

Número sob risco
Terapia convencional 1.138 1.066 939 665 270 28
Sulfonilureia/insulina 2.729 2.573 2.276 1.675 680 83

Figura 14.4 – Curvas de sobrevida para os desfechos clínicos avaliados na fase pós-ensaio clínico do estudo UKPDS[9].

ESTUDOS DE PROGNÓSTICO

Além de terem avaliado apenas diabéticos do tipo 2, as principais limitações deste estudo, como os próprios autores comentam, são: a falta de sensibilidade dos questionários de seguimento, que não capturaram todos os desfechos não fatais, a mensuração de variáveis bioquímicas e clínicas que não foram realizadas após o quinto ano de seguimento e a ausência de informações sobre fatores prognósticos no período entre o sexto e décimo anos de seguimento, como nível de microalbuminúria.

O seguimento foi completo e suficientemente longo para que os desfechos clínicos esperados ocorressem?

Se o tempo de seguimento é curto, pode ser que o evento não aconteça porque não houve tempo suficiente para isso. Muitas vezes, o fator prognóstico precede o aparecimento do desfecho que se estuda em muitos anos, sendo necessário um tempo de estudo bastante longo. No exemplo citado, foi necessário um seguimento por mais de 10 anos para avaliar risco de infarto do miocárdio em indivíduos com diabetes tipo 2 de início recente. A perda no seguimento também pode interferir nos resultados de um estudo de prognóstico. Vamos supor, por exemplo, um estudo em pacientes hipertensos cujo desfecho seja algum evento cardiovascular. Vamos supor que se espere uma proporção de eventos nesses pacientes em torno de 30%. Se 8% dos pacientes forem perdidos no seguimento, pode ser que o número de eventos esperados diminua, sendo menor que 30%. Isso não alterará o resultado, se a população sob estudo tiver prevalência alta de fatores de risco cardiovasculares ou idade avançada. Entretanto, se a proporção de eventos esperada for menor (vamos supor que é a proporção de eventos cardiovasculares em uma população jovem sem fatores de risco para doença cardiovascular) em torno de 1%, e 10% dos pacientes forem perdidos no seguimento, pode ser que os resultados sejam alterados, já que o 1% de eventos pode estar totalmente contido dentro do número de pacientes cujo seguimento foi perdido (10%). Mesmo quando o número de perdas no seguimento é grande, ainda se pode avaliar sua causa e comparar as características dos pacientes cujo seguimento foi perdido com as dos pacientes que estão sendo seguidos para verificar possibilidade de viés de seleção para os resultados encontrados. Se as razões da perda do seguimento são independentes da presença do desfecho, o estudo ainda pode ser válido. O problema é quando os pacientes perdidos são justamente aqueles que sofreram o desfecho esperado, como, por exemplo, morte por doença cardiovascular. Em nosso exemplo, no estudo UKPDS, as perdas no seguimento corresponderam a menos de 5% (3,5%), e o seguimento foi suficientemente longo para permitir a observação dos desfechos esperados no estudo pós-ensaio clínico[9]. O seguimento médio dos grupos de sulfonilureia/insulina e metformina foi de 16,8 anos e 17,7 anos, o que foi equivalente a 61.106 e 12.431 pessoas-ano, com 8,5 e 8,8 anos de seguimento no estudo pós-ensaio clínico, respectivamente.

PERGUNTAS SECUNDÁRIAS

Os critérios para definição dos desfechos foram adequados e não sujeitos a vieses?

Foram utilizados critérios adequados para a definição dos eventos esperados. Alguns diagnósticos como morte são fáceis de determinar e é impossível que haja algum tipo de discordância. Entretanto, há eventos mais sutis, como alterações da qualidade de vida, que são mais difíceis de avaliar. Geralmente, há dois profissionais que avaliam todos os eventos em um estudo de coorte determinando os diagnósticos. Quando eles concordam, não há problemas. Quando há discordância, deve-se pedir a opinião de um terceiro profissional responsável pelo voto de Minerva.

Se dentro do estudo foram identificados subgrupos com prognóstico diferenciado, houve um ajuste para fatores prognósticos importantes? Houve uma validação em um grupo independente de pacientes?

Às vezes, dentro da população em estudo, podem ser encontrados subgrupos de pacientes com prognósticos diferentes. Na coorte de Framingham, os pesquisadores relataram a frequência de acidentes vasculares cerebrais em pacientes com fibrilação atrial e antecedente de doença reumática como de 41/1.000 pessoas-ano, valor muito similar ao da frequência de acidentes vasculares cerebrais em pacientes com fibrilação atrial mas sem história de doença reumática. Quando esses dois subgrupos foram analisados, verificou-se que os pacientes com antecedente de doença reumática eram muito mais jovens. Quando esses valores foram ajustados para gênero do paciente, idade e presença ou não de hipertensão arterial, observou-se que o risco de acidente vascular cerebral era seis vezes maior nos pacientes com história de doença reumática[11].

Muitos estudos de prognóstico dividem a população em subamostras baseadas em possíveis fatores prognósticos. No estudo UKPDS, da mesma forma como para o grupo tratado com sulfonilureia/insulina, os pesquisadores relataram resultados relacionados aos principais desfechos clínicos (qualquer complicação relacionada de diabetes, morte relacionada ao diabetes, morte por qualquer causa, infarto do miocárdio e complicações microvasculares) para o subgrupo de 411 indivíduos com sobrepeso sob tratamento com metformina. Foi verificado neste subgrupo um risco substancial de redução de infarto do miocárdio (39%, p = 0,01) e morte por qualquer causa (36%, p = 0,01) durante o ensaio clínico original. Porém, durante a fase de intervenção do ensaio e no período pós-ensaio clínico, as reduções de risco para doenças microvasculares foram de 29% e 26% respectivamente, semelhantes ao grupo das sulfonilureias/insulina, mas sem diferença estatisticamente significativa, provavelmente devido ao menor número de pacientes[9,10].

Quais foram os resultados do estudo?

Os resultados de um estudo devem ser expressos em termos quantitativos e responder às próximas três perguntas.

Quão elevada era a probabilidade de um desfecho em um período de tempo determinado?

Muitas vezes, os pacientes ou seus familiares perguntam ao médico: quanto tempo eu tenho? Ou quanto tempo minha mãe tem até morrer? São perguntas que só os estudos de prognóstico podem resolver.

No caso do nosso exemplo, no estudo UKPDS, o risco absoluto de morte por qualquer causa foi de 26,8% no grupo com regime intensivo (sulfonilureias/insulina ou metformina) e 30,3% no grupo de terapia convencional (com restrição dietética) no período do estudo, que incluiu pacientes seguidos por até 30 anos. O risco relativo de morrer no grupo terapia intensiva em relação ao convencional foi de 0,87, com intervalo de confiança de 95% de 0,79-0,96, p = 0,007. A partir desses dados, é fácil concluir que o controle intensivo com hipoglicemiantes reduz a mortalidade em torno 20%[9].

Quão precisa foi a estimativa dessa probabilidade?

O estudo de prognóstico nos mostra uma estimativa do risco, que deve ser acompanhada do intervalo de confiança. No exemplo acima, o intervalo de confiança não engloba o valor do 1 e, portanto, há diferença estatisticamente significativa entre os dois grupos.

Os resultados do estudo me ajudarão a cuidar de pacientes com essa doença? Os pacientes do estudo são similares aos da minha prática diária? Os resultados sugerem usar ou evitar um tipo de tratamento específico? Os resultados são úteis no aconselhamento de pacientes?

Vamos supor que você trabalhe em um hospital de referência e atenda pacientes com diabetes tipo 1 em insulinoterapia e complicações macrovasculares, com características distintas dos participantes do estudo UKPDS[9]. Há diferenças importantes entre os casos analisados nos estudos e os casos da sua prática clínica. Entretanto, se considerarmos uma segunda situação hipotética, na qual um médico que trabalha em uma unidade básica de saúde e atende casos de diabetes tipo 2 semelhantes aos seguidos no estudo UKPDS, na prática os resultados em termos de prognóstico poderão sim ser generalizados aos seus pacientes.

ANÁLISE ESTATÍSTICA EM ESTUDOS DE SOBREVIDA

Em geral, nos estudos de sobrevida os dados dos pacientes consistem em: tempo de sobrevida, desfecho, possíveis variáveis prognósticas ou covariáveis. Devido à diferença do tipo de variável dependente utilizada, todos os métodos estatísticos usados tradicionalmente na análise estatística "clássica" não podem ser utilizados quando realizamos análise de sobrevivência[11]. Esta tem métodos próprios, incluindo medidas de associação, forma de apresentação dos resultados e testes de significância (testes que estimam o valor de p para avaliar se as diferenças são estatisticamente significativas). A medida de associação utilizada na análise de sobrevivência para comparar grupos é o *Hazard ratio*, com significado semelhante ao risco relativo[12]. *Hazard* é a probabilidade de algum participante que não teve o evento até determinado momento, de tê-lo nesse momento. *Hazard ratio* compara, portanto, a incidência instantânea com que os eventos ocorrem nos diferentes grupos[12].

Em um estudo de sobrevida, é necessário definir a data inicial para podermos medir o tempo de sobrevida do paciente. A data inicial pode ser a do início dos sintomas de uma certa doença, a entrada do paciente em um hospital ou o início do estudo[11]. Outro aspecto fundamental do estudo é definir o evento de interesse até o qual será medido o tempo de sobrevida. Esse termo sobrevida é usado justamente porque em muitos estudos medimos o tempo desde a data inicial até o óbito de um indivíduo. Entretanto, é comum usar essa mesma terminologia quando o evento de interesse não é o óbito, como, por exemplo, em estudos de fertilidade em que o evento de interesse ou desfecho é a gravidez. O tempo de sobrevida consiste no tempo entre a data inicial e o desfecho para os pacientes que apresentaram o desfecho. Para os pacientes que não apresentaram o desfecho ou para aqueles em que houve perda do seguimento, o tempo de sobrevida é o tempo desde a data inicial até a data final do estudo ou até o último instante em que se tem informação sobre o paciente. A variável desfecho é uma variável que indica se o paciente apresentou o desfecho em questão ou se não apresentou o desfecho até o final do estudo. Para pacientes que não apresentaram o desfecho ou cujo seguimento foi perdido, dizemos que a observação foi censurada. Uma suposição importante nas análises de sobrevida é a de que a ocorrência de censura não esteja relacionada com o desfecho[11].

Uma análise de sobrevida em geral consiste na apresentação de informações como o número de óbitos e de informações censuradas, número de óbitos de acordo com as covariáveis, como, por exemplo, por gênero e faixa etária, e outras medidas de resumo como o tempo mediano de sobrevida. Após essa primeira apresentação, são construídos gráficos que apresentam estimativas das probabilidades de os pacientes sobreviverem até cada instante t – (P(Tempo de sobrevida $\geq$ t)). O estimador mais utilizado para avaliar essas probabilidades é o de Kaplan-Meier (1958), que detalharemos mais adiante. Na etapa da análise inferencial, são propostos modelos que incluem uma ou mais covariáveis para avaliar se o risco de sobrevida muda de acordo com os valores dessas covariáveis[11].

ESTIMADOR DE KAPLAN-MEIER

O método de Kaplan-Meier é muito usado para análise de fatores prognósticos, fornecendo uma expressão sofisticada da probabilidade (p) de o evento ocorrer ao longo do tempo[13]. A chamada curva de sobrevida de Kaplan-Meier é um gráfico da "imagem em espelho" desse método, fornecendo a probabilidade de se evitar o evento (1-P)[11]. Além disso, para cada intervalo de tempo podemos estimar a proporção de sobrevida (no caso de uma análise de sobrevida) dos pacientes que iniciaram o estudo até seu término. Isto é designado como uma probabilidade condicional, ou seja, a probabilidade de ser um sobrevivente ao final do estudo, e analisa os pacientes como se todos tivessem entrado no estudo ao mesmo tempo[11].

A sobrevida na curva de Kaplan-Meier pode ser calculada como o produto das probabilidades condicionais de sobrevida para cada intervalo de tempo escolhido. Estes dados podem ser representados em anos, meses ou dias. Para melhor compreensão, veremos um exemplo. A figura 14.5 mostra a análise de 38 mulheres com problemas de fertilidade até sua concepção, com seguimento de dois anos[14]. O desfecho clínico, portanto, é gravidez. Se quisermos verificar a probabilidade de essas mulheres permanecerem inférteis em um período de dois meses (cálculo da "sobrevida" aqui entendido como concepção), devemos analisar a probabilidade de manterem-se inférteis no primeiro mês vezes a probabilidade de permanecerem inférteis no segundo mês. Vemos pela figura 14.5 que, das 38 mulheres, cerca de 32 (85%) permaneceram inférteis. No segundo mês, das 32 mulheres que permaneceram na análise, 27 continuaram sem engravidar (84%). Portanto, a probabilidade de permanecer infértil após o seguimento de dois meses é de $0,85 \times 0,84 = 0,71$. Podemos continuar nosso cálculo se estendermos o intervalo de observação. Obviamente, a estimativa de probabilidade somente muda se houver eventos (no exemplo citado, a ocorrência de concepção). Na prática, o computador realiza todos esses cálculos, que seriam certamente trabalhosos se considerássemos um estudo de seguimento longo. Se continuarmos a observar a figura 14.5, veremos que há algumas linhas verticais na curva de sobrevida (setas). Embora esse dado seja omitido em muitos estudos, a seta representa a proporção de pessoas que deixaram de ser acompanhadas, ou seja, cujo seguimento por algum motivo foi perdido. No exemplo citado, as mulheres poderiam desistir da gestação ou usar outro método fora da análise desse estudo para obter a concepção. Contudo, se o motivo para deixar o estudo for a falha dos métodos avaliados, teremos um viés na estimativa de infertilidade, já que não acompanharemos os meses subsequentes.

Tomamos mais um exemplo, que analisa as curvas de Kaplan-Meier de um estudo que avaliou diferenças de sobrevida após acidente vascular cerebral entre negros e brancos[15]. Na figura 14.6, visualizamos o gráfico que apresenta as probabilidades estimadas de sobrevida para negros e brancos ao longo do tempo de estudo. Temos que a probabilidade de sobreviver dois anos ou mais é de aproximadamente 50% para brancos e 70% para negros. Já a probabilidade de sobreviver oito ou mais anos é de 25% para brancos e 50% para negros[15]. A estimativa da probabilidade de sobrevida deve levar em conta quantos pacien-

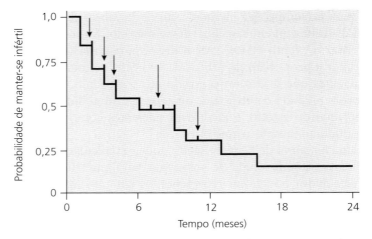

Figura 14.5 – Curva de sobrevida pelo método de Kaplan-Meier mostrando a probabilidade de mulheres com problemas de infertilidade permanecerem sem conseguir a concepção após laparoscopia e hidrotubação. Adaptado de Bland et al., 1982[12].

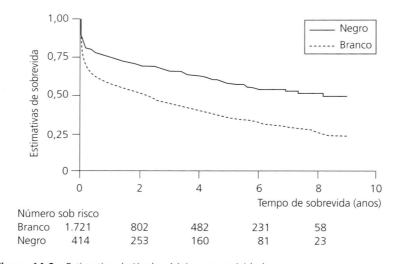

Figura 14.6 – Estimativa de Kaplan-Meier por etnicidade.

tes ainda estão expostos ao evento de interesse e que ainda estão sendo acompanhados no estudo e o número de eventos em cada instante de tempo. Em um estudo em que o evento de interesse é o óbito, se não houvesse observações censuradas, ou seja, todos os pacientes fossem acompanhados até a ocorrência do óbito, observaríamos que a probabilidade de sobreviver um ano ou mais seria estimada pela proporção de pacientes que ainda estão vivos após um ano, ou seja, o número de pacientes vivos após um ano dividido pelo número total de pacientes.

Entretanto, há um cuidado extra quando ocorrem perdas de seguimento de alguns pacientes, já que esses não estão mais expostos ao evento de interesse do estudo a partir do momento em que ocorreu a censura. No instante inicial do estudo, tempo igual a 0, temos que a probabilidade de sobrevida é igual a 100%, pois a probabilidade de o tempo de sobrevida ser maior ou igual a 0 é 100%. Usando o método de Kaplan-Meier (1958), em cada instante calculamos a probabilidade de o paciente morrer naquele instante t e levamos em conta a probabilidade de ele ter sobrevivido até o instante imediatamente anterior a t. A probabilidade de sobreviver até o instante t decai com o aumento do tempo t[16]. A amplitude dos intervalos em torno da curva de sobrevida depende bastante do número de pacientes sendo acompanhados em cada intervalo de tempo (anos, dias etc)[16].

Testes não paramétricos de curvas de sobrevivência

É usual a comparação de curvas de sobrevida, como, por exemplo, nas curvas apresentadas na figura 14.6 para brancos e negros. Além da comparação visual feita no gráfico, é necessário realizar um teste estatístico para avaliar a hipótese de que não há diferença entre as curvas de sobrevida de brancos e negros, *versus* a hipótese alternativa de que há diferença entre essas curvas. Há vários testes de comparação de curvas de sobrevida, mas o mais utilizado na prática é o teste *log rank*, também chamado de teste de Mantel-Cox[17]. Esse teste é apropriado para a comparação das curvas somente quando os grupos de pacientes apresentam riscos proporcionais, o que pode ser visualizado aproximadamente no gráfico de Kaplan-Meier por curvas de sobrevida que não se cruzam. O teste *log rank* permite a comparação de duas ou mais curvas de sobrevida.

No exemplo apresentado na figura 14.6, usando-se o teste *log rank*, foi obtido um valor de $p < 0,001$, ou seja, rejeita-se a igualdade das curvas de sobrevida de brancos e negros para os níveis de significância usuais de 5%.

É importante observar que existem outros testes para comparações de curvas de sobrevida que atribuem pesos diferentes para as observações correspondentes aos tempos iniciais ou finais do estudo. O teste *log rank* atribui o mesmo peso para cada instante de tempo, mas outros testes, como o de Wilcoxon, atribui pesos aos instantes de observação de acordo com o número de indivíduos expostos[18].

Outros tópicos em análise estatística de sobrevida

Um dos principais objetivos em análises de sobrevida é inferir dentre as covariáveis quais afetam a sobrevivência dos indivíduos avaliados no estudo.

Isso pode ser avaliado considerando-se uma variável categórica por vez e utilizando-se as curvas de Kaplan-Meier e os testes como o do log *rank*. Entretanto, quando consideramos diversas variáveis prognósticas (covariáveis), que podem afetar a sobrevida, é importante avaliar os efeitos de todas as covariáveis simultaneamente em um mesmo modelo. Um dos modelos mais utilizados para verificar os efeitos das covariáveis na sobrevida é o de regressão de Cox[18]. Tal modelo permite a inclusão de variáveis categóricas ou numéricas (por exemplo peso e idade) de modo que estimamos o efeito de cada variável sobre o risco do evento. No exemplo discutido no início (Fig. 14.6), foi estimado que o risco de óbito para a cor branca é em média 25 vezes o risco de óbito para os negros. Além disso, nesse mesmo modelo, foi possível avaliar que o gênero não influencia de modo significativo o risco de óbito após ajuste pelas demais covariáveis incluídas no modelo, resultando em um valor de p = 0,158. Uma suposição fundamental para a validade das conclusões tiradas a partir do modelo de regressão de Cox é a suposição de riscos proporcionais. Note que ao afirmarmos que o risco de óbito para a cor branca é 25 vezes o risco para a cor negra, assumimos que essa razão entre os riscos (razão = 25) é constante durante todo o tempo do estudo[15]. Essa suposição pode não valer, como por exemplo em estudos de acidente vascular cerebral, se constatarmos que pacientes que apresentaram o acidente vascular cerebral hemorrágico morreram mais rápido do que aqueles que apresentaram um acidente vascular cerebral isquêmico, de modo que o risco de óbito dos que apresentaram o acidente vascular cerebral hemorrágico é maior logo após a ocorrência do acidente vascular cerebral, mas diminui ao longo de alguns dias.

Uma questão que também pode surgir em estudos de sobrevida é com relação à duração do estudo necessária para observar a curva de sobrevida alcançar o zero. Na prática, o tempo de observação necessário para que a probabilidade de sobrevida seja bem pequena pode ser muito longo, inviabilizando a pesquisa. Entretanto, é importante que o tempo de acompanhamento seja o mais longo possível.

Ainda com relação à duração do estudo, um ponto importante é que algumas doenças podem apresentar uma possível cura, de modo que a probabilidade de sobrevida não vai diminuir até o zero. Isso pode ser incorporado em modelos que admitem que uma proporção dos indivíduos acompanhada pode ser curada e essa proporção pode ser estimada. Esses modelos são chamados de modelos de fração de cura[20].

Em estudos de sobrevida, também é possível considerar que os pacientes podem morrer de diferentes causas de óbito. Então, além de medir o tempo de sobrevida, é necessário anotar qual a causa de óbito e para a análise é necessário considerar modelos de riscos competitivos. Um aumento do risco de morte conforme determinada causa é que pode estar acarretando a diminuição no risco de óbito por uma outra causa.

IDENTIFICANDO PROBLEMAS EM ESTUDOS DE PROGNÓSTICO

Assim como em qualquer outro tipo de estudo, os de prognóstico também são sujeitos a vieses. Podem ocorrer vieses na seleção da amostra, como no estudo UKPDS em relação à análise dos desfechos não fatais, pois o questionário ao longo do seguimento não capturou todos os fatores que poderiam interferir na sobrevida, como, por exemplo, os níveis de microalbuminúria[9]. Os vícios de montagem estão relacionados ao processo de seleção dos pacientes, gerando diferenças basais que por si só podem determinar as diferenças apresentadas nos resultados. Um exemplo de viés de montagem pode ocorrer se avaliamos o prognóstico de indivíduos em diversos estágios de uma neoplasia, sem nenhuma informação sobre os que já receberam algum tipo de rádio ou quimioterapia.

O chamado viés de migração é outra forma de viés de seleção que ocorre quando um número significativo de indivíduos no estudo abandona a coorte inicial, saindo definitivamente do estudo. Sabemos que em qualquer estudo teremos algum grau de perda no seguimento. Contudo, mesmo nessa situação, não ocorrerá nenhum tipo de viés se as características dos indivíduos perdidos forem semelhantes às dos que continuaram no estudo.

Por outro lado, comumente, as características das pessoas perdidas no seguimento são diferentes das que continuaram no estudo. Isso porque muitas das situações envolvidas com a perda do seguimento – tais como óbito, eventos agudos (infarto do miocárdio ou acidente vascular cerebral), recusa ao tratamento, entre outros – são eventos importantes relacionados ao prognóstico. Por isso, se não se faz uma busca ativa para a determinação da causa da falha no seguimento, aumenta-se o potencial de aparecimento de vieses.

O viés de aferição ocorre principalmente quando nos concentramos apenas em alguns desfechos do estudo, esquecendo ou subestimando outros. Em outras palavras, quando fazemos a análise dos chamados desfechos primários e secundários, geralmente despenderemos mais tempo nos desfechos primários, ficando os desfechos clínicos secundários e frequentemente menos óbvios em segundo plano. A falta da análise adequada de desfechos secundários pode deixar de lado informações valiosas.

TIPOS POSSÍVEIS DE CURVA EM ESTUDOS DE PROGNÓSTICO

A forma como os eventos ocorrem ao longo do tempo pode ser demonstrada de três modos: como a porcentagem de sobrevida em algum ponto específico do tempo (por exemplo, sobrevida em um ano ou em cinco anos); como a mediana da sobrevida (o período de tempo em que 50% dos pacientes no estudo morreram); e como curvas de sobrevida que mostram a proporção de pacientes que ainda estão vivos (não apresentaram o desfecho morte) ao longo do tempo[20].

A figura 14.7 ilustra as diferentes curvas de sobrevida possíveis de serem encontradas no seguimento de 12 meses de um grupo de pacientes. O tipo de curva é determinado em grande parte pelo tipo de doença[21].

Em **A** observa-se um tipo de curva em que, virtualmente, poucos pacientes apresentaram o evento esperado no período de seguimento. Pode ser que se trate de uma doença com prognóstico muito bom ou que o tempo de seguimento do estudo tenha sido inadequado (muito curto). **B**, **C** e **D** mostram doenças com prognósticos piores, com aproximadamente 20% de sobrevida em um ano. Entretanto, em **B** nota-se que a queda é mais rápida nos primeiros três meses e depois vai diminuindo ao longo dos nove meses restantes. Em **C** praticamente não há eventos nos primeiros três meses e depois aumenta a proporção de eventos. Em **D** o número de eventos parece ser constante ao longo do tempo.

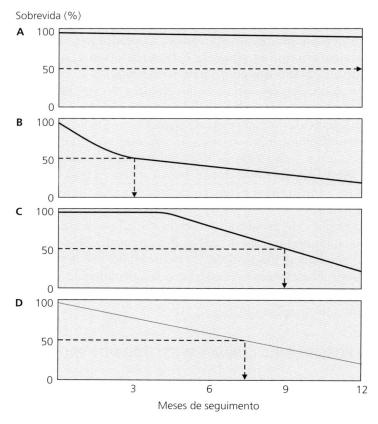

Figura 14.7 – Curvas de sobrevida em 12 meses. **A)** Bom prognóstico ou tempo de seguimento curto. **B)** Prognóstico inicial ruim, com aumento da mortalidade. Média de sobrevida de 3 meses. **C)** Bom prognóstico inicialmente, porém com piora posterior. Média de sobrevida de 9 meses. **D)** Prognóstico constante, com média de sobrevida de 6 meses. Adaptado de Sackett et al., 2000[20].

COMO SELECIONAR ARTIGOS SOBRE PROGNÓSTICO?

A seleção de artigos, independentemente do tema desejado, inicia-se por uma pesquisa bibliográfica adequada. Atualmente, um dos recursos mais utilizados é a busca na internet de dados do MEDLINE, devendo-se cruzar as informações que você deseja para limitar o número de artigos a serem analisados.

Após a triagem, o leitor poderá iniciar análise mais detalhada do artigo escolhido. Para isso, novas ferramentas de seleção são necessárias. Vamos utilizar as mesmas perguntas-guias já utilizadas anteriormente[22,23]. Se sua resposta for positiva para todas ou pelo menos para a maioria das perguntas, certamente você estará diante de um artigo que pode ser útil e aplicável ao seu dia a dia.

EXEMPLO

Um senhor de 65 anos de idade realiza uma consulta de *check-up* em seu consultório. Durante a anamnese, ele menciona que é hipertenso, em uso regular de medicação, além de seguir uma dieta hipossódica. Nega qualquer outro antecedente clínico. Ao exame clínico, você afere pressão arterial de 130 × 80mmHg, porém detecta um sopro carotídeo. Ele nega qualquer história de acidente vascular cerebral ou ataque isquêmico transitório. Não se observa nenhuma alteração do exame neurológico ao exame clínico. Você menciona para o paciente o seu achado e ele questiona se é necessário algum procedimento cirúrgico para seu caso ou se apenas um acompanhamento clínico seria suficiente para evitar o surgimento de um futuro acidente vascular cerebral isquêmico. Você diz que pedirá alguns exames (entre eles o Doppler de carótidas) e que após o resultado do exame definirá a conduta. Para responder à pergunta feita pelo paciente, você decide consultar o MEDLINE, o LILACS e a *Cochrane Library,* entre outros, para encontrar evidências científicas que possam indicar o melhor tratamento. Após entrar com as palavras-chave *neck bruits*, você detecta cerca de 73 artigos. Decidindo por selecionar mais sua pesquisa, você cruza com o termo *asymptomatic*, surgindo 27 artigos. Preocupado com o prognóstico do seu paciente, você decide acrescentar o termo *prognosis* e, após isso, surgem três artigos. Você faz uma leitura dos títulos e resumos. Um dos artigos selecionado é de interesse: *Outcome in patients with asymptomatic neck bruits* de Chambers BR e Norris JW[23].

A amostra é representativa e as pessoas que participam do estudo estão em um mesmo estágio da doença?

Esta primeira pergunta é de extrema importância, uma vez que se direciona a dois pontos que analisam a credibilidade do estudo: a seleção e a representatividade da amostra. Os autores devem descrever os critérios diagnósticos da doença em questão (nesse caso, sopro carotídeo) e como eles selecionaram essa população.

Os autores mencionam em seu artigo que o sopro carotídeo assintomático ocorre em cerca de 4% da população acima dos 40 anos de idade, sendo um fator de risco para acidente vascular cerebral. O diagnóstico clínico pela ausculta é falho na determinação da localização e da gravidade da doença arterial, sendo necessário o uso de Doppler ou de angiografia. Outro ponto destacado na introdução é de que a decisão sobre a realização de endarterectomia profilática só se justifica se o risco cirúrgico for menor que o risco de um evento cerebral isquêmico espontâneo.

Na seção de métodos desse artigo, os dados da amostra são bastante precisos: 500 pacientes (212 homens e 288 mulheres) com sopro carotídeo assintomático foram seguidos prospectivamente por quatro anos. Todos os pacientes foram submetidos à realização de Doppler com o mesmo aparelho utilizando critérios previamente definidos que estimam a porcentagem de redução do lúmen da artéria carótida. Com base em um estudo piloto, os pacientes foram divididos em três grupos, baseados na gravidade da estenose: 0 a 29% – dentro dos limites da normalidade; 30 a 74% – leve a moderado; e 75 a 100% – grave. Estes dados definem com clareza que foram utilizadas técnicas adequadas para o diagnóstico do sopro carotídeo e que todos os pacientes estavam em pontos semelhantes no curso da doença, pois, mesmo que apresentassem graus diferentes de estenose da carótida, nenhum deles tinha manifestado qualquer complicação (os pacientes eram assintomáticos no início do estudo). A endarterectomia era realizada somente se a pedido de um médico externo ao estudo.

As vias pelas quais os pacientes foram incluídos estão descritas?

Esta pergunta envolve os procedimentos necessários à composição da amostra estudada, já que é comum nessa fase o surgimento de vieses de seleção. No presente estudo, a fase de inclusão envolveu um período de três anos, em que 659 pacientes consecutivos com história de sopro carotídeo aparentemente assintomático diagnosticados clinicamente por outros médicos foram encaminhados espontaneamente para os pesquisadores. Ainda, durante a fase de inclusão foram excluídos 159 pacientes. A despeito desse número significativo, os motivos alegados para a exclusão desses pacientes foram bem definidos: 30 pacientes tinham menos de 40 anos de idade (dados mostram que o sopro carotídeo nessa faixa etária raramente se origina de doença arterial); 57 pacientes tinham na verdade sintomas de isquemia cerebral e, portanto, não eram "assintomáticos"; 40 pacientes apresentavam sopros de outras origens irradiados para a carótida; 5 pacientes apresentavam doenças que poderiam mascarar a detecção de sinais de acidente vascular cerebral (como a demência); 4 pacientes apresentavam doenças terminais; e 23 se recusaram a participar ou não tinham condições de realizar o seguimento.

O seguimento dos pacientes foi suficientemente longo e completo?

No exemplo estudado, apenas dois pacientes não completaram o seguimento, que foi em média de 23,2 meses.

Os desfechos foram definidos previamente?

Os investigadores devem fornecer uma definição clara dos possíveis eventos esperados antes de iniciarem o estudo. Eles podem ser objetivos e facilmente mensuráveis (por exemplo, morte). Podem requerer algum grau de julgamento (por exemplo, infarto do miocárdio) ou ser de difícil mensuração e depender frequentemente de outros instrumentos para a sua medida (por exemplo, qualidade de vida). Os desfechos utilizados nesse artigo foram o ataque isquêmico transitório, o acidente vascular cerebral, o infarto agudo do miocárdio fatal e não fatal, o óbito decorrente de arritmias ou insuficiência cardíaca congestiva e a morte súbita.

As avaliações dos resultados foram feitas de forma "cega"?

Para minimizar o surgimento de algum tipo de viés, a determinação individual dos resultados deve ser feita sem o conhecimento prévio da presença ou não de um fator prognóstico. Nesse estudo, os examinadores que realizaram o Doppler não tinham conhecimento dos achados à ausculta e de resultados de possíveis exames anteriores. Eles realizaram a avaliação inicial com o Doppler e reavaliações a cada seis meses.

Foi realizado o ajuste para outros fatores prognósticos?

O objetivo dessa pergunta é saber se outros fatores prognósticos poderiam isoladamente ou em grupo justificar os resultados apresentados e se eles não seriam exclusivamente decorrentes de um único fator prognóstico. Além do principal fator prognóstico utilizado – grau da estenose –, outros fatores prognósticos também foram pesquisados, tais como presença de hipertensão, diabetes, tabagismo, dislipidemia, insuficiência coronariana e insuficiência vascular periférica. Todos foram previamente definidos pelos autores, para que não houvesse dúvidas no seu diagnóstico.

Dos 500 pacientes acompanhados prospectivamente, cerca de 36 apresentaram acidentes vaculares cerebrais isquêmicos, sendo 28 ataques isquêmicos transitórios e 8 acidentes vasculares cerebrais. Também foram observados 51 pacientes com eventos coronarianos e 45 óbitos. Em um ano, foi observada incidência de 6% de doença cerebrovascular, 7% de eventos cardíacos e 4% de óbitos. A doença cerebrovascular correlacionou-se melhor com o grau de estenose da carótida (Fig. 14.8), sendo tanto maior sua incidência quanto mais grave a estenose (incidência de 18% ao ano em pacientes com estenose da carótida entre 75 e 100%). Idade, hipertensão, diabetes, doença vascular periférica, dislipidemia, tabagismo e presença de história familiar para doença cerebrovascular e coronariana não se correlacionaram com os resultados. Na análise multivariada, os acidentes vasculares cerebrais isquêmicos associaram-se ao grau de estenose da carótida e de doença cardíaca.

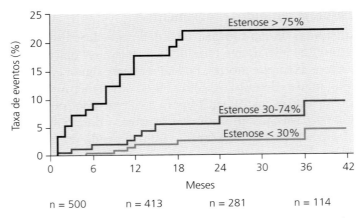

Figura 14.8 – Incidência de eventos isquêmicos cerebrais e cardíacos em relação à gravidade da estenose da carótida no Doppler inicial. Adaptado de Chambers et al., 1986[16].

Durante o seguimento, a endarterectomia foi realizada em 30 pacientes, dos quais 19 eram assintomáticos. Apesar de fornecer informações prognósticas importantes e de identificar os pacientes de maior risco, não se pode concluir nada a respeito do benefício da endarterectomia profilática nesse tipo de paciente por falta de dados. Após algum tempo, o paciente retorna ao seu consultório, trazendo o resultado do Doppler de carótidas: detectada estenose de carótida direita > 5%. Você decide introduzir ácido acetilsalicílico. E agora, o que fazer? Indicaremos para um paciente assintomático um procedimento cirúrgico que não é isento de riscos ou manteremos apenas medicação contínua para evitar possíveis novos episódios isquêmicos?

Após nova pesquisa, você encontrou cerca de seis ensaios clínicos randomizados que avaliaram o benefício da endarterectomia em pacientes assintomáticos com estenose importante da carótida. Infelizmente, após análise cuidadosa de cada um deles, você detecta que nenhum estudo isoladamente mostrou conclusões definitivas a esse respeito. Contudo, uma meta-análise avaliou 2.440 pacientes com estenose ≥ 50% publicada no *British Medical Journal* em 1998[24]. Os autores concluem que, apesar de a endarterectomia reduzir a incidência de eventos isquêmicos ipsilaterais, o benefício absoluto é pequeno, já que a taxa de eventos em pacientes com tratamento clínico é baixa. Seria necessário tratar 50 pacientes com endarterectomia para prevenir um evento em três anos de seguimento. Dado o discreto benefício da cirurgia, ela não deve ser recomendada de rotina, sendo uma opção razoável somente em pacientes considerados de alto risco. Contudo, nenhum estudo conseguiu identificar claramente qual seria esse subgrupo de pacientes de alto risco, sendo necessários novos estudos com maior número de pacientes para definir essa questão.

Você decide então, à luz do conhecimento atual, fazer um acompanhamento ambulatorial para esse paciente, controlando a pressão arterial e mantendo o uso de ácido acetilsalicílico. Um novo Doppler de carótidas foi programado para 6 a 12 meses após essa consulta. Você explica de forma clara os dados que conseguiu levantar e orienta sobre o surgimento de sinais e sintomas que possam servir de alerta para um novo evento.

Apesar de ser apenas um exemplo, estudos deste tipo refletem a realidade do profissional de saúde que busca informações confiáveis para melhorar o tratamento de seus pacientes. Muitas vezes, um único artigo, mesmo com metodologia correta, não será capaz de responder todas as nossas dúvidas sobre determinado assunto, requerendo busca detalhada e criteriosa de novos artigos. Em inúmeras oportunidades – e esse foi o caso – não teremos respostas definitivas sobre determinadas condutas, o que não deve gerar insatisfação, já que a Medicina é uma arte/ciência em evolução com possibilidade de surgirem novas respostas ao longo do tempo.

LEITURA COMPLEMENTAR

1. Sackett DL et al. Evidence-based Medicine-How to practice and teach EBM. Philadelphia: Churchill Livingstone; 2000.

REFERÊNCIAS BIBLIOGRÁFICAS

1. Ferreira ABH. Dicionário Aurélio Básico da Língua Portuguesa. Rio de Janeiro: Editora Nova Fronteira; 1988.

2. Fletcher RH et al. Prognóstico. In: Fletcher RH et al. (ed). Epidemiologia Clínica – Bases Científicas da Conduta Médica. Porto Alegre: Artes Médicas, 1989. p. 145.

3. Levine M et al. Users' Guides to the Medical Literature IV. How to Use an Article About Harm. JAMA 1994;271:1615.

4. Barnett AH. Pathogenesis and natural history. In Barnett A (ed). Diabetes and renal disease. London: Medical Eduaction Partership Ltd., 2005. p. 17.

5. Schmitz A, Vaeth M. Microalbuminuria: a major risk factor in non-insulin-dependent diabetes. A 10-year follow-up study of 503 patients. Diabet Med 1988;5:126.

6. Jarret RJH, Alberti GC, Argyropolous A. Microalbuminuria predicts mortality in non insulin dependent diabetes. Diabet Med 1984;1:17.

7. Grimes DA, Schulz KF. An overview of clinical research: the lay of the land. Lancet 2002;359:57.

8. Ellenberg JH, Nelson KB. Sample selection and the natural history of disease. Studies of febrile seizures. JAMA 1980;243:1337.

9. Holman RR et al. 10-year follow-up of intensive glucose control in type 2 diabetes. N Engl J Med 2008;359:1577.

10. UK Prospective Diabetes Study (UKPDS) Group. Intensive blood-glucose control with sulphonylureas or insulin compared with conventional treatment and risk of complications in patients with type 2 diabetes (UKPDS 33). Lancet 1998;352:837.

11. Wolf PA et al. Epidemiologic assesment of chronic atrial fibrillation and risk of stroke: the Framingham Study. Neurology 1978;28:973.

12. Bland JM, Altman DG. Survival probabilities (the Kaplan-Meier method). BMJ 1998;317:1572.

13. Luthra P et al. Incidence of pregnancy after laparoscopy and hidrotubation. BMJ 1982;284:1013.

14. Wolfe CD et al. Survival differences after stroke in a multiethnic population: follow-up study with the South London stroke register. BMJ 2005;331:431.

15. Kleinbaum DG. Kaplan-Meier Survival Curves and the Log-Rank Test. 2nd ed. Survival Analysis-A Self-Learning Text. New York: Springer Verlag; 2005. p. 45.

16. Mantel N. Evaluation of survival data and two new rank order statistics arising in its consideration. Cancer Chemotherapy Reports 1996;50:163.

17. Cox DR. Regression models and life-tables. J Royal Statist Soc 1972;34:187.

18. Carvalho MS et al. Análise de sobrevida: teoria e aplicações em saúde. Rio de Janeiro: FIOCRUZ; 2005.

19. Department of Clinical Epidemiology and Biostatistics. McMaster University Health Sciencies Centre. How to read clinical journals: III. To learn athe clinical course and prognosis of disease. Can Med Assoc J 1981;124:869.

20. Sackett DL et al. In Sacket DL et al. (eds). Evidence-based Medicine-How to practice and teach EBM. Philadelphia: Churchill Livingstone; 2000. p. 95.

21. Laupacis A et al. Users' Guides to the Medical Literature V. How to Use an Article About Prognosis. JAMA 1994;272:34.

22. Chambers BR, Norris JW. Outcome in patients with asymptomatic neck bruits. N Engl J Med 1986;315:860.

23. Benavente O et al. Carotid endarterectomy for asymptomatic carotid stenosis: a meta-analysis. BMJ 1998;317:1477.

24. Sarker SJ et al. Predictos of survival after haemortrhagic stroke in multi-ethnic population: the South London Stroke Register (SLSR). J Neurol Neusurg Psychiatry 2008;79:260.

ESTUDOS DE PROGNÓSTICO

EXERCÍCIOS

1. Considere o seguinte ensaio clínico hipotético com indivíduos com sorologia HIV positiva e que foram submetidos a um novo medicamento para a infecção, o qual demonstrou, em estudos experimentais, reduzir mortalidade. O objetivo do estudo foi avaliar morte no seguimento de até 12 semanas em indivíduos soropositivos sem manifestação de doença clínica. Considere o seguimento destes seis indivíduos abaixo.

- O indivíduo A, por exemplo, é seguido desde o início do estudo até ter ocorrido o acontecimento de interesse na quinta semana; o tempo de sobrevida foi de 5 semanas e não é censurado.
- O indivíduo B também é observado no início do estudo, mas é seguido até ao fim das 12 semanas de estudo sem se ter verificado o acontecimento (morte); o tempo de sobrevida é censurado porque apenas podemos dizer que esteve vivo 12 semanas.
- O indivíduo C entra no estudo entre a segunda e a terceira semana e é seguido até ter desaparecido à sexta semana; o tempo de sobrevida é censurado em 3,5 semanas.
- O indivíduo D entra na quarta semana e é seguido até ao fim do estudo sem se verificar o acontecimento; o tempo de sobrevida censurado é de 8 semanas.
- O indivíduo E entra no estudo na terceira semana e é seguido até à nona semana, em que é perdido de vista; seu tempo de sobrevida censurado é de 6 semanas.
- O indivíduo F entra na oitava semana e é seguido até que decorre o acontecimento na semana 11,5. Tal como o indivíduo A, não é censurado, o tempo de sobrevida é de 3,5 semanas.

A) Construa uma tabela contendo todos os indivíduos acima, com os respectivos tempos de sobrevida e *status* (morto-1, censurado-0).

B) Qual o número de pessoas-ano de observação nesse estudo?

C) Alguns indivíduos do estudo permaneceram sem aids até o fim do estudo. Quais seriam as possíveis explicações para tal fato?

2. Considere o estudo a seguir para responder às questões abaixo.

J Neurol Neurosurg Psychiatry 2008;79:260.

Predictors of survival after haemorrhagic stroke in a multi-ethnic population: the South London Stroke Register (SLSR)[24].

Sarker SJ, Heuschmann PU, Burger I, Wolfe CD, Rudd AG, Smeeton NC, Toschke AM.

King's College London, Division of Health and Social Care Research, Capital House, 42 Weston Street, London SE1 3QD, UK. shah_jalal.sarker@kcl.ac.uk

Abstract

OBJECTIVES: To identify the predictors of long-term survival after haemorrhagic stroke. METHODS: Data were collected within the population-based South London Stroke Register covering a multiethnic source population of 271,817 inhabitants (2001) in South London. Death data were collected at post-stroke follow-up. The impact of patients' demographic and clinical characteristics, ethnic origin, pre-stroke risk factors and acute treatment on long-term survival were investigated. Survival methods included Kaplan-Meier curves.

327

J Neurol Neurosurg Psychiatry 2008;79:260.

Preditores de sobrevida após acidente vascular (AVC) hemorrágico em uma população multiétnica: Registro de AVC do Sul de Londres (SLSR).

Sarker SJ, Heuschmann PU, Burger I, Wolfe CD, Rudd AG, Smeeton NC, Toschke AM.

King's College London, Division of Health and Social Care Research, Capital House, 42 Weston Street, London SE1 3QD, UK. shah_jalal.sarker@kcl.ac.uk

Resumo

OBJETIVOS: Identificar os preditores de sobrevida a longo prazo após o acidente vascular cerebral hemorrágico. MÉTODOS: Os dados foram coletados da base populacional do Registro de AVC do Sul de Londres, o qual abrange uma população de origem multiétnica de 271.817 habitantes (2001) da região Sul de Londres. Dados de mortalidade foram coletados no seguimento pós-AVC. O impacto das características demográficas, dados clínicos, etnia, fatores de risco dos pacientes pré-AVC e tratamento agudo na sobrevida a longo prazo foram investigados. Métodos de sobrevida incluíram a curva de Kaplan-Meier (Fig. 14.9).

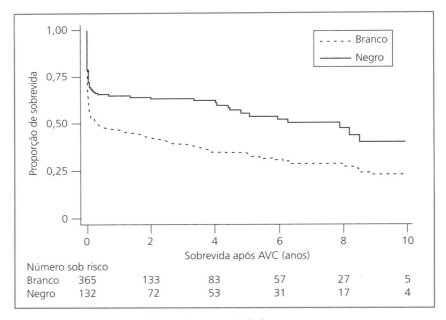

Figura 14.9 – Curva de Kaplan-Meier por etnicidade.

A) Baseada na curva de Kaplan-Meier qual população apresentou melhor sobrevida ao final do seguimento?
B) Ainda considerando os dados demonstrados na figura 14.9, quais as probabilidades proporcionais de sobrevida para brancos e negros em 10 anos?

ESTUDOS DE PROGNÓSTICO

RESPOSTAS

1. A) Tabela de tempo de sobrevida e *status* nos indivíduos HIV positivo.

Indivíduos	Tempo de sobrevida	Morto (1) Censurado (0)
A	5	1
B	12	0
C	3,5	0
D	8	0
E	6	0
F	3,5	1

B) O número de pessoas-ano é definido como o número de pessoas seguidas em um estudo multiplicado pelo número de anos de observação. O número de pessoas-ano de observação nesse estudo é de:

1 × 5 anos = 5 pessoas-ano
1 × 12 anos = 12 pessoas-ano
1 × 3,5 anos = 3,5 pessoas-ano
1 × 8 anos = 8 pessoas-ano
1 × 6 anos = 6 pessoas-ano
1 × 3,5 anos = 3,5 pessoas-ano
Total = 38 pessoas-ano.

C) Isto pode dever-se ao fato de o ensaio ter acabado em um momento em que ainda estes indivíduos não tinham adquirido aids, ou porque se retiraram estes indivíduos do estudo antes de terem a doença, ou ainda porque morreram por causas não ligadas à aids, antes do final do estudo.

2. A) Baseada na curva de Kaplan-Meier, a população negra apresentou melhor sobrevida que a população branca.

B) Na população branca: sobrevida proporcional = 25%, na população negra: sobrevida proporcional = 50%.

15. P E INTERVALO DE CONFIANÇA – SIGNIFICADO E APLICAÇÃO

Isabela M. Benseñor
Paulo A. Lotufo

O QUE SIGNIFICA O TERMO INTERVALO DE CONFIANÇA?

Os testes estatísticos podem utilizar duas formas de notação, uma clássica, o teste de hipótese, sempre acompanhado do nível de significância, cuja notação clássica é o p e, outra mais atual, o intervalo de confiança.

Intervalo de confiança é uma forma de quantificar a incerteza (ou a precisão) do resultado de um estudo, principalmente do risco relativo apresentado por um valor denominado estimativa de ponto. A maior parte dos estudos publicados utiliza para o intervalo de confiança a probabilidade de 95% para que os valores reais estejam entre os limites apresentados. Usar o intervalo de confiança significa quantificar a precisão de uma medida e, intuitivamente, é muito mais fácil entender seu significado que, por exemplo, entender o significado do p.

O conceito de intervalo de confiança baseia-se na ideia de que estudos com metodologia idêntica, mas realizados em populações diferentes, podem levar a resultados também diferentes. Todos esses possíveis valores de resultados vão dispor-se ao redor do verdadeiro valor que será sempre desconhecido. O intervalo de confiança é uma forma de estimar essa possível distribuição dos valores ao redor do valor verdadeiro. Ele é calculado por meio de fórmulas específicas e qualquer medida, como risco relativo, risco absoluto, número necessário para tratar, por exemplo, possui seu intervalo de confiança.

ORIGEM DO CÁLCULO DO INTERVALO DE CONFIANÇA

Vamos pensar em uma distribuição de valores de glicemia em uma dada população com média μ e desvio-padrão σ. A distribuição das possíveis médias da amostra computadas para valores diferentes de n tem três propriedades importantes:

1. A média da distribuição é idêntica à medida da população μ.
2. O desvio-padrão da distribuição de médias é igual a σ/√n. Esse é o chamado erro-padrão da média.
3. Sempre que o n for muito grande, a forma da distribuição será uma curva normal.

Intuitivamente, esperamos que a média da nossa distribuição fique próxima da média da população. Embora o desvio-padrão da distribuição se relacione com o desvio-padrão da população σ, há menor variabilidade entre as médias da amostra que entre as observações individuais. Mesmo que uma das distribuições contenha valores muito extremos, é provável que eles sejam contrabalanceados por outras medidas no grupo. Finalmente, quando o n aumenta muito, a distribuição tende a se transformar em uma distribuição normal. Essa conclusão é o teorema do limite central. Ele se aplica a qualquer população com um desvio-padrão finito, independentemente do tipo de distribuição. Quanto menos normal for a distribuição, maior será o valor de n necessário para transformá-la em uma distribuição normal[1].

O teorema do limite central permite quantificar o grau de incerteza inerente à estatística sem ter que fazer grandes inferências que não poderão ser confirmadas. Como a distribuição das variáveis é normal com uma média μ e um desvio-padrão σ/√n, conclui-se que:

$$Z = \frac{\overline{X} - \mu}{\sigma/\sqrt{n}}$$

tem uma distribuição normal com μ = zero e σ = 1. A partir daí podem ser usadas tabelas específicas para inferir o valor da média da população.

Exemplo:

Considere a distribuição dos valores de glicemia para todos os adultos de 20 a 59 anos que moram em um país imaginário. A média dessa população é μ = 106mg/100ml, e o desvio-padrão, σ = 5mg/100ml, teremos:

$$Z = \frac{\overline{X} - \mu}{\sigma/\sqrt{n}}$$

Se selecionarmos amostras de 36 pessoas teremos:

$$Z = \frac{\overline{X} - 106}{5/\sqrt{36}} = \frac{\overline{X} - 106}{30}$$

Para calcular o limite inferior e o superior da média que engloba 95% das médias de amostras com 36 indivíduos nessa população, temos que deixar uma área de 2,5% de um lado e de 2,5% do outro. Isso corresponde a um valor de z = 1,96 de um lado e z = –1,96 do outro. Logo,

$$p\,(-196 \leq z \leq 196) = 0,95$$

Como estamos interessados nos valores de

$$\frac{\bar{X} - 106}{30}$$

vamos substituir z por X. Logo,

$$-1,96 \leq \frac{\bar{X} - 106}{30} \leq 1,96$$

Multiplicando os três termos por 30 e adicionando 106, teremos:

$$106 - 1,96 \times 30 \leq \times \leq 106 + 1,96 \times 30 \text{ ou } 47,2 \leq \times \leq 164,8$$

Com isso delimitamos o intervalo de confiança que contém 95% dos possíveis valores para a média dessas amostras de 36 pessoas.

De onde sai o valor de 1,96? Em uma distribuição normal, 95% das medidas estão entre –1,96 e 1,96. Podemos calcular o intervalo de confiança a 90% ou a 99%. Em uma distribuição normal, 90% das medidas estão entre –1,28 e +1,28 e 99% das medidas estão entre –2,58 e +2,58.

A tabela 15.1 mostra as fórmulas de como calcular o intervalo de confiança de várias medidas usadas em epidemiologia.

Tabela 15.1 – Fórmulas para o cálculo do intervalo de confiança de algumas medidas usadas em epidemiologia.

Medida	Erro-padrão (EP)	Intervalo de confiança* (IC)
I – Estudos de terapêutica		
a) Desfecho é um evento – um grupo Exemplo: % de eventos em um grupo; r eventos que acontecem em n pacientes; p = r/n	$EP = \sqrt{\dfrac{p \times (1 - p)}{n}}$ Onde: p = proporção e n = número de pacientes	IC = p ± 1,96 EP
b) Desfecho é um evento – comparação entre 2 grupos; r_1 eventos em n_1 pacientes; r_2 eventos em n_2 pacientes; $p_1 = r_1/n_1$ e $p_2 = r_2/n_2$ RRA	$EP = \sqrt{\dfrac{p_1\,(1 - p_1)}{n_1} + \dfrac{p_2\,(1 - p_2)}{n_2}}$	RRA = $p_2 - p_1$ IC = RRA ± 1,96 EP

P E INTERVALO DE CONFIANÇA – SIGNIFICADO E APLICAÇÃO

Medida	Erro-padrão (EP)	Intervalo de confiança* (IC)
NNT	Não se calcula	IC calcula-se como a recíproca do IC da RRA $$IC = \frac{1}{IC\ RRA}$$
RR	$$RR = \frac{p_1}{p_2}$$ EP do $\log_e RR =$ $\sqrt{1/r_1 + 1/r_2 - 1/n_1 - 1/n_2}$	IC = RR ± 1,96 EP do $\log_e RR$
RRR	Não se calcula	RRR = 1 – RR = $1 - (p_2/p_1)$ IC = 1 – IC RR
Razão de chances	$$OR = \frac{r_1(n_2 - r_2)}{r_2(n_1 - r_1)}$$ EP $\log_e OR = 1/r_1 + 1/r_2 - 1/(n_1 - r_1) - 1/(n_2 - r_2)$	IC = OR ± 1,96 EP do $\log_e OR$
c) Desfecho é uma medida média Diferença entre duas médias	$$EP = \frac{\sigma}{\sqrt{n}}$$ Se σ_1 e σ_2 são os desvios-padrões de n_1 e n_2, observações $EP_{diferença} =$ $$\sqrt{\frac{(n_1 - 1)\sigma_1^2 + (n_2 - 1)\sigma_2^2}{n_1 + n_2 - 2} \times \left(\frac{1}{n_1} + \frac{1}{n_2} \right)}$$	IC = média ± valor da distribuição t × EP IC = média diferença ± valor da distribuição t × $EP_{diferença}$

II – Estudos de diagnóstico

a) Proporção simples Diagnósticos r são observados em n pacientes; proporção = p = r/n	p = valor de sensibilidade, especificidade, valor preditivo positivo (VPP) e valor preditivo negativo (VPN) EP = $\sqrt{[p \times (1 - p)]/n}$, onde n = número total de pacientes para sensibilidade, especificidade, VPP e VPN	IC = p ± 1,96 EP
b) Razão de verossimilhança (RV) RV+ = sensibilidade/ 1 – especificidade RV– = 1 – sensibilidade/ especificidade	EP $\log_e RV+ =$ $\sqrt{1/a + 1/d - [1/(a + c)] - [1/(b + d)]}$ EP $\log_e RV- =$ $\sqrt{1/c + 1/b - [1/(a + c)] - [1/(b + d)]}$ Onde os valores de a, b, c, e d são tirados da tabela 2 x 2 que originou o cálculo da sensibilidade, especificidade, VPP e VPN	IC RV+ = $\log_e RV+$ ± 1,96 × $EP\log_e RV+$ IC RV– = $\log_e RV-$ ± 1,96 × $EP\log_e RV-$

* Usa-se o valor de 1,96 quando se calcula o IC 95%. Para calcular o IC 90%, usa-se 1,645 e para o IC 99% usa-se 2,576.

Adaptado de Sackett et al., 2000[1]. NNT = número necessário para tratar.

O QUE É O P?

O p origina-se do teste de hipótese. O valor de p, ao contrário do intervalo de confiança, não é uma estimativa quantitativa da precisão (ou da incerteza). Ele é uma medida da força da evidência contra a H_0 (hipótese inicial), que significa nenhum efeito. Ao contrário da interpretação comum, o p não permite estimar a dimensão da diferença nem em que sentido está ocorrendo a diferença. Ele simplesmente dá a informação de que há diferença entre duas médias ou duas proporções, por exemplo[2].

O QUE É O TESTE DE HIPÓTESE?

O teste de hipótese originou-se para ser aplicado às verificações de controle de qualidade na indústria e na agricultura. Sua importância na saúde permite que o pesquisador faça generalizações sobre a população com base nas probabilidades obtidas da amostra do estudo. O objetivo do pesquisador é mostrar que os resultados do estudo são estatisticamente significativos. O teste de hipótese confirma ou não a afirmação de que os resultados do estudo não ocorreram somente pelo acaso, mas porque de fato existe uma associação entre a variável dependente e a independente.

Vamos supor que um pesquisador esteja estudando a relação entre tabagismo e câncer de pulmão (Quadro 15.1).

Quadro 15.1 – Relação de tabagismo e câncer do pulmão.

		Câncer de pulmão	
		Presente	**Ausente**
Tabagismo	Presente	A	B
	Ausente	C	D

A hipótese zero (H_0) afirma que não há nenhuma diferença entre fumantes e não fumantes em relação ao risco de desenvolver câncer de pulmão. A diferença observada, se ela ocorrer, será devido ao acaso. A hipótese que o pesquisador deseja testar no estudo é de que os fumantes apresentam risco maior de desenvolver câncer de pulmão.

A hipótese alternativa (H_a ou H_1) afirma que há diferença entre fumantes e não fumantes em relação ao risco de desenvolver câncer de pulmão e que a diferença observada não ocorreu devido ao acaso. Se os resultados do estudo foram estatisticamente significativos, e a H_0 não for verdadeira, ela será rejeitada e a H_1 será aceita[2].

A partir daí são definidos os erros tipo I (alfa) e tipo II (beta)[3] (Quadro 15.2).

Quadro 15.2 – Tipos de erro em um estudo.

		Verdade	
		H_0 verdadeira	H_0 falsa
Decisão	Aceitar H_0	Correto	Erro tipo II
	Rejeitar H_0	Erro tipo I	Correto

Adaptado de Fletcher et al., 1996[3].

Se H_0 for verdadeira, o teste será estatisticamente não significativo; se H_0 for falsa, o teste será estatisticamente significativo; aceitar H_0 significa que o resultado não é estatisticamente significativo e rejeitar H_0 significa que o resultado é estatisticamente significativo.

Erro tipo I é quando a H_0 é realmente verdadeira, mas o resultado do estudo rejeitou H_0, ou seja, a hipótese H_0 foi rejeitada quando ela era correta. Erro tipo II é quando H_0 é falsa e o resultado do estudo aceitou H_0, ou seja, a hipótese H_0 foi aceita quando ela é falsa.

O poder do teste, ou seja, a probabilidade de que o teste detecte diferenças que realmente existem pode ser determinado pela fórmula:

$$\text{Poder do teste} = 1 - \beta$$

Normalmente se espera um erro beta de até 20%. Logo, o poder do estudo sempre deve ficar acima de 80%. O nível de significância do estudo é a probabilidade p que representa o menor nível de significância no qual a hipótese H_0 pode ser rejeitada. A maioria dos pesquisadores usa um $p < 0,05$ (menor que 5%), valor que foi determinado arbitrariamente, mas é universalmente aceito. O valor de p corresponde ao maior erro tipo I ou tipo alfa aceito no estudo. Quando o valor de p é maior que 0,05 ($p > 0,05$), a hipótese H_0 é aceita, e a H_1, rejeitada.

Embora a significância estatística possa descrever uma verdadeira associação, ela também pode ser um artefato causado pelo acaso ou por um fator de confusão. Assim, a presença de um resultado estatisticamente significativo não necessariamente mostra uma relação causal ou uma significância clínica.

COMPARANDO O P COM O INTERVALO DE CONFIANÇA

Embora proveniente de lógicas diferentes, tanto o p quanto o intervalo de confiança trazem praticamente a mesma informação. Portanto, um valor de p significativo, ou seja, $p < 0,05$, corresponde ao nosso intervalo de confiança de 95%, que exclui o valor que indica igualdade: por exemplo, o valor de zero para a diferença entre duas médias ou proporções e 1 para o risco relativo e a razão de chances. A equivalência entre o p e o intervalo de confiança pode não ser exatamente a mesma em algumas circunstâncias. A visão que deve prevalecer é a da estimativa com o cálculo do intervalo de confiança que sumariza melhor os resultados. Entretanto, p e intervalo de confiança são equivalentes e quando citados na mesma tabela representam somente redundância.

Como o cálculo do intervalo de confiança é feito por meio do erro-padrão, que é o desvio-padrão dividido pela raiz quadrada do n, amostras muito pequenas trazem menos informações que as maiores. Por isso, quando o n é muito pequeno, o intervalo de confiança é muito amplo, ou seja, há muita imprecisão. Entretanto, o valor de p pode já se mostrar significativo. Aumentando-se a amostra, o intervalo de confiança se estreita, significando aumento da precisão[4].

Antigamente, utilizava-se mais o p para demonstrar uma diferença estatisticamente significativa. Com o passar do tempo, passou-se a utilizar mais o intervalo de confiança porque ele é muito mais fácil de ser interpretado pelo profissional de saúde sem grandes conhecimentos de estatística. No caso do p, o leitor acaba decorando que, se p < 0,05, o resultado é estatisticamente significativo, sem entender bem o porquê disso. O intervalo de confiança passou a fazer parte do nosso dia a dia e é muito mais fácil de entender.

A maioria das medidas calculadas em epidemiologia, como o risco relativo, a razão de chances, o número necessário para tratar, pode ser expressa com seu intervalo de confiança. Os intervalos de confiança também podem ser calculados para sensibilidade, especificidade, valores preditivo positivo e negativo e para razões de verossimilhança. Quando dois grupos são comparados, deve-se calcular o intervalo de confiança da diferença entre os grupos, em vez de se estimar o intervalo de confiança de cada medida.

LEITURA COMPLEMENTAR

1. Sackett DL et al. Evidence-based medicine – how to practice and teach EBM. 2nd ed, Edinburgh, United Kingdom: Harcourt Publishers Limited; 2000.

2. Pagano M, Gauvreau K. Principles of biostatistics. Belmont, California, USA: Wadsworth Inc; 1993.

3. Fletcher RH et al. Clinical epidemiology – the essentials. Baltimore, EUA: Williams & Wilkins; 1996.

4. Hanrahan EJ, Gangadhar M. Epidemiology & biostatistics for the USMLE. East Norwalk, USA: Appleton & Lange; 1994.

16. TIPOS DE VIESES

Isabela M. Benseñor
Paulo A. Lotufo

Há 30 anos, se fosse perguntado a algum médico sobre a causa da úlcera péptica duodenal, a resposta seria simples: uma decorrência da acidez gástrica, em grande parte causada por estresse emocional. Em 1983, seria publicada a identificação de uma bactéria, agora denominada *Helicobacter pylori*, no estômago de pacientes com gastrite. E após vários experimentos identificou-se que a presença da bactéria é causadora da úlcera péptica, valendo um prêmio Nobel de medicina a seus descobridores. A determinação psicossomática até então em voga foi esquecida e o uso de antibióticos, agora comercializados em combinações específicas para o *Helicobacter*, tornou-se a regra. Esse exemplo mostra que as relações causa-efeito podem ser muitas vezes confundidas, alteradas, desvirtuadas ou, melhor, enviesadas. Viés passou a ser o termo técnico em epidemiologia para identificar situação na qual a conclusão obtida não é verdadeira.

Toda pesquisa tem limitações que tanto podem ser as inerentes à amostra estudada (por exemplo, um ensaio clínico sobre diabetes em homens pode não ser aplicável a mulheres) quanto aos erros aleatórios e sistemáticos. Esses últimos são também conhecidos como vieses, não se devendo utilizar o termo em inglês *bias*. As estratégias de minimização desses erros são diferentes, principalmente pela ocorrência do erro sistemático que pode comprometer definitivamente os resultados obtidos.

O erro aleatório ocorre em função do acaso e é causado por algum tipo de fator ou intercorrência que altera os resultados em qualquer direção. Por exemplo, se a prevalência de diabetes na população adulta da cidade de São Paulo está em torno de 10%, ao selecionarmos uma amostra de 1.000 pessoas representativas da população da cidade encontraremos 100 indivíduos com diabetes. Porém, podemos encontrar 50 ou 180 por mero acaso. A melhor maneira de evitar os efeitos do acaso consiste em aumentar a amostra, incrementando a precisão da estimativa.

O erro sistemático ou viés é uma distorção dos resultados que acontece sempre em uma mesma direção. Ao contrário do erro aleatório, o erro sistemático persiste mesmo após o aumento da amostra. A única maneira de diminuir o erro sistemático, melhorando a acurácia da estimativa, é aprimorando o desenho do estudo. Aumentar a amostra ou refinar a análise estatística não minimiza ou altera os impactos dos vieses.

Um exemplo de erro sistemático seria realizar uma pesquisa de prevalência sobre diabetes e, em vez de selecionar uma amostra representativa da população, convidar voluntários a participarem da pesquisa e daí extrapolar a frequência da doença. A figura 16.1 mostra o efeito do aumento da amostra sobre o erro casual e o erro sistemático.

Existem três tipos básicos de viés: os de seleção, os de aferição e os de confusão. Frequentemente eles se sobrepõem, mas essa classificação é útil porque permite uma abordagem sistemática do assunto. Esses vieses são comuns a todos os tipos de pesquisas, mas os estudos observacionais pela ausência da aleatorização prévia são mais suscetíveis ao aparecimento de vieses. O quadro 16.1 lista os principais tipos de estudos e alguns vieses específicos a alguns tipos de estudo. Na verdade, todos os tipos de vieses que aparecem no quadro 16.1 são subtipos dos três tipos descritos.

O **viés de suscetibilidade** é um tipo de viés de seleção que ocorre principalmente em estudos de sobrevida. Acontece quando os grupos de pacientes que participam do estudo diferem entre si por outros fatores, além do que está sendo estudado. Por exemplo, em um seguimento de pacientes com infarto do miocárdio em que se intenciona estudar a ocorrência de fenômenos tromboem-

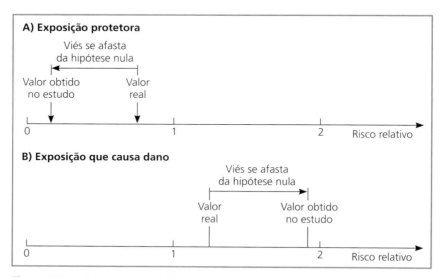

Figura 16.1 – Superestimação do risco relativo em uma exposição protetora (**A**) e em uma exposição que causa dano (**B**). Adaptado de Greenberg et al., 1993[4], leitura complementar.

Quadro 16.1 – Principais tipos de estudos e os vieses mais frequentes.

Estudo de coorte	Viés de suscetibilidade
Estudo de caso-controle	Viés de memória Viés do entrevistador
Ensaios clínicos	Viés de amostragem
Estudos de prognóstico	Viés de migração
Estudos de rastreamento	*Lead-time bias* *Lenght-time bias* Viés de aderência

bólicos de acordo com a localização do infarto nas paredes cardíacas, poderá haver distorções nos achados caso em determinado grupo de exposição exista frequência maior de pacientes com polimorfismos associados a tromboses.

O **viés de amostragem** é um viés de seleção que ocorre nos ensaios clínicos no grupo controle. Os voluntários costumam ser pessoas mais preocupadas com a própria saúde. Esses pacientes, muitas vezes voluntários, tendem a ser mais preocupados com a própria saúde e com hábitos de vida mais adequados. No estudo MRFIT (*Multiple Risk Factor Interventional Trial*)[1], comparou-se em homens o impacto da intervenção radical nos fatores de risco cardiovasculares em relação à conduta habitual na época, porém os resultados não mostraram que a intervenção nos fatores de risco tinha sido eficaz. Uma explicação foi o fato de que os participantes do grupo controle, que não estavam cegados sobre o estudo e atentos à agenda da cardiologia preventiva, passaram a assumir individualmente atitudes e comportamentos que levaram à redução de risco cardiovascular. Assim, o estudo não conseguiu mostrar diferenças significativas. Outro exemplo desse viés ocorreu em um estudo sobre rastreamento de câncer de mama em mulheres na faixa etária dos 40 anos, em que 90% das mulheres no grupo controle com câncer de mama invasivo apresentaram sobrevida maior e menor taxa de mortalidade, comparadas àquelas de mesma faixa etária da população do país[2].

O **viés de migração** acontece nos estudos de prognóstico quando há trocas entre os grupos, ou quando simplesmente há perdas no seguimento. Quando as trocas acontecem em grande escala pode haver prejuízo dos resultados. Quando as perdas no seguimento são aleatórias, elas tendem a se equilibrar. As razões de abandono do estudo podem ser várias: cura, morte, efeitos colaterais do tratamento, todas as razões que se associam ao prognóstico do paciente. Perdas que afetam mais um grupo em detrimento de outro podem influenciar de forma tendenciosa nos resultados. Por exemplo, em um ensaio clínico de câncer de próstata tentou-se estudar o impacto do rastreamento com dois grupos, um controle seguindo as orientações do médico, outro de intervenção, para o qual se recomendava o rastreamento. No entanto, durante o estudo, houve muitas trocas entre os grupos, homens designados para rastreamento foram perdidos no seguimento e homens aleatorizados para observação (só seriam rastreados se seus próprios médicos recomendassem o rastreamento, sem relação com o estudo) acabaram sendo incluídos no grupo de rastreados, e os resultados foram impossíveis de ser analisados.

À exceção do viés de confusão, que pode ser quantificado, a avaliação da presença de vieses é subjetiva e avalia a probabilidade da sua presença e a direção em que ela se manifesta. Embora os vieses não sejam quantificados, seus efeitos sobre os resultados podem ser inferidos, e é importante determinar em que direção os resultados serão afetados: se o efeito do viés superestima ou subestima os resultados.

A figura 16.1 esquematiza como o viés pode superestimar o resultado de um estudo, seja a exposição protetora (A), seja um fator de risco (B). A figura 16.2 esquematiza a ação do viés para subestimar os resultados de um fator de proteção (A) ou um fator de risco (B).

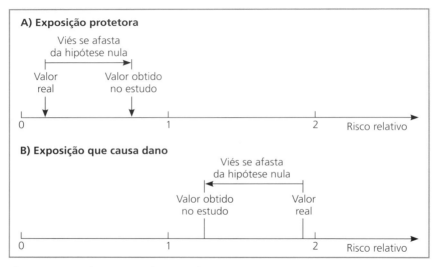

Figura 16.2 – Subestimação do risco relativo em uma exposição protetora (**A**) e em uma exposição que causa dano (**B**).

VIÉS DE SELEÇÃO

O viés de seleção ocorre quando os resultados do estudo são alterados devido ao processo de seleção dos indivíduos que participam do estudo. Ele acontece quando a associação entre exposição e doença difere entre aqueles que participam do estudo e aqueles que não participam. Vamos supor que surgiu um novo teste para o diagnóstico de câncer de mama. Esse teste foi oferecido à comunidade para uma avaliação piloto, em que sua efetividade foi comparada à de um teste padrão-ouro. Tempos depois, comparou-se a incidência de câncer de mama na população testada e na população geral e observou-se, na população geral, incidência mais elevada de câncer de mama. Trata-se de um viés de seleção: a população que se voluntaria a participar de um estudo é sempre mais preocupada com questões ligadas à saúde, praticando hábitos de vida mais saudáveis. Vamos supor que essa amostra de mulheres testadas pratica muito mais atividade física de rotina que a população geral. Hoje em dia já se sabe que a atividade física é um fator de proteção no aparecimento do câncer de mama. Outra possibilidade é que as pessoas que espontaneamente se dispuseram a fazer o teste o realizaram porque apresentam história familiar positiva de câncer de mama com vários casos em parentes próximos. Logo, na amostra haverá mulheres de baixo risco e mulheres de alto risco. Pode até ser que se chegue a uma situação de equilíbrio. Mas, como esse tipo de viés é impossível de ser quantificado, nunca dá para saber qual lado prevaleceu. Por isso, muitos estudos de rastreamento usam como desenho básico o ensaio clínico randomizado. O papel da randomização é prevenir o viés de seleção.

O viés de seleção também pode ocorrer pela intervenção do pesquisador. Comparar, por exemplo, mortalidade em funcionários de uma empresa com a geral. Pessoas que trabalham tendem a ser menos doentes que as da população geral. Muitas pessoas na população geral não trabalham justamente por causa da doença (viés do trabalhador sadio).

A figura 16.3 resume os principais passos envolvidos na seleção e seguimento da população em estudo. A partir desse diagrama é fácil concluir como o processo de seleção pode interferir nos resultados do estudo. Uma das principais consequências do viés de seleção é a menor capacidade de generalização dos resultados do estudo, ou seja, há diminuição da validade externa quando há um viés de seleção. Além dos exemplos já citados (viés do voluntário sadio

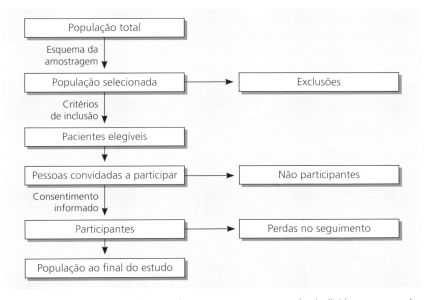

Figura 16.3 – Passos seguidos na seleção e na manutenção dos indivíduos em estudo.

ou do trabalhador sadio), outra causa de distorção é a seleção dos pacientes em hospitais de referência que tendem a internar e a atender pacientes mais graves e com pior prognóstico.

Uma das causas principais que ocasionam um viés de seleção é a perda de seguimento dos pacientes como consequência de morte por causa não relacionada ao estudo, abandono e desistência. Entretanto, vamos supor que, no processo de seleção, manifestações precoces da doença não foram reconhecidas e são justamente esses indivíduos que deixam o estudo. Em um ensaio clínico aleatorizado testando dieta *versus* medicamentos redutores do colesterol houve grande perda de pacientes no seguimento. Os pacientes com doença coronariana subclínica apresentavam mais efeitos colaterais que benefícios com o uso da medicação e abandonavam o estudo no braço tratamento medicamentoso, mas permaneciam no estudo no braço dieta, causando alterações dos resultados. Esse fenômeno de abandono diferenciado em ensaios clínicos é que obriga sempre a se considerar no planejamento de um ensaio clínico a análise por intenção de tratamento em vez da análise exploratória.

O viés de seleção é fenômeno muito encontrado nos estudos de caso--controle. A inclusão entre os casos de pacientes em fases diferentes da doença, quando o fator de risco é também um fator prognóstico, altera os resultados. Por exemplo, estudo para verificar a associação entre o tabagismo e a letalidade pós-operatória pode apresentar resultados enviesados se o tempo de recrutamento for longo e a faixa etária for muito ampla, porque muitos casos potenciais, principalmente aqueles que fumavam em grande quantidade, não poderão ser incluídos no estudo por não serem elegíveis para a intervenção cirúrgica.

Outro tipo de viés de seleção em estudos de caso-controle aparece em pacientes internados. Pacientes com mais de uma doença apresentam risco maior de ser hospitalizados que os portadores de somente uma doença. Por isso, um estudo de caso-controle de base hospitalar pode encontrar uma ligação entre duas doenças ou entre uma exposição e uma doença, sem que exista essa mesma associação na população geral. Esse é o famoso viés de Berkson. Exemplo dele é um estudo que mostra que doenças respiratórias e doenças gastrintestinais estão associadas em amostras de pacientes internados, mas não na população geral. O tabagismo pode causar doença respiratória e também é mais frequente em pacientes internados com o diagnóstico de doença gastrintestinal (úlcera, cânceres de trato digestório superior).

VIÉS DE AFERIÇÃO

O viés de aferição ocorre quando os métodos de aferição são inadequados em grupos diferentes de pacientes. Por aferição entenderemos a coleta da informação. Vamos supor um estudo sobre uso de contraceptivo hormonal e trombose venosa profunda entre mulheres internadas em um hospital por trombose e mulheres de mesma idade que procuraram o hospital por outras causas. As mulheres que já ouviram falar alguma vez dessa associação e que já apresentaram um evento tromboembólico tendem a relatar muito mais o uso de contraceptivo que aquelas que foram internadas por outra causa.

Esse tipo de viés é mais fácil de ser visualizado em estudos que envolvem exposições dicotômicas e presença de doença, como, por exemplo, nível sérico de colesterol (aumentado ou não) e infarto agudo do miocárdio. O indivíduo que participa do estudo é classificado quanto à exposição (presença de níveis séricos elevados de colesterol) e à doença (infarto agudo do miocárdio). O pesquisador pode classificar de forma correta ou incorreta tanto a doença quanto a exposição, resultando em achados falso-positivos e falso-negativos.

O viés de aferição, além de se referir à exposição ou à doença, pode ser ainda diferencial ou não diferencial, dependendo do mecanismo causal do erro. Quando o erro se relaciona à exposição, é chamado de não diferencial se não se relaciona à ocorrência ou à presença de doença. Se o erro de informação em relação à exposição depende da presença ou ausência de doença, é chamado de diferencial. Da mesma forma, o erro de informação em relação à doença é chamado não diferencial se não se relaciona à exposição, e diferencial se depende dela.

O chamado viés de memória que acontece nos estudos de caso-controle é um tipo de viés de aferição. Por exemplo, um estudo que tenta associar malformações fetais a uso de medicamentos pela mãe durante a gravidez. Mães que tiveram filhos malformados tendem a se lembrar mais do uso de medicamentos na gravidez que mães que deram à luz a crianças normais. O viés de memória (em relação à exposição) é um viés de aferição diferencial porque o erro em relação à exposição depende da presença da doença. Outro exemplo desse tipo de viés, mas em relação à doença, é o fato de indivíduos que estão no grupo de não expostos serem menos diagnosticados em relação a alguma doença específica que aqueles que estão no grupo exposto. Em uma coorte de fumantes e não fumantes, cujo desfecho clínico a ser observado é a presença de doença pulmonar obstrutiva crônica, a procura do diagnóstico é muito mais provável no grupo exposto que no não exposto. Mesmo que a causa do enfisema em alguns casos não seja o tabagismo, o grupo exposto sempre será mais bem avaliado que o não exposto. Um modo de evitar esse tipo de viés é examinando periodicamente todos os pacientes com o objetivo predeterminado de diagnosticar doença pulmonar obstrutiva crônica. O viés do entrevistador, também presente nos estudos de caso-controle, como no exemplo do entrevistador que pergunta mais sobre o uso de anticoncepcionais na mulher que já apresentou evento tromboembólico, também é um tipo de viés de aferição diferencial.

No caso dos vieses não diferenciais, a tendência de não se fazer o diagnóstico ou de não perceber a exposição independe, respectivamente, da exposição ou da doença, afetando de forma igual expostos e não expostos ou doentes e não doentes.

Vamos supor um estudo que tenta relacionar tipos de cefaleia primária (enxaqueca ou outra cefaleia) com acidente vascular cerebral isquêmico em um estudo de caso-controle. A classificação sobre o tipo de cefaleia é feita por meio de respostas a um questionário simples, cujo critério de classificação não é dos mais precisos, e assim será classificado como tendo outro tipo de cefaleia alguém que de fato tem enxaqueca e vice-versa. Como o erro pode ser tanto para o lado da enxaqueca quanto para outro tipo de cefaleia, é chamado de não diferencial. Na maioria das vezes, no erro não diferencial, o desvio do resultado é na direção da hipótese nula. No caso do exemplo acima, na presença de viés de aferição, poderia deixar de ser feita uma associação entre enxaqueca e acidente vascular cerebral isquêmico já mostrada em outros estudos[2].

A figura 16.4 ilustra a diferença entre o viés de aferição diferencial e o não diferencial. Vamos pensar em um estudo de caso-controle que estuda dieta com conteúdo de gordura e infarto agudo do miocárdio com razão de chances verdadeira de 2,3. O viés de aferição não diferencial faz com que os indivíduos não se lembrem da quantidade de gordura da dieta, mas os erros de aferição independem da presença de infarto agudo do miocárdio. Nessa situação, 20% dos casos e controles não informam sobre dieta rica em gorduras. O resultado, razão de chances de 2, é uma subestimação. Por outro lado, se os pacientes com infarto informam corretamente a ingestão de gorduras na dieta, mas somente

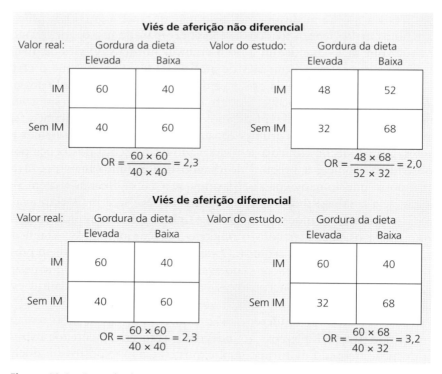

Figura 16.4 – Exemplo de um viés de aferição diferencial e não diferencial em estudo de caso-controle que relaciona exposição à dieta com elevado teor de gorduras e infarto agudo do miocárdio (IM). Adaptado de Greenberg et al., 1993[4], leitura complementar.

80% dos controles o fazem, pode ocorrer um viés de aferição diferencial levando a uma superestimativa ou subestimativa da razão de chances verdadeira. No exemplo da figura 16.4, a razão de chances foi superestimada.

O viés de aferição pode ser evitado criando-se perguntas que exijam respostas precisas e usando critérios diagnósticos acurados. Uma outra maneira de se evitar o viés de aferição é utilizar marcadores biológicos para classificar a exposição ou a doença. Os marcadores biológicos podem medir suscetibilidade (indivíduos com maior risco de apresentar a doença devido a uma predisposição biológica), grau de exposição (medir a concentração sérica de uma substância ou outra exposição), medir a dose biologicamente efetiva (quantificar quanto da substância atingiu os tecidos-alvo) e medir o efeito biológico (quantificar o efeito deletério de uma determinada exposição).

A utilização de marcadores biológicos é importante nos estudos observacionais porque eles reduzem o viés de aferição, permitindo uma definição mais acurada de exposição e doença, identificar indivíduos suscetíveis criando subgrupos dentro do estudo e definir categorias de observação mais homogêneas. Por exemplo, usar a dosagem da cotinina urinária para quantificar exposição ao tabagismo.

Embora eles sejam muito úteis, os marcadores biológicos não impedem completamente o aparecimento de vieses de aferição. Por exemplo, uma variação interindividual pode alterar os resultados de um marcador biológico, ou a própria doença em estudo de caso-controle afeta o marcador biológico (albumina é usada como marcador biológico de função hepática em determinado estudo, mas, com a evolução da doença, há piora do estado geral e queda dos níveis séricos de albumina, por exemplo em pacientes com câncer na fase final da doença).

VIÉS DE CONFUSÃO

Viés de confusão é quando o efeito de uma variável estranha se confunde com os efeitos da exposição ou da variável de interesse. A presença de um fator de confusão é um ponto central no desenho dos estudos epidemiológicos. O mais anedótico é a relação positiva entre o uso de isqueiros no bolso e câncer de pulmão. Porém, vamos supor um estudo de caso-controle que pesquise a associação entre nível sérico de colesterol total e infarto do miocárdio. A partir dos resultados de outros estudos, os pesquisadores sabem que o infarto do miocárdio se associa à obesidade (Fig. 16.5). Suponha que nesse estudo de caso-controle 36 dos 60 homens infartados (60%) apresentavam níveis séricos de colesterol total elevados comparados a somente 24 dos 60 controles (40%). Esses dados sugerem que níveis elevados de colesterol total se associam a risco aumentado de infarto do miocárdio.

Quando as observações são divididas entre obesos e não obesos, chega-se a uma conclusão diferente. Entre os obesos, 34 dos 40 pacientes com infarto do

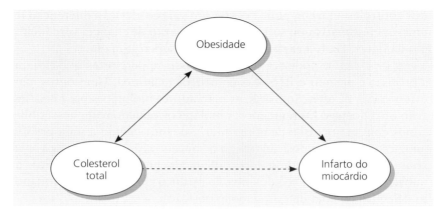

Figura 16.5 – Diagrama esquemático da relação entre nível sérico de colesterol e risco de infarto agudo do miocárdio, sendo a obesidade um fator de confusão. Adaptado de Greenberg et al., 1993[4], leitura complementar.

miocárdio (85%) e 18 dos 20 controles (90%) apresentam colesterol elevado. Entre os pacientes não obesos, 2 dos 20 pacientes com infarto do miocárdio (10%) e 6 dos 40 controles (15%) apresentam níveis séricos elevados de colesterol total. Assim, quando avaliamos os dados do ponto de vista da obesidade, os níveis séricos elevados de colesterol são mais comuns nos controles que nos infartados. É importante observar que nesse estudo hipotético a obesidade se associou com o infarto do miocárdio, uma vez que 52 dos 60 pacientes obesos (87%) apresentavam níveis séricos de colesterol total elevados, comparados a somente 8 dos 60 pacientes não obesos (13%). Claramente, nesse exemplo hipotético, os resultados apresentam importante fator de confusão, que é a obesidade. Esse exemplo é mostrado na figura 16.6.

Para que um fator seja considerado de confusão, como a presença de obesidade, é necessário que haja o preenchimento de duas condições: associação com a doença de interesse na ausência da exposição e com a exposição mas não com os resultados de ser exposto.

O fator de confusão interfere na análise dos resultados e sua ação é demonstrada quando há mudança aparente na força da associação entre exposição e doença, quando os efeitos da variável de confusão são considerados.

Os fatores de confusão mais prováveis em um estudo são aqueles fatores de risco associados tanto ao fator em exposição quanto à doença. No caso dos marcadores, há um exemplo interessante de uma pesquisa feita que mostrou associação entre café e infarto do miocárdio. Estudos posteriores mostraram que o café nada mais era que um marcador do tabagismo. As pessoas que fumavam bebiam mais café e o tabagismo era na verdade o fator de risco associado ao infarto do miocárdio e o café o fator de confusão[2].

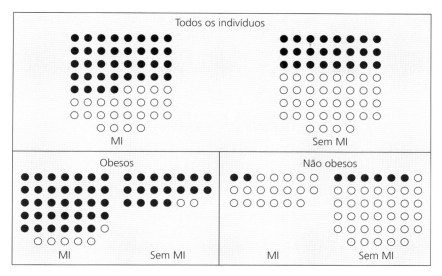

Figura 16.6 – Relação entre o nível sérico de colesterol total e o risco de infarto do miocárdio (IM), sendo a obesidade um fator de confusão. Os círculos preenchidos representam os indivíduos com níveis séricos de colesterol total elevados, e os círculos vazios, os indivíduos com nível sérico de colesterol total normais. Adaptado de Greenberg et al., 1993[4], leitura complementar.

CONTROLE DOS FATORES DE CONFUSÃO

Há três modos de se evitar que fatores de confusão interfiram nos resultados de um estudo: a randomização, a restrição e a análise dos dados. A randomização só está presente nos estudos experimentais como os ensaios clínicos. A restrição envolve a seleção de pacientes para um estudo que apresenta um mesmo valor de uma variável que poderá vir a ser um fator de confusão e pode ser utilizada em qualquer tipo de estudo epidemiológico. Um exemplo do papel da restrição acontece por exemplo em um estudo sobre ingestão alcoólica e risco de câncer do trato digestório alto: tabagismo é um fator de risco para câncer de trato digestório alto, e os alcoólatras tendem a fumar mais que os não alcoólatras. Um modo de evitar o fator de confusão tabagismo é realizando o estudo em não fumantes. Se a idade pode ser um fator de confusão, podem-se selecionar somente pacientes com idade aproximada. A randomização e a restrição podem ser empregadas em um mesmo estudo. A restrição é pouco usada em estudos epidemiológicos porque o pesquisador tem medo de restringir a população do estudo e, dessa forma, criar uma população diferente da população geral. Entretanto, muitas vezes ela pode melhorar em muito o desenho do estudo.

Se o fator de confusão não for controlado adequadamente durante um estudo, ainda é possível controlá-lo na análise dos dados, desde que haja informação precisa sobre os fatores de confusão. Os dois métodos que podem ser empregados nesse caso são: a estratificação e os modelos de regressão. Na estratificação, o pesquisador calcula os resultados na presença do fator de confusão e na sua ausência e na regressão logística ele faz um ajuste para o fator de confusão. Desse modo, é como se os níveis dos fatores de confusão fossem os mesmos em todos os grupos.

LEITURA COMPLEMENTAR

1. Fletcher RH, Fletcher SW, Wagner EH. Clinical epidemiology. The Essentials. 3rd ed, Baltimore, USA: Williams & Wilkins; 1996.

2. Hulley SB et al. Designing clinical research. Philadelphia, USA: Lippincott Williams & Wilkins; 2001.

3. Rothman KJ. Epidemiology: an introduction. New York, USA: Oxford University Press; 2002.

4. Greenberg RS et al. Medical epidemiology. Stamford, USA: Appleton & Lange; 1993.

REFERÊNCIAS BIBLIOGRÁFICAS

1. Miller AB et al. Canadian national breast screening study. 1. Breast cancer detection and death rates among women aged 40 to 49 years. Can Med Assoc J 1992;147:1459.

2. MacMahon B et al. Coffee and cancer of the pancreas. N Engl J Med 1981;304:630.

EXERCÍCIOS

Assinale a letra que corresponde à opção correta para as perguntas listadas a seguir:

    A) Viés de seleção.

    B) Viés de aferição não diferencial.

    C) Viés de aferição diferencial.

    D) Viés de confusão.

1. Em um estudo de coorte sobre depressão e risco de acidente vascular cerebral, nível socioeconômico elevado associa-se tanto com a depressão quanto com o risco de doença coronariana.

2. Em um estudo de caso-controle sobre a relação entre eventos estressantes da rotina e risco de insônia, os casos informam muito mais sobre os eventos estressantes que os controles.

3. Em um estudo de caso-controle sobre licopeno e risco de câncer de próstata, material biológico congelado e estocado por 20 anos foi comparado para casos e controles. No momento da análise, descobriu-se que 5% do material dos casos e 60% do material dos controles foram perdidos.

Assinale a letra que corresponde à opção correta para as perguntas listadas a seguir:

    A) Superestimação.

    B) Subestimação.

    C) Ausência de efeito.

    D) Não pôde ser determinado.

4. Em um estudo de caso-controle sobre infecção durante a gestação e risco de cegueira na criança, mães dos casos deram mais relatos falso-positivos sobre infecção na gestação que as mães do grupo-controle.

5. Pacientes com história de infarto do miocárdio nos últimos cinco anos foram selecionados para um estudo de caso-controle sobre dislipidemia como fator de risco para infarto. Entre os pacientes com infarto, a taxa de mortalidade foi muito maior nos pacientes com elevação do LDL-colesterol que nos com níveis de LDL-colesterol dentro da normalidade.

6. Em um estudo de coorte sobre obesidade e risco de hipertensão arterial sistêmica, a perda de seguimento é muito maior nos obesos que nos não obesos.

7. O viés de confusão é menos provável de ocorrer em estudos tipo:

    A) Caso-controle.

    B) Coorte.

    C) Ensaio clínico randomizado.

    D) Transversal.

    E) Prognóstico.

RESPOSTAS

1. D) O nível socioeconômico correlaciona-se com depressão e doença coronariana e, portanto, funcionará como fator de confusão.

2. C) Casos com a doença tendem a relatar dados sobre a exposição muitas vezes mais que controles (viés de memória). Como o viés de aferição em relação à exposição depende da presença da doença, trata-se de viés de aferição diferencial.

3. C) Trata-se de um viés de aferição em relação à exposição diferencial. Os dois grupos foram atingidos de forma diferenciada.

4. A) Nesse caso, o resultado final será uma superestimação dos valores reais.

5. B) Nesse caso haverá uma subestimação dos resultados, já que morrerão muito mais pacientes com LDL-colesterol elevado que com LDL-colesterol dentro dos limites da normalidade.

6. C) Quando a perda do seguimento é diferenciada, não se pode concluir nada sobre o estudo e ele fica inviabilizado. São normalmente toleradas perdas de até 20% em ambos os grupos, quando elas são semelhantes, o que não aconteceu neste estudo.

7. C) O tipo de desenho clínico em que o viés é realmente minimizado é o ensaio clínico, principalmente pelo efeito da randomização.

17. COMO LER UM ARTIGO OU DIRETRIZ SOBRE RASTREAMENTO

Isabela M. Benseñor
Paulo A. Lotufo

> *Too often politics, rather than evidence,*
> *dictates the national strategy for disease screening.*
> Frequentemente a política, e não as evidências,
> dita a estratégia nacional para rastreamento de doenças
> (Rembold, 1998)

INTRODUÇÃO

Os termos *check-up*, *screening* e rastreamento são utilizados cada vez mais para identificar os processos para a determinação de fatores de risco ou de doenças na fase pré-sintomática entre indivíduos aparentemente saudáveis ou entre os pacientes que procuram médico por causa de outras queixas. A atitude de rastreamento, em um primeiro instante, parece ser um ato simples e aparentemente lúdico, como medir a pressão arterial ou determinar o nível de glicose no sangue em uma "feira de saúde" ou semana de prevenção de acidentes de uma empresa. Alguns tipos de rastreamento são muito custo-efetivos, como a medida da pressão arterial para prevenir doença cardiovascular, a realização de mamografia para o diagnóstico de neoplasia de mama e o Papanicolaou para câncer de colo de útero. Outros não se mostraram custo-efetivos como a radiografia de tórax para o diagnóstico do câncer de pulmão. Em relação a outros, o debate persiste e é acirrado, como no caso da determinação dos níveis do antígeno específico da próstata (PSA) para o diagnóstico de câncer de próstata, embora a *Canadian Task Force* (*site*: www.ctfphc.org) e a *US Task Force* (*site*: www.ahcpr.gov/clinic/uspstfix.htm) continuem se posicionando de forma contrária. No entanto, rastrear apresenta limitações científicas e implicações éticas que merecem ser discutidas em detalhes.

ASPECTOS ÉTICOS

O objetivo principal do rastreamento é o de intervir no curso natural da doença, evitando os desfechos mais graves. No entanto, há efeitos nocivos no rastreamento como o "rótulo" e ao induzir à "falsa segurança". O efeito de rotular ocorre quando um indivíduo normal, após o rastreamento, recebe um diagnóstico que o marcará pelo restante da vida. Isso pode ocorrer quando se realizam testes genéticos de polimorfismo para um ou mais de um tipo de câncer. Mesmo que a doença venha a se manifestar depois de muitas décadas, a ameaça do aparecimento do câncer fará parte da vida do indivíduo que foi identificado como positivo nesse teste, por muitos anos antes de a doença aparecer[1]. O mais relevante é que se trata unicamente de probabilidade maior em desenvolver um câncer, não uma certeza. Mesmo em rastreamentos bem indicados, como a medida da pressão arterial, descreve-se nos rastreados aumento do absenteísmo, da perda da sensação de bem-estar e queda da renda ao longo dos anos quando comparados a indivíduos sem o diagnóstico de hipertensão arterial[2-4]. O segundo aspecto é o da falsa segurança, como descrito quando da realização de radiografia de tórax por indivíduos fumantes. Um exame normal trará dois aspectos negativos: primeiro a sensação de ausência de risco de câncer de pulmão, quando, na verdade, o exame radiográfico não tem sensibilidade para detectar lesões pulmonares precoces; e, em segundo lugar, reforçar o vício tabágico, tendo como decorrência um risco maior de doenças associadas ao tabagismo.

Quando rastrear?

Para se avaliar a necessidade de realizar rastreamento, torna-se necessário responder a cinco perguntas apresentadas no quadro 17.1.

Quadro 17.1 – Perguntas que devem ser feitas para decidir se o rastreamento ou diagnóstico precoce de alguma doença causa mais problemas que benefícios.

O diagnóstico precoce dessa doença aumentará a sobrevida, a qualidade de vida, ou ambas no paciente rastreado?
Após um resultado positivo, há intervenção disponível?
Os pacientes diagnosticados precocemente aderem melhor à estratégia de tratamento proposta?
O tempo que você (o médico) leva para fazer e confirmar o diagnóstico foi bem gasto?
A frequência e a gravidade da doença a ser rastreada justificam o esforço dispendido?

Adaptado de Barrat et al., 1999[2], leitura complementar.

O diagnóstico precoce melhora a sobrevida ou a qualidade de vida?

Essa pergunta inicial poderia ser respondida de forma simples, como, por exemplo, analisando em um hospital de referência para câncer a frequência de rastreamento entre os pacientes com câncer, comparando-se os resultados com outra população sem a doença. Ou, então, comparando nesse mesmo hospital a sobrevida de pacientes com diagnóstico advindo do rastreamento (fase pré-clínica) ou daqueles cujo diagnóstico somente foi realizado com sinais e sintomas exuberantes. Apesar de ser muito utilizada, essa técnica de investigação apresenta vieses que a torna, na maioria das vezes, inadequada.

O motivo de a dificuldade de delineamentos observacionais permitirem decidir sobre a realização de rastreamento vem dos seguintes fatos. Primeiro, em ensaios clínicos de tratamento com medicação sabe-se que pacientes aderentes ao tratamento no braço placebo costumam apresentar um perfil mais favorável de desfechos clínicos quando comparados aos participantes do grupo placebo não aderentes, porque os participantes aderentes são mais preocupados com a própria saúde, incluindo interesse e frequência maior em realizar testes de rastreamento. Ou seja, quem se submete a um teste de rastreamento voluntariamente tende a ser mais "saudável" quando comparado a quem se nega ou recusa a participar do rastreamento. Em segundo lugar, sabe-se que os testes de rastreamento têm melhor desempenho quando a doença é de progressão lenta, ou seja, quando apresenta evolução mais benigna. Esses dois problemas fazem com que haja um viés na direção de resultados positivos para o ato de rastrear em estudos de caso-controle ou de sobrevida.

Por esses fatos, somente realizando ensaios clínicos que diminuem o risco de vieses podemos concluir pela eficácia do rastreamento de determinada doença. Portanto, é sempre necessário testar um grupo de pacientes submetidos ao rastreamento e ao tratamento precoce comparados a um grupo no qual será feita somente observação, sendo realizado o diagnóstico quando a doença se manifestar clinicamente, antes de se concluir a favor ou contra o rastreamento. O estudo padrão-ouro para testar o rastreamento é o ensaio clínico.

Após um resultado positivo, há uma intervenção disponível?

A identificação de um fator de risco ou de doença pré-clínica por rastreamento indicaria a adoção de algum tipo de intervenção, desde alteração de estilo de vida até cirurgia. O exemplo maior vem dos testes de polimorfismo para câncer ou osteoporose realizados em jovens cujo resultado positivo não indica nenhum tipo de intervenção. Outros testes propostos podem muitas vezes estar correlacionados com risco maior de determinada doença, como, por exemplo, a proteína C-reativa ultrassensível que se associa com risco aumentado de doença coronariana. Em alguns casos, não há nada a fazer quando da detecção de um valor elevado, a não ser propor o controle de fatores de risco cardiovascular (hipertensão, tabagismo, diabetes, dislipidemia), atitude essa já consagrada. Considerando que há intervenção disponível, torna-se também necessário garantir o acesso ao tratamento ou ao novo procedimento. Por exemplo, não cabe realizar mamografia em serviço que não tenha condições de esclarecimento rápido dos eventuais nódulos de mama detectados. Ou então diagnosticar dislipidemia sem a certeza das condições de orientação e de dispensação de estatina.

Os pacientes diagnosticados precocemente são mais aderentes ao tratamento?

Além do conhecimento da existência e acesso a um novo procedimento em decorrência de um resultado positivo de rastreamento, torna-se necessário conhecer as taxas de adesão ao tratamento proposto. A adesão ao uso de medicamentos, por exemplo, é um fenômeno que independe de variáveis como gênero, idade e nível educacional, estando mais relacionada às dificuldades do esquema terapêutico como custo do medicamento, efeitos colaterais, vias de administração e muitas vezes às dificuldades nas mudanças de hábitos de vida, além de transtornos psiquiátricos leves como depressão e ansiedade. Não adianta rastrear quem não vai aderir ao tratamento. A adesão ao tratamento, qualquer que seja ele, a curto ou a longo prazo, é em torno de 50%, valor abaixo do que normalmente se esperaria.

O tempo que você gastou para fazer e confirmar o diagnóstico valeu a pena?

Os recursos humanos e financeiros dos serviços de saúde são finitos. Nem sempre se pode dar atenção a todos os indivíduos e disponibilizar todos os recursos diagnósticos e terapêuticos, sendo necessário priorizar o tempo e a estratégia diagnóstica mais custo-efetiva. No caso de um hipertenso, que faz uso irregular da medicação anti-hipertensiva, questiona-se rastrear outro tipo de risco cardiovascular, como, por exemplo, dislipidemia.

A gravidade e a frequência da doença justificam o tempo gasto?

Há doenças cuja história natural é muito lenta, como, por exemplo, o câncer papilífero de tireoide. O tempo e os recursos gastos para sua detecção teriam pouco impacto na sobrevida de um câncer com tratamento bem conhecido e prognóstico favorável. Outro aspecto é o de considerar a existência de doenças preexistentes, que com grande chance determinarão o prognóstico do paciente, como no caso de indivíduo com doença pulmonar obstrutiva crônica com limitação funcional grave, na qual qualquer tipo de proposta de rastreamento, por exemplo, de câncer de cólon, tornar-se-á improdutiva. Uma regra adotada por muitos autores é a de inscrever em programas de rastreamento unicamente indivíduos que tenham sobrevida prevista maior que 10 anos.

VIESES EM RASTREAMENTO

Os estudos de rastreamento são especialmente sensíveis a alguns tipos de vieses conhecidos como *lead-time bias* (viés relacionado ao aumento da sobrevida) e *lenght-time bias* (viés associado ao diagnóstico das doenças de progressão lenta pelos testes de rastreamento)[5].

Lead-time bias é o intervalo de tempo que decorre entre a detecção da doença pelo rastreamento e o momento em que o diagnóstico da doença é feito por manifestação clínica (sintomas e sinais, na fase clínica da doença). Esse intervalo de tempo depende tanto da velocidade com que a doença progride quanto da capacidade do teste de realizar um diagnóstico precoce. Para algumas doenças de progressão rápida (câncer de pulmão ou de ovário), esse intervalo de tempo é tão curto que o rastreamento muitas vezes não consegue detectar os casos graves que já se encontram em fase avançada da doença[5]. Mesmo para cânceres com sobrevida maior (por exemplo, próstata), exames de rastreamento identificarão os casos com melhor prognóstico, não identificando os casos com pior evolução. Quando esse período de tempo é longo (no câncer de colo de útero), o rastreamento funciona melhor. O *lead-time bias* faz com que se tenha a impressão de que o paciente rastreado apresenta sobrevida maior em relação ao paciente que não foi rastreado. Na verdade, como o diagnóstico da doença rastreada é feito na fase pré-clínica (fase assintomática da doença), o paciente viverá mais tempo com o diagnóstico da doença. Caso a doença se manifestasse clinicamente, sua sobrevida seria a mesma de qualquer outro paciente. A sobrevida só parece maior porque o diagnóstico foi feito precocemente (Fig. 17.1)[6].

O *lenght-time bias* ocorre como consequência do fato de que a doença pode ser mais agressiva em um indivíduo que em outro. Assim, há maior chance de programas de rastreamento diagnosticarem os casos de doença com pro-

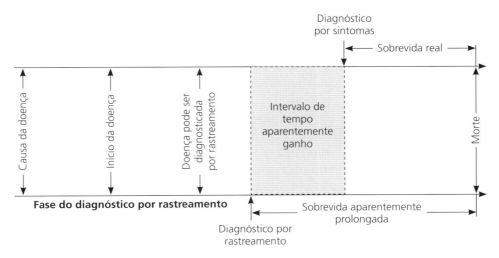

Figura 17.1 – Comparação de um paciente diagnosticado por sintomas clínicos e de um diagnosticado por rastreamento. A área sombreada representa o tempo ganho. Quando o diagnóstico precoce se acompanha de tratamento, o paciente pode beneficiar-se do rastreamento com o aumento da sobrevida. Quando não há tratamento disponível, o rastreamento simplesmente aumenta o intervalo de tempo entre o diagnóstico e a morte, sem benefícios para o paciente. Adaptado de Greenberg et al., 1996[3], leitura complementar.

gressão mais lenta, o que também leva à impressão de que o paciente rastreado vive mais. Na verdade, as doenças passíveis de rastreamento são aquelas de evolução lenta, de modo que entre o intervalo de cada teste a progressão da doença foi pequena. Nas doenças de rápida progressão, como, por exemplo, o câncer de pulmão, entre um teste e o seguinte, a doença já se tornou disseminada, não possibilitando nenhuma forma de tratamento efetivo.

O melhor método para se evitar vieses é criar um desenho de estudo que minimize as ocorrências dos erros sistemáticos. No caso dos estudos de rastreamento, assim como nos de terapêutica, o melhor desenho é sempre o ensaio clínico. Entretanto, nem sempre os ensaios clínicos estarão disponíveis e muitas conclusões podem ser tiradas de um estudo observacional bem desenhado. Há vários estudos de caso-controle, por exemplo, sobre rastreamento de câncer de cólon pela sigmoidoscopia flexível com resultados bastante conclusivos[7].

O NÚMERO NECESSÁRIO PARA RASTREAR

Há poucos estudos com delineamento experimental do tipo ensaio clínico com desfechos clínicos de relevância como mortalidade geral mostrando que atividades de rastreamento apresentam benefícios. Mesmo poucos, eles são apresentados sempre na forma de teste de hipótese, em que uma significância estatística inferior a 5% indicaria rejeição da hipótese nula, e a imediata aceitação da "significância clínico-epidemiológica" do teste com a recomendação do exame em políticas nacionais de rastreamento. Com frequência, leitores confundem "grau de significância estatística com relevância clínica" nesses estudos, não identificando que um tamanho de amostra grande pode resultar em valores de p bastante reduzidos, porém com pequeno impacto. Para tanto, torna-se necessário, por analogia, utilizar-se do mesmo instrumental usado para avaliação terapêutica, o número necessário para tratamento (NNT) nos estudos de rastreamento.

Os benefícios de um teste de rastreamento incluem redução na mortalidade ou melhora da qualidade de vida. Os benefícios podem ser estimados calculando-se a redução do risco absoluto ou como redução do risco relativo para efeitos adversos. Podem-se comparar dois grupos de pacientes: um submetido a determinado teste de rastreamento para o diagnóstico de um tipo de câncer e outro que será somente acompanhado sem nenhum tipo de teste para rastreamento. O risco absoluto de morte pela doença (RA_r) no grupo rastreado (exposto) será calculado como:

$$RA_r = \frac{\text{Número de casos de morte pela doença}}{\text{Número de indivíduos rastreados}}$$

O risco absoluto de morte pela doença nos indivíduos não submetidos ao rastreamento (RA_{nr}) (não expostos) será de:

$$RA_{nr} = \frac{\text{Número de casos de mortes pela doença}}{\text{Número de indivíduos não rastreados}}$$

A redução do risco absoluto para rastreamento (RRA_r) será calculada como:

$$RRA_r = RA_r - RA_{nr}$$

O número necessário para rastrear (NNR) será calculado como:

$$NNR = \frac{1}{RRA_r}$$

O risco relativo de presença de efeitos adversos pode ser calculado como a incidência de efeitos adversos no grupo rastreado sobre a incidência de efeitos adversos no grupo não rastreado. A redução do risco relativo de efeitos colaterais (RRR_{ec}) será calculada como $1 - RRR_{ec}$, podendo ser expresso em porcentagem.

Todo estudo de rastreamento deveria expressar seus resultados na forma do número necessário para rastrear. Por exemplo, no estudo a seguir sobre rastreamento de aneurisma de aorta abdominal, embora o número necessário para rastrear não seja citado, é facilmente calculável a partir dos dados do resumo[8]. O número de indivíduos a serem rastreados para que se evite uma morte é calculado assim:

$$\text{Risco absoluto de óbitos no grupo rastreado} = \frac{\text{Número de mortes no grupo}}{\text{Número de indivíduos rastreados}} = \frac{65}{33.839} = 0,0019$$

$$\text{Risco absoluto de óbitos no grupo não rastreado} = \frac{\text{Número de mortes nesse grupo}}{\text{Total de indivíduos não rastreados}} = \frac{113}{33.961} = 0,0033$$

$$\text{Redução do risco absoluto (RRA)} = 0,0033 - 0,0019 = 0,0014$$

$$\text{Número necessário para rastrear} = \frac{1}{RRA} = \frac{1}{0,0014} = 714$$

$$\text{Redução do risco absoluto em \%} = \frac{0,0033 - 0,0019}{0,0033} \times 100 = 42\% \text{ (esse dado o estudo já dá calculado)}$$

Utilizando os dados do estudo na forma completa, ainda é possível calcular a porcentagem de redução do risco relativo de complicações não fatais. Vamos considerar como complicações não fatais o número de cirurgias feitas pela urgência, sem óbito, em cada grupo. No grupo rastreado, houve 17 cirurgias pela urgência por ruptura de aneurisma. No grupo não rastreado houve 27 cirurgias de urgência.

$$\text{Risco absoluto (RA) de cirurgia pela urgência no grupo rastreado} = \frac{17}{33.839} = 0,0005$$

$$\text{Risco absoluto de cirurgia pela urgência no grupo não rastreado} = \frac{27}{33.961} = 0,000795$$

$$\text{Risco relativo (RR)} = \frac{\text{RA do grupo rastreado}}{\text{RA do grupo não rastreado}} = \frac{0,0005}{0,000795} = 0,62$$

A redução do risco relativo em % será de = 100% − 68% = 32%

Ou seja, no grupo rastreado houve 32% a menos de cirurgias de urgência por aneurisma roto.

Lancet 2002;360:1531.

The Multicentre Aneurysm Screening Study (MASS) into the effect of abdominal aortic aneurysm screening on mortality in men: a randomised controlled trial.

Ashton HA, Buxton MJ, Day NE, Kim LG, Marteau TM, Scott RA, Thompson SG, Walker NM, The Multicentre Aneurysm Screening Study Group.

John Radcliffe Hospital, Oxford.

Abstract

BACKGROUND: Opposing views have been published on the importance of ultrasound screening for abdominal aortic aneurysms. The Multicentre Aneurysm Screening Study was designed to assess whether or not such screening is beneficial. METHODS: A population-based sample of men (n = 67,800) aged 65-74 years was enrolled, and each individual randomly allocated to either receive an invitation for an abdominal ultrasound scan (invited group, n = 33,839) or not (control group, n = 33,961). Men in whom abdominal aortic aneurysms (> or = 3cm in diameter) were detected were followed-up with repeat ultrasound scans for a mean of 4.1 years. Surgery was considered on specific criteria (diameter > or = 5.5cm, expansion > or = 1cm per year, symptoms). Mortality data were obtained from the Office of National Statistics, and an intention-to-treat analysis was based on cause of death. Quality of life was assessed with four standardised scales. The primary outcome measure was mortality related to abdominal aortic aneurysm. FINDINGS: 27,147 of 33,839 (80%) men in the invited group accepted the invitation to screening, and 1,333 aneurysms were detected. There were 65 aneurysm-related deaths (absolute risk 0.19%) in the invited group, and 113 (0.33%) in the control group (risk reduction 42%, 95% CI 22-58; p = 0.0002), with a 53% reduction (95% CI 30-64) in those who attended screening. 30-day mortality was 6% (24 of 414) after elective surgery for an aneurysm, and 37% (30 of 81) after emergency surgery. INTERPRETATION: Our results provide reliable evidence of benefit from screening for abdominal aortic aneurysms[8].

Lancet 2002;360:1531.

Estudo multicêntrico de rastreamento de aneurisma – efeito do rastreamento do aneurisma de aorta abdominal na mortalidade em homens: ensaio clínico randomizado e controlado.

Ashton HA, Buxton MJ, Kim LG, Marteau TM, Scott RA, Thompson SG, Walker NM, The Multicentre Aneurysm Screening Study Group.

John Radcliffe Hospital, Oxford.

Resumo

CENÁRIO: Há muita divergência sobre a importância do rastreamento de aneurisma de aorta abdominal pela ultrassonografia. O estudo multicêntrico para rastreamento de aneurisma foi desenhado para avaliar se o rastreamento é benéfico ou não. MÉTODOS: Uma amostra populacional de homens (n = 67.800) com idades entre 65 e 74 anos foi selecionada, e cada indivíduo foi randomizado para realizar ultrassonografia (n = 33.839) ou não (n = 33.961). Os homens nas quais se detectou aneurisma de aorta abdominal ($\geq$ 3cm de diâmetro) foram seguidos com ultrassonografias periódicas durante 4,1 anos. Era indicada cirurgia baseada em critérios específicos (diâmetro do aneurisma > 5cm, expansão $\geq$ 1cm por ano ou presença de sintomas). Dados de mortalidade foram obtidos junto ao Serviço Nacional de Estatística, e foi realizada uma análise por intenção de rastrear baseada na causa da morte. A qualidade de vida foi avaliada por meio de quatro escalas padronizadas. O desfecho primário foi mortalidade relacionada ao aneurisma de aorta abdominal. RESULTADOS: Em 27.147 de 33.839 (80%) homens no grupo que recebeu o convite para comparecer à ultrassonografia foram diagnosticados 1.333 aneurismas. Nesse grupo, só 65 indivíduos morreram por causas relacionadas ao aneurisma (risco absoluto de 0,19%), enquanto no grupo não rastreado 113 indivíduos morreram (0,33%) (redução do risco absoluto de 42%, IC 95%, 22-58; p = 0,0002), com redução de 53% (IC 95%: 30-64) no risco de morte relacionada ao aneurisma naqueles que se submeteram ao rastreamento. A mortalidade cirúrgica em 30 dias foi de 6% (24 de 414) nas cirurgias eletivas e de 37% (30 de 81) nas cirurgias de urgência. INTERPRETAÇÃO: Os resultados do estudo mostram que há evidências claras de benefício no rastreamento de aneurisma de aorta abdominal[8].

Os estudos de rastreamento costumam avaliar mais câncer que doença cardiovascular. Para as doenças cardiovasculares, é possível calcular o NNR a partir da dedução de vários ensaios clínicos e meta-análises do uso de fármacos ou outro tipo de intervenção para reduzir a pressão arterial ou os níveis de colesterol total, tendo como desfecho clínico, no caso, a mortalidade geral. Como a presença do fator de risco, hipertensão, diabetes ou colesterol elevado podem ser já do conhecimento do indivíduo, usa-se o artifício de dividir o NNR obtido pela proporção de indivíduos que desconhecem a situação ou não se encontram controlados com valores dentro dos limites considerados adequados. O NNR para a medida de pressão arterial com esfigmomanômetro e tratamento com diurético tiazídico é de 274 indivíduos rastreados para se evitar uma morte em cinco anos e para a detecção de colesterol elevado e tratamento com pravastatina é de 418 em cinco anos. Para efeito de comparação, os NNR para pesquisa de sangue oculto nas fezes para rastreamento de câncer de cólon foram de 1.374 e para a mamografia para câncer de mama de 1.251 na sétima década de vida, 2.451 na sexta década e 8.054 na quinta década. Portanto, o NNR para a prevenção de doença cardiovascular é menor que o NNR para a prevenção de câncer na grande maioria das vezes[9].

RESULTADOS POSSÍVEIS NO RASTREAMENTO

Quando realizamos um teste de rastreamento em determinada amostra há quatro possibilidades descritas (Quadro 17.2).

Quadro 17.2 – Resumo dos riscos e benefícios de um teste de rastreamento para diagnosticar uma doença em fase pré-clínica.

		Doença subclínica ou fator de risco		
		Presente		**Ausente**
Teste de rastreamento	Presente	Verdadeiro-positivo		Falso-positivo
		Doença clinicamente importante (a1)	Doença sem importância clínica (a2)	(b)
	Ausente	Falso-negativo		Verdadeiro-negativo
		Doença clinicamente importante (c1)	Doença sem importância clínica (b2)	(b)

Adaptado de Barrat et al., 1999[2], leitura complementar.

Os indivíduos em que o teste de rastreamento foi positivo e a doença diagnosticada é clinicamente significativa serão beneficiados pelo rastreamento desde que aderentes ao tratamento precoce (casela a1). É o caso de crianças com fenilcetonúria ou hipotireoidismo, doenças diagnosticadas pelo teste do pezinho feito na maternidade e que, sendo o teste positivo, indicam dieta específica (na fenilcetonúria) ou tratamento com L-tiroxina (no hipotireoidismo), prevenindo sequelas importantes. Naqueles em que o teste de rastreamento foi positivo, mas a doença não é clinicamente significativa, o indivíduo sofrerá os efeitos negativos do rastreamento, como o ganho do rótulo de doente sem desfrutar das vantagens de um diagnóstico e tratamento precoces (casela a2). É o caso da sorologia para doença de Chagas solicitada para indivíduos oriundos de área endêmica. Mesmo que o resultado seja positivo, na maioria das vezes a doença clínica não se manifestará, porém esse indivíduo poderá ser discriminado em exame trabalhista admissional. Podemos também pensar em um indivíduo diabético com insuficiência cardíaca classe funcional III com antecedente de três infartos do miocárdio submetido a um rastreamento para câncer de próstata cujo resultado é positivo. O risco de esse paciente morrer de doença cardiovascular é tão elevado que de nada adianta o rastreamento de uma doença de progressão lenta, como a maioria dos cânceres de próstata.

Se o teste de rastreamento for positivo, mas a doença pré-clínica não estiver presente (indivíduo falso-positivo), o indivíduo novamente terá todos os estigmas do rastreamento e nem vai se beneficiar do tratamento. É o caso de pedir um teste de HIV e dar o resultado ao paciente baseado somente no teste imunoenzimático ELISA, que frequentemente apresenta resultados falso-positivos (casela b).

Situações com testes falso-negativos para uma doença clinicamente importante poderão atrasar uma possível intervenção, como, por exemplo, no resultado falso-negativo para a reação sorológica para sífilis nos exames de pré-natal (casela c1). Por outro lado, o resultado falso-negativo quando a doença não é clinicamente importante não causa nenhum problema, ao contrário, evita que o paciente seja rotulado como doente (casela c2).

Os indivíduos com resultado do teste de rastreamento negativo que não apresentam realmente a doença (verdadeiro-negativos) se beneficiam ao saber que realmente não estão doentes, embora tenham que passar pela ansiedade de esperar o resultado do teste e arcar com os custos do exame. Por outro lado, no fumante de muitos anos que faz a radiografia de tórax com resultado normal, o resultado negativo pode funcionar como um reforço positivo para continuar fumando. Nesse caso, o errado é pedir o exame, já que a radiografia de tórax é um mau teste diagnóstico para o rastreamento de câncer de pulmão.

Quando, em vez da doença, centramos o diagnóstico na presença de fatores de risco, o número necessário de indivíduos que devem ser rastreados e tratados para se evitar um desfecho clínico é ainda mais alto, e muitos indivíduos que serão tratados nem desenvolveriam doença clinicamente importante.

RECOMENDAÇÕES PARA ANALISAR UM ARTIGO OU UM CONSENSO SOBRE RASTREAMENTO

Toda vez que lemos um artigo sobre rastreamento é importante fazer algumas perguntas, como as apresentadas no quadro 17.3.

AS RECOMENDAÇÕES SÃO VÁLIDAS?

As recomendações sobre os efeitos benéficos e os prejuízos associados ao rastreamento serão mais fortes se forem provenientes de ensaios clínicos randomizados controlados. Quando os benefícios de um teste de rastreamento são muito óbvios, os ensaios clínicos tornam-se desnecessários. É o caso do Papanicolaou para o rastreamento de câncer de colo uterino. Quando os benefícios não são tão evidentes, os ensaios clínicos tornam-se fundamentais.

Quadro 17.3 – Recomendações a serem analisadas na leitura de um artigo ou consenso sobre rastreamento.

As recomendações são válidas?
Há evidências provenientes de ensaios clínicos randomizados de que a intervenção ou tratamento precoces realmente funcionam?
Os dados foram identificados, selecionados e combinados sem a presença de vieses?
Quais são as recomendações e como elas ajudariam no cuidar do seu paciente?
Quais são os benefícios do rastreamento?
Quais são os efeitos colaterais e possíveis problemas relacionados ao rastreamento?
Como são comparadas populações diferentes e técnicas de rastreamento diferentes nesses estudos?
Qual o impacto dos valores e preferências individuais nesses estudos?
Qual o impacto da incerteza?
Qual o custo-efetividade do rastreamento?

Adaptado de Barrat et al., 1999[2], leitura complementar.

OS DADOS FORAM IDENTIFICADOS, SELECIONADOS E COMBINADOS DE FORMA A NÃO APRESENTAR VIESES?

Todas as diretrizes devem incluir os critérios de inclusão e de exclusão dos estudos que dele participam, além de verificar se a metodologia desses estudos é realmente adequada. Em uma meta-análise sobre rastreamento devem ser incluídos todos os ensaios clínicos com resultados positivos e negativos, publicados ou não, e ser respeitados os mesmo critérios já definidos no capítulo Revisões sistemáticas e meta-análises.

QUAIS SÃO AS RECOMENDAÇÕES E COMO ELAS AJUDARÃO NO CUIDAR DO SEU PACIENTE?

Boas diretrizes sobre rastreamento devem analisar os riscos e os benefícios desse procedimento, além de tentar explicar como os resultados poderão variar se analisarmos diferentes subgrupos ou utilizarmos diferentes testes de rastreamento. Por exemplo, na pesquisa de sangue oculto nas fezes para o diagnóstico de câncer de cólon, pode-se usar o teste do guaiaco hidratado ou não hidratado, além de outros métodos.

QUAIS SÃO OS BENEFÍCIOS DO RASTREAMENTO?

Quais são os efeitos adversos?

Testes de rastreamento podem causar complicações decorrentes do próprio teste (complicações da colonoscopia no rastreamento de câncer de cólon) ou de efeitos colaterais do tratamento precoce.

Também é considerada complicação o "rótulo" de doente, que é dado a um indivíduo considerado antes sadio, e os custos e as inconveniências associados ao processo diagnóstico.

Um consenso de 1993 já mostrava frequência de 8 a 10% de pacientes falso-positivos usando-se o teste do guaiaco hidratado para a pesquisa de sangue oculto nas fezes[10]. Somente 2 a 6% dos indivíduos com teste positivo apresentavam realmente câncer de cólon. Assim, de cada 100 pacientes com teste positivo, em média 4 apresentavam câncer de cólon, mas os 100 pacientes eram submetidos à colonoscopia. As colonoscopias fizeram o diagnóstico de muitos pólipos (25% dos indivíduos com mais de 50 anos tinham pólipos, vários dos quais removidos e encaminhados para biópsia). Alguns desses pólipos progrediriam para câncer invasivo. Muitos dos pacientes que retiraram um pólipo, mesmo que benigno, continuaram a fazer colonoscopias periódicas. Todos esses custos nos pacientes que não apresentavam câncer de cólon têm que ser incluídos no cálculo do custo do rastreamento.

Mesmo que o resultado do teste seja negativo, esperar o resultado de um exame sempre gera ansiedade, e o exame também tem custos e complicações[10]. No caso da colonoscopia, a mais comum é a perfuração de intestino cujo risco aumenta com a idade do paciente, chegando a 1%. A tabela 17.1 mostra os resultados da diretriz.

A sensibilidade do guaiaco hidratado nessa amostra foi de 90%, ou seja, 10% dos cânceres de cólon foram perdidos. Os 10% de pacientes que tiveram o teste negativo e depois desenvolveram câncer de cólon ficaram revoltados e se sentiram traídos pelo programa de rastreamento, uma das suas consequências negativas. Os dados mostram que para cada 13,3 mortes prevenidas haverá 0,5 morte em consequência das complicações da colonoscopia.

Tabela 17.1 – Consequências clínicas de 1.000 pacientes que entraram em um programa de rastreamento de câncer de cólon anual utilizando a pesquisa de sangue oculto nas fezes em indivíduos com mais de 50 anos de idade que permaneceram no programa até os 85 anos ou a morte*.

Consequências clínicas	Número (%)
Problemas no rastreamento	
Número de testes feitos	27.030
Colonoscopias	2.263
Testes falso-positivos (pesquisa de sangue oculto nas fezes)	2.158
Mortes por complicação da colonoscopia	0,5
Perfuração do intestino quando da colonoscopia	3
Sangramentos maciços durante a colonoscopia	7,4
Complicações de baixo risco da colonoscopia	7,7
Benefícios do rastreamento	
Mortes evitadas	13,3
Anos de vida salvos	123,3
Anos de vida ganhos por indivíduo cujo câncer foi rastreado	9,3

* Esses dados provêm de uma simulação por computador a partir de dados originais de estudos. Adaptada de Winaver et al., 1997[10].

Os benefícios e os problemas advindos do rastreamento foram comparados em populações diferentes utilizando-se diferentes métodos de rastreamento?

A *US Task Preventive Services Task Force* e vários consensos e revisões na área recomendam o rastreamento de câncer de cólon em adultos com mais de 50 anos de idade[7,10-14]. O rastreamento de câncer de cólon nessa faixa etária reduz a mortalidade específica para câncer de cólon e pode diminuir a incidência da doença pela extração dos pólipos adenomatosos. Embora haja consenso em relação a essa informação, persiste a dúvida sobre qual das opções de rastreamento disponíveis seria a mais efetiva. Há ensaios clínicos que comprovam a efetividade da pesquisa de sangue oculto nas fezes na redução da incidência e da mortalidade por câncer de cólon. Dados de estudos de caso-controle com boa metodologia também mostram a efetividade da sigmoidoscopia e possivelmente da colonoscopia na redução da incidência e mortalidade por câncer de cólon. E dados de ensaios clínicos randomizados e controlados e de um ensaio clínico não randomizado também mostram evidências de boa efetividade do uso acoplado da pesquisa de sangue oculto associada à sigmoidoscopia. Os dados para a avaliação da efetividade do enema com bário são ainda insuficientes. O rastreamento utilizando a pesquisa de sangue oculto nas fezes com o método do guaiaco seria feito anualmente[7]. A *American Cancer Society* recomenda o rastreamento dos pólipos e do câncer de cólon utilizando-se sigmoidoscopia flexível a cada cinco anos, colonoscopia a cada 10 anos, enema baritado a cada cinco anos ou a tomografia de cólon (colonoscopia virtual). Para o diagnóstico somente do câncer poderia ser utilizada a pesquisa de sangue oculto nas fezes[15]. Entretanto, é preciso tomar cuidado com essas recomendações de sociedades de especialistas que tendem a ser mais direcionadas à recomendação do rastreamento em relação a *US Preventive Services Task Force*, que analisa de forma muito mais rigorosa as evidências.

Dados obtidos em diferentes populações mostram que o benefício do rastreamento aumenta com a idade, já que a prevalência da doença também está relacionada à idade. Os anos de vida salvos pelo diagnóstico precoce do câncer pelo rastreamento aumentam até os 75 anos de idade, após o que voltam a cair em virtude da diminuição da expectativa de vida. Assim, para um indivíduo com 40 anos, as vantagens do rastreamento são pequenas, já que a incidência da doença e a mortalidade decorrente são baixas. O mesmo acontece após os 80 anos, devido à diminuição da expectativa de vida.

Os indivíduos que apresentam um ou mais parentes de primeiro grau (pais, filhos ou primos) com a doença são considerados população de alto risco para desenvolver câncer de cólon. Nessa população, recomenda-se o início do rastreamento a partir dos 40 anos de idade. A diminuição do intervalo entre os testes de rastreamento aumenta a efetividade do programa. Entretanto, a frequência de complicações aumenta à medida que o rastreamento é repetido a intervalos menores de tempo. É importante lembrar que muitos testes dos uti-

COMO LER UM ARTIGO OU DIRETRIZ SOBRE RASTREAMENTO

lizados para rastreamento são de difícil aceitação. É o caso da colonoscopia ou mesmo da mamografia. Em relação ao câncer de cólon, estudos mostraram que a adesão a um programa de rastreamento de câncer de cólon em população bem informada utilizando sigmoidoscopia e colonoscopia é baixa, sendo necessária a estimulação periódica do paciente como estratégia de aumento da adesão[14]. A necessidade de dieta para a coleta da pesquisa de sangue oculto diminui a adesão do paciente ao procedimento. Em 2001, meta-análise de cinco ensaios clínicos utilizando a pesquisa de sangue oculto nas fezes pelo método do guaiaco mostrou a ausência de efeito da restrição dietética na taxa de positividade do exame[16].

Se surge um teste mais moderno capaz de detectar doença do ponto de vista clínico, a efetividade do programa de rastreamento melhora. Mas, caso o novo teste simplesmente faça o diagnóstico de doença na fase pré-clínica (por exemplo, fazendo o diagnóstico mais precoce de um câncer de próstata de baixo grau ou alterações da citologia do Papanicolaou de pouca significância), isso aumentará o número de problemas decorrentes do rastreamento. Muitas vezes, os dados de ensaios clínicos sobre novos testes demoram a surgir, ficando a julgamento do médico decidir se o rastreamento será feito ou não com um método mais sensível, mas ainda não testado. É o caso da colonoscopia no rastreamento do câncer de cólon. As evidências até o momento sobre qual teste seria o melhor para o rastreamento do câncer de cólon ainda são pouco claras, quando são pesados riscos e benefícios do procedimento.

QUAL O IMPACTO DOS VALORES E PREFERÊNCIAS INDIVIDUAIS NESSE ESTUDO?

O paciente deve interferir de forma ativa na decisão de participar de um programa de rastreamento e qualquer estudo sobre rastreamento deve avaliar sua opinião. O papel do médico é explicar ao paciente com clareza as vantagens e as desvantagens de um programa de rastreamento para determinada doença. As decisões de cada paciente serão únicas, levando em conta valores culturais e pessoais, que devem ser respeitados.

Qual o impacto da incerteza associada à evidência?

Toda estimativa, sempre que possível, deve ser apresentada com o intervalo de confiança correspondente. Isso facilita o entendimento da dimensão dos benefícios e das complicações. Quanto mais estreito o intervalo de confiança melhor.

Qual o custo-efetividade do rastreamento?

Embora o profissional da saúde sempre pense primeiro no seu paciente, é necessário pensar também em termos de políticas de saúde pública. De forma geral, considera-se custo-efetivo um gasto de até US$ 50.000 para cada vida salva em um programa de rastreamento. O custo de um programa de rastreamento para câncer de cólon em adultos com mais de 50 anos de idade custa aproximadamente US$ 20.000 por cada ano de vida salvo, independente do tipo de teste utilizado. Em relação à mamografia, em mulheres de 50 a 69 anos de idade, os custos ficam em torno de US$ 21.400 por ano de vida salvo. Para o rastreamento de aneurisma de aorta abdominal pela ultrassonografia, em homens com mais de 60 anos de idade, os custos ficam em torno de US$ 41.550 por ano de vida salvo.

Portanto, a ideia de que prevenir é mais barato que tratar não é correta. Prevenir muitas vezes custa mais que tratar. Entretanto, a prevenção é um direito do cidadão e um dever da sociedade.

COMO UTILIZAR O RASTREAMENTO?

O rastreamento deve ser utilizado de acordo com a prevalência da doença a ser rastreada na população e de acordo com a sua faixa etária. Não adianta fazer rastreamento em faixas etárias elevadas, nas quais a probabilidade de morte por doença cardiovascular, por exemplo, é muitas vezes maior que a probabilidade de morte pela doença a ser rastreada.

É importante, também, que não se criem demandas que não poderão ser resolvidas, ou seja, não se deve rastrear nenhum tipo de doença cujo tratamento seja cirúrgico se não há disponibilidade de leitos para internação dos pacientes que necessitem da cirurgia. Caso contrário, a única consequência do rastreamento será uma profunda angústia nos pacientes com resultado de teste positivo que têm que conviver com a ideia de que são doentes, mas devem esperar em uma fila pelo tratamento adequado. Pode ser que quando o tratamento seja efetuado a doença já esteja avançada. Como explicar isso ao paciente?

Outro ponto a ser lembrado é que só devemos rastrear doenças que possam ser tratadas ou fatores de risco que possam ser controlados prevenindo a doença. Caso contrário, novamente o programa de rastreamento se transforma em uma fonte de angústias, ou seja, em vez de melhorar a sobrevida ou a qualidade de vida do paciente, só aumentará o tempo de diagnóstico da doença ou de angústia em consequência do diagnóstico.

Cabe ao paciente decidir sobre fazer ou não o teste de rastreamento, pesando ele pessoalmente os riscos e os benefícios do processo. O papel do profissional da saúde é esclarecê-lo sobre esses riscos e benefícios e deixar que ele tome sua própria decisão.

LEITURA COMPLEMENTAR

1. Sackett DL et al. Evidence-based medicine – how to practice and teach EBM. Edinburgh, United Kingdom: Churchill Livingstone; 2000.

2. Barrat A et al, for the Evidence-Based Medicine Working Group. Users' Guide to Medical Literature. XVII. How to use guidelines and recommendations about screening. JAMA 1999;281:2029.

3. Greenberg RS et al. Medical epidemiology. 2nd ed. Stamford, Connecticut: Appleton & Lange; 1996.

REFERÊNCIAS BIBLIOGRÁFICAS

1. Sackett DL et al. Evidence-based medicine – how to practice and teach EBM. Edinburgh, United Kingdom: Churchill Livingstone; 2.000.

2. Macdonald LA et al. Labeling in hypertension: a review of the behavioural and psychological consequences. J Chron Dis 1984;37:933.

3. Testa MA, Simonson DC. Measuring quality of life in hypertensive patients with diabetes. Postgrad Med J 1988;64(Suppl 3): 50.

4. Testa MA. Interpreting quality-of-life clinical trial data for use in the clinical practice of antihypertensive therapy. J Hypertens Suppl 1987;5:S9.

5. Fletcher RH et al. Clinical epidemiology – the essentials. 3rd ed. Baltimore, USA: Williams & Wilkins; 1996.

6. Barrat A et al., for the Evidence-Based Medicine Working Group. Users' Guide to Medical Literature. XVII. How to use guidelines and recommendations about screening. JAMA 1999;281:2029.

7. Pignone M et al. Screening of colorectal cancer in adults at average risk: a summary of the evidence for the US Preventive Services Task Force. Ann Intern Med 2002;137: 132.

8. The Multicentre Aneurysm Screening Study Group. The Multicentre Aneurysm Screening Study (MASS) into the effect of abdominal aortic aneurysm screening on mortality in men: a randomised controlled trial. Lancet 2002;360:1531.

9. Rembold CM. Number needed to screen: development of a statistic for disease screening. BMJ 1998;317:307.

10. Winaver SJ et al. Colorectal screening cancer: guidelines and rationale. Gastroenterology 1997;112:594.

11. Pignone M, Levin B. Recent developments in colorectal cancer screening and prevention. Am Fam Physician 2002;15: 297.

12. Towbridge B, Burt RW. Colorectal cancer screening. Surg Clin North Am 2002; 82:943.

13. Cappell MS, Friedel D. The role of sigmoidoscopy and colonoscopy in the diagnosis and management of lower gastrointestinal disorders: endoscopic findings, therapy, and complications. Med Clin North Am 2002;86:1253.

14. Blom J et al. Compliance and findings in a Swedish population screened for colorectal cancer with sigmoidoscopy. Eur J Surg Oncol 2001;28:827.

15. American Cancer Society guidelines for the early detection of cancer. http://www.cancer.org

16. Pignone M et al.. Meta-analysis of dietary restriction during fecal occult blood testing. Eff Clin Pract 2001;4:150.

17. Bach PB et al. Computed tomography screening and lung cancer outcomes JAMA 2007;297:953.

367

EPIDEMIOLOGIA – ABORDAGEM PRÁTICA

EXERCÍCIOS

1. Cânceres de evolução rápida como o de pulmão e ovário.
   A) Beneficiam-se do rastreamento a intervalos anuais.
   B) Não se beneficiam de rastreamento.
   C) Podem beneficiar-se do rastreamento a intervalos semestrais.
   D) Devem ser rastreados nas pessoas com história familiar da doença.
   E) São um exemplo clássico do viés de tempo ganho.

2. Hospital terciário faz rastreamento para aneurisma de aorta abdominal e adultos de ambos os sexos com mais de 40 anos de idade. A fila para cirurgia de aneurisma no hospital antes do início do rastreamento era em média de um ano.
   A) Está indicado o rastreamento devido à gravidade do quadro de rompimento de um aneurisma.
   B) Está indicado o rastreamento, mas somente em homens com mais de 50 anos de idade e fumantes de longa data que se constituem no principal grupo de risco para o aneurisma de aorta abdominal.
   C) Não está indicado porque o hospital já apresenta fila para cirurgia nos casos de aneurisma diagnosticados antes do rastreamento.
   D) Não está indicado porque a faixa etária para o rastreamento em homens e mulheres é de 60 anos de idade.
   E) O aneurisma de aorta abdominal não faz parte do grupo de doenças que necessitam de rastreamento.

3. Leia o resumo a seguir:

JAMA 2007;297:953.

Computed Tomography Screening and Lung Cancer Outcomes[17].

Peter B. Bach, MD, MAPP; James R. Jett, MD; Ugo Pastorino, MD; Melvyn S. Tockman, MD, PhD; Stephen J. Swensen, MD, MMM; Colin B. Begg, PhD.

Departamento de Epidemiologia e Bioestatística, Memorial Sloan Kettering Cancer Center, New York.

Abstract

CONTEXT: Current and former smokers are currently being screened for lung cancer with computed tomography (CT), although there are limited data on the effect screening has on lung cancer outcomes. Randomized controlled trials assessing CT screening are currently under way. OBJECTIVE: To assess whether screening may increase the frequency of lung cancer diagnosis and lung cancer resection or may reduce the risk of a diagnosis of advanced lung cancer or death from lung cancer. Design, Setting, and Participants: Longitudinal analysis of 3246 asymptomatic current or former smokers screened for lung cancer beginning in 1998 either at 1 of 2 academic medical centers in the United States or an academic medical center in Italy with follow-up for a median of 3.9 years. INTERVENTION: Annual CT scans with comprehensive evaluation and treatment of detected nodules. MAIN OUTCOME MEASURES: Comparison of predicted with observed number of new lung cancer cases, lung cancer resections, advanced lung cancer cases, and deaths from lung cancer. RESULTS: There were 144 individuals diagnosed with lung cancer compared with 44.5 expected cases (relative risk [RR], 3.2; 95% confidence interval [CI], 2.7-3.8; P < .001). There were 109 individuals who had a lung resection compared with 10.9 expected cases (RR, 10.0; 95%

368

CI, 8.2-11.9; P < .001). There was no evidence of a decline in the number of diagnoses of advanced lung cancers (42 individuals compared with 33.4 expected cases) or deaths from lung cancer (38 deaths due to lung cancer observed and 38.8 expected; RR, 1.0; 95% CI, 0.7-1.3; P = .90). CONCLUSIONS:...

JAMA 2007;297:953.

Rastreamento com tomografia computadorizada e desfechos clínicos no câncer de pulmão[17].

Peter B. Bach, James R. Jett, Ugo Pastorino, Melvyn S. Tockman, Stephen J. Swensen, Colin B. Begg, PhD.

Departamento de Epidemiologia e Bioestatística, Memorial Sloan Kettering Cancer Center, New York.

Resumo

CONTEXTO: Fumantes ativos e ex-fumantes são atualmente rastreados para câncer de pulmão utilizando tomografia computadorizada, embora há poucos dados sobre o efeito do rastreamento sobre o desfecho clínico no câncer de pulmão. Vários ensaios clínicos randomizados estão em andamento. OBJETIVO: Avaliar se o rastreamento pode aumentar a frequência do diagnóstico de câncer de pulmão e sua ressecção ou pode reduzir o risco de diagnosticar cânceres em estágio avançado ou morte pelo câncer de pulmão. DESENHO, CENÁRIO E PARTICIPANTES: Análise longitudinal de 3.246 indivíduos assintomáticos fumantes ou ex-fumantes que foram rastreados para câncer de pulmão a partir de 1998 em centros acadêmicos nos Estados Unidos ou na Itália com mediana de seguimento de 3,9 anos. INTERVENÇÃO: Exame de tomografia computadorizada com avaliação e tratamento dos nódulos detectados. DESFECHOS PRINCIPAIS: Comparação do número de casos novos de câncer de pulmão preditos com o número de cânceres, ressecções de câncer de pulmão, diagnóstico de casos novos e avançados e de mortes por câncer de pulmão. RESULTADOS: Houve 144 indivíduos diagnosticados com câncer de pulmão comparados aos 44 casos esperados (risco relativo [RR], 3,2; intervalo de confiança a 95% [IC 95%], 2,7-3,8; p < 0,001). Houve 109 indivíduos com ressecção pulmonar comparados aos 10,9 casos esperados (RR, 10; IC 95%, 8,2-11,9; p < 0,001). Não se observaram evidências de um declínio no número de casos novos com câncer de pulmão avançado (42 pessoas comparadas 33,4 casos esperados) ou mortes por câncer de pulmão (38 mortes por câncer de pulmão comparadas a 38,8 mortes esperadas – RR, 1,0; IC 95%, 0,7-1,3; p = 0,90). CONCLUSÃO: ...

A) Leia o texto com atenção e escreva a conclusão.
B) Compare a sua conclusão com a conclusão oficial do estudo e analise as diferenças.

RESPOSTAS

1. B) Resposta cânceres de crescimento rápido não devem ser rastreados porque podem desenvolver-se rapidamente com metástases sistêmicas no intervalo entre dois rastreamentos.

2. C) O rastreamento não está indicado porque o hospital já tinha uma fila de espera para cirurgia antes do início do rastreamento. O paciente rastreado vai receber o rótulo da doença e vai ter que esperar na fila a realização da cirurgia, o que gera muita angústia.

EPIDEMIOLOGIA – ABORDAGEM PRÁTICA

3. A) A conclusão publicada no resumo do artigo original foi:

CONCLUSIONS: Screening for lung cancer with low-dose CT may increase the rate of lung cancer diagnosis and treatment, but may not meaningfully reduce the risk of advanced lung cancer or death from lung cancer. Until more conclusive data are available, asymptomatic individuals should not be screened outside of clinical research studies that have a reasonable likelihood of further clarifying the potential benefits and risks.

CONCLUSÕES: O rastreamento de câncer de pulmão com tomografia computadorizada com baixa dose de radiação pode aumentar o número de diagnósticos e de casos tratados, mas não diminui de forma significativa o risco de câncer de pulmão avançado nem o risco de morte por câncer de pulmão. Até que mais dados conclusivos estejam disponíveis, indivíduos assintomáticos não devem ser rastreados, a não ser em estudos clínicos de avaliação de rastreamento com probabilidade de esclarecer os benefícios e riscos desse procedimento.

É importante lembrar na hora de responder que em epidemiologia existem três desfechos clínicos considerados principais: morte, morbidade e qualidade de vida. Os desfechos avaliados no estudo referentes a número de diagnósticos e de procedimentos são desfechos secundários e de menor importância. Se o paciente foi diagnosticado antes, mas a sobrevida não mudou, ele viveu mais tempo sabendo que tinha o câncer e provavelmente apresentou algum tipo de prejuízo da qualidade de vida em decorrência da intervenção cirúrgica, ou seja, sofreu as consequências do rastreamento sem os benefícios.

18. DIRETRIZES – UTILIDADE E IMPORTÂNCIA PRÁTICA

Isabela M. Benseñor
Paulo A. Lotufo

Diretrizes (ou, no inglês, *guidelines*) são sínteses do conhecimento advindo de estudos empíricos – observacionais e, principalmente ensaios clínicos – desenvolvidas para facilitar decisões a serem tomadas por médicos e pacientes a respeito de exames diagnósticos e atitudes terapêuticas apropriados a uma determinada doença[1]. Elas são uma tentativa de disponibilizar grande quantidade de informação médica de forma sintética, conveniente e simples de se ler. No Brasil, as diretrizes foram denominadas inicialmente de "consensos", uma denominação ainda muito frequente, mas inadequada[2].

Antes da disseminação das diretrizes como forma simples de padronização e sistematização dos conhecimentos sobre determinada doença, muitos médicos clínicos já trabalhavam individualmente buscando uma rotina de atendimento das doenças mais frequentes na sua prática diária. Em serviços médicos, frequentemente rotinas de atendimento são criadas para padronizar condutas em ambulatório, prontos-socorros ou unidades de terapia intensiva. No passado, a cristalização dessas rotinas por determinados serviços era denominada "escola". Ao longo do tempo, muitas dessas rotinas incorporaram as melhores evidências disponíveis, sendo criadas, assim, as chamadas diretrizes que resumem os conhecimentos clínicos de utilidade no dia a dia, facilitando a vida do profissional da área da saúde.

Assim como qualquer outro tipo de literatura, as diretrizes devem ser lidas de forma crítica, principalmente porque condensam informações de muitos estudos, algumas delas sujeitas a interpretações pessoais ou da equipe responsável pela sua elaboração. A elaboração e a divulgação das diretrizes permitem padronizar condutas, tornando acessível a todos os profissionais de saúde informações atualizadas sobre determinada doença. Entretanto, para que as diretrizes sejam úteis, é necessário que a informação condensada seja baseada nas melhores evidências, caso contrário, servirão, na melhor das hipóteses, para padronizar condutas inadequadas.

As diretrizes devem ser compostas por duas partes: 1. o resumo das melhores evidências sobre determinado assunto; e 2. instruções detalhadas de como aplicar essas evidências na prática diária ao nosso paciente, ambas resumidas no quadro 18.1.

Quadro 18.1 – Dois componentes distintos de uma diretriz.

	Componente relacionado às evidências	Componente relacionado às instruções detalhadas de como proceder diante do paciente
Características	Deve descrever como se faz o diagnóstico, principais tipos de tratamento ou até intervenções preventivas	Deve descrever como aplicar esses conhecimentos de forma prática no cuidado ao paciente
Requerimentos necessários	Validade da informação Relevância para o serviço Grau de atualização	Relevância da informação
Conhecimento necessário àqueles que executam esse componente	Conhecimentos sobre fisiologia humana, ciências clínicas, pesquisa em bancos de dados, epidemiologia clínica e bioestatística	Prática clínica Avaliação dos valores próprios dos pacientes que frequentam o serviço, prática clínica, geografia, economia, sociologia, políticas e tradições locais
Local de geração do conhecimento	Nacional ou internacional	Local
Forma de apresentação	Níveis de evidência	Graus de recomendação, instruções detalhadas sobre implementação, fluxos e protocolos

Adaptado de Hayward et al., 1995[1], leitura complementar.

Em relação ao componente de evidências, é fundamental conferir a validade, a relevância e o grau de atualização e, em relação ao componente instrucional, é da maior importância verificar nos locais de trabalho as barreiras para implantação de um protocolo desse tipo. O componente relacionado às evidências sempre será gerado por algum órgão internacional, como a *Cochrane Review Group*. Entretanto, o componente instrucional sempre deverá ser adaptado às condições locais do país ou, talvez, unicamente às do local de trabalho.

As diretrizes sintetizam a melhor evidência do ponto de vista da aplicação prática que está disponível em determinado momento e são necessárias para que o profissional de saúde tome as decisões relacionadas a sua prática diária.

Algumas das evidências citadas nas diretrizes são de grande qualidade, enquanto outras não. Acontece que nem sempre informações da melhor qualidade estarão disponíveis e, como sempre, será necessário tomar condutas em intervalos curtos de tempo, e acabaremos usando a informação que estiver disponível.

A diretriz tem o objetivo específico de criar recomendações com o suporte de organizações de saúde que tentarão influenciar o modo como o profissional de saúde age na prática diária. Portanto, além de incorporar informações sobre evidências, custos e modelos de análise de decisão, as diretrizes também refletem julgamentos de valores sobre a importância relativa de vários desfechos econômicos e de saúde em determinadas situações clínicas[3].

O quadro 18.2 resume as perguntas orientadoras para se avaliar criticamente uma diretriz.

Quadro 18.2 – Perguntas orientadoras para avaliação crítica de uma diretriz.

As recomendações são válidas?
Perguntas principais
Todas as opções e desfechos importantes foram claramente examinados?
Houve um processo sensível e explícito para identificar, selecionar e combinar a evidência com destaque para as informações dos últimos 12 meses?
Sempre que alguma informação é citada, o texto inclui as referências específicas de onde ela se originou?
Perguntas secundárias
Houve um processo sensível e explícito de considerar o valor relativo dos diferentes desfechos?
A diretriz incorpora informações recentes e atualizadas?
A diretriz foi submetida à revisão por pares e testada?
Quais são as recomendações?
As recomendações feitas são práticas clinicamente importantes?
Quão forte são as recomendações?
Qual o impacto da incerteza associado à evidência e os valores utilizados na diretriz?
As recomendações ajudarão no cuidado aos nossos pacientes?
O objetivo primário na diretriz é consistente com nossos objetivos?
As recomendações são aplicáveis aos nossos pacientes?

Adaptado de Hayward et al., 1995[1], leitura complementar.

AS RECOMENDAÇÕES SÃO VÁLIDAS?

O primeiro passo é analisar se as informações contidas na diretriz são recentes e se foi feita uma revisão sistemática de toda a literatura sobre o assunto, incluindo estudos publicados em outras línguas que não o inglês. A seguir, deve-se verificar se cada informação vem acompanhada da sua fonte, de modo que, se o leitor tiver alguma dúvida, ele pode ir atrás da referência original e avaliar de forma crítica se a transposição dessa informação para a diretriz foi feita de forma adequada. Também deve ficar claro de que tipo de estudo veio a informação e, portanto, seu grau de recomendação.

Todas as opções e desfechos importantes foram claramente examinados?

É preciso avaliar se todas as opções de tratamento ou intervenção foram avaliadas na diretriz e se as consequências desses tratamentos e procedimentos também foram incluídas na avaliação. Também devem ser valorizadas as diretrizes que incluírem algumas informações sobre tratamento, de modo que o leitor possa avaliar a aplicabilidade prática das orientações sugeridas no seu local de trabalho.

Houve um processo sensível e explícito para identificar, selecionar e combinar a evidência com destaque para as informações dos últimos 12 meses? Sempre que alguma informação é citada, o texto inclui as referências específicas de onde ela se originou?

As diretrizes devem incluir no mínimo as informações dos últimos 12 meses e, em assuntos nos quais as mudanças são muito rápidas, as atualizações devem ser feitas a intervalos de tempo menores. A maneira como as fontes das evidências foram selecionadas e combinadas deve ser citada no texto.

Os especialistas que participam da confecção de uma diretriz devem ser profissionais capacitados com grandes conhecimentos de ciência básica, fisiopatologia e história natural da doença acoplados à grande experiência clínica e aos conhecimentos de epidemiologia clínica.

Houve um processo sensível e explícito de considerar o valor relativo dos diferentes desfechos?

Uma diretriz deve tentar ligar possíveis tipos de tratamento com os principais desfechos clínicos que podem acontecer ao paciente, mas fazer isso baseado nas evidências de literatura e não em opiniões pessoais. Muitas vezes, a informação da literatura pode ser influenciada pela equipe que prepara a diretriz.

Também é fundamental analisar como as preferências individuais de cada paciente foram discutidas. Muitas vezes, a própria equipe que escreve a diretriz se coloca no papel de representante das preferências dos pacientes, o que nem sempre é verdade. As diretrizes devem ainda obedecer a princípios éticos que incluem o respeito à autonomia do paciente, o princípio de não lesar e a distribuição justa dos recursos de saúde.

A diretriz incorpora informações recentes e atualizadas?

As diretrizes geralmente são feitas sobre assuntos nos quais há muita dúvida de como proceder nessas áreas e onde se concentra a pesquisa por novas informações. Como o tempo necessário para reunir a equipe, buscar a evidência, analisá-la e criar as recomendações é longo, muitas vezes quando a diretriz é publicada ela já está totalmente desatualizada, como acontece com um livro. Uma sugestão para você avaliar se isso está acontecendo é observar a data das publicações das referências citadas na diretriz e se são citados no texto resultados parciais de estudos em desenvolvimento.

A diretriz foi submetida à revisão por pares e testada?

Toda diretriz deveria passar por um processo de revisão por pares, ou seja, ela deve ser publicada em uma revista e deve haver uma ampla discussão antes que todas as recomendações sejam aceitas. Outra possibilidade é testar uma diretriz em determinado serviço. Cabral et al. publicaram um artigo sobre se as diretrizes internacionais para asma eram adequadas para crianças asmáticas em países como o Brasil. Para isso, eles fizeram um estudo com 50 crianças mostrando que o principal problema no atendimento era a não prescrição de broncodilatadores inalatórios nos locais onde eram seguidas. A incorporação dos conceitos divulgados em diretrizes internacionais de asma era perfeitamente factível nessas crianças e resultou em melhora substancial no controle da doença[4]. Outro estudo feito no Brasil avaliou se todos os exames laboratoriais que o *Joint National Committee on High on Detection, Evaluation, and Treatment of High Blood Pressure – JNC VI* recomendava serem solicitados anualmente ao paciente com hipertensão arterial sistêmica eram realmente necessários. A conclusão é que os exames fundamentais a serem solicitados eram a glicemia de jejum e a dosagem do colesterol total e frações. Os demais poderiam ser solicitados quando necessário e alguns não tinham nenhuma aplicabilidade prática (hemograma completo, dosagem de sódio e potássio, ureia e creatinina, dosagem de ácido úrico, cálcio, sedimento urinário, entre outros)[5]. Portanto, testar uma diretriz e avaliar se ela se coaduna à prática clínica diária é fundamental, principalmente no que tange à adaptação local das orientações. Uma crítica atual é que todas as diretrizes não avaliam o impacto econômico direto das ações propostas, nem a repercussão ao paciente de algumas medidas sugeridas.

QUAIS SÃO AS RECOMENDAÇÕES?

As recomendações feitas são práticas clinicamente importantes? Quão forte são as recomendações?

Para serem úteis, as recomendações devem ser práticas e evitar a ambiguidade. Além disso, devem convencer o leitor da importância das recomendações e da sua força, utilizando fontes de onde a informação provém, a magnitude do efeito e muitas vezes anexando informações sobre custos.

Qual o impacto da incerteza associado à evidência e aos valores utilizados na diretriz? As recomendações ajudarão no cuidado aos nossos pacientes?

A equipe que coordena a diretriz deve ter claro que nem sempre o impacto das orientações ou do valor relativo dos vários desfechos corresponde à realidade. Por isso é necessário fazer uma análise das recomendações em cenários diferentes, em que as orientações também poderão ter um impacto diverso.

O objetivo primário da diretriz é consistente com os nossos objetivos?

Por exemplo, uma diretriz sobre saúde mental pode ser dirigida a psiquiatras ou clínicos gerais que também atendem psiquiatria na sua prática diária. Portanto, é fundamental verificar os objetivos da diretriz e o quanto eles coincidem com os do leitor. Nem sempre isso fica claro na apresentação da diretriz. Artigo de 1993 solicitou que os resumos das diretrizes fossem reestruturados de forma a citar claramente quais os objetivos descritos de forma sucinta e incluindo ainda uma descrição da doença que ela se propõe a examinar, assim como o porquê da importância de se desenvolver recomendações para avaliação desse objetivo na população. Além disso, o resumo deveria incluir ainda as principais opções práticas a serem consideradas, os desfechos mais importantes a serem considerados e suas consequências, os métodos utilizados para selecionar e sintetizar as evidências e a magnitude dos benefícios e complicações decorrentes das orientações propostas. Além disso, o resumo inclui uma lista simples das principais recomendações, se elas foram ou não validadas e quem foram as pessoas-chave envolvidas na condução da diretriz, ou as organizações responsáveis[6]. Isso tornaria muito mais simples julgarmos pelo resumo se vale a pena ou não lermos a diretriz, facilitando a nossa busca em bancos de dados.

As recomendações são aplicáveis aos nossos pacientes?

A aplicabilidade de uma diretriz à nossa prática clínica depende de vários fatores: se ela aborda uma doença ou problema frequente em nossa comunidade, se as intervenções propostas são adequadas aos valores locais da nossa população, se os custos se coadunam à nossa realidade e se as barreiras a sua implantação (geográficas, organizacionais, tradicionais, autoritárias, legais ou comportamentais) são tão grandes que é impossível superá-las.

VANTAGENS E DESVANTAGENS DAS DIRETRIZES

Atualmente há grande interesse na criação de diretrizes sobre o atendimento de algumas doenças visando melhorar os cuidados dispensados aos pacientes, uniformizando a prática clínica em diferentes regiões e países e possibilitando um uso mais efetivo dos recursos de saúde. Essas seriam as principais van-

DIRETRIZES – UTILIDADE E IMPORTÂNCIA PRÁTICA

tagens da divulgação das diretrizes e isso levou a que uma série de organizações públicas e privadas de vários países desenvolvesse suas próprias diretrizes, muitas das quais publicadas em revistas e divulgadas internacionalmente.

Quais as desvantagens de práticas como essa?

Assim como são muitas as vantagens de uma diretriz, muitas também podem ser as suas desvantagens. Só será benéfico padronizar e uniformizar condutas se elas forem de boa qualidade. Esse é o objetivo fundamental deste capítulo, ajudar o leitor a julgar as diretrizes escolhendo as bem elaboradas. A unanimidade somente é adequada quando as evidências são incontestáveis, o que é uma situação extremamente rara quando pensamos em ciências da saúde. Portanto, quando as evidências são mais confusas, as interpretações das consequências das orientações propostas poderão ser muito diferentes e deverão ser testadas para se decidir sobre qual é a melhor.

A adesão às orientações propostas em uma diretriz já foram motivo de estudo. Mesmo após amplo treinamento e grande divulgação de materiais, o fator que mais influi na adesão de um profissional às orientações propostas em uma diretriz é se essas orientações são compatíveis com a prática que esse profissional já exercia previamente. Por isso, diretrizes de sucesso devem trabalhar também com as práticas vigentes, em vez de somente propor mudanças de atitude[7]. Um estudo avaliou as características das diretrizes mais utilizadas na prática clínica mostrando que em geral eram diretrizes cujas orientações não implicavam a aprendizagem de novas habilidades, não utilizavam árvores de decisão complexas, eram mais compatíveis com as normas e políticas já vigentes e mais baseadas em evidências clínicas bem demonstradas[8].

Outro ponto muito importante para a aceitação dos resultados de uma diretriz é o grupo responsável pela sua elaboração. Estudos publicados por grandes organizações como a *Canadian Task Force, US Public Health Service, Centers for Disease Control (CDC)* costumam ser muito mais críticos e analisam de forma muito mais rígida a evidência que outras diretrizes propostas por sociedades de especialidades nas quais existem muito mais interesses pessoais e de mercado envolvidos, com conflitos de interesse bem evidentes. Portanto, diretrizes provenientes de órgãos com financiamento público tendem a ser muito mais críticas e devem sempre ser preferidas na hora da leitura. No caso, por exemplo, do rastreamento de doenças, as diretrizes de sociedade de especialistas tendem a incluir muito mais exames laboratoriais e procedimentos de alto custo na rotina do exame periódico, enquanto instituições como a *Canadian Task Force* e *US Preventive Services Task Force* usam critérios muito mais restritos, limitando a rotina a alguns poucos exames, sempre indicados de acordo com a faixa etária. É o caso, por exemplo, do rastreamento para doenças da tireoide recomendado por várias sociedades de especialidade, mas nunca pela *Canadian Task Force* nem pela *US Preventive*

Services Task Force[7-11]. Essas diferenças permanecem em 2010 com as sociedades de especialistas recomendando o rastreamento e a *US Task Force* contraindicando[12-13].

Cada vez mais tem surgido uma literatura crítica sobre se as diretrizes realmente cumprem o papel que delas se espera. Um estudo avaliou 279 diretrizes publicadas entre 1985 e 1997 produzidas por 69 diferentes instituições. Somente 51,1% das diretrizes publicadas seguiam a metodologia padronizada de forma geral: 33,6% das diretrizes identificavam e sumarizavam de forma correta as evidências e 46% formulavam corretamente as recomendações[14]. Cada diretriz analisada em média cumpria 43,1% das exigências requeridas por uma metodologia adequada. Entretanto, é importante ressaltar que a média de cumprimento das exigências aumentou de 36,9% em 1985 para 50,4% em 1997 (p < 0,01).

Avaliação recente da qualidade e abrangência das diretrizes na área de câncer de pulmão mostrou que, embora a maior parte dos tópicos relacionados para essa neoplasia fossem abordados, nenhuma diretriz isoladamente abordava todos os pontos. E embora a maior parte das diretrizes refletisse a prática clínica, muitos eram mal avaliados no item qualidade[15]. Recente avaliação das diretrizes sobre doença pulmonar obstrutiva crônica também mostrou resultados semelhantes: mesmo sendo a maioria das diretrizes criadas por órgãos representativos nacionais, muitos falham em preencher critérios de qualidade e a avaliação do impacto das orientações na conduta dessa doença ainda permanece pouco claro[16].

Em 2003 foi criado um instrumento padronizado de avaliação de diretrizes. É a primeira vez que um instrumento para avaliação específica de diretrizes foi criado e testado em vários locais do mundo[17]. A adoção de um padrão deve melhorar a consistência e a qualidade das diretrizes, possibilitando uma forma de comparação internacional entre padronizações criadas em países diferentes. Enquanto isso, cabe ao leitor mais uma vez julgar de forma crítica aquilo que lê, valorizando os estudos e as diretrizes com metodologia adequada.

No início do século, a Associação Brasileira de Medicina, junto com a Agência Brasileira de Medicina Suplementar e o Conselho Federal de Medicina, promoveu o "Projeto Diretrizes" que desenvolveu várias diretrizes sobre doenças por autores brasileiros como forma de qualificação da assistência prestada no setor. O objetivo foi criar textos concisos com recomendações claras e de fácil implementação mas com certa flexbilidade que permita sua adaptação a vários cenários. Os textos podem ser consultados no *site* http://www.projetodiretrizes.org.br.

LEITURA COMPLEMENTAR

1. Hayward RS et al., for the Evidence-Based Medicine Working Group. Users' Guide to Medical Literature. VII How to use clinical practice guidelines. A. Are the recommendations valid? JAMA 1995;274:570.

REFERÊNCIAS BIBLIOGRÁFICAS

1. Institute of Medicine. Clínical Practice Guidelines: Directions for a New Program. Washington DC: National Academy Press; 1990.

2. Eddy M. The challenge. JAMA 1990; 263:287.

3. Hayward RS et al., for the Evidence-Based Medicine Working Group. Users' Guide to Medical Literature. VII How to use clinical practice guidelines. A. Are the recommendations valid? JAMA 1995;274: 570.

4. Cabral ALB et al. Are international asthma guidelines effective for low-income Brazilian children with asthma? Eur Respir J 1998;12:35.

5. Reis RS et al. Laboratory Assessment of the hypertensive individual. Value of the main guidelines for high blood pressure. Arq Bras Cardiol 1999;73:1.

6. Hayward RSA et al. More informative abstracts of articles describing clinical practice guidelines. Ann Intern Med 1993; 118:731.

7. Health Services Research Group. Standards, guidelines and clínical policies. Can Med Assoc J 1992;146:833.

8. Burgers JS et al. Characteristics of effective clínical guidelines for general practice. Br J Gen Pract 2003;53:15.

9. Clinical guideline, part 1. Screening for thyroid disease. American College of Physicians. Ann Intern Med 1998;129:141.

10. Helfand M, Redfern CC. Clinical guideline, part 2. Screening for thyroid disease: an update. American College of Physicians. Ann Intern Med 1998;129:144.

11. Benseñor IM. Screening for thyroid disorders in asymptomatic adults from Brazilian populations. Sao Paulo Med J 2002; 120:146.

12. Gharib H et al. Subclinical thyroid dysfunction: a joint statement on management from the American Association of Clinical Endocrinologists, the American Thyroid Association, and The Endocrine Society. J Clin Endocrinol Metab 2005;90:581.

13. http://www.uspreventiveservicestaskforce.org/uspstf/uspsthyr.htm

14. Shaneyfelt TM et al. Are guidelines following guidelines? The methodological quality of clinical practice guidelines in the peer-reviewed medical literature. JAMA 1999;281:1900.

15. Harpole LH et al. Assessment of the scope and quality of clinical practice guidelines in lung cancer. Chest 2003;123:7S.

16. Smith BJ et al. Systematic assessment of clinical practice guidelines for management of chronic obstructive pulmonary disease. Respir Med 2003;97:37.

17. Development and validation of an international appraisal instrument for assessing the quality of clinical practice guidelines: the AGREE project. Qual Saf Health Care 2003;12:18.

ÍNDICE REMISSIVO

A

Análise de sensibilidade, 250, 256, 261
Análise qualitativa, 259
Andrógenos, 4
Archie Cochrane, 249
Artigos duplicados, 252
Aspirina, 3
Aterosclerose, 2
Austin Bradford-Hill, 3

B

Benefício absoluto, 84
  - redução absoluta do benefício, 78
Berkson, viés de, 343

C

Câncer de pulmão, 3
Carlos Finlay, 1
Caso-controle – ver Estudos de caso-con-
  trole
Chances, 69
Charles Brown-Séquard, 4
Cochrane Review Group, 372
Coeficiente de variação, 38
Colaboração Cochrane 249
Cólera, 1
Consensos, 371
Coorte – ver Estudos de coorte

Cornelis Langen, 2
Covariáveis, 318
Cox, modelo de, 149
Critérios de exclusão, 251
  - processo, 251
    -- documentado, 252
    -- registrado, 252
  - qualidade, 251
Critérios de inclusão, 251
Curvas de sobrevida, 150, 320
Curvas de sobrevivência, 317

D

d de Cohen, 257
Δ de Glass, 257
DerSimonian, 257
Desfechos, 323
  - dicotômicos, 257
Diretrizes, vantagens e desvantagens das,
  376
Dispersão
  - medidas de, 37
    -- variação, 37
    -- variância e desvio-padrão, 37
Doença cardiovascular, 2
  - China, 2
  - Indonésia, 2

E

Ensaio clínico, 18, 105, 216

EPIDEMIOLOGIA – ABORDAGEM PRÁTICA

- análise econômica dos custos, 236
- de um paciente, 235
- intenção de tratar, 220
- NNEC, 228
- NNT, 228
- perguntas orientadoras, 237
- redução do
-- risco absoluto, 228
-- RR [RRR], 225
- seguimento dos pacientes, 220
- seleção dos pacientes, 218

Ensaios clínicos, 4
- aleatorizados, 251

Ernest Wynder, 2

Erro
- aleatório, 338
- padrão, 39
-- distribuição normal, 39
- sistemático, 339

Escorbuto, 4

Estado da arte, 247
- sintetizar o estado da arte, 248

Estreptomicina, 4

Estudo das enfermerias – ver *Nurses' Health Study*

Estudo de coorte, 2, 91, 134-154
- cardiovascular, 2
- cuidados ao realizar, 153
- curvas de sobrevida de Kaplan-Meier, 150
- de Hiroshima, 94
- desfechos, 152
-- múltiplos, 137
- estudo
-- das enfermeiras (*Nurses' Health Study*), 150
-- de Framingham, 142
- fator
-- de proteção, 152
--- critérios internacionais, 152
-- de risco, 2
-- tempo, 149
- forças e fraquezas de, 98
- Framingham, 93
- latência, 140
- modelo de
-- Cox, 149
-- Kaplan-Meier, 150
- múltiplos, 97

- pacientes
-- em risco, 150
-- expostos, 152
-- não expostos, 152
- pessoas-ano, 149
- prospectiva, 93
- retrospectiva, 93
- viés de seleção, 138

Estudo de caso-controle, 2

Estudo Nacional de Despesa Familiar (ENDEF), 127

Estudos de caso-controle, 90, 100, 160-180
- aids, 161
- controles
-- comunitários, 168
-- da clínica especializada, 168
-- especiais, 168
-- hospitalares, 168
- desfecho, 161
- entrevistadores, 169
- erros sistemáticos, 170
- fator de exposição, 166
- fatores de confusão, 174
- forças e fraquezas de, 103
- medidas de saúde pública, 161
- pareamento, 174
- razão de chances, 162
- *recall bias*, 173
- risco, precisão da estimativa do, 179
- seleção
-- de casos, 163
-- do grupo de controles, 163
-- dos controles, 167
- sequência temporal, 166
- superestimação, 170
- vieses de seleção, 170
-- baixa taxa de participação em um estudo, 172
-- diagnóstico preferencial dos casos expostos, 171
-- erros na seleção dos controles, 172

Estudos de prognóstico, 303
- análise estatística em estudos de sobrevida, 313
- atendimento terciário, 306
- caso-controle, 305
- comorbidades, 303
- coorte, 305
- desfecho, 303

ÍNDICE REMISSIVO

- escolha da amostra, 306
- estágio da doença, 305
- evento de interesse, 314
- fator de risco, 303
- fator prognóstico, 303
- Framingham, 312
- *Hazard ratio*, 314
- Kaplan-Meier, estimador de, 314
- pacientes mais graves, 306
- perdas de seguimento, 314, 317
- seguimento, 312
- seleção da amostra, 305
- selecionar artigos sobre prognóstico, 321
- tipos de desenhos de estudos, 305
- tipos de estudos, 305
- viés de seleção, 311
Estudos mistos, 103
- caso-controle
-- aninhado, 104
-- coorte, 104
Estudos observacionais, 90, 251
Estudos transversais, 92, 124-129
- excesso de, 99
- fator de confusão, 129
- forças e fraquezas de, 98
- prevalência, 99
-- razão de, 99
Extratos de testículos, 4

F

Fase de inclusão, 322
Fator
- de confusão, 174
- de exposição, 173
- tempo, 149
Fatores de risco, 74
Febre amarela, 1
Framingham, 150, 312
- *Heart Study*, 2, 93
Frequência, 46

G

g de Hedges, 257
Gorduras saturadas, 2
Gráfico de Forest (Forest plot), 259
Gráfico de L'Abbé, 261
Gráfico do funil, 263

H

Hazard ratio, 314
Heterogeneidades, 250, 257
Hipócrates, 3

I

Ignaz Semmelweis, 1
Incidência, 48
Infecção puerperal, 1
INTERSALT, 142
Isaac Adler, 2
Isadore Snapper, 2

J

James Lind, 4
John Snow, 1
Kaplan-Meier
- curvas de sobrevida de, 150
- modelo de, 150

K

Kock, postulados de, 3

L

Lawrence Craven, 3
Lester Breslow, 3
Literatura cinzenta, 252
Louis Pasteur, 3

M

Mantel-Haenszel, 257
Marcos teóricos da experimentação, 4
Medicina baseada em evidências, 6-27
- busca das evidências, 19
-- bancos de dados, 26
-- MEDLINE, 20
-- OVID, 26
-- *related articles*, 25
-- SCIELO, 26
- caso-controle, 19
- diretrizes, 10
- coorte, 19
- ensaio clínico, 19
- estudos observacionais, 19

383

- magnitude da intervenção, 17
  -- NNT, 18
- meta-análises, 18
- racionalização da prática clínca, 11
Medidas de associação, 57-86
Medidas de efeito, 257
Medidas de frequência, 44-54
  - denominador, 44
  - frequência, 46
  - normal, 47
  - letalidade, 45
  - mortalidade, 51
    -- materna, 45
    -- taxa bruta, 52
  - numerador, 44
  - proporção, 44
  - razão, 44
  - taxa, 44
  - taxa de admissão hospitalar, 46
  - taxa de incidência, 48
    -- incidência cumulativa, 49
    -- densidade de incidência, 49
  - taxa de prevalência, 50
Meta-análise, 248
  - cumulativa, 250
Metarregressão, 250, 264
Metodologia, 250
Mortalidade, 51

N
Número necessário para
  - causar efeito colateral, 84
  - tratar, 82
Nurses' Health Study, 94, 143, 150

P
Padronização dos dados, 256
Pesquisa de Padrão de Vida (PPV), 127
Pesquisa Nacional sobre Saúde e Nutrição (PNSN), 127
Peto, 257
Physician's Health Study, 3
PICO, 251
Pressão arterial elevada, 2
Prevalência, 50
Prognósticos – ver Estudo de prognóstico
  - fatores, 303

Q
Qualidade de vida, 1

R
Randomização, 253, 255
Rastreamento, 351
  - aspectos éticos, 352
  - custo-efetividade, 365
  - *lead-time bias* (relacionado ao aumento da sobrevida), 354
  - efeitos adversos, 362
  - *lenght-time bias* (associado ao diagnóstico das doenças de progressão lenta pelos testes de rastreamento), 354
  - número necessário para rastrear, 356
  - qualidade de vida, 352
  - sobrevida, 352
Razão de
  - chances, 69
  - riscos, 60
Regressão de Cox, 318
Revisão, 249
  - não sistemática, 249
  - narrativa, 249
  - sistemática, 249
Richard Doll, 3
Richard Fischer, 4
Risco
  - absoluto, 60
  - caso-controle, 60
    -- número necessário para
      --- causar efeito adverso ou colateral, 60
      --- tratar, 60
  - atribuível, 78
    -- populacional, 79
    -- percentual, 79
  - relativo, 60
    -- densidade da incidência, 65
    -- pessoas-tempo, 65
    -- redução do, 65
    -- taxa de eventos no grupo
      --- controle, 66
      --- experimental, 66

S
Salicina, 3
Sangramento, 3

384

ÍNDICE REMISSIVO

Seleção de artigos, 321
- *Cochrane Library*, 321
- LILACS, 321
- MEDLINE, 321

Seven Countries Study, 2

Sintaxe, 254

T

Tabagismo, 2

Tempo de acompanhamento, 318

Tendência central
- medidas de, 33-35
- média, 34
- mediana, 35
- moda, 35

Teste
- acurácia do, 292
- de Egger, 263
- de hipótese, 334
- de *log rank*, 317, 318
- padrão-ouro, 288
- precisão do, 291

Testes não paramétricos, 317

The United Kingdom Prospective Diabetes Study (UKPDS), 310

Tipos possíveis de curva, 319

Trombose coronariana, 3

Tuberculose, 4

V

Variáveis, 30
- contínuas, 31
- discretas, 32
- nominais ou categóricas, 32
  -- binária, 32
  -- dicotômica, 32
- ordinais, 32

Viés de
- aferição, 319
- migração, 319
- montagem, 319
- publicação, 250, 263
- seleção, 311

Viés, tipos de, 337-348
- aferição, 338, 342
  -- diferencial, 343
  -- não diferencial, 343
  -- viés de memória, 343
- amostragem, 339
- confusão, 338
- de Berkson, 342
- migração, 339
- seleção, 338, 340
  -- caso-controle, 342
  -- perda de seguimento, 342
- suscetibilidade, 338

Vieses de ensaios clínicos randomizados, tipos de, 255